CLINIQUE

DES

MALADIES DU SYSTÈME NERVEUX

PARIS — IMP. VICTOR GOUPY, 71, RUE DE RENNES.

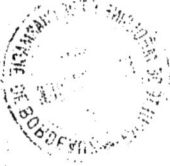

PUBLICATIONS DU *PROGRÈS MÉDICAL*

HOSPICE DE LA SALPÊTRIÈRE

CLINIQUE

DES

MALADIES DU SYSTÈME NERVEUX

M. LE PROFESSEUR CHARCOT

Leçons du Professeur, Mémoires, Notes et Observations

Parus pendant les années 1889-90 et 1890-91
et publiés sous la direction de

GEORGES GUINON

CHEF DE CLINIQUE

Avec la collaboration de MM. BLOCQ, SOUQUES et J.-B. CHARCOT,
internes de la Clinique.

TOME II

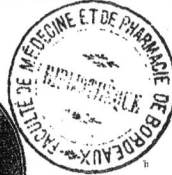

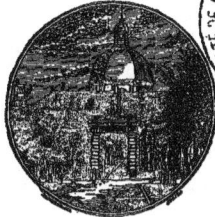

PARIS

AUX BUREAUX DU
PROGRÈS MÉDICAL
14, rue des Carmes, 14.

FÉLIX ALCAN
ÉDITEUR
108, Boulevard St-Germain, 108.

1893

XXIV.

Épilepsie partielle crurale et Tuberculose de la région paracentrale (1).

SOMMAIRE. — Épilepsie partielle crurale. Mort par phthisie pulmonaire. — Lobule paracentral : définition, limites ; la région paracentrale ou crurale du cerveau ; structure, vaisseaux.

Découverte des localisations chez l'homme par la méthode
anatomo-clinique. Monoplégie crurale par destruction, épilepsie
partielle crurale par irritation de la région paracentrale. —
Fréquence de cette forme de l'épilepsie Jacksonienne ; raisons
tirées de la vascularisation de cette région.

Diagnostic des causes de l'épilepsie partielle crurale. — Tuberculose de la région paracentrale.

Présentation d'une observation avec pièces anatomiques à
l'appui.

I.

Messieurs,

Le 21 avril, il y a par conséquent trois semaines de
cela, il s'est présenté devant nous un homme dont le
cas nous a particulièrement intéressés. Avant d'entrer
dans les détails de l'observation, permettez-moi de vous
rappeler immédiatement les circonstances principales
du fait. Il s'agissait de crises d'épilepsie Bravais-Jacksonienne ou partielle, débutant toujours, uniformément,
par le membre inférieur gauche, s'étant produites pour
la première fois il y a quatorze mois environ, et se répétant, depuis cette époque, une ou deux fois par mois.
Ces crises laissaient entre elles des intervalles presque
entièrement libres d'accidents nerveux, à part une lé-

---

(1) Leçon du 12 mai 1891. — Recueillie par MM. Souques et
J.-B. Charcot.

gère faiblesse du membre inférieur gauche qui, après avoir survécu à la crise pendant quelques jours, ne tardait pas à disparaître.

Malheureusement les accès convulsifs n'étaient pas les seuls accidents dont souffrait notre malade. La phthisie était là présente, antérieure même aux phénomènes convulsifs; elle avait fait, dans ces derniers temps, de grands ravages, dont pourtant, chose remarquable, ce malheureux ne se plaignait guère, car c'est exclusivement pour les accidents nerveux qu'il venait nous consulter. J'avais, en admettant ce malade dans le service, l'intention de vous le présenter de nouveau et d'insister plus longuement sur son cas.

Or, sur ces entrefaites, les manifestations pulmonaires prirent une allure des plus graves. Fièvre intense, dyspnée vive, asystolie permanente, envahissement rapide des deux poumons par les granulations tuberculeuses, tels sont les phénomènes qui s'accumulèrent en quelques jours et précipitèrent le dénoûment fatal.

Dès lors, l'occasion de vérifier le diagnostic que nous avions porté, durant la vie, sans aucune hésitation, se présentait tout naturellement. Les accidents épileptoïdes, à début crural, vous disais-je il y a quinze jours, doivent être la conséquence d'une plaque de méningite tuberculeuse développée sur la région du lobule paracentral et ayant peut-être envahi ce lobule. Eh bien, la nécroscopie est venue confirmer nos prévisions de la façon la plus éclatante : c'est bien cette lésion-là, localisée comme nous l'avions annoncé, celle-là et pas une autre, qui s'est rencontrée sur le cadavre, dans la région paracentrale du côté droit, ainsi que cela devait être, conformément à la loi bien rarement en défaut de l'entre-croisement des faisceaux pyramidaux.

Je suis convaincu qu'il y a là, pour nous, une source d'instruction clinique dont nous ne devons pas nous éloigner avant d'y avoir puisé plus à fond. Quelles sont les considérations qui m'ont amené à déterminer avec une telle précision la lésion intra-crânienne, minime en somme, du moins par son volume, qui existait chez ce malade comme cause des accidents convulsifs? Comment ai-je été conduit à fixer, pendant la vie, non seulement le siège mais encore la nature du processus morbide? Serait-ce là une prouesse de vieux clinicien dirigé par une inspiration tout instinctive et non raisonnée? Serait-ce, au contraire, un pur effet du hasard? Non, très certainement. J'ai été conduit là par la connaissance d'un groupe de documents relatifs à des faits antérieurs semblables, qui constituent, quand on les trouve représentés dans un cas donné, un fondement solide pour établir le diagnostic. Et ce sont justement ces documents-là que je veux vous faire connaître aujourd'hui dans tous leurs détails, afin de vous mettre, à votre tour, en mesure de vous orienter avec précision au milieu des écueils qui vous attendent, si vous vous trouvez un jour en présence d'un concours pareil de circonstances.

II.

Mais qu'est-ce d'abord que le lobule paracentral? Au sens classique du mot, c'est un département étroit et circonscrit de la face interne des hémisphères cérébraux. Vous vous rappelez que ce département est limité en avant par le pied de la première frontale, en arrière par le lobe carré, en bas par la circonvolution du corps calleux et en haut enfin par le bord supérieur de l'hémisphère. Or, à mon sens, il faut étendre, du moins par en haut, les limites classiques de ce lobule, car, au point de vue de la physiologie pathologique, non seulement le lobule paracentral mais encore, sur la face externe des hémisphères, l'extrémité terminale des deux circonvolutions frontale et pariétale ascendantes, font partie d'une même région que l'on pourrait appeler *région du lobule paracentral*. En d'autres termes, cette région paracentrale comprend anatomiquement : d'une part, le lobule proprement dit et, d'autre part, l'extrémité supérieure des circonvolutions centrales séparées par le sillon de Rolando et recourbées sur le bord supérieur de l'hémisphère avant de plonger dans ce lobule. Il va sans dire que, au point de vue anatomo-pathologique, les méninges qui recouvrent cette région en font partie intégrante. On pourrait, du reste, aussi bien la désigner sous le nom de *région crurale*. C'est en effet, dans toute cette circonscription, pour vous le dire immédiatement, que s'élaborent les modifications anatomo-physiologiques qui président à l'exécution des mouvements volontaires vulgaires du membre inférieur.

Quant à la structure, il n'y a rien de bien particulier à vous signaler. Là, l'écorce grise contient des cellules pyramidales comme ailleurs, seulement vous y verrez plus souvent qu'ailleurs les cellules pyramidales géantes de Betz et de Mierzejewski. La vascularisation y est un peu spéciale : trois branches artérielles importantes viennent irriguer cette région et s'y terminer, deux naissent de la sylvienne, et la troisième de la cérébrale antérieure. Il y a là, par conséquent, multiplicité artérielle et néanmoins, semble-t-il, ralentissement de la circulation, deux conditions qui, comme nous le verrons tout à l'heure, expliquent peut-être la fréquence de certaines localisations pathologiques. Mais nous allons revenir sur ce point. J'ajouterai seulement que la lésion destructive de l'écorce de cette région entraîne ici, comme dans toutes les autres parties des centres moteurs, une dégénération du faisceau pyramidal qui peut être suivie jusque dans la moelle, du côté opposé à la lésion cérébrale.

III.

C'en est assez, assurément, sur le chapitre de l'anatomie normale. Il nous faut rechercher maintenant

comment la grande fonction de cette région paracentrale a été déterminée. Cette détermination est l'œuvre,
je puis vous le dire à l'avance, de la méthode anatomo-
clinique. Vous savez que l'expérimentation a démontré
que, chez les animaux, certaines parties de l'écorce
sont excitables, les autres ne l'étant pas, et que la
destruction de ces mêmes parties excitables peut produire, du moins chez certains animaux, comme le singe
par exemple, des paralysies des membres, contrairement à l'opinion de Flourens et d'autres physiologistes
qui prétendaient que l'écorce grise, dans toute l'étendue
de l'encéphale, était physiologiquement homogène.
Mais, je le répète, la détermination exacte, chez l'homme,
des centres moteurs pour les divers mouvements, est
l'œuvre de la méthode anatomo-clinique. Ce n'est pas
dans le laboratoire, c'est avant tout dans la salle d'hôpital et à l'amphithéâtre d'autopsie qu'elle a été faite.
Il a suffi d'une bonne observation clinique suivie d'une
bonne autopsie, entre les mains d'un observateur at-
tentif et éclairé.

Eh bien, on le sait, la connaissance des fonctions de
la région du lobule paracentral est de date assez récente. Les observations premières, par le fait de complications multiples, n'avaient pas été favorables à l'a-
nalyse et, dans notre second travail (1) avec M. Pitres,
nous disions : « Le lobule paracentral, le tiers supérieur
de la circonvolution frontale ascendante et les deux
tiers supérieurs de la circonvolution pariétale ascendante président à la motilité des deux membres du côté
opposé du corps. »

C'était du reste à peu près la même conclusion que
déjà nous exprimions d'une autre manière, en 1877
(*Revue mensuelle*, p. 454): « Une lésion destructive

____

(1) Charcot et Pitres. — *Nouvelle contribution à l'étude des
localisations dans l'écorce des hémisphères cérébraux. (Revue
Mensuelle, 1878 — 1879, p. 154.)*

siégeant sur le lobule paracentral, sur le tiers supérieur de la circonvolution frontale ascendante ou sur les deux tiers supérieurs de la circonvolution pariétale ascendante détermine une paralysie des deux membres (supérieur et inférieur) du côté opposé, sans paralysie de la face. » Et nous ajoutions : « Pour le moment, il ne nous paraît pas possible de préciser davantage. Nous ne pensons pas que l'on puisse dire, par exemple, quelle est la limite exacte et le siège précis du centre pour les mouvements isolés du membre inférieur. » Mais, cinq ans plus tard, en 1883, — il y a donc huit ans à peine, — après le mémoire de M. Ballet (1) fait dans mon service et quelques autres acquisitions, nous précisions en ces termes (2) : « Il résulte de ces observations que les lésions corticales susceptibles de donner lieu à des monoplégies crurales, en d'autres termes que la région corticale présidant aux mouvements du membre inférieur d'un côté du corps se trouve, chez l'homme, dans le lobule paracentral. »

C'est ainsi que le rôle du lobule paracentral, dans les mouvements des membres inférieurs, s'est trouvé enfin fixé. Je dis fixé, car, depuis cette époque, les diverses observations dont j'aurai l'occasion de vous parler dans un instant sont toutes, sans exception, confirmatives de cette localisation.

Peut-on aujourd'hui aller plus loin? Y a-t-il des centres spéciaux pour les mouvements du pied, pour les mouvements de tel ou tel orteil? C'est là une question qui, malgré certains essais récents, tentés dans ce sens, doit encore rester sans réponse certaine. Quant à

---

(1) Ballet. — *Contribution à l'étude des localisations motrices dans l'écorce du cerveau. (Relations des monoplégies des membres inférieurs avec les lésions du lobule paracentral).* Arch. de Neurol. 1883, p. 273.

(2) Charcot et Pitres. — *Etude critique et clinique de la doctrine des localisations, etc...* Revue de Médecine, 1883, p. 52.

la grande question de savoir s'il y a des fibres sensitives, s'il existe un centre de la sensibilité superposé au centre moteur cortical, tout ce que l'on peut dire, c'est que, habituellement, il y a quelques fourmillements, quelques douleurs dans les lésions limitées à la région paracentrale. Mais il y a le plus souvent absence de troubles permanents de la sensibilité, tels que anesthésie, thermo-anesthésie, perte du sens musculaire, etc. Lorsqu'ils existent, c'est d'ordinaire à un faible degré ; aussi, Messieurs, lorsque vous rencontrerez des troubles de la sensibilité très prononcés, méfiez-vous, c'est que la lésion n'est pas restée limitée à la circonscription paracentrale, c'est qu'elle s'est étendue en arrière, dans les régions où semblent localisés les centres de la sensibilité. Méfiez-vous aussi de la névrose hystérique qui pourrait bien être là présente, à l'état d'isolement ou d'association.

IV.

Pouvons-nous maintenant, de ces connaissances relatives aux fonctions de la région du lobule paracentral, déduire, jusqu'à un certain point, quelle sera, quant aux troubles moteurs, la symptomatologie observée dans les diverses altérations qui viendront frapper cette région ? Oui, assurément, puisque ces connaissances ne sont en quelque sorte que la synthèse de faits cliniques contrôlés par les résultats anatomopathologiques.

Grâce à ces données, nous savons que lésion *destructive* veut dire monoplégie crurale, sans troubles bien appréciables de la sensibilité, à moins qu'il n'y ait quelque complication. Cette monoplégie sera d'abord flaccide, sans exagération des réflexes. Cependant, à la longue, si la lésion, au lieu de se borner à de simples troubles de la circulation, à une anémie de la substance cérébrale, comme c'est le cas probable dans les paraly-

sies transitoires, si, dis-je, la lésion amène une destruction définitive, il se produit alors une dégénération
secondaire et, en même temps, de l'exagération des
réflexes, de la trépidation épileptoïde, de la tendance
à la contracture. Les paralysies transitoires, post-épi-
leptoïdes, dites par épuisement, dues vraisemblablement à des lésions moléculaires, revêtent également
ce même caractère de flaccidité. Mais ce caractère ne
veut pas dire forcément lésion organique destructive
ou ischémique. Si, d'aventure, vous rencontrez une
monoplégie très flasque, avec anesthésie profonde et
systématique, intéressant le sens musculaire, si le
membre frappé est traîné par le malade derrière lui,
comme un corps inerte, soupçonnez l'hystérie et non
pas une lésion organique de la région du lobule paracentral.

Lorsque la lésion est superficielle, purement *irritative*
comme sera une lésion méningée, par exemple, elle se
traduit par des secousses ou par des accès convulsifs
dans le membre ; c'est pour ainsi dire la caractéristique
habituelle des lésions à décharge que de provoquer ces
accès convulsifs. Or, sachez bien qu'un accès d'épilepsie
partielle à début crural, accompagné ou non de généralisation au bras et à la face, de perte de connaissance, etc.,
suivi parfois de parésie du membre inférieur, sachez
bien, dis-je, que cette épilepsie-là relève, comme la
monoplégie crurale, d'une lésion de la région du lobule
paracentral. De même, l'épilepsie comme la monoplégie
brachiale désignerait une lésion du centre des mouvements du bras ; de même, enfin, l'épilepsie à début facial
voudrait dire altération du centre cortical des mouvements de la face.

Remarquez toutefois, je vous prie, qu'il y a des monoplégies et des convulsions monoplégiques en dehors
de celles qui relèvent d'une lésion en foyer des centres
moteurs. Mais ce sont, dans la plupart des cas, des manifestations hystériques, faciles à reconnaître, en vérité,

quand on connaît l'hystérie sous tous ses masques. Nous avons, M. Ballet et moi, appris à connaître ces hystéries à forme d'épilepsie partielle, et, pour ne parler que du mode crural, puisqu'il s'agit ici de la région paracentrale, je puis vous rappeler une observation récente, publiée en Hollande par M. Wismann (1) et relative à un cas d'épilepsie crurale hystérique.

A côté des cas purs de monoplégie ou d'épilepsie partielle, relevant soit de l'hystérie, soit d'une lésion ordinaire, il faut, enfin, compter aussi sur les cas mixtes. Je veux parler de ces cas dans lesquels il y a, à la fois, paralysie permanente avec ou sans contracture et attaques d'épilepsie Bravais-Jacksonienne. Ici, tandis qu'une partie de la région paracentrale est détruite, l'autre est simplement irritée. Et c'est là, à tout prendre, un fait plus grave que celui, par exemple, où il n'y a que des accès d'épilepsie partielle accompagnée ou non de paralysie transitoire.

V.

Quelles sont maintenant les lésions qui peuvent plus ou moins se limiter à la région du lobule paracentral et donner naissance à la symptomatologie que je viens de mettre en relief? Ce qui me paraît ressortir de recherches faites, à la vérité, un peu rapidement, c'est que ces lésions-là ne sont pas très fréquentes, mais que, toutes choses égales d'ailleurs, c'est encore, dans ce groupe relativement restreint, la lésion tuberculeuse qui par le nombre tient le premier rang.

Les faits que je vais vous signaler sont empruntés, par les soins de MM. Souques et J.-B. Charcot, à divers recueils et en particulier aux observations publiées dans

_____

(1) Wismann. — *Mendel's Centralblatt*, p. 571, n° 18, 15 septembre 1888.

les *Bulletins de la Société anatomique*, au mémoire de M. Ballet et à la thèse de M. Chantemesse (1). Sachez bien, cependant, qu'à côté de la tuberculose qui occupe le premier plan, comme je viens de vous le dire, vous pourrez rencontrer, localisées à cette même région para-centrale, les lésions les plus variées. Sans parler des lésions traumatiques et sans vouloir rappeler tous les faits de ce genre, laissez-moi vous citer, pour mémoire, deux exemples de kystes hydatiques publiés par Grie-singer (2) et M. F. Widal (3), quelques cas de ramollis-sement (4), d'hémorrhagie (5), de tumeurs (cancers, psammomes, etc.) (6), de syphilis cérébrale (7), inté-ressant la région du lobule paracentral. Mais, je le ré-pète, ce sont là des faits relativement rares, surtout si on ne tient compte que des cas contrôlés par l'autopsie, car, particulièrement dans les faits de syphilis, les observations cliniques semblent plus fréquentes ; je me rappelle en avoir eu plusieurs exemples pour mon propre compte et j'en ai autrefois rapporté deux cas dans mes leçons (8).

Quand on considère la tuberculose de l'encéphale en général, on constate que la méningite granuleuse, diffuse, avec ses foyers de prédilection au niveau de la base et le long de la scissure de Sylvius, occupe le

---

(1) Chantemesse. — *Etude sur la méningite tuberculeuse de l'adulte.* Thèse de Paris, 1884.

(2) Griesinger. — *Gesamm. Abhandl*, etc., 1872.

(3) Widal. — *Bulletin de la Société anatomique*, 1885, p. 332.

(4) Féré. — In mémoire de Ballet, *loc. cit.*

(5) Dérignac, in Charcot et Pitres : *Essai critique et clinique de la doctrine des localisations.* — 1883, p. 52 du tirage à part.

(6) Mathieu. — *Bulletins de la Société anatomique*, 1881, p. 57.

(7) de Grandmaison. — *Pachyméningite hypertrophique fibreuse d'origine syphilitique*, in *Bulletins de la Société ana-tomique*, 1899, p. 339.

(8) Charcot. — *Leçons sur les maladies du système nerveux*, t. II, p. 372, *De l'épilepsie partielle d'origine syphilitique.*

premier rang comme fréquence. La tuberculose localisée ne vient qu'au second plan. On la rencontre assez
souvent dans la protubérance, dans le cervelet, dans le
centre ovale, dans les *régions corticales*. Mais, dans ce
dernier cas, il s'agit d'ordinaire de *méningite* anormale
frappant la zone psycho-motrice et de préférence la
région paracentrale. Et je ne tiens pas compte ici des
foyers de ramollissement qui peuvent survenir au cours
d'une tuberculose comme conséquence d'une thrombose
ou d'une embolie vulgaires.

La région du lobule paracentral est, semble-t-il, un
lieu d'élection pour la méningite tuberculeuse en plaques, décrite par M. Ballet, et ensuite et surtout par
M. Chantemesse. Or, ce qui est fort singulier et bien
inattendu, c'est que cette variété se rencontre surtout
dans la tuberculose méningée des adultes. Sans doute,
la méningite tuberculeuse vulgaire est possible chez
l'adulte, mais c'est avant tout chez lui que vous rencontrerez les localisations insolites. Je ne veux pas dire
que cette méningite en plaques ne puisse se rencontrer
ailleurs que dans la région du lobule paracentral. Je
sais qu'on peut voir des plaques méningées au niveau
des centres moteurs du bras et de la face, mais ce que je
veux dire, c'est que ce siège est plus rare et que le plus
souvent c'est une plaque située dans la région paracentrale que vous trouverez à l'autopsie. En effet, d'après
une courte statistique faite par MM. J.-B. Charcot et
A. Souques, il semble que cette localisation soit deux
ou trois fois plus fréquente que les localisations brachiale
et faciale.

Et si vous me demandez la raison de cette prédilection
de la tuberculose méningée pour cette région, je vous
répondrai qu'elle semble commandée par certaines dispositions vasculaires spéciales. Deux de mes élèves,
MM. A. Souques et J.-B. Charcot, ont, à cet égard, ima-
giné une hypothèse, fort plausible en somme, que vous
trouverez exposée tout au long dans les *Bulletins de la*

Société anatomique (1). La voici en quelques mots :
La région paracentrale, point culminant, sommet de
l'hémisphère, serait le territoire le plus riche au point
de vue vasculaire et à la fois le plus défectueux au
point de vue de la vitesse circulatoire.

Comme je vous le disais tout à l'heure, trois branches
importantes, deux venues de la sylvienne et la troisième de la cérébrale antérieure, contribuent à son irri-
gation. Aucune autre région de l'hémisphère, à égalité
de surface, ne posséderait autant de sources artérielles.
Vous savez, en effet, que pour irriguer la totalité de la
surface d'un hémisphère, les artères cérébrales antérieure, moyenne et postérieure se divisent, au total,
en une dizaine de branches collatérales. Or, trois de
ces branches sur dix se rendraient à cette petite région
paracentrale. Cette multiplicité de sources artérielles ne
serait-elle pas la raison de l'apport plus fréquent du
bacille tuberculeux en cette région ?

D'autre part, la circulation semble ralentie à ce niveau. En effet, la région du lobule paracentral reçoit
précisément les arborisations terminales de ces trois
branches artérielles. De plus, comme elle forme le
point culminant de l'hémisphère, ces branches, qui
naissent pour ainsi dire perpendiculairement sur les
troncs de la sylvienne et de la cérébrale antérieure et
suivent un trajet verticalement ascendant, viennent y
répandre un sang qui a lutté contre l'effet de la pesanteur et qui arrive au bout de sa course, animé d'une
vitesse minima. Il semble démontré, d'ailleurs, quelque
opinion que l'on adopte sur la terminalité des artères
cérébrales, que l'on partage les avis diamétralement
opposés de Duret ou d'Heubner, ou que l'on accepte

_____

(1) Souqués et J.-B. Charcot. — *Tuberculose de la région paracentrale.* — *Fréquence et raisons anatomiques de cette localisation.* — *Bulletins de la Société* anatomique, 10 mai 1891,
p. 274.

l'opinion intermédiaire de Testut (1), il semble démontré, dis-je, que les anastomoses sont plus rares et moins efficaces, au niveau des arborisations terminales, que pour les rameaux, les branches ou les troncs artériels. Donc, cette disposition du système artériel au niveau de la région paracentrale et ces conditions mécaniques plaideraient en faveur d'un ralentissement de la circulation en cette région et partant favoriseraient le dépôt des bacilles en ce point (2).

---

(1) Testut. — *Traité d'anatomie humaine*, t. II, 1891, p. 563.

(2) La richesse et la disposition du *système veineux*, en ce point, semble être une nouvelle cause d'apport et de dépôt bacillaire. M. le Dr Poirier, professeur agrégé à la Faculté, chef des travaux anatomiques, après avoir pris connaissance de notre communication à la Société anatomique, nous a adressé, avec une obligeance dont nous le remercions vivement, une petite note d'où nous détachons le passage suivant : « Je pense, comme vous, que cette fréquence des localisations tuberculeuses dans la région paracentrale est en rapport avec les conditions circulatoires très particulières de cette région. Tout le long et de chaque côté du sinus longitudinal supérieur, les méninges (pie-mère et dure-mère) présentent une vascularisation et, par suite, des adhérences qu'on ne retrouve en aucun autre point de l'écorce ; là, sur une largeur de deux centimètres, de chaque côté du sinus, la dure-mère est dédoublée par des cavités veineuses (lacs sanguins) dans lesquelles viennent plonger les granulations de Pacchioni. Ces dernières, dépendances certaines de la pie-mère, se coiffent d'un feuillet arachnoïdien, et baignent dans le sang des lacs sanguins ou cavités Pacchioniennes, comme dit Trolard. A leur niveau, la pie-mère adhère plus que partout ailleurs à la substance corticale, et ces adhérences sont constituées, en majeure partie, par des éléments vasculaires tant artériels que veineux. » Le système veineux est donc plus développé au niveau du tiers supérieur qu'au niveau du tiers moyen de la zone psycho-motrice. La circulation, semble-t-il, y serait ralentie comme dans le système artériel. M. Testut, dans son remarquable *Traité d'anatomie humaine*, a représenté une série de figures originales concernant la circulation veineuse de la surface des hémisphères cérébraux. L'une d'elles (fig. 810, t. II) représente précisément le mode de ramescence des veines cérébrales au niveau du lobule paracentral. On sait que les veines cérébrales externes se divisent en ascendantes et en descendantes. Les *veines ascendantes*, qui correspondent approximativement au tiers supérieur de la face externe des hémisphères, se dirigent obliquement, contrairement aux lois de la pesanteur, vers le sinus longitudinal supérieur et décrivent, avant de s'y jeter, un coude très accusé. Discutant les conséquences de cette disposition, après avoir réfuté

En résumé, conformément aux lois générales des infections expérimentales, deux conditions primordiales, richesse vasculaire et ralentissement de la circulation, se trouveraient ici réunies, pour favoriser l'apport et le dépôt du bacille de Koch dans le tiers supérieur de la zone psycho-motrice, et expliqueraient, par conséquent, la fréquence relative de la tuberculose paracentrale.

Quoi qu'il en soit de cette théorie, le fait anatomo-clinique est vrai. Il serait pratiquement fort utile de savoir si cette localisation est primitive ou secondaire. On conçoit, en effet, qu'un tubercule solitaire, localisé d'emblée dans le cerveau, puisse, à un moment donné, devenir l'origine d'une généralisation bacillaire. Dans ce cas, une intervention chirurgicale pratiquée de bonne heure débarrasserait le patient et de ses accidents convulsifs ou paralytiques et des dangers de l'infection secondaire. Mais c'est là un point sur lequel nous allons revenir dans un instant.

En somme, que résulte-t-il de toutes ces données anatomo-pathologiques ? C'est que, dans la majorité des cas, la monoplégie et l'épilepsie partielle crurale dérivent de la tuberculose de la région paracentrale.

Si l'épilepsie partielle crurale débute brusquement, vous pouvez songer à une hémorrhagie, à un ramollissement ou surtout à la syphilis ; mais, si la marche ultérieure de la maladie permet d'éliminer ces diverses lésions, songez à la tuberculose, à la plaque méningo-paracentrale et recherchez jusqu'aux moindres indices capables de révéler sur un point quelconque de l'organisme, et en particulier dans les poumons, les premiers ravages de l'infection bacillaire.

---

l'opinion de Cuvier, M. Testut dit en propres termes, p. 573 : « La direction antéro-postérieure du courant sanguin dans le sinus longitudinal gêne le libre déversement des veines cérébrales externes et favorise ainsi la stase veineuse dans leur territoire d'origine. » (Note de MM. Souques et J.-B. Charcot.)

Le clinicien ne doit pas oublier non plus le fait suivant : c'est que la lésion paracentrale peut être double, non seulement comme je l'ai observé dans une hémorrhagie en foyer, mais encore dans la tuberculose paracentrale, et je dois ici signaler une fort belle observation publiée par M. Rendu dans son recueil de leçons cliniques (1).

Deux monoplégies crurales, vous le comprenez, peuvent simuler une paraplégie, et c'est là justement ce qui est arrivé. Une paralysie se développe rapidement d'abord sur un membre inférieur, puis sur l'autre. Le malade étant tuberculeux, on diagnostiqua une méningo-myélite par tuberculose miliaire. Or, le mal n'était point là, mais dans l'enoéphale, sur la région du lobule paracentral des deux côtés, et c'est avec une grande satisfaction que l'on peut lire la leçon dans laquelle M. Rendu, avec une bonne foi et une sincérité toutes scientifiques, avoue son erreur et rétablit après l'autopsie le véritable diagnostic.

Et, à ce propos, il importe aussi de relever, comme l'a fait M. Chantemesse, que tout semble fait pour égarer un observateur non prévenu, dans le diagnostic de la tuberculose paracentrale. En effet, il est de règle que, dans cette méningite particulière, la céphalée, les vomissements, le délire, la fièvre, font habituellement défaut. Et, si, dans quelques cas rares, l'évolution est rapide, fébrile et se termine par l'état comateux, il en est d'autres plus communs où la maladie évolue chroniquement pendant des semaines, des mois, des années même. C'est ainsi que chez notre malade elle a duré quatorze mois, et c'est encore la tuberculose pulmonaire et non la lésion encéphalique qui a déterminé l'issue fatale.

---

(1) Rendu. — *Leçons de clinique médicale.* — Tome II, p. 400, Paris, 1890.

VI.

Que peut-on tenter au point de vue thérapeutique contre la lésion paracentrale tuberculeuse ? Je ne parle pas des moyens banaux et en général peu efficaces tels que les révulsifs ; mais, en raison de la localisation étroite et bien limitée signalée par le tableau clinique, ne pourrait-on pas songer, dans quelques cas, à l'intervention chirurgicale ? Si la tuberculose pulmonaire est là, bien évidente, incurable, je comprends que l'on écarte d'emblée toute intervention. Et cependant des cas particuliers peuvent se présenter : La tuberculose pulmonaire est évidente, mais non encore très avancée ; le malade est atteint de crises convulsives dues à une localisation à la région paracentrale, et se rapprochant de façon à déterminer l'état de mal. Par ce fait, le malade est en danger de mort et c'est par le cerveau qu'il va succomber. L'intervention chirurgicale a toute chance d'agir efficacement en tant qu'il s'agit de découvrir la lésion et d'en extirper le produit morbide et ainsi pourra-t-on espérer prolonger la vie du malade. La phthisie, en somme, n'est pas toujours incurable, et dans tous les cas une prolongation de quelques années, un sursis, ne sont point à dédaigner.

Voici encore une autre combinaison : Les signes de l'épilepsie paracentrale sont bien marqués ; on s'est assuré que ce n'est ni d'hémorrhagie, ni de ramollissement, ni de syphilis qu'il s'agit. D'autre part, les signes de phthisie pulmonaire ne sont pas très nets, l'état général est relativement bon ; peut-être avons-nous affaire à de la tuberculose locale. Il me semble que l'indication est formelle de détruire, par ablation, le foyer d'où l'infection bacillaire pourra partir. Et l'intervention sera d'autant plus efficace qu'il s'agit presque toujours de plaques méningées agissant par compression et n'intéressant que peu ou pas la substance cérébrale proprement dite. Mais, peut-être avons-nous commis une erreur de diagnostic, en ce sens qu'après application du trépan nous nous trouvons en présence non de la tuberculose paracentrale, mais d'une humeur telle qu'une hydatide ou un psammome. Rassurez-vous, le mal ne sera peut-être pas grand et nous avons quelques chances pour que l'opération soit suivie de la cessation des accidents d'épilepsie partielle relevant évidemment de la compression par la tumeur.

Vous voyez, ainsi, l'intérêt pratique qui s'attache à l'histoire des lésions de la région du lobule paracentral et en particulier des lésions tuberculeuses. Nous n'avons pas, je pense, à regretter de lui avoir accordé quelques développements.

VII.

Nous voici désormais en mesure de mettre bien en lumière les particularités les plus intéressantes de l'histoire de notre pauvre malade qui a été recueillie par MM. A. Souques et J.-B. Charcot et que je vais actuellement vous faire connaître en peu de mots. C'était un homme de trente-six ans, sans antécédents héréditaires ou personnels bien remarquables. Il fut pris, il y a deux ans passés, d'une hémoptysie suivie bientôt des signes rationnels de la tuberculose pulmonaire au début. Sur ces entrefaites, le 26 janvier 1890, éclata brusquement, sans cause connue, un premier accès d'épilepsie partielle *débutant par le pied gauche.* Une heure après survenait une deuxième crise identique à la première, puis une troisième huit jours plus tard. Et, depuis cette époque, les attaques convulsives se sont répétées une ou deux fois par mois environ. Retenez bien ce fait, qu'à l'origine, ces convulsions monoplégiques crurales ne tardaient pas à se généraliser à tout le côté gauche du corps, sans jamais atteindre les membres du côté opposé, et que le

malade ne perdait connaissance qu'après avoir assisté à
la généralisation des phénomènes convulsifs. Plus tard,
au contraire, il ne perdait pas connaissance et assistait,
terrifié, au développement des phénomènes morbides,
en même temps que les accès restaient souvent limités
au membre inférieur. Et, autre détail qui a bien son
importance, à chaque crise survivait un peu de parésie
de ce membre, mais cette faiblesse ne tardait pas à disparaître au bout de quelques jours.

Ces accidents cérébraux poursuivirent leur cours
régulier, tandis que les lésions bacillaires du poumon
s'étendaient progressivement et sourdement. Je dis
sourdement, car elles ne préoccupaient guère le malade,
qui se présentait à notre consultation, ne se plaignant
que des accidents convulsifs. Et pourtant, une exploration de la poitrine pratiquée séance tenante nous
révélait l'existence d'une caverne sous la clavicule
droite et de lésions tuberculeuses disséminées dans les
deux poumons. Il entra dans nos salles le 21 avril, et
nous pûmes dès lors assister au dernier acte de cette
dramatique histoire. À son entrée, il n'y avait aucune
trace de paralysie motrice dans les membres, sauf un
peu de parésie au niveau du membre inférieur gauche ;
le bras correspondant, en particulier, avait conservé sa
force musculaire. Nous notions également l'absence
d'exagération des réflexes, de troubles trophiques,
vaso-moteurs et de troubles objectifs de la sensibilité :
le malade n'accusait que quelques tiraillements douloureux, quelques fourmillements dans le pied et la
jambe du côté gauche. Son intelligence était nette et
lucide ; ses divers appareils fonctionnaient régulièrement. Rien, ni céphalalgie, ni délire, ni vomissements...,
ne trahissait la présence d'une altération cérébrale,
lorsque tout à coup, sous l'influence d'une poussée
granulique du côté des poumons, les événements se
précipitèrent avec une rapidité foudroyante. Le 28 avril,
survinrent une dizaine d'accès d'épilepsie Bravais-

Jacksonienne, exclusivement localisés au membre inférieur gauche, et, le lendemain, nous constations
chez notre malade une *monoplégie crurale* de ce
côté. En même temps, la dyspnée croissait subitement,
l'asystolie menaçait, l'œdème apparaissait aux membres
inférieurs et l'état général ne tardait pas à devenir
désespéré, faisant craindre une catastrophe très prochaine. En effet, les jours suivants, les crises d'épilepsie
crurale se renouvelèrent, l'orthopnée devint incessante,
l'asystolie permanente, la situation désespérée en un
mot, et, le 6 mai, ce malheureux succombait, emporté
par les progrès croissants de l'asphyxie.

Veuillez bien remarquer, je vous prie, que l'intelligence, la sensibilité, étaient restées intactes jusqu'à la
fin, que les accès convulsifs étaient devenus quotidiens,
et que la *monoplégie* crurale, quoique permanente,
resta cependant *toujours incomplète* jusqu'à la période
ultime.

Les résultats de l'autopsie devaient d'ailleurs nous
donner l'explication de ces divers phénomènes. Je ne
vous parlerai pas des lésions tuberculeuses disséminées
dans les poumons, l'intestin, etc. ; vous en trouverez la
description dans les *Bulletins de la Société anatomique* (1) ; je veux simplement appeler votre attention
sur les lésions du système nerveux central. J'ai fait
mettre ce cerveau sous vos yeux afin que vous puissiez
juger par vous-mêmes du siège et de la nature des
altérations. Vous voyez que les méninges ne renferment
pas d'altérations appréciables, qu'il n'y a aucune trace
de tuberculose dans le cervelet, dans le mésocéphale,
dans l'hémisphère gauche. Il n'existe dans l'hémisphère
droit, sain d'ailleurs, à l'œil nu, dans tous ses autres
points, qu'*une seule lésion bien circonscrite*, occupant
la *région paracentrale*. En ce point, la dure-mère, la

---

(1) A. Souques et J.-B. Charcot, *loc. cit.*

pie-mère et les circonvolutions sous-jacentes, sont
intimement unies. La dure-mère seule se laisse détacher et permet d'apercevoir une tumeur arrondie, dure,
du volume d'une grosse noix, qui recouvre, comme
vous voyez, sur la face externe de l'hémisphère, l'extrémité supérieure du sillon de Rolando, la portion adja-
cente des deux circonvolutions frontale et pariétale et,
sur la face interne, la presque totalité du lobule paracentral proprement dit, en un mot, d'une manière très
exacte, toute l'étendue de la région paracentrale. (Voir
pl. I les figures schématiques et dessinées d'après nature, se rapportant à ce cas ; les premières ont été publiées dans les *Bull. de la Soc. Anat. Loc. cit.*). Une
section, pratiquée suivant le sillon de Rolando, coupe
cette tumeur en deux portions à peu près égales qui
s'énucléent pour ainsi dire spontanément et laissent
voir une dépression, sorte de loge, de cavité creusée
aux dépens des circonvolutions paracentrales. En ce
point la substance grise est détruite, surtout par compression, mais cette destruction n'atteint point, à l'œil
nu, la substance blanche sous-jacente. Une préparation
faite avec le raclage d'un fragment de cette tumeur et
traitée par les procédés habituels nous a décelé la présence de bacilles de Koch. J'ajouterai que la moelle,
sectionnée de distance en distance, paraît saine macros-
copiquement, mais un examen microscopique extem-
porané nous a montré la présence de quelques corps
granuleux au niveau du faisceau pyramidal gauche,
comme s'il y avait déjà une ébauche de dégénération
descendante (1).

Encore un mot, avant de terminer. Les résultats si
nets de l'autopsie justifient et expliquent les symptômes

---

(1) Des coupes méthodiques, après durcissement, ont confirmé
l'existence d'une dégénération du faisceau pyramidal, du côté
gauche, sur toute la longueur de la moelle. (Note de MM. A.
Souques et J.-B. Charcot. 27 juin 1891).

observés pendant la vie. La confrontation est parfaite à tous égards et peut se passer de commentaires, la relation de cause à effet facile à établir et conforme de tous points à nos connaissances sur le rôle des centres moteurs : Un agglomérat tuberculeux se forme, au niveau de la région paracentrale, constitué par la confluence de granulations primitivement situées dans l'épaisseur de la pie-mère. Cet agglomérat étroitement localisé aboutit ainsi à la constitution d'une tumeur volumineuse qui détruit superficiellement, en la comprimant, la substance des circonvolutions paracentrales. Donc, par sa localisation, le tuberculome explique le début constant par la jambe gauche des phénomènes convulsifs et leur limitation à ce membre et, par sa situation méningée, la persistance de ces phénomènes jusqu'à la mort ainsi que l'apparition tardive d'une monoparésie crurale.

Tel est, en résumé, le cas que je voulais étudier avec vous ; outre l'intérêt qu'il présente en lui-même, il vient apporter, en raison de la régularité de l'observation clinique et de la limitation étroite de l'unique lésion nécroscopique, un appoint fort sérieux à la doctrine de la localisation cérébrale des mouvements du membre inférieur au niveau de la région du lobule paracentral.

XXV.

De l'influence des excitations sensitives et sensorielles dans les phases cataleptique et somnambulique du grand hypnotisme (1).

Au cours de recherches sur l'influence des impressions sensitives et sensorielles dans le délire de la troisième période de l'attaque hystérique (voir plus loin, n° XXVI), nous avons eu l'occasion de faire quelques observations dans le même ordre d'idées pendant l'hypnose. Ce sont les résultats de ces observations que nous consignons ici, sans en tirer d'autres conclusions que celles qu'elles comportent naturellement, nous réservant d'y revenir dans un travail en préparation sur le délire hystérique (voir plus loin, n° XXVIII).

Disons une fois pour toutes, avant de commencer, que nous avons fait usage, pour ces observations, uniquement de sujets présentant ce qu'on appelle le grand hypnotisme, avec ses trois périodes bien délimitées, léthargie, catalepsie et somnambulisme, caractérisées chacune par les signes somatiques et physiques qui permettent d'écarter toute idée de supercherie ou de simulation. Il n'est pas inutile non plus d'ajouter que nous avons fait nos recherches en nous mettant dans les meilleures conditions pour éviter toute suggestion inconsciemment fournie au sujet par nous ou les autres malades. Nous étions seuls avec la malade dans une

---

(1) Par Georges Guinon et Sophie Woltke (d'Odessa). Ce travail a été publié dans la *Nouvelle Iconographie de la Salpêtrière*, 1891, n° 1 (G. G.).

chambre, ne prononçant pas une parole à moins de
nécessité absolue, et dans ce cas communiquant entre
nous tout bas, à l'aide de la langue allemande, inconnue
de nos trois malades.

Les trois sujets sur lesquels nous avons expérimenté
sont des femmes hystériques du service de M. le professeur Charcot, que notre maître a bien souvent, depuis
plusieurs années, montrées dans ses leçons cliniques au
point de vue des phénomènes du grand hypnotisme.
Nous passerons sous silence, nous contentant de la dire
en quelques mots, l'histoire clinique de chacune d'elles,
fort chargée en général en ce qui concerne les divers
accidents ou manifestations de l'hystérie.

La première de nos malades est une nommée W... qui est
à la Salpêtrière, dans le service de M. Charcot, depuis plus de
dix ans. C'est une grande hystérique, avec grandes attaques à
trois périodes, attaques de contracture, et portant tous les
stigmates de la névrose, rétrécissement du champ visuel avec
dyschromatopsie, hémianesthésie sensitivo-sensorielle, points
hystérogènes. Elle présente de plus, à un degré très accentué,
les diverses manifestations du grand hypnotisme. Son nom
revient à chaque instant dans les divers travaux de M. Charcot et de ses élèves sur l'hystérie et sur l'hypnotisme.

Le 22 mars 1890, nous hypnotisons cette malade par la fixation d'un objet brillant et elle tombe en léthargie. Pendant cette
période, les diverses excitations que nous faisons porter sur
les sens du toucher, de l'ouïe, de l'odorat et du goût restent
sans aucun résultat appréciable. Nous n'avons pu tenter
d'impressionner l'organe visuel, car chez elle l'occlusion des
yeux est complète pendant la léthargie.

En soulevant les paupières, nous produisons la catalepsie,
et après nous être assurés que cette phase présentait bien légitimement ses caractères distinctifs, nous plaçons un *verre
rouge* devant les yeux de la malade. Immédiatement nous
lui voyons esquisser un léger sourire et sa face prend l'expression du plaisir et de la joie. Il ne se produit aucun mouvement
des membres.

Verre bleu. — Elle fronce les sourcils et sa physionomie dé-
note la tristesse.

Verre jaune. — Elle donne tous les signes d'une grande
frayeur.

Verre vert foncé. — Sa physionomie exprime l'étonnement, puis l'admiration. Ces deux sentiments sont très nets. La malade élève les bras et les écarte, comme lorsqu'on est saisi d'un étonnement admiratif.

L'application d'un verre vert clair devant les yeux ne change rien à la scène précédente.

Après ces excitations du sens de la vue, nous nous adressons à l'odorat, plaçant sous les narines de la malade un flacon ouvert contenant une substance odoriférante.

Sulfure de carbone. — La face prend l'expression d'un profond dégoût. La main droite s'élève et la tête se détourne comme pour écarter une vision horrible et répugnante.

Eau de Cologne. — La scène change subitement. La malade sourit et donne tous les signes d'un grand contentement. Elle regarde dans le lointain. Sa main droite s'élève, comme pour commencer un geste, qu'elle ne termine pas, et la main reste en route, la malade demeurant figée dans l'expression qu'elle avait à ce moment-là, comme si le tableau avait disparu et qu'elle ait conservé, ainsi que cela se voit dans la catalepsie, le geste et la physionomie afférents à la suggestion du moment.

Chloroforme. — Dégoût, répulsion vive. Elle retire violemment la tête en arrière. Puis sa face prend une expression triste. On dirait qu'elle va pleurer.

Éther camphré. — Contentement, léger sourire. (On sait que certaines hystériques aiment assez la griserie de l'éther qu'on leur administre quelquefois pour calmer leurs attaques).

Nous tentons alors d'impressionner le sens de l'ouïe et nous produisons ce bruit léger et sourd que l'on obtient en frappant très doucement sur un tam-tam. Immédiatement la malade tombe dans une violente attaque de contracture. Nous lui faisons reprendre ses sens en comprimant l'ovaire, mais les contractures persistent, ainsi que nous l'avions déjà maintes fois constaté chez elle en diverses circonstances. Revenue à elle, elle répond mal aux questions que nous lui adressons, paraissant se trouver dans un état bizarre de demi-conscience et l'air préoccupé. Pressée de questions, elle finit par nous dire qu'elle voit une quantité de choses extraordinaires, qu'elle n'a jamais vues. Elle semble à ce moment dans cette sorte de délire halluci-

natoire avec conservation de la connaissance et de la
perception des objets extérieurs, qui caractérise le délire post-hystéro-ér"eptique, et se voit quelquefois à
la suite des attaques d'hystérie. Bien qu'elle refuse
énergiquement de nous raconter toutes les choses bizarres qu'elle voit, nous arrivons cependant à la faire
parler et elle nous fait le récit suivant.

« Elle était d'abord dans les bras de son... » nous
dirons : de son amant, sans employer toutes les circon-
locutions dont elle faisait usage pour le désigner,
« pleine de contentement et de plaisir. Puis subitement
elle a vu la mer et il lui a semblé qu'elle descendait au
tombeau. Ensuite elle voit un grand incendie, des
flammes énormes montant jusqu'au ciel, qui prenait
une coloration jaune éblouissante. Puis, tout à coup,
elle était transportée dans une salle de bal, dans des
salons magnifiques remplis d'arbustes verts et de fleurs.
C'était un bal de gens du monde, non un bal comme
celui des folles à la Salpêtrière, le jour de la mi-carême.
Mais la scène changeait subitement et elle se voyait
dans une espèce de charnier, entourée d'un grand
nombre de morts, dont les cadavres pourrissaient
et infectaient l'air. Puis, tout à coup, elle se trouvait
dans un jardin superbe, au milieu des fleurs. C'était
très joli, ça sentait bon. Enfin, le tableau changeant,
elle sentait autour d'elle une odeur bizarre, comme de
la terre mouillée ; l'air devenait irrespirable, elle étouffait, elle allait mourir. Voilà tout ce qu'elle avait vu et
toutes ces choses elle ne se rappelait pas les avoir jamais
vues nulle part auparavant, si ce n'est peut-être en rêve.
C'était très joli ou très terrible ; ça lui passait rapidement devant les yeux. C'était comme s'il s'agissait
d'elle, mais elle ne paraissait pas participer par elle-
même à l'action. »

Pendant qu'elle nous faisait ce récit, conservant toujours les diverses contractures qui lui restaient de son
attaque, la malade, ceci est important à noter, ne nous

racontait pas toutes ces choses comme un pur souvenir, mais elle les voyait alors se dérouler, non devant ses yeux, mais dans son imagination. A ce moment précis où elle se trouve dans cet état bizarre, les impressions sensorielles restent sans effet particulier. A travers un verre rouge, elle voit rouge, à travers un verre jaune, jaune, à travers un verre vert, vert, mais point de scènes ni de tableaux spéciaux. Elle se sent elle-même toute drôle, comme ivre.

Quelques massages eurent raison des contractures qui persistaient. La malade revient alors progressivement à son état habituel et la mémoire de tout ce qu'elle a vu précédemment persiste, mais comme un lointain souvenir.

Reportons-nous maintenant aux diverses impressions sensorielles que nous avons données à la cataleptique, nous verrons que le récit de la malade s'applique exactement à tous les jeux de physionomie qui se sont succédé chez elle à la suite des diverses expériences. Tout d'abord l'expression de plaisir du verre rouge : c'est le duo d'amour ; la tristesse produite par le verre bleu : c'est la mer et la descente au tombeau ; la vive frayeur du verre jaune : l'incendie et les grandes flammes jaunes ; l'étonnement admiratif du verre vert : le bal et les salons remplis d'arbustes et de fleurs ; l'expression de dégoût du sulfure de carbone : le charnier et les cadavres infects ; le sourire et le contentement de l'eau de Cologne : le jardin plein de fleurs embaumées ; la répulsion, la tristesse du chloroforme : l'air irrespirable et la sensation de mort prochaine.

On peut donc dire que chaque impression sensorielle a éveillé chez la malade une suggestion absolument personnelle à elle-même, indépendante de la volonté de l'opérateur. Il s'agit là de véritables hallucinations suggérées, tableaux qui défilent devant les yeux de la malade, ou scènes un peu plus complexes dans lesquelles elle prend une part plus ou moins active.

Nous n'avons pas poussé plus loin nos recherches chez cette malade, à cause du petit accident qui avait interrompu notre première série d'expériences.

Notre seconde malade, la nommée Cless..., est une hystéro-épileptique à crises séparées, présentant également tous les stigmates de la névrose et grande hypnotique.

Le 14 mars 1890 nous l'hypnotisons par la pression sur les globes oculaires. Dans la période léthargique, aucune réaction aux diverses excitations sensitives et sensorielles que nous avons pratiquées.

Après l'avoir mise en catalepsie, nous plaçons devant ses yeux un *verre bleu* : immédiatement ses sourcils se froncent, ses lèvres se plissent comme dans un mouvement de dégoût prononcé. Elle fait avec les mains un geste qui correspond bien exactement au jeu de physionomie.

Verre rouge. — Sourire presque immédiat; expression de plaisir extrêmement vif. Puis ses mains s'élèvent et viennent se placer en se croisant sur sa poitrine comme si elle serrait quelqu'un contre elle. Puis sa face prend l'expression d'une joie allant jusqu'à l'extase; de temps en temps elle envoie un baiser du bout des doigts.

Verre vert. — Sourire; elle fait le geste d'envoyer un baiser. Les yeux levés au ciel, sa physionomie exprime un parfait contentement.

Verre jaune. — Mouvement de dégoût et de recul, bien plus accentué qu'avec le verre bleu.

Passant ensuite aux impressions olfactives, nous mettons sous les narines du sujet un morceau de *camphre*, qui provoque le sourire, une sorte d'extase, avec les mêmes gestes que ci-dessus.

Sulfure de carbone. — Dégoût très prononcé, avec gestes.

Eau de Cologne. — La malade sourit, lève les yeux au ciel, puis joint ses mains et se place dans l'attitude de la prière.

Chloroforme. — Expression de contentement; elle renverse la tête en arrière, écarte et tend les bras, semblant y appeler quelqu'un du regard.

Éther. — Contentement absolu, bonheur parfait (la malade est quelque peu éthéromane).

Alcool. — Elle fronce les sourcils, ferme ses poings, et se met dans la position de défense comme pour se battre.

En ce qui concerne le goût, du *sirop de groseilles* placé sur la langue provoque un sourire, puis le geste d'envoyer un baiser. Enfin elle paraît honteuse et confuse de ce qu'elle vient de faire.

Sel de cuisine. — Dégoût.

Sulfate de quinine. — Elle fronce les sourcils, ferme les poings et se met dans la position de défense comme pour se battre.

Alcool. — Elle joint les mains, lève les yeux au ciel et paraît prier.

Les diverses excitations des deux autres sens, l'ouïe et le toucher, ne nous ont donné aucun résultat appréciable.

Comme on le voit, chez cette malade, les expressions de physionomie et les gestes provoqués par les diverses suggestions que donnent les sens, ne sont pas extrêmement variés. La joie, peut-être un peu d'érotisme, le dégoût, la colère, la prière sont les seules manifestations que nous ayons provoquées avec les nombreux agents d'excitation employés. En revanche elles étaient très vives et paraissent correspondre à des hallucinations bien nettes et fort intenses. Il est bon de dire à ce propos que cette fille est une simple. Enfant assistée élevée à la Salpêtrière, où elle entra dès son jeune âge dans le service des enfants épileptiques, elle n'a pas grande culture et ses impressions ainsi que ses idées se bornent à un bien petit nombre. En présence de ces excitations, il est évident que le sujet réagit à sa manière, avec son propre fonds, dans la mesure de ses moyens. Il n'est donc pas étonnant qu'une fille simple, sans culture, ne présente qu'un nombre restreint de réactions simples. Nous verrons au contraire notre troisième sujet, fille plus cultivée, plus intelligente, nous donner des réactions beaucoup plus complexes et plus variées.

Nous n'avons pu ni à l'état de veille, ni pendant la période somnambulique obtenir le récit des tableaux ou des scènes qui, pendant la catalepsie, avaient provoqué chez notre malade les sentiments dont ses gestes et ses jeux de physionomie étaient l'expression. Tout souvenir avait disparu.

Pendant la période somnambulique de l'hypnotisme les diverses excitations sensitives ou sensorielles n'ont jamais provoqué de suggestions quelconques, sans l'aide de la parole. Chez cette malade, comme chez la suivante et chez quelques autres que nous avons pu examiner dans la suite à ce point de vue, nous avons toujours observé que les sensations étaient perçues nettement et pour ce qu'elles étaient réellement, à moins d'un trouble morbide quelconque tel que la dyschromatopsie, l'anosmie, l'agustie, l'anesthésie, etc. Le verre rouge colorait en rouge les objets ambiants, le verre jaune en jaune, etc. L'éther, le chloroforme, le sulfure de carbone étaient perçus comme odeurs connues ou inconnues, mais bonnes ou mauvaises et c'était tout. Il en est exactement de même pour les substances sapides, les excitations auditives, les sensations cutanées. Les réponses des malades étaient toujours formelles à ce point de vue et si quelquefois, nos expériences finies, nous avons demandé à l'une d'elles si elle ne voyait pas quelque chose d'autre que des objets colorés en rouge, par exemple, elle nous regardait en souriant, paraissant se demander si nous n'avions pas un peu la berlue : « Qu'est-ce que vous voulez que je voie? Me prenez-vous donc pour une folle? » Aussi ne donnerons-nous pas en détail la longue et fastidieuse liste de nos expériences à ce sujet, pour cette simple raison qu'elles ont toutes été négatives.

Notre troisième malade, la nommée Schey..., est une jeune fille de vingt-trois ans, entrée en 1886 dans le service de M. le Pr Charcot. Son histoire clinique est des plus chargées. Outre tous les stigmates qu'elle présente au degré le plus accentué, elle a eu pendant son séjour à l'hospice une multitude d'accidents hystériques : chorée rythmée, attaques de délire durant jusqu'à dix jours, paralysies, contractures, etc.

Le 16 mars 1890, nous l'hypnotisons par la pression sur les globes oculaires. Pendant la phase léthargique, aucune réaction aux excitations sensitivo-sensorielles, comme chez nos

deux autres malades, non plus que dans la période somnambulique, ainsi que nous le disions plus haut.

Après l'avoir mise en catalepsie, nous plaçons un *verre
rouge* devant ses yeux. Immédiatement sa face prend l'expression d'une grande frayeur. Ses bras se lèvent et ses yeux
regardant dans le lointain semblent contempler un spectacle
terrible.

Verre bleu. — Elle lève les yeux au ciel, joint ses mains
en l'air dans l'attitude de la prière, et finit par se mettre à
genoux.

Verre jaune. — Elle fronce les sourcils, cligne les paupières et met ses mains en abat-jour au-dessus de ses yeux,
comme pour se protéger d'une lumière trop vive. (Ce même
verre jaune, placé sur nos propres yeux, nous donne à nous-
mêmes l'illusion que les objets environnants sont éclairés par
un vif soleil d'été).

Verre vert foncé. — Elle sourit et fait un geste de contentement. Elle porte sa main à quelque distance de son nez et
flaire une fleur qu'elle tient entre ses doigts. Elle la passe ensuite à une boutonnière de son corsage. Elle se lève alors de
la chaise sur laquelle elle est assise et regarde à terre autour
d'elle. Puis elle se baisse, arrache de la main droite une fleur
à quelque distance du sol, sur un arbuste imaginaire et la
passe dans sa main gauche. Elle recommence ensuite, cueille
aussi un certain nombre de fleurs sur divers arbustes de différente hauteur et en compose un petit bouquet qu'elle met à
son corsage. Elle recommencerait ensuite cette petite scène
indéfiniment si on ne l'arrêtait pas.

Verre vert très clair, semblable à un mauvais verre de
vitre. — Elle semble regarder dans le lointain. Puis sourit et
salue de la main. Tout à coup elle fait quelques signes de
tête et agite l'index comme on fait pour faire signe à quelqu'un de venir vers elle ou de s'arrêter; alors elle sourit de
nouveau et envoie un baiser. Puis son regard semble suivre
quelqu'un qui s'éloigne; enfin ses mains retombent sur ses
genoux, elle baisse la tête, l'air profondément triste comme
si ce qu'elle suivait des yeux avait disparu pour ne plus revenir. Nous avons pu observer pendant toute cette scène dont
les divers tableaux se déroulent assez lentement, qu'il se produisait dans la pupille un certain nombre de modifications,
mais nullement en rapport avec les mouvements d'accommodation nécessités par les diverses distances où paraissaient se
trouver les objets qu'elle semblait regarder. On peut voir là
la preuve qu'il ne s'agit que de simples hallucinations ou
mieux de phénomènes purement psychiques.

En ce qui concerne l'odorat, un morceau de *camphre* placé sous ses narines lui fait faire une légère grimace. Puis elle porte sa main à son front comme si elle avait mal à la tête. Alors prenant le devant de sa robe entre ses mains elle la sent, elle se met à la secouer. On pourrait croire qu'elle tient à la main un vêtement qu'elle vient de retirer d'une armoire où il a passé l'hiver saupoudré de camphre et qu'elle le secoue. Mais on comprend que l'interprétation de mouvements aussi spéciaux soit assez difficile. Cela peut être interprété ainsi et nous ne donnons cette hypothèse que pour ce qu'elle vaut. Après la scène de la robe secouée, revient le mal de tête, puis ainsi de suite.

Le *sulfure de carbone* provoque un mouvement assez banal. Sa face exprime le dégoût; elle se bouche le nez entre le pouce et l'index.

L'*eau de Cologne* amène sur le visage une expression de contentement. Puis elle se baisse pour cueillir une fleur, la porte à son nez et recommence exactement ce qu'elle avait fait avec le verre vert foncé. Mais au lieu de placer quelques fleurs à son corsage, elle fait un véritable bouquet, qu'elle arrange des deux mains quand il est fini. Puis elle recommence à cueillir des fleurs et fait une couronne qu'elle place sur sa tête, et pique quelques fleurs dans ses cheveux. Puis elle tire un miroir imaginaire de sa poche, se regarde et a l'air enchanté. Elle pose la main sur son cœur avec une expression de profond ravissement.

Chloroforme. — Son regard devient fixe, puis on voit peu à peu son pied droit se placer dans l'attitude d'une contracture du muscle tibial antérieur.

Éther. — Elle fait de grandes inspirations comme pour une inhalation. Puis elle se comprime avec les deux mains l'ovaire droit. Ses yeux sont fixes et un peu hagards, sa face exprime une certaine souffrance.

Il est bon d'ajouter, à propos des résultats fournis par l'éther et le chloroforme, que dans le service on a l'habitude de donner de l'éther pour calmer les grandes attaques d'hystérie, pour lesquelles on fait aussi usage de la compression de l'ovaire, tandis que les inhalations de chloroforme sont réservées généralement pour faire disparaître les contractures plus ou moins persistantes.

Alcool. — Elle fait le geste d'enlever une tache sur sa robe, qu'elle frotte entre ses deux mains, puis brosse. Elle paraît désolée de voir que la tache persiste malgré ses efforts.

Les excitations gustatives donnent des résultats non moins intéressants. On humecte la langue avec quelques gouttes de *sirop de groseilles ;* aussitôt elle se met, avec des signes de contentement, à porter à sa bouche un verre imaginaire et à boire. Puis elle fait signe qu'elle en a assez, qu'elle n'en veut plus. Enfin elle boit de nouveau et fait le geste de poser son verre sur une table.

Sel de cuisine. — Elle fait le geste de prendre quelque chose entre ses doigts, de le porter à sa bouche et de le goûter avec soin.

Sulfate de quinine. — Elle prend un air dolent, s'allonge sur la chaise où elle est assise. comme si elle était au lit, se tâte le pouls. Puis elle fait le geste d'écarter quelqu'un qui s'approcherait d'elle, tend la main et prend quelque chose (un thermomètre, évidemment) qu'elle se place dans l'aisselle. Elle porte sa main à son front comme si elle avait mal à la tête. Puis elle fait le geste de rejeter ses draps au pied du lit, allonge ses jambes, place ses mains le long de son corps comme si elle s'arrangeait pour être examinée au lit. Elle fait le geste de boire. Elle remue la tête par oui et non comme pour répondre à des questions qu'un être imaginaire lui pose.

En ce qui concerne le sens de l'ouïe, il est à remarquer que la malade ne réagit qu'aux excitations relativement simples ; sons divers, musique rhythmée. La parole ne provoque aucune réaction ; on a beau lui crier aux oreilles des mots simples, capables d'éveiller des hallucinations bien nettes, tels que : fleurs, chat, chien, etc., elle ne bronche pas. Au contraire, si on bat du tambour avec les doigts sur une table ou une vitre, elle paraît regarder un spectacle agréable dans le lointain (des soldats, sans doute), et scande avec sa tête le rhythme de la marche que l'on joue. De même si l'on imite le sifflet du chemin de fer et le bruit de la locomotive, elle semble suivre de l'œil un train qui passe dans le lointain.

Le bruit de cloches, imité à l'aide de petits coups sur un gong, la plonge dans une grande tristesse. Elle met la main sur ses yeux comme quelqu'un qui pleure ou qui prie. Elle assiste évidemment à quelque enterrement ou à quelque triste scène d'église.

Si on vient à siffler auprès d'elle un air de polka en le rhythmant comme il faut sur quelque objet sonore, un triangle, par exemple, elle sourit, paraît satisfaite, puis prenant sa robe dans ses mains, ainsi que peut faire une femme qui danse seule, elle se met à polker et continuerait indéfiniment, même une fois la musique arrêtée. Si on change brusquement le rhythme et qu'on joue une valse, par exemple, elle cesse de polker, paraît un peu étonnée et se met à valser fort correctement. Si au milieu de la valse on se met à jouer une mazurka, elle s'arrête subitement, essaie de reprendre sur le nouveau rhythme, mais, dépitée, s'arrête. Nous avons appris, en le lui demandant à l'état de veille, qu'elle ne connaissait pas cette dernière sorte de danse.

Les excitations cutanées simples, toucher, piqûre, ne nous ont pas donné de résultat bien net. Elle se recule et se défend par un mouvement banal qui ne dit rien sur ce qui se passe dans son cerveau. Il en est à peu près de même pour les sensations de température. Une impression de froid la fait frissonner et serrer ses bras contre son corps. Elle se couvre la tête et les épaules d'un châle imaginaire. En présence d'une sensation de chaleur, elle fait le geste de se dévêtir, essuie la sueur imaginaire qui couvre son front, s'évente avec un éventail qui n'existe que dans son esprit.

Nous avons répété plusieurs fois ces expériences chez cette malade et chez la précédente. Toutes les fois elles nous ont donné exactement les mêmes résultats que ci-dessus, en ce qui concerne chacune d'elles en particulier.

En résumé, on peut donc dire que les excitations sensitives et sensorielles agissent différemment dans les diverses phases de la névrose hypnotique. Dans la léthargie, si elles sont perçues, le sujet ne donne aucune marque extérieure dénotant la réalité de cette perception et, en tout cas, elles ne provoquent aucune espèce de suggestion. Dans la catalepsie, au contraire, dans laquelle on connaît l'influence suggestive du sens musculaire, les excitations sensorielles sont perçues et provoquent chez le sujet des suggestions dont il nous rend compte par une mimique et des jeux de physionomie parfaitement appropriés. Enfin dans la phase somnambulique, dans laquelle le sujet, bien qu'à peu près inactif spontanément, est cependant plus éveillé et plus près de la vie normale, les excitations sont perçues, mais elles ne produisent que des sensations justes, justement interprétées par le sujet qui les ressent.

Le fait dominant, au point de vue qui nous occupe,

c'est que dans le somnambulisme le malade possède des points de comparaison. Il voit les objets extérieurs, entend les paroles et interprète tout cela comme un individu normal. Placez un verre rouge devant ses yeux, il voit les objets teints en rouge. Le cataleptique, au contraire, bien que sa rétine soit évidemment sensible à la lumière, ne paraît pas voir les objets qui l'environnent et semble incapable d'interpréter les excitations complexes qu'il perçoit peut-être. Au contraire, donnez-lui une sensation simple de couleur, de son, de rhythme, de goût, d'odorat, il la perçoit immédiatement ; mais manquant de points de comparaison qui rendent possible et facilitent à l'homme normal et au somnambule l'interprétation, il la transforme instantanément à son gré, suivant son éducation, ses souvenirs latents, tout ce qui constitue son moi organique qui ne disparaît jamais complètement, en un tableau plus ou moins compliqué.

Ce sont là de véritables suggestions provoquées dans la catalepsie par les excitations des divers sens. Elles sont absolument indépendantes de la volonté de l'opérateur et soumises au hasard de l'interprétation du malade, toujours dirigé par quelque souvenir latent ou quelque conception du sommeil ou du rêve. Elles présentent ceci de particulier, c'est que, quoique toujours les mêmes chez un même malade, elles varient considérablement d'un malade à l'autre. On ne saurait donc dire qu'il existe des impressions sensorielles simples produisant la gaieté, d'autres la tristesse par exemple. Le rouge, que nous avons vu provoquer des hallucinations gaies chez nos deux premières femmes, produisait une vive terreur chez la troisième. L'odeur de l'alcool qui donnait à l'une l'idée de bataille et de coups de poings, donnait à l'autre l'idée d'enlever une tache sur sa robe.

Dans la plupart des cas, surtout lorsque les suggestions ainsi provoquées sont assez complexes et bien dessinées par la mimique du sujet, on parvient à comprendre le mécanisme de leur production. Il est évident que l'odeur de l'alcool et l'idée d'une tache à enlever vont assez bien ensemble. Il en est de même pour le goût du sulfate de quinine pour qui on a déjà pris et l'idée de maladie et de fièvre ; l'odeur d'un parfum et l'idée de fleurs odoriférantes.

Dans d'autres cas, au contraire, la véritable nature du tableau qui se peint dans le cerveau du malade est plus difficile à saisir lorsqu'il ne donne les signes extérieurs que de sentiments simples, tels que le dégoût, la joie, la colère, par exemple. Cependant il est bien évident que là aussi le mécanisme est analogue et qu'il y a eu plus qu'une simple sensation.

Quoi qu'il en soit d'autre part de l'interprétation que l'on tente de donner de ces phénomènes, le fait n'en reste pas moins, à savoir que l'on peut donner dans la phase cataleptique du grand hypnotisme, à l'aide d'excitations sensitives et sensorielles, des suggestions dont le caractère est d'être absolument indépendantes de la volonté de l'opérateur et de varier avec chaque malade qui interprète à sa façon chacune des sensations qu'on lui fait percevoir.

XXVI.

De l'influence des excitations des organes des sens sur les hallucinations de la phase passionnelle de l'attaque hystérique (1).

On sait que les attitudes passionnelles qui caractérisent, dans la nomenclature établie par M. Charcot, la troisième phase de l'attaque hystéro-épileptique, sont commandées en général par des hallucinations, le plus souvent visuelles. On sait aussi que cette troisième période de l'attaque peut, dans certains cas, prendre un développement considérable aux dépens des autres phases et même quelquefois s'isoler presque complètement pour constituer le délire hystérique ou le somnambulisme hystérique.

Différents auteurs avaient déjà signalé la possibilité de modifier ce délire à l'aide de certaines suggestions. Le premier, M. Mesnet, dans deux mémoires où il relatait l'histoire de deux malades atteints de somnambulisme, avait remarqué ce fait. Bien qu'il n'ait pas rattaché le délire de ses malades à l'hystérie elle-même, attendu qu'à cette époque (1860 et 1874) on considérait encore le somnambulisme comme une névrose à part, il a noté avec soin les caractères de ce délire, qui devaient être dans la suite vérifiés par d'autres observateurs (2). Mais un point nous intéresse surtout

(1) Par Georges Guinon et Sophie Woltke (d'Odessa). Ce travail a été publié dans les *Archives de Neurologie*, 1891, nº 63. (G. G.)

(2) Mesnet. — *Etude sur le somnambulisme envisagé au point de vue pathologique.* (*Arch. gén. de méd.*, 1860, I, p. 147.) — *De l'automatisme de la mémoire et du souvenir dans le somnambulisme pathologique.* (*Union médicale*, 21 et 23 juillet 1874.)

au point de vue des recherches que nous avons entreprises. Il avait vu, en effet, que chez ses deux malades
et en particulier chez le second on pouvait jusqu'à un
certain point, sinon diriger le délire, du moins en modifier la marche par des procédés divers. M. Mesnet
avait bien noté à quel point le malade dans cette
sorte de délire est concentré en lui-même. Il s'é-
tait aperçu qu'on ne pouvait entrer en communication avec lui qu'en s'incorporant pour ainsi dire dans
ses conceptions délirantes. Pour arriver à ce but, il
essaya tous les moyens et s'aperçut que chez l'un de
ses malades, en s'adressant au sens du toucher en
particulier, on arrivait à modifier ses hallucinations,
mais sans leur donner telle ou telle direction subor-
donnée à la volonté de l'opérateur. Le patient arrangeait à sa guise l'impression perçue. Synthétisant pour
ainsi dire les nombreux exemples qu'il donne dans le
cours de son travail, M. Mesnet pouvait dire en parlant du sujet de son second mémoire : « On peut l'influencer, changer son rêve, lui donner une autre direction ; on peut, en piquant légèrement la peau avec
une épingle, lui faire rêver duel ; on peut, en
éclairant sa chambre, lui faire rêver flammes, incendie;
l'action cérébrale provoquée chez lui est toujours en
rapport avec le sens sur lequel l'excitation aura été
portée. »

Ces quelques lignes contiennent en germe tous les
détails des recherches que nous avons entreprises à ce
sujet dans le délire de la phase passionnelle de l'attaque
hystérique. Depuis les travaux de M. Mesnet, M. Pitres
(de Bordeaux) avait également signalé la possibilité de
donner des suggestions dans la phase passionnelle de
l'attaque d'hystérie, mais sans insister sur les caractères
spéciaux de ces suggestions (1). Enfin M. le Pʳ Charcot,

_____

(1) Pitres. — *Des zones hystérogènes; des attaques de
sommeil.* Bordeaux, 1885.

faisant allusion aux cas de M. Pitres, affirmait que ce fait n'est pas très rare dans la phase des attitudes passionnelles de l'attaque (1).

Mais toutes les recherches faites jusqu'aujourd'hui, dans cet ordre d'idées, ne reposaient que sur des faits isolés et n'avaient point été dirigées méthodiquement. Les choses en étaient à ce point, lorsque M. le Dr Motchoutkowsky (d'Odessa) eut à son tour l'idée d'impressionner les sens dans la phase des attitudes passionnelles et s'aperçut que, par ce procédé, il pouvait influencer le délire du sujet, le diriger jusqu'à un certain point et y ajouter des tableaux nouveaux. Il commença aussitôt avec l'un de nous des recherches méthodiques chez un malade de son service, qui présentait une phase passionnelle prolongée. Le résultat en a été publié en résumé par M. Ségal, mais, parait-il, sans l'autorisation de leur véritable auteur (2). Nous donnons ici l'histoire de ce malade, dont l'observation nous a conduits à faire de plus complètes investigations, dans le sens de l'idée de M. Motchoutkowski, dans ce vaste champ d'expériences qu'est la Salpêtrière.

Le nommé Constant..., juif de religion, âgé de cinquante-sept ans, ouvrier, soldat libéré, entre à l'hôpital de la ville à Odessa le 22 janvier 1887. Pendant son service militaire il avait été musicien. Il entre à l'hôpital pour de la toux et des étourdissements et en l'auscultant on trouve un souffle au sommet droit et des râles sibilants dans tout le poumon. Rien au cœur, les bruits sont seulement un peu sourds. La température axillaire est normale. Pouls 84. Appétit mauvais, constipation, douleurs dans le ventre.
Dans la suite survinrent des maux de tête et des douleurs

---

(1) Charcot. — Leçons du Mardi, t. II, p. 326.
(2) Ségal. — Des hallucinations sous l'influence des excitations des organes des sens dans les accès hystéro-épileptiques. — (Med. Obozr. XXXIII.)

dans les extrémités, surtout à la jambe gauche, tellement violentes, qu'elles empêchaient le malade de dormir.

Le 8 mars, il est transféré dans le service de M. le Dʳ Motchoutkowski et l'examen donne les résultats suivants :

C'est un homme de taille moyenne, bien bâti ; le panicule adipeux sous-cutané est assez bien développé. Les antécédents héréditaires ne sont point connus. Pas de syphilis.

La démarche est celle d'un parétique. Les réflexes rotuliens sont exagérés. La sensibilité cutanée est diminuée sur la presque totalité du corps, sauf quelques points sur la poitrine, la face et la tête.

Le 8 avril, en examinant le réflexe rotulien, on provoque une attaque de nerfs qui commence par des mouvements épileptoïdes, et continue par des grands mouvements désordonnés, arc de cercle caractéristique, etc. Depuis cette époque, les mêmes attaques se reproduisent presque tous les jours. Le malade ne peut presque plus marcher à cause de douleurs dans les genoux, qu'il ne peut fléchir. Les muscles des jambes sont contracturés. Cette contracture qui s'étend aux membres supérieurs persiste quelque temps après l'attaque et résiste aux frictions et au massage. Les douleurs de tête sont très violentes. Insomnie opiniâtre.

Il existe un certain degré de dysurie et quelquefois on est obligé de recourir au cathétérisme pour vider la vessie.

Les attaques peuvent se produire à l'aide d'un aimant, par l'examen des réflexes patellaires, par des attouchements sur le vertex, par la pression dans la région de la fosse iliaque des deux côtés. Au début on pouvait presque toujours les arrêter par une suggestion énergique, mais seulement au moment où l'attaque commençait. Chaque attaque est précédé d'une aura gastrique (boule qui remonte de l'estomac à la gorge).

Au début, l'attaque ne s'accompagnait pas d'attitudes passionnelles. Mais vers le 15 juin on remarque qu'à la fin de chaque crise survenait une période d'hallucinations avec délire. Le sujet de ce délire est toujours l'histoire de sa vie pendant son service militaire ; il mime des scènes de knout. Il voit aussi son père, mort aujourd'hui. Après son attaque, il ne conserve aucun souvenir de ses hallucinations, mais quand on le presse fortement il les raconte quelquefois.

Ouïe abolie à droite. — Goût aboli presque totalement. — Odorat complètement perdu. — L'anesthésie cutanée est telle que nous l'avons décrite plus haut.

Relation des expériences instituées en novembre 1882, pendant la phase passionnelle de l'attaque.—En plaçant un *verre vert* devant les yeux du malade, il sourit, puis se met à rire.

Verre bleu. — Hallucination donnant lieu à des mouvements de tremblement dans tous les membres. Il crie, il pleure, il grince des dents.

Verre orange. — Le malade parle indistinctement ; il veut se lever de son lit, tourne sa tête comme s'il fixait une personne ou un objet.

Verre rouge. — Il se lève effrayé et cherche à s'enfuir... L'attaque survient qui clôt la scène.

Deuxième expérience. — *Verre rouge.* Le placement des divers verres devant les yeux du malade à l'état normal ne produit pas l'attaque et ne provoque aucune hallucination. Le verre rouge, au contraire, provoque instantanément une attaque du genre de celles que nous avons décrites plus haut.

Sens de l'ouïe. — *Diapason à l'oreille droite.* Hallucination très agréable. Il salue, donne une poignée de mains, il rit, chuchote. On note quelques mouvements du pavillon de l'oreille. *A l'oreille gauche,* il ferme les poings et fait des mouvements d'escrimes du sabre. Transporté à l'oreille droite, de nouveau l'hallucination précédente se reproduit.

Bruit du tambour. — Il fait des mouvements comme s'il tenait un fusil, arme, met en joue.

Orgue de Barbarie. — Chuchotements, il se met à danser et à fredonner des airs.

A ce moment, le malade, fatigué, couvert d'une sueur abondante, retourne à son lit.

Sens du goût. — *Sulfate de quinine.* Il se jette de côté, parlant tout bas à quelqu'un, fronçant les sourcils. Sa physionomie exprime le dégoût, et il est pris de nausées. Le tout se termine par un tremblement généralisé.

Sel de cuisine. — Sa face exprime le dégoût.

Acide chlorhydrique. — Il est pris de tics de la joue droite (l'acide avait été placé sur la moitié droite de la langue). Il fait une grimace en grinçant des dents.

Dans une seconde série d'expériences, quelques différences se sont produites : le verre bleu amène une expression de sévérité sur la figure. Le verre vert provoque une expression de frayeur et le malade cherche à s'enfuir. Le *verre violet* amène une sédation considérable, il fixe un point avec attention, remue les lèvres et semble en prières.

. *Camphre.* — Il devient rouge. Il fixe quelqu'un et veut se lever de son lit où on le maintient de force.

Tabac. — Il se lève de son lit, le regard fixe, mais se recouche. Sa figure exprime la frayeur. Puis il pleure, tire la langue ; la la face est animée de petits mouvements.

Le lendemain de cette seconde série d'expériences, on suggère au malade, pendant la période hallucinatoire de l'attaque, de raconter les tableaux qui se sont déroulés devant ses yeux pendant les expériences des jours précédents, et cela seulement le lendemain matin. Il obéit en effet à cette suggestion, et, au jour commandé, il raconte les histoires suivantes :

« Le matin, par un grand soleil, il était à l'exercice militaire, sur un champ couvert de gazon. Les mouvements étaient exécutés au commandement du tambour. C'étaient des uhlans en uniforme bleu, à brandebourgs oranges et jaunes. Il y avait aussi des hussards rouges à galons jaunes. Il tirait des coups de fusil dans une cible, mettait dans le noir et gagnait le prix, une chaîne et une montre. Après cet exercice, on a distribué du vin ; mais, en y goûtant, il s'aperçut que c'était du porter, qu'il a reconnu à son goût amer et qui a provoqué chez lui une affreuse grimace dont ses amis ont ri. Puis la troupe s'est mise en marche en chantant. Plus tard la musique a joué et à ce moment il s'est mis à danser. »

Le mois suivant, les mêmes expériences furent reprises et donnèrent les résultats suivants :

Odorat. — *Camphre.* Hallucination effrayante. Il cherche quelqu'un, incline la tête. Puis sa figure manifeste le contentement, il semble embrasser quelqu'un. Enfin il se défend contre un ennemi.

Verre bleu. — Il se précipite sur quelqu'un. Ses poings sont serrés... Puis il se croit à cheval, tire sur la bride comme pour arrêter sa monture. Il crie.

Verre rouge. — Il fixe quelqu'un, fait le salut militaire en disant : « *Zdravia zjelaem* (1) ! »

Verre vert. — Il quitte son lit, fait quelques mouvements des lèvres, incline la tête et chuchote plusieurs fois le mot : « Oui. »

Verre orange. — Il se jette sur quelqu'un et fait des mouvements de jambe et de main comme s'il était à cheval. (Les hussards en Russie ont des brandebourgs orange.)

Goût. — *Sucre.* Il sourit, semble content. Il salue quelqu'un, rit et danse.

Sulfate de quinine. — Il cherche, fait un geste de menace avec le poing.

Sensibilité cutanée. — *Vase plein d'eau chaude placé sur la cuisse droite.* Il fait le geste de se laver la figure et le corps,

---

(1) Mots russes qui signifient « portez-vous bien », et que les soldats disent en faisant le salut militaire lorsqu'ils rencontrent un officier.

puis se peigner, se fustiger le corps avec des verges (habitude populaire russe après le bain). Puis il fait de grandes inspirations comme s'il avait chaud et éprouvait un grand bien-être. Il fait le geste de s'éventer avec sa chemise. Le corps était complètement rouge et la sueur perlait sur la peau.

Compresse d'eau froide sur la tête. — Il fait le geste de se laver de nouveau, mais commence à avoir des frissons, claque des dents. Puis il sourit, croise ses bras, fait la planche et exécute des mouvements de natation. Puis il prend la couverture et s'en enveloppe. Enfin, il porte la main à sa bouche comme s'il mangeait, fait marcher ses mâchoires, fait le geste de remuer du sucre dans une tasse de thé, et recommence à manger. Puis, il se remet au lit en donnant des signes de fatigue.

Essence de térébenthine. — Il fixe quelqu'un, fait le mouvement de tirer des cartouches de sa giberne, se met à l'affût et tire un coup de fusil, puis ramasse quelque chose, comme s'il avait tué quelque animal.

Ouïe. — *Sonnette.* Il est agité, se fâche, fait des mouvements comme s'il était à cheval au galop, il crie. (En Russie, les chevaux de cavalerie ont des sonnettes au cou.)

Cette fois, le contrôle des hallucinations par le récit ultérieur suggéré n'est pas intervenu. La suggestion a été faite, mais le malade n'y a pas obéi.

Le 9 décembre, on reprend de nouveau :

Eau-de-vie sous le nez. — Il tortille sa moustache ; il fixe quelque chose, se met au port d'armes. Il cherche à courir.

Poix liquide sous le nez. — Il regarde en haut, et fait très nettement le geste de jouer aux cartes, chuchote ou dit en souriant : « Oui ! oui ! » Puis il crie, se dispute, montre le poing, finit par se battre avec son partenaire imaginaire.

Oignon sous le nez. — Il fait le geste de déboucher une bouteille avec un tire-bouchon (1). Puis boit.

Vert rouge. — Il fait le mouvement d'enflammer une allumette, allume une bougie, puis jette l'allumette.

Verre vert. — Il cueille des fleurs, sourit, salue quelqu'un, puis fait le geste de semer du grain.

Verre bleu. — Même hallucination et mêmes gestes que dans l'expérience précédente avec le verre bleu. (Voir plus haut.)

Après ces expériences, le malade se couche. — Son pouls est fréquent et il a quelques battements de cœur.

---

(1) En Russie, le peuple en buvant de l'eau-de-vie mange souvent du pain frotté d'oignon.

Verre orange. — Sa figure exprime la pitié et il se jette hors de son lit, en montrant par sa mimique qu'il éprouve de violentes douleurs.

Verre bleu de nouveau. — Il fait des mouvements d'escrime du sabre.

Le lendemain matin, le malade fait le récit suivant qui lui a été commandé par suggestion :

« Le caporal lui a ordonné d'aller chercher du foin. Il a commencé à le ramasser. Puis, il a vu un enterrement. Dans cet enterrement il y avait beaucoup de soldats, des uhlans, avec leur uniforme bleu, des hussards jaunes, des fantassins en bleu, à passementerie noire. Il fut alors placé en faction et se mit au port d'armes pour saluer l'enterrement. Puis il était ordonnance d'un commandant. Une fois, quand celui-ci est venu, il faisait nuit ; il l'a grondé et il a allumé les lampes. Mais tout de même le commandant l'a condamné au knout, et il a beaucoup crié. — Une autre fois, il arrachait des pommes de terre et de l'herbe. Puis, il a diné avec les soldats, on lui a envoyé chercher du vin à la cave. Il a bu beaucoup à la cave, et s'est grisé ; on l'a trouvé là, et il a reçu une forte réprimande. »

Telles sont les expériences qui ont été instituées chez Const... Si l'on veut bien maintenant se reporter d'une part au détail des expériences et d'autre part aux deux récits faits par le malade, on voit qu'il nous raconte d'une façon à peu près rationnelle l'histoire de ses hallucinations qu'il n'avait manifestées extérieurement pendant chaque attaque que par une mimique assez animée.

Dans son premier récit, le champ de manœuvre couvert de gazon, au grand soleil, correspond vraisemblablement aux hallucinations provoquées par les verres vert et bleu. La description des uniformes des uhlans à brandebourgs orange et jaunes, des hussards rouges à galons jaunes, répond à l'application des verres orange ou rouge. Les mouvements qui s'exécutent au son du tambour, ce sont les exercices avec le fusil et le sabre qu'il a mimés lorsqu'on lui a joué du tambour ou placé un diapason à l'oreille gauche. Le tir à la cible et le prix qu'il obtient sont représentés par la mimique joyeuse déterminée par l'application du diapason à droite. Le sulfate de quinine placé sur la langue a provoqué une grimace qu'explique son dégoût pour le porter que l'on avait, dans son récit, substitué au vin. Enfin à la danse qu'a provoquée chez lui l'audition de l'orgue de Barbarie pendant l'attaque répond la partie correspondante de son récit.

Ainsi qu'on l'a vu, il n'a pas obéi à la seconde suggestion et ne nous a pas raconté les deux scènes des ablutions tièdes et du bain froid qu'il avait si parfaitement mimées. Mais dans son second récit, bien qu'un peu moins nettement que dans le premier, on retrouve encore de quoi expliquer ses gestes. — Le port d'armes qu'il a exécuté quand on lui a mis l'eau-de-vie sous le nez répond à l'enterrement où il est en faction et où il salue de son arme. Les divers uniformes des soldats présents à cet enterrement correspondent aux divers verres colorés. Quand il disait être ordonnance d'un commandant qui, rentré tard, l'avait trouvé en faute, et après lui avoir fait allumer la lampe, l'avait condamné au knout, il rendait un compte fort exact des gestes d'allumer une bougie et de se coucher avec l'air de souffrir beaucoup, qu'il avait exécutés avec les verres rouge et orange. Ce que nous avons pris pour cueillir des fleurs, avec le verre vert, c'était arracher des pommes de terre. Enfin il nous parlait d'aller chercher du vin à la cave, ce qui correspond évidemment aux gestes de déboucher une bouteille et de boire qu'il avait faits lorsqu'on lui mettait de l'oignon sous le nez.

De cette observation, bien qu'un peu incomplète en ce sens que le malade ne parlait pas pendant qu'on lui donnait des hallucinations par l'excitation des sens, on peut cependant déduire quelques considérations assez intéressantes. L'action des impressions sensorielles est évidente, elle modifie la marche du délire et ajoute des tableaux nouveaux à ceux que le malade voyait spontanément pendant la phase passionnelle de l'attaque. Il est certain que toutes ces hallucinations nouvelles ne sont pas toutes aussi nettes et aussi bien déterminées les unes que les autres pour chaque impression sensorielle. On a vu que la même impression ne produisait pas dans deux expériences différentes toujours la même mimique. Cela est dû peut-être à ce que cet homme, ouvrier grossier, dans l'esprit duquel les scènes de la vie militaire avaient laissé une impression plus profonde que tout le reste, était moins sensible aux excitations un peu délicates et que les hallucinations provoquées par celles-ci lui étaient moins vives. Au contraire, en présence d'impressions simples comme le contact de l'eau chaude ou de l'eau froide, nous le voyons sous l'empire d'hallucinations d'une netteté et d'une fixité remarquables. Nous faisons allusion ici aux scènes des ablutions et du bain froid dans lequel il s'ébattait en nageant, scènes si merveilleusement mimées, produites évidemment par des impressions simples, assez intenses pour donner naissance à un tableau de longue durée. Quoi qu'il en soit, la modification apportée au délire par les excitations sensorielles était évidente, ainsi que l'impossibilité dûment constatée de diriger ce délire suivant la volonté de l'opérateur, le malade interprétant à sa manière chaque sensation perçue.

* *

Lorsque l'un de nous vint à Paris, muni de cette observation et rendit compte à l'autre des résultats nouveaux qu'elle contenait, nous vîmes tout de suite combien il serait intéressant de poursuivre ces recherches sur les nombreux malades qui étaient à notre disposition à la Salpêtrière. Nous pouvions tout d'abord contrôler les résultats obtenus chez le premier sujet et combler ensuite les lacunes qui existaient dans son

observation, dont nous signalions à l'instant les points
faibles ou défectueux.

Nos premières investigations ont porté sur une jeune fille
de vingt-quatre ans, la nommée Schey... (Pauline). Cette
malade est depuis quatre ans dans le service de M. le professeur
Charcot. C'est une hystérique typique avec tous les stigmates
permanents, hémianesthésie sensitivo-sensorielle droite complète, double rétrécissement du champ visuel, point hystérogène au vertex, hystéro-frénateur dans les deux régions ovariennes. Elle a eu autrefois des attaques de chorée rhythmée
hystérique et à plusieurs reprises des attaques de délire dont
l'une en particulier a duré dix jours. Elle a de plus des attaques d'hystérie classique avec période épileptoïde, phase des
grands mouvements et arcs de cercle, attitudes passionnelles.
Cette période des attitudes passionnelles est chez elle développée
au point qu'elle prédomine notablement sur les deux autres
phases. Elle durerait à chaque attaque jusqu'à une et deux
heures, ainsi que nous l'avons plus d'une fois constaté, si, en
général, on ne l'arrêtait, soit par des inhalations d'éther, soit
par l'application du compresseur de l'ovaire.

La malade étant hypnotisable, nous profitons de cette
circonstance pour provoquer l'attaque hystérique, en lui
suggérant dans la période somnambulique qu'elle va avoir une
crise. Une fois qu'elle a atteint la phase des attitudes passionnelles, nous la laissons quelque temps livrée à elle-même pour
nous rendre compte de la nature de son délire. Elle parle beaucoup, mais ses jeux de physionomie sont peu expressifs. Le
fond de son délire n'est pas gai, il est plutôt sombre et triste ou
effrayant; la zoopsie y tient une grande place. Le feu, le
sang, des assassins, des hommes rouges qui la poursuivent, des
bêtes, rats, crapauds, araignées, sa mère morte, telles sont les
conceptions délirantes les plus communes.

Nous excitons alors les organes des sens et nous obtenons
les résultats suivants :

Verre rouge. — « Charles! viens à mon secours... Quoi! tu
es en sang... Mon Dieu, qu'est-ce que tu as ? Oh! Charles, je
ne veux pas te voir comme cela... Non, ne viens pas. »

Verre jaune. — « Charles! le soleil, un temps superbe !...
Où vas-tu par un beau temps comme cela. (Elle ferme les yeux.)
Quel soleil ! Allons à l'ombre... Les beaux nuages ! »

Verre vert foncé. — « Oh ! Charles, je m'ennuie, je suis
toute seule..., où donc, à cet heure? En pleine nuit ! ces
hommes après moi ! »

Toutes ces hallucinations persistent après le verre retiré, d'une façon nette et constante.

Verre bleu foncé.—(Elle sourit, puis regarde avec attention.) « Mon père, je veux me retirer ces idées. Tu as toujours été bon. Ma pauvre mère, je te vois. Bonjour, je te vois dans le ciel... Oh ! maman, dis, tu m'aimes bien ?... Aie pitié de ta fille, maman. » (Extase.)

Verre vert de vitre. — « J'ai peur... j'ai toujours eu peur de tomber à l'eau. Mélie, viens. Nini, viens, prends garde, ne marche pas au bord. Ma petite sœur, j'ai toujours eu peur que tu tombes à l'eau. Viens ici... Où en vois-tu ? je n'en vois pas du tout. Tu crois qu'ils vont sortir de l'eau ; t'es bêbête !... où est-il papa ?... Qu'est-ce que tu veux ? j'ai toujours été nerveuse. Tu me gâtais, mon père, tu avais un penchant pour moi... Je cours tout droit vers l'eau... »

Verre jaune. — Retour de l'hallucination ci-dessus : soleil, beau temps, chaleur, etc.

Verre bleu. — Retour de l'hallucination ci-dessus : elle voit sa mère dans le ciel.

Verre vert foncé. — Tristesse, solitude, comme ci-dessus.

Ici, une reprise des mouvements convulsifs arrête le délire, qui reprend ensuite spontané : rats, etc...

Camphre sous le nez. — « Des habits... Monsieur Binet, j'ai un rhume de cerveau... Non, écoutez, ça me porte à la tête..., ça conserve les habits... Holà ! ma tête ! »

Eau de Cologne. — « Beau jardin ! je vais aller me promener dans le jardin... Quelle fleur est-ce ? je ne pourrais pas dire au juste... je ne sais pas... Qu'est-ce que tu veux ? T'es aussi bête que moi... J'en ai assez du jardin. Je sors un peu. »

Sulfure de carbone. — « Oh ! c'est infect. (Mouvement de dégoût.) Où sommes-nous, dis ? Il ne sent pas, lui. (Elle porte la main à son nez.) Je me bouche le nez avec mon mouchoir, mais je sens tout de même. Où sommes-nous donc ? (Nausées.) Ah ! j'ai un peu mal au cœur. C'est mon déjeuner qui ne digère pas. »

Ether. — « Oh ! oui, les nerfs, les nerfs... Regarde la pauvre fille là-bas... Viens à son secours, viens vite. Regarde comme elle saute, triste maladie ! je la plains de tout mon cœur... Je n'en ai plus, moi, d'attaques (à part) et puis je ne te le dirais pas, pour sûr. Demande à papa qui est derrière... et puis je ne m'en cacherais pas... On dit que l'hystérique est passionnée, mais c'est pas ça du tout. M. X..., je l'aimais bien... M. Y..., oh ! pas du tout... M. Z..., je l'aime un peu, mais ce qu'il est taquin ! Dans le fond, il me revient, M. Z... (Il s'agit de divers internes ou chefs de clinique de M. le Pr Charcot.) Ah ! là, là !

pourquoi sommes-nous venus, je ne voulais pas y aller, à la Salpêtrière. On pouvait bien aller se promener ailleurs. Tiens, si on allait voir la petite Léonie. (C'est une petite malade du service.) Elle n'est pas grossière, elle. Ah ! ces personnages grossiers, je les ai en horreur... Léonie, viens nous voir chez nous. Tu sais, je te le dis à toi, ici j'aurais peur d'être malade... » (Après la lecture de ce délire il est à peine besoin d'ajouter que l'on se sert généralement d'éther à la Salpêtrière pour arrêter les attaques d'hystérie.)

Ici, nous arrêtons le délire en appliquant à la malade un compresseur de l'ovaire. Une heure et demie après, nous enlevons l'appareil, aussitôt le délire spontané reprend : Charles !... les rats..., etc.

Chloroforme. — (De même que l'éther sert pour les attaques, le chloroforme est employé généralement ici soit pour examiner des malades atteints de contracture, soit pour obtenir la résolution des contractures persistantes, résultat qui n'est d'ailleurs pas toujours obtenu.) « Pauvre fille, elle s'endort, regarde-là... C'est pour voir les contractures... Je connais tout ça, parbleu ; j'ai été à la Salpêtrière... Bien sûr que je n'en sais pas autant que toi, mais enfin les petites choses... Tu vois? elle s'endort, c'est pour voir si la contracture va se défaire... Tu ris? Quoi? Je ne suis pas médecin comme toi !... Quand on la réveillera, ça reprendra. On devrait lui mettre deux bâtons pour tenir la jambe droite... »

Ether. — De nouveau, hallucinations d'attaques de nerfs, comme dans la première expérience.

Sirop de groseilles sur la langue. — « Tu as soif? moi aussi. Je voudrais boire quelque chose de bon, de sucré... une grenadine au kirsch. — Non, je n'en veux pas, papa sait que j'aime ça. — C'est très bon, tu sais, très rafraîchissant quand on a soif... Ecoute, ne me parle pas beaucoup, je suis très énervée, très agacée, il vaut mieux me laisser tranquille. »

Sel de cuisine. — « J'ai avalé de l'eau de mer! Ça me fait l'effet de sel de Sedlitz, l'eau de mer. Ah ! oui, j'en ai avalé ! C'est si bon, les bains de mer. Oh ! j'y pense encore... M. Emile nous regardait. Marie-Jeanne n'avait pas de costume, elle n'avait qu'un fichu et un jupon. (Elle rit.) Son jupon se relevait sur l'eau. Ce que nous riions! M. Emile la regardait avec... avec quoi? Comment que ça s'appelle?... Avec sa jumelle... c'est ça, hein, Charles? Et puis le soir, il a dit : Elle n'avait pas de costume, Marie-Jeanne. »

Sulfate de quinine. — « J'ai promis à mon père de ne pas me suicider. (Elle a fait autrefois deux tentatives de suicide.) Je ne ferai pas comme vous, je n'en prendrai pas... Oh ! il m'en fait prendre de force. » (Mouvements de vomissement, crachement de glaires.)

Pincements des bras, des jambes. — (Quand on agit sur le côté anesthésique, elle ne réagit pas.) « Voyons, Charles, taquin ! Je ne vous parle pas, Monsieur. J'aime pas ces manières-là... J'appelle mon père... Oh ! ce qu'il est taquin ! »

Caresses sur la joue. — « Oui, ma petite sœur, oui, Mélie, je t'aime bien... Viens ici, tu es la plus gentille de toutes... Viens vite... Tu sais que tu grandis beaucoup... T'es gentille. »

Piqûres d'épingle sur la joue. — « Oh ! c'est par trop ! Oh ! ces bêtes... Qu'est-ce que c'est que ces bêtes-là ?... Ce que c'est agaçant ! Oh ! mon Dieu ! (Il est remarquable qu'elle cherche à peine à se défendre contre ces bêtes.) Quelles bêtes ? Oh ! des guêpes ! »

Piqûres sur la poitrine. — « Un serpent qui me pique ! Un serpent, oui ! Holà ! Holà ! »

Piqûres sur la jambe. — « Un rat qui me grimpe aux jambes. (Il remonte ou redescend suivant la direction des piqûres successives.) Oh ! que j'ai peur des rats ! »

Piqûres sur le bras. — C'est un monsieur qui la coupe profitant de ce qu'elle est toute seule.

Piqûres à la région précordiale. — « Monsieur, laissez-moi, s'il vous plaît ! S'il ne vous plaît pas, c'est la même chose... Vous voulez me percer le cœur... Je ne l'ai pas à droite comme les gendarmes... Alors vous voulez me faire mourir ?... Quelles souffrances, mon Dieu ! Ah ! si Charles était là !... »

Piqûres sur la paroi abdominale. — « Monsieur, Messieurs les médecins ! Mais je n'ai pas de tumeur dans le ventre ! Laissez-le donc tranquille, mon pauvre ventre ; vous n'allez pas me l'ouvrir... Au moins endormez-moi d'abord... Et puis je vous dis que je n'ai rien dedans... Qui est-ce ? C'est M. Terrillon... Voyons, Monsieur, je vous connais... Je vous dis que je n'ai jamais souffert du ventre... Quelle opération !... Qu'est-ce qu'ils me retirent ? Oh ! mes boyaux sur un plat ! Oh ! non, vrai ! Seulement sans m'endormir... Monsieur, je meurs, allez chercher mon père... C'est long comme tout, cette opération ! Oh ! les charcutiers ! (Elle détourne la tête avec dégoût.) Il y a assez de gens qui ont des tumeurs. Pourquoi me prendre, moi qui n'ai rien ? »

Compresse large, chaude, sur l'épaule. — « Où sommes-nous ? en Afrique... c'est comique. Ce que j'ai chaud ! Charles, je sue sur la poitrine... Ça te paraît drôle ; c'est que je suis extraordinaire... Ce qu'il fait chaud ! C'est l'Afrique. Jamais je n'avais vu l'Afrique... C'est le pays d'une petite que je connais... Tombouctou... le désert... des chameaux... » (Il y avait à ce

moment dans le service de M. Charcot une jeune négresse de
Tombouctou, atteinte d'hystérie.)

Compresse chaude sur la joue. — « Quelles névralgies ! Je
demanderai de l'antipyrine... Charles, tu m'en donneras, de
l'antipyrine... j'en prendrai deux grammes... »

Fer froid sur la poitrine. — (Elle grelotte.) « Quel froid !
Oh ! je suis sur la neige ! Mon manteau, vite ! Comment que
cela se fait?... Nous sommes donc en Sibérie ? »

Compresse froide sur la poitrine. — « Alors nous allons
nous baigner... Au bord de la mer, je veux bien, mais ici, non...
Nous voilà dans l'eau... Ça me donne des douleurs... je crains
même l'humidité. Je ne sors pas quand il pleut, à moins d'y
être obligée. »

Bruit du tambour. — Des soldats... puis la foire de Saint-
Denis.

Tam-tam doux et lent. — « Qui est donc mort? comme c'est
triste! ça me fait un effet ! j'en pleurerais... C'est les cloches.
Cela me rappelle ma pauvre mère. » (Elle pleure, la figure dans
les mains.)

Chez cette malade, il est absolument impossible,
même en s'incorporant dans son délire, de donner par
la parole une suggestion quelconque ou de modifier les
hallucinations. Elle est totalement concentrée en elle-
même et absorbée dans ses conceptions délirantes. Elle
tourne les obstacles que l'on place devant elle, sans
s'en occuper, toujours conduite par son idée dominante.
La parole n'a aucune action. Elle ne paraît pas entendre
même les mots les plus simples, tels que chien, chat,
rat, que l'on prononce devant elle à haute voix et qui
pourraient éveiller des hallucinations. C'est le degré le
plus profond de la concentration. Seules les impressions
sensorielles sont capables d'introduire un changement
dans la succession des hallucinations.

Cette concentration se manifeste aussi dans ce fait
que la réaction de la malade vis-à-vis d'une excitation
sensorielle donnée est toujours exactement la même.
Nous avons pu vérifier cette particularité à plusieurs
mois, comme à quelques jours de distance. Toujours le
verre bleu a éveillé l'image de sa mère dans le ciel, la

piqûre au ventre l'idée de laparotomie, l'éther le tableau d'attaques de nerfs, le chloroforme celui de contractures, et ainsi pour toutes les excitations des sens. Cette espèce de déterminisme est digne d'être notée.

Quelle que soit l'explication qu'on en donne, et c'est une tentative que nous n'essaierons pas de faire, cette fixité des réactions est à rapprocher de celle que nous avons constatée chez cette même malade sous l'influence d'excitations sensorielles analogues pendant la période cataleptique du grand hypnotisme (1). Chose remarquable, les excitations de même nature produisent dans la catalepsie souvent les mêmes suggestions que dans la phase passionnelle de l'attaque. Il en est ainsi pour l'éther, le chloroforme, le verre bleu, l'eau de Cologne. Si ces deux états sont comparables à ce point de vue, ce qui n'est pas étonnant, étant donné que la malade réagit surtout suivant ses souvenirs, qui ne varient point d'un état à l'autre, puisqu'ils forment une partie de substratum psychique de son être, ils sont aussi comparables l'un à l'autre au point de vue du degré de concentration de l'individu que l'on a désigné dans la catalepsie sous le nom de *monoïdéisme*.

Arrivons maintenant à la description de nos expériences sur notre troisième malade.

Il s'agit d'un jeune ouvrier, âgé d'une vingtaine d'années, hystéro-traumatique typique avec stigmates permanents et attaques classiques, mais dans lesquelles la phase passionnelle prend un développement exagéré. Dans une attaque provoquée, après avoir laissé passer les périodes épileptoïde et des grands mouvements, nous abandonnons un instant le malade à son délire et constatons que celui-ci consiste surtout en visions d'animaux (des cafards) et hallucinations terrifiantes qui le

(1) Georges Guinon et Sophie Woltke. — *De l'influence des impressions sensorielles dans les phases cataleptique et somnambulique du grand hypnotisme.* (*Nouvelle Iconographie de la Salpêtrière*, 1890, n° 6.)

font se précipiter sur un ennemi imaginaire. Les hallucinations
soit spontanées, soit provoquées par l'excitation des organes
des sens, sont accompagnées chez lui par une mimique et un
discours extrêmement animés. Après la relation presque littérale du délire de notre précédente malade, nous nous contenterons pour celui-ci de décrire en quelques mots les scènes
auxquelles il assiste ou prend part et qu'il mime tellement bien
que l'on croirait presque y assister avec lui.

Verre rouge. — Il voit un ami qui s'est coupé. Le sang
ruisselle ; il se baisse pour l'essuyer sur le sol.

Verre vert. — Il voit des feux de Bengale. Si on met le verre
devant un seul œil, le feu de Bengale est raté. Si on le met devant les deux yeux, il est superbe.

Verre bleu. — Il est juché sur quelque fenêtre d'église,
admire les vitraux et voit à l'intérieur de l'édifice le prêtre qui
officie. Il fait des farces, jette des pierres dans l'intérieur, se
cache ensuite, etc.

Verre jaune. — Il cause avec une marchande d'oranges —
ou bien il voit une femme habillée en jaune et la raille sur la
couleur de sa toilette.

Verre vert clair (carreau de vitre). — Il paraît regarder au
travers d'une fenêtre et assister à un spectacle qui l'irrite. Il
grince des dents et veut se précipiter.

Verre vert foncé. — Il cause avec une ouvrière qui peint en
vert de petites boîtes pour les parfumeurs. Il la plaint de
gagner bien peu d'argent en travaillant si durement et en ris-
quant de se donner des coliques en maniant les couleurs.

Camphre sous le nez. — Il raille, puis invective un monsieur
qui prise du camphre.

Eau de Cologne. — Il s'adresse à une femme qu'il rencontre
et la raille sur la bonne odeur qu'elle répand, lui en demande
pour son mouchoir. Comme cette dame l'appelle insolent, il
l'accable d'injures et d'ironiques compliments.

Sulfure de carbone. — Il accuse un de ses amis de n'avoir
pas su commander à ses sphincters. Et comme celui-ci sans
doute se fâche, il paraît ennuyé de lui avoir fait de la peine.

Phosphore. — Il voit un de ses amis dont le pantalon brûle,
parce qu'il avait des boîtes d'allumettes dans ses poches où
elles ont pris feu.

Alcool. — Il se dispute avec l'apprenti de son atelier (il est
layetier), qui s'est trompé en allant acheter du vernis. Il
prouve péremptoirement, en mettant le feu au produit que
l'apprenti a rapporté, que ce n'est pas le vernis que le patron
avait demandé.

Éther. — Nous lui voyons, sous l'influence de cette odeur, mimer une scène des plus intéressantes. Une femme est là, dans la rue, sur le trottoir, en proie à une attaque de nerfs. Il écarte la foule pour qu'on lui laisse de l'air, raille ceux qui s'étaient approchés trop près et ont reçu des coups de pieds. Il gourmande vigoureusement un spectateur qui regardait les jambes de la malade. Il la prend dans ses bras, la porte dans l'allée d'une maison, envoie avec de l'argent un ami chercher un cordial. La femme revient à elle, il l'assied chez une dame, lui demande son adresse, la plaint de demeurer si loin, etc.

Sulfate de quinine. — Il roule une cigarette, puis l'ayant portée à ses lèvres, la rejette avec dégoût, en se plaignant qu'on lui fasse d'aussi mauvaises farces.

Sel de cuisine. — Ce n'est pas du lard salé qu'on lui a vendu, c'est du sel au lard. Il meurt de soif.

Sirop de groseilles. — Il est au café. Il rejette avec dégoût la boisson qu'on lui sert et gourmande le garçon de lui avoir apporté un pareil sirop. Il demande de l'eau-de-vie de marc.

Légers attouchements sur la face. — Il court après un papillon. Il l'attrape, le trouve gros et fort beau. Il le donne à un personnage imaginaire avec qui il cause, pour le piquer sur un bouchon.

Simulacre de baiser sur la joue (fait en touchant la joue du doigt et en imitant le bruit du baiser). — Il s'adresse à une femme, une ouvrière sans doute, lui dit bonjour, lui demande si elle va acheter une machine à coudre.

Souffle sur la face. — Le vent se lève. Il va pleuvoir. Puis il pleut.

Corps chaud sur la face. — Il regarde en l'air. Il doit y avoir quelqu'un à un étage supérieur, qui nettoie sa chaufferette à la fenêtre. Il a de la poussière dans les yeux. Un charbon est tombé sur son pardessus qui brûle. Il injurie les locataires de la maison et accuse la concierge d'avoir secoué sa chaufferette par la fenêtre.

Déjà, avant nos recherches, M. le professeur Charcot dans une leçon clinique avait montré qu'en s'adressant au sens de l'ouïe on pouvait donner quelques suggestions à ce malade, mais en se conformant à son délire habituel, c'est-à-dire en essayant de lui rappeler soit par la parole, soit par des bruits appropriés, des idées délirantes qu'il avait spontanément manifestées

antérieurement. Aussi, ne mentionnerons-nous pas
les résultats des excitations portant sur le sens de
l'ouïe (1).

Chez ce jeune homme, le degré de concentration est
presque le même que dans la malade de l'observation
précédente. Comme elle, il est absolument indifférent
aux objets extérieurs. On sait que c'est là une caractéristique d'une des formes du délire hystérique. Il
présente, lui aussi, une grande fixité de réaction à
une excitation donnée. Toujours, même à de longs
mois de distance, le verre bleu a ramené la scène
d'église, le verre jaune la marchande d'oranges ou la
femme habillée en jaune, le verre rouge la blessure
sanglante.

En un mot, ces malades sont tous identiques les uns
aux autres, non pas que la même impression sensorielle produise chez tous la même hallucination ; chacun l'interprète à sa manière et agit ou parle selon son
interprétation. C'est là précisément un des phénomènes caractéristiques de ce fait pathologique.

En outre, en dehors de toute interprétation psychique, il est important de voir, ainsi que nous l'avons
fait remarquer dans le cours de ce travail, des phénomènes analogues se manifester dans l'hystérie et dans
l'hypnotisme. Nous avons constaté, dans un travail
antérieur, l'influence des impressions sensorielles dans
la phase cataleptique du grand hypnotisme. Nous retrouvons aujourd'hui quelque chose d'analogue dans
l'attaque délirante hystérique. C'est un point de contact de plus entre ces deux névroses que nombre d'observateurs tendent aujourd'hui à séparer l'une de
l'autre, malgré les rapports qui les unissent si étroite-

---

(1) L'observation complète de ce malade se trouve, avec une
série d'autres, dans mon Mémoire sur le somnambulisme hystérique. (V. plus loin n° XXVIII.) (G. G.)

ment, ainsi que le soutient depuis si longtemps
M. Charcot.

En résumé, nous pouvons conclure des faits que
nous avons rapportés : 1° Que dans le délire de la phase
passionnelle de l'attaque hystérique on peut modifier la marche des hallucinations et en créer de nouvelles à l'aide d'excitations diverses, mais toujours
simples, des organes des sens; 2° Que ces hallucinations sont toujours indépendantes de la volonté de
l'opérateur et laissées exclusivement à l'initiative du
malade, qui s'approprie la sensation perçue et la transforme à son gré en une hallucination correspondant à
ses habitudes, à son genre de vie, à ses souvenirs, en
un mot à sa propre personnalité.

XXVII.

Des Somnambulismes (1).

Les diverses questions qui se rattachent au somnambulisme, comme toutes celles qui touchent en quelque point au domaine du merveilleux, bien que douées de l'incontestable privilège de provoquer un intérêt considérable, sont encore, malgré cela, entourées d'une très grande obscurité.

Cela tient en partie, sans doute, à ce que le mot somnambulisme est un mot vague sous lequel sont confondus une masse d'états distincts : le somnambulisme qui survient spontanément au milieu du sommeil, ceux qui dépendent de crises nerveuses épileptiques et hystériques, celui enfin que l'on provoque artificiellement. Aussi, M. le Pr Charcot vient-il, dans une remarquable leçon, dont nous nous inspirerons ici, de tenter la classification nosographique de ces divers états.

Si les somnambulismes méritent d'être étudiés par les psychologues, ils n'importent pas moins aux pathologistes. Leurs caractères communs sont surtout d'ordre psycholog que, puisque tous ils représentent, à cet égard, des discontinuités de la vie psychique normale. C'est pourquoi les signes cliniques offriront actuellement plus de prise pour entreprendre cette différenciation. C'est du moins à ce point de vue presque exclusif que nous allons nous placer.

---

(1) Revue par M. Blocq, d'après les leçons de M. Charcot. Extrait de la *Gazette hebd. de méd. et de chir.* (22 mars 1890). Voir aussi (nos XXVIII et XXX) mes deux mémoires sur ce sujet, où la question est exposée en détails. (G. G.)

Nous exposons, en premier lieu, la division clinique que vient de formuler M. Charcot, car il nous sera commode de la suivre dans la description ; et par cela même, nous la commenterons en la justifiant.

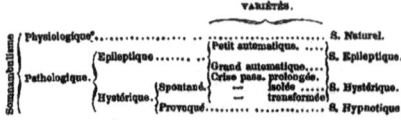

VARIÉTÉS.

Somnambulisme	Physiologique.				S. Naturel.
	Pathologique.	Épileptique		Petit automatique.	S. Épileptique.
				Grand automatique.	
		Hystérique.	Spontané.	Crise pass. prolongée.	
				— isolée	S. Hystérique.
				— transformée	
			Provoqué.		S. Hypnotique

Le somnambulisme *naturel* ou physiologique est le plus anciennement, mais non le plus complètement connu ; c'est de lui qu'on s'occupe si habituellement dans le monde extra-médical. Le somnambule de cette catégorie est, d'après l'étymologie du mot, celui « qui marche en dormant. » Notre collègue Gilles de la Tourette, qui a consacré plusieurs pages fort intéressantes de son livre (1) à cette étude, accepte, sous certaines réserves, la définition qu'en a donnée J. Frank : « Il y a somnambulisme (naturel), dit ce dernier auteur, lorsque les fonctions qui appartiennent à l'état de veille s'exécutent pendant un sommeil d'ailleurs normal. »

Nos connaissances relativement à cet état sont très peu précises, car les observations ne peuvent être faites que pendant la nuit, et par suite rarement par des médecins. On sait, toutefois, que ce somnambulisme n'existe pour ainsi dire que chez les enfants ; il est rare chez l'adulte et presque inconnu dans la vieillesse. Ce sont de préférence les femmes qui en sont atteintes. Le noctambulisme serait aussi fréquemment en rapport avec l'hérédité neuropathique.

___

(1) Gilles de la Tourette. — *L'Hypnotisme et les états analogues*, p. 174, Paris, 1887.

C'est ordinairement au milieu de la nuit qu'il se dé-
loppe. Le sujet s'est couché comme d'habitude, puis,
après quelques heures de sommeil, brusquement, ou à
la suite d'une légère agitation de peu de durée, il se
lève hors du lit. Il se livre alors, pendant un temps variable, aux actes les plus divers ; il se recouche ensuite, et, au réveil, il n'a conservé aucun souvenir de ce
qu'il a fait pendant la nuit.

Tel le sujet dont parle Voltaire, qui pendant son sommeil saute tout à coup hors du lit, fait la révérence,
danse le menuet, puis va se recoucher. Telle aussi,
cette malade observée par M. Charcot, qui, au milieu
d'un cauchemar où elle rêve de voleurs, quitte précipitamment son lit, descend éveiller et avertir la concierge de sa maison, remonte en sa compagnie dans sa
chambre, et, arrivée là, regagne sa couche et se ren-
dort, sans que cette scène lui laisse au réveil aucun
souvenir. On connaît assez, pour que nous n'ayons pas
besoin de la rappeler, la scène fameuse de Macbeth. Il
ne manque pas non plus d'observations dans lesquelles
on a noté que les somnambules s'occupaient, dans leur
accès, de leurs travaux habituels : élèves préparant leurs
devoirs, ouvriers s'occupant de leur travail journalier, etc. D'autres sujets ont des impulsions de caractère
ambulatoire ; on sait les nombreux récits qui ont trait
à ces promenades des noctambules sur les crêtes des
murs, les corniches et les toits. Parfois, les actes accomplis pendant le sommeil paraissent moins précisément déterminés ; nous nous rappelons, à cette occasion, avoir observé une malade de la Salpêtrière (1)
qui, dans son accès, se livrait à des séries incoordon-
nées d'actes ; elle se dressait en sursaut sur son lit,
fuyant d'abord, comme sous le coup d'une poursuite,
en manifestant tous les signes de la terreur, sautait par

---

(1) Il est question de cette malade dans les *Leçons du Mardi*,
1887-1888, p. 167, 1re édition.

la fenêtre, puis courait au jardin, et là — le sol était gelé à cette époque — elle semblait cueillir des fleurs comme pour faire un bouquet.

On a pu compléter ou vérifier, à l'occasion de cette dernière malade, quelques-uns des symptômes qui relèvent de ce somnambulisme. Le somnambule a les yeux grands ouverts, mais il les tient fixes, les pupilles contractées ; il se dirige sans hésitation, ne voyant en apparence que les objets ou les personnes qui jouent un rôle dans l'épisode qu'il exécute. Certains somnambules entendraient, mais cette notion est moins établie ; interpellés à haute voix, ils n'en ont cure, en général, et poursuivent l'exécution des actes qu'ils ont commencés. Le sens musculaire serait remarquablement conservé chez eux, et c'est à l'hyperesthésie de ce sens que pourrait être attribuée la facilité avec laquelle ces sujets se tirent souvent avec succès d'exercices assez périlleux: sauts, courses en équilibre sur des toits, etc. De plus, il n'existerait pas chez eux cette prédisposition aux contractures musculaires spasmodiques qui caractérise le somnambulisme hypnotique. Au réveil, et c'est là un signe très important, le somnambule a complétement oublié tout ce qu'il a fait pendant son accès.

Ainsi qu'on s'en rend compte par la lecture des quelques exemples que nous avons cités, le somnambule commet des actes très différents. Mais, d'une façon générale, il semble toujours poursuivre un rêve en action, rêve qui comprend une ou plusieurs séries d'épisodes très distincts. Le noctambulisme apparaît ainsi comme l'expression motrice d'un rêve, qui, en raison de son intensité ou de l'état spécial du sujet, passerait de l'idée à l'acte.

A l'appui de cette conception on peut remarquer que les actes des somnambules sont en rapport, tout comme les rêves, avec des idées qui les ont frappés récemment. Une jeune pensionnaire, dont j'ai recueilli l'histoire, reproduisait dans ·son noctambulisme la scène de la confession, alors seulement que dans la journée précédente elle s'était livrée à cet acte religieux.

La malade de la Salpêtrière, à laquelle j'ai déjà fait allusion, fuyait apeurée de son lit, alors que dans la journée la présence au laboratoire d'un singe destiné à des expériences l'avait vivement impressionnée.

En dépit des incertitudes qui règnent encore sur bien des particularités de cet état, il est relativement facile de le reconnaître et de le diagnostiquer, si l'on tient compte de l'état tout à fait normal du sujet dans l'intervalle des accès, et du caractère nocturne de ceux-ci.

Au sujet de sa nature, on ne peut faire que des hypothèses. Gilles de la Tourette, se basant sur un certain nombre d'observations dans lesquelles des hystériques confirmés auraient présenté antérieurement des accès de somnambulisme, pense que ce dernier état se rapproche à ce point de l'hystérie qu'il est assimilable à une sorte « d'hystérie larvée ». Les cas auxquels Gilles de la Tourette fait allusion sont en effet relativement nombreux, et, pour notre part, nous en avons recueilli des exemples frappants, qu'on pourrait joindre au fait que nous avons autrefois communiqué à cet observateur. Mais il est juste d'ajouter que beaucoup de sujets, ayant été somnambules dans leur jeunesse, n'offrent plus ultérieurement le moindre accident nerveux d'ordre hystérique; cette considération ne permet, à notre avis, d'accepter l'hypothèse de notre collègue qu'avec réserve.

Dans tous les faits de somnambulisme naturel, le point capital reste que les ·sujets, en dehors de leurs accès nocturnes, ne souffrent d'aucun trouble de la santé (1).

_____

(1) Voir plus loin, nos XXVIII et XXX, quelques considérations sur le somnambulisme naturel — auquel on devrait réserver le mot

Il en sera rarement ainsi, en ce qui concerne le somnambulisme *épileptique*. Toute épilepsie comporte une sorte d'automatisme qui, rudimentaire habituellement, peut, dans de certaines conditions, acquérir un développement considérable.

Il s'agit alors de ces cas si bien étudiés par Hughlins Jackson (1), sous le nom d'*automatisme mental*, cas dont M. Ribot (2) a rapporté de curieux exemples, et auxquels M. Charcot (3) a consacré plusieurs de ses leçons.

Leur diagnostic est souvent des plus embarrassants. Les formes simples, les moins rares, sont celles qui ressortent du petit mal ; c'est le *petit automatisme* de M. Charcot. Tantôt le trouble dont il s'agit ne dure que quelques instants, et alors le malade, par exemple, continue inconsciemment le travail auquel il se livrait au moment de l'accès.

D'autres fois, l'accès est plus long et plus complexe : un magistrat, cité par Trousseau, siège dans une société savante ; tout à coup, il sort nu-tête de la salle, fait une centaine de pas au dehors, puis revient prendre part à la discussion, sans conserver aucun souvenir de ce qu'il a fait.

Les actes exécutés pendant l'accès peuvent encore être répréhensibles, comme en témoigne l'histoire de ce professeur qui, sous l'influence d'une crise de ce genre, se mettait à se déshabiller complètement, en

---

de *noctambulisme* pour éviter toute confusion — qui me semble devoir être rattaché, dans bon nombre de cas, au somnambulisme hystérique dont il ne serait alors que la manifestation nocturne. Quant au fait que, chez les somnambules naturels, il n'existe aucun autre trouble de la santé, cela n'est rien moins que démontré. (G. G.)

(1) Hughlings Jackson. — *West Riding Asylum Reports* (Traduction dans la *Revue scientifique*, 19 février 1875).

(2) Ribot. — *Les maladies de la mémoire*, p. 54, Paris, 1886.

(3) Charcot. — *Leçons du Mardi*, 1887-1888, p. 165 ; 1888-1889, p. 309.

pleine classe, comme s'il allait se mettre au lit. (Charcot).

Il s'agit enfin, d'autres fois, d'actes criminels, les malades sont en proie à un véritable délire : un cordonnier, le jour de son mariage, tue son beau-père à coups de tranchet, et, revenu à lui ensuite, n'a pas la plus légère connaissance de ce qu'il a fait (Ribot). Les cas de cette catégorie sont relativement faciles à diagnostiquer, car ces accès à caractères psychiques et impulsifs sont rarement les seuls que présente le malade. Le plus souvent il a eu de véritables vertiges ou même des accès d'épilepsie convulsive, et ces signes, dans certains de ces cas, ont précédé immédiatement le désordre psychique.

La difficulté s'accroît considérablement dès qu'il s'agit des autres formes, de celles que M. Charcot a proposé de désigner sous le nom d'*automatisme comitial ambulatoire*, et qu'il a étudiées à l'occasion d'un malade extrêmement intéressant. Nous rapporterons l'histoire de ce malade qui peut être considérée comme un type de ce genre.

Cet homme « est sujet à des accès consistant en ce que, tout à coup, au milieu de ses occupations habituelles, sans prodromes bien marqués, il perd la conscience de ses actes, se met en marche résolument, sans savoir cependant où il va, à la manière d'un automate, et ne reprend sa lucidité qu'au bout d'une période de temps dont la durée peut varier de quelques heures à quelques jours (1). »

Ces accès se sont manifestés à partir de l'âge de 35 ans, et ont été au nombre de 7 en une période de 3 ans ; leur durée a varié de 2 heures à 6 jours. Dans la plus longue de ces fugues, le sujet, livreur de son état, se rappelle avoir fait la troisième de ses courses,

---

(1) *Leçons du Mardi*, 1887-1888, p. 155; 1888-1889, p. 303.

— c'était rue Mazagran, — puis de là il se réveille sur un pont suspendu, au milieu d'une ville inconnue. Il va à la gare et se rend compte qu'il est à Brest ; là, de crainte d'être pris d'un nouvel accès, il confie son aventure à un gendarme, qui, ne comprenant rien à ses explications, et le trouvant porteur d'une somme importante, le met en état d'arrestation. Ce n'est qu'après avoir passé quelques jours en prison que, grâce aux démarches de son ancien patron, il fut libéré. Toutes les fugues de ce malade ont été de même caractérisées par cette tendance à la déambulation, et il est à remarquer que, pendant toute la durée de chacun de ses accès, cet homme a toujours vécu inconsciemment, mais avec les apparences d'un homme normal, n'attirant pas l'attention, et ne commettant aucune action qui pût le faire considérer comme un malade.

Il existe dans la science un certain nombre d'histoires analogues. M. Charcot les considère comme des « équivalents épileptiques. » Le diagnostic en sera aisé, si le malade présente des crises convulsives dans ses antécédents, et surtout si le début de la période d'inconscience est marqué par des prodromes d'ordre comitial. Mais il se peut qu'il n'en soit pas ainsi. C'est alors, en se basant sur des signes plutôt négatifs — absence de stigmates hystériques et d'attaques — et sur les analogies présentées par ces impulsions inconscientes avec celles qui suivent les accès comitiaux, c'est enfin en tenant le plus grand compte des résultats positifs de la médication bromurée, qu'on sera autorisé à ranger ces cas parmi les somnambulismes épileptiques.

*
* *

Le somnambulisme *hystérique* est caractérisé par des accès qui, le plus ordinairement, sont précédés et suivis des phénomènes moteurs de l'attaque hystérique, et plus rarement se manifestent primitivement.

On peut considérer les somnambulismes hystériques comme des transformations d'une certaine période de l'attaque hystéro-épileptique, celle qui dans la nomenclature de M. Charcot porte le nom de phase des attitudes passionnelles. Les différences, en apparence considérables, qui séparent les variétés de ces formes, présentent comme limites extrêmes d'un côté la phase passionnelle de l'attaque elle-même, de l'autre le somnambulisme hypnotique. Entre ces deux états prennent place tous les intermédiaires.

Ce n'est pas là une simple vue de l'esprit, car, au cours de cette même leçon, dont nous reproduisons l'expression, M. Charcot a pu montrer à ses auditeurs divers malades dont chacun réalisait objectivement les différents termes de cette série qu'il établissait.

On sait que cette troisième phase de l'attaque hystéro-épileptique est caractérisée par un délire dans lequel le malade, par ses paroles et par ses gestes, paraît être sous le coup d'hallucinations de diverse nature : gaies, tristes, lubriques, terrifiantes, etc. Les tableaux animés que les sujets interprètent alors se recommencent généralement dans le même ordre, et il en résulte une sorte de série. Or, de même que la première phase (épileptoïde) et la deuxième (convulsive) de l'attaque peuvent exister à l'état d'isolement, il arrive aussi que la troisième période se manifeste d'emblée. Cette manière d'attaque est surtout fréquente chez les enfants. Sous le titre d'*hystérie maniaque* j'en ai publié récemment un très bel exemple, à l'occasion duquel j'avais pu dire (1) : « Si l'on admet que l'attaque hystérique offre une sorte de synthèse des symptômes de la névrose, l'hystérie maniaque, selon cette conception, représenterait l'une des phases dissociées de l'attaque, la période

---

(1) Paul Blocq. — *Revue générale de clinique et de théra peutique*, 1889, p. 768.

des attitudes passionnelles isolée à l'état de simplicité, et anormalement prolongée. »

Examinons, à l'aide de cette conception, les différents aspects sous lesquels se présente le somnambulisme hystérique.

Dans un premier groupe de faits, il s'agit d'une attaque d'hystérie dont la période convulsive est raccourcie, et dont la période passionnelle, exagérée par sa durée, offre l'apparence somnambulique. Lorsque l'attaque survient, elle débute par quelques mouvements épileptoïdes de peu de durée, puis apparaît la phase délirante, comportant, comme d'habitude, une succession de tableaux toujours les mêmes. C'est alors que le sujet est un vrai somnambule; il a les yeux ouverts, le plus souvent du moins, mais ne voit que le rêve qu'il poursuit; il marche, gesticule, parle, crie ou chante. Voici des bêtes noires, il se précipite à terre, les invective, les chasse, les écrase; brusquement son attitude change, il ôte respectueusement sa casquette, et regarde avec curiosité : l'enterrement cérémonieux d'un fonctionnaire passe, auquel il assiste d'un bout à l'autre, etc. Parfois on arrive par la parole, ou par certains bruits, à intervenir dans ce délire, mais seulement pour modifier l'ordre de succession des tableaux.

On n'y ajoute rien de nouveau, c'est-à-dire que la suggestion n'a aucune influence créatrice (1). Enfin, il est souvent possible de provoquer l'attaque, par la mise en œuvre des procédés d'hypnotisation, de même qu'on pourrait l'arrêter par la compression des zones hystérofrénatrices.

Dans un autre ordre de faits, ce n'est pas à une phase anormalement prolongée de l'attaque qu'on assiste, mais à une phase complètement isolée. A peine le sujet pré-

---

(1) Voir plus haut n° XXVI et plus loin n° XXVIII. (G. G.).

lude-t-il à la scène qu'il va jouer par quelques mouvements de torsion des mains, qui représentent, en rac-
courci, les périodes convulsives de l'attaque. Il se livre
d'emblée aux divers actes qui sont en rapport avec les
hallucinations qui le hantent, et sur la nature desquelles
on est renseigné, autant par ses paroles, que par sa
mimique expressive.

Cette fois l'intervention étrangère est déjà plus efficace ; non seulement on modifie les tableaux du délire,
sans y rien ajouter de neuf toutefois, mais encore on
provoque des réponses du sujet aux questions qu'on lui
adresse (1). Cependant le malade n'est pas autrement
suggestible, et ne présente pas la contracture somnambulique. Mais son apparence est plus calme, son activité propre diminue, sa passivité augmente.

Enfin, dans une dernière classe se rangeront ces cas
actuellement considérés comme des exemples de « dédoublement de la personnalité ». La description bien
connue du cas de Félida, par M. Azam, est à cet égard
démonstrative. On sait que cette femme vivait, pour
ainsi dire, d'une double vie, passant alternativement par
deux états que M. Azam a désignés sous les noms de
« condition première » et « condition seconde ». Dans
son état normal ou condition première, la malade est
grave et travailleuse. Tout à coup, il semble qu'elle
s'endorme ou qu'elle ait une syncope, elle perd connaissance, et, revenue à elle, on la trouve en condition
seconde. Dans ce nouvel état, son caractère a changé :
elle est devenue gaie et oisive. Elle se souvient de tout
ce qui s'est passé pendant les autres états semblables
qui ont précédé et pendant sa vie normale. Au bout
d'un temps variable, une sorte de torpeur la reprend,
et elle revient à sa condition première. Dans cet état
elle a oublié tout ce qui s'est passé dans sa condition

---

(1) Voir plus loin n° XXVIII (G. G.).

seconde, et ne se souvient que des périodes normales antérieures. (Ribot.)

La malade que M. Charcot a présentée à son cours comme type de cette catégorie est non moins intéressante; elle est dotée, elle aussi, d'un état n° 1 et d'un état n° 2. Tout ce qui se passe dans l'état n° 2, elle ne le sait que dans un nouvel état semblable, et il en est de même pour l'état n° 1.

Elle renferme donc, en réalité, deux personnalités qui s'ignorent l'une l'autre. Dans son état n° 2, elle offre les signes somatiques de la contracture somnambulique qui n'existent pas dans l'état 1; de même l'hémi-anesthésie et le rétrécissement double du champ visuel, observés dans l'état 2, sont très exagérés dans l'état 1 : on note enfin chez elle, dans l'état 1, une véritable abasie, qu'on ne retrouve pas dans l'état n° 2.

Du côté psychique, elle se conduit comme tout le monde en état 2, mais elle y est éminemment suggestible, disposition qu'on ne constate pas dans l'état normal. Enfin, lorsqu'elle passe de l'un à l'autre état, elle présente une esquisse d'attaque convulsive.

Une autre malade de la Salpêtrière, qui est également hystéro-épileptique, se trouve depuis 3 ans dans un état second tout à fait semblable; c'est-à-dire qu'elle est constamment contracturable et suggestible.

On voit par ce qui précède que cette conception des somnambulismes hystériques comme des modes d'attaques passionnelles est en quelque sorte la clef qui permet de se rendre compte de la place nosographique de ces états. M. Charcot fait remarquer, avec raison, qu'il existe une sorte de gradation de ces états, gradation qui va de l'attaque passionnelle normale, dans laquelle l'activité propre du sujet est exaltée, au somnambulisme hypnotique, où la passivité domine. C'est ainsi qu'on peut tout d'abord intervenir dans les actes du somnambulisme hystérique pour éveiller les seuls tableaux qui font partie de son programme; à un degré

d'activité moindre, on va pouvoir développer de nouveaux tableaux ; enfin l'activité étant réduite aux actes
de la vie ordinaire sans hallucinations, la passivité
augmente et permet la suggestion. La passivité du sujet
devient-elle en dernier lieu complète, il s'agit alors du
somnambulisme *hypnotique*.

De ce somnambulisme *hypnotique* nous ne dirons
que quelques mots. Nous rappelons que M. Charcot désigne ainsi l'une des trois périodes du grand hypnotisme
tel qu'il l'a décrit chez les hystéro-épileptiques. On
l'obtient, consécutivement aux périodes de léthargie et
de catalepsie, par de légers frottements sur le vertex.
Le sujet paraît alors se réveiller ; mais, en réalité, il
n'en est rien, ainsi qu'on peut s'en rendre compte par la
constatation des signes somatiques de cet état. Il existe
une hyperexcitabilité musculaire qu'on met en œuvre
par une excitation superficielle du tégument externe.
Le souffle, ou un frôlement très léger, détermine la
contracture, que font disparaître des manœuvres de
même ordre, exercées sur leurs antagonistes. On remarque aussi dans cet état une exaltation notable de la
puissance musculaire, et surtout des sens spéciaux.
Enfin, le sujet n'a aucune activité, et il est passivement
docile à toutes les suggestions qu'il plaît à l'expérimentateur de lui ordonner. De même que dans les états précédents, il oublie au réveil tout ce qui s'est passé, mais
peut en conserver le souvenir au cours d'un nouveau
somnambulisme.

M. Pierre Janet (1) a fait remarquer, dans un livre
excellent sur l'automatisme psychologique, que la transition est facile entre les modifications de la personnalité
que nous venons de signaler et celles qui ont lieu pendant le somnambulisme provoqué. Le même auteur
ajoute que le passage est aisé d'un délire naturel à un

---

(1) Pierre Janet. — *L'Automatisme psychologique*. Paris, 1889,
p. 123.

somnambulisme artificiel. Ce sont là, pour le noter en passant, autant d'arguments à l'appui de cette opinion de M. Charcot formulée autrefois, et maintenue en dépit des assertions contradictoires, à savoir qu'il existe des rapports étroits entre l'état hypnotique et l'état hystérique.

Somme toute, si l'on fait abstraction des amnésies traumatiques, analogues sans doute, mais dont l'étude est encore insuffisante aujourd'hui pour permettre de les classer (1), les états somnambuliques se réduiraient aux suivants : somnambulisme naturel, épileptique, hystérique et hypnotique.

Le somnambulisme épileptique comprend deux formes : grand et petit automatisme. Le somnambulisme hystérique admet un nombre extrêmement varié de formes — dont nous avons décrit quelques types — mais qui toutes représentent une phase transformée de l'attaque hystérique. Leur comparaison montre enfin qu'elles tendent à réaliser des modes de transition entre cette phase de l'attaque et le somnambulisme hypnotique.

(1) Voir plus loin n° XXXI. (G. G.).

XXVIII.

Documents pour servir à l'histoire des somnambulismes (1).

Du somnambulisme hystérique (phase passionnelle de l'attaque, attaque délirante, attaque de somnambulisme).

La grande attaque d'hystérie est bien connue depuis les travaux de M. le P⁰ Charcot, dont la description remonte déjà à plus de dix ans (2). Elle est divisée, ainsi qu'on sait, en quatre périodes : 1° période épileptoïde ; 2° période des grands mouvements ; 3° période des attitudes passionnelles ; 4° période terminale. Mais il s'en faut de beaucoup qu'elle soit toujours aussi nettement séparée en ses quatre phases. Nous ne parlons ici, bien entendu, que de la grande hystérie, *hysteria major* ou hystéro-épilepsie. Quelquefois une des périodes peut manquer et l'attaque se borner par exemple aux grands mouvements et aux attitudes passionnelles. D'autres fois ce sont ces dernières qui manquent, ou bien encore les contorsions, et alors on se trouve en présence d'une prédominance de la phase épileptoïde pouvant aller, si les attaques deviennent subintrantes, jusqu'à simuler l'état de mal épileptique (état de mal hystérique épileptiforme de Charcot) (3). On peut voir aussi, et ce sont

(1) Par Georges Guinon. — Travail publié dans le *Progrès médical*, 1891.

(2) Charcot.—*Leçons sur les maladies du système nerveux*, 1880, t. I, p. 373 et 432. — Voir aussi P. Richer. *Études cliniques sur la grande hystérie ou hystéro-épilepsie*, 1885. On trouvera même dans le livre de M. Richer que déjà Bernutz avait considéré une période de délire comme inhérente à la constitution de l'attaque d'hystérie complète. Nous reviendrons d'ailleurs plus loin sur ce point.

(3) Charcot. — *Tribune médicale*, 1885, leçon publiée par Bl. Edwards. — Marie et Souza-Leite. — *Prog. méd.*, 20 oct. 1884.

les cas de ce genre dont nous nous occuperons seulement ici, les attitudes passionnelles se prolonger aux dépens des autres phénomènes et prendre une prédominance telle que l'attaque devient véritablement une attaque délirante, l'élément convulsif se trouvant rejeté au second plan. Dans les cas les plus ordinaires, les deux dernières périodes durent peu ou même peuvent manquer complètement. Nous montrerons dans le cours de ce travail que l'une d'elles, la phase passionnelle, qui chez le plus grand nombre des malades dure seulement quelques minutes, peut, sans perdre ses caractères essentiels, s'étendre à plusieurs heures et même plusieurs jours.

Ces diverses modalités de la grande attaque d'hystérie se trouvent déjà signalées dans le livre de M. Charcot que nous citions plus haut. Mais c'est surtout dans ces derniers temps que l'attention a été attirée par lui sur quelques-unes d'entre elles et en particulier sur la forme délirante de l'attaque (1). Dans ses leçons cliniques, M. Charcot avait fait remarquer maintes fois combien cette attaque de délire se rencontre souvent dans l'hystérie. On voit alors les phénomènes convulsifs de la crise se réduire à leur minimum, et, au contraire, les attitudes passionnelles prédominer avec grande violence, au point de constituer une période plus ou moins prolongée d'un délire généralement actif et bruyant, quelquefois furieux, quelquefois gai ou érotique, quelquefois caractérisé par un bizarre changement de la personnalité, la *zôanthropie*.

∴

On avait déjà à la vérité observé et publié des cas de ce genre. Les deux observations bien connues de Mesnet doivent, ainsi que nous le montrerons dans le cours de ce travail, rentrer dans la catégorie du délire de la phase passionnelle de l'attaque auquel M. Charcot propose d'attribuer la dénomination de *somnambulisme hystérique*. Elles doivent être, dans ce groupe, considérées comme des pro-

---

(1) Voir *Leçons du Mardi*, t. I et II, et plus haut, n° XXVII.

totypes. M. Mesnet, initiateur dans la matière, caractérisait
cet état délirant qu'il avait observé avec les plus grands
détails par le terme de somnambulisme pathologique,
opposé à celui de somnambulisme naturel ou mieux noctambulisme, que l'on applique aux individus qui se lèvent
la nuit pour accomplir quelque acte plus ou moins raisonnable, mais déplacé, et dont lady Macbeth, dans la scène
magistrale de Shakespeare, représente le type le plus connu.

Il est facile de se rendre compte de la nature réelle du
délire chez la première malade de M. Mesnet(1). Il s'agissait
d'une jeune femme de 30 ans, soignée pour des accidents
hystériques graves, consistant surtout en grandes attaques
qui revenaient avec une violence et une fréquence inu-
sitées. On en constata jusqu'à 927 en dix jours, c'est-à-dire
en moyenne 92 par vingt-quatre heures. Ces attaques, qui
étaient tout d'abord vulgaires, commencèrent un beau jour
par s'entremêler de phénomènes que nous considérons aujourd'hui comme du domaine de l'hypnotisme, mais que
l'on prenait encore à cette époque pour des névroses spéciales, la catalepsie, par exemple. Nous n'insistons pas ici
sur cette immixtion de phénomènes hypnotiques dans
l'attaque d'hystérie, nous réservant d'y revenir plus loin à
propos d'un de nos malades.

Les choses en étaient à ce point chez la malade de
M. Mesnet, lorsqu'une nuit, immédiatement au sortir d'une
attaque convulsive d'une grande violence, elle se lève,
s'habille, descend au jardin, court avec agilité et saute sur
les bancs, alors qu'il lui fallait, à l'état de veille, un bras
pour la soutenir pendant la marche. Après quelques évo-
lutions, elle rentre, se couche et termine la scène par de
grandes convulsions.

Dans d'autres crises somnambuliques, toujours précédées et suivies, comme la première, d'une période convulsive, la malade est en proie à des hallucinations visuelles
terrifiantes. Elle parle, lutte contre des gens imaginaires
qui veulent lui enlever ses enfants, écarte des bêtes qui
veulent les dévorer. Elle fait dans ses crises plusieurs

---

(1) Mesnet. — *Etudes sur le somnambulisme, envisagé au
point de vue pathologique. (Arch. gén. de méd., 1860, I. p. 147).

tentatives de suicide, essaie de se jeter par la fenêtre, de se pendre (et dans cette tentative M. Mesnet attendit que la pendaison fut presque exécutée pour couper la corde) ou d'avaler une macération de vieux sous. Elle écrit pendant son délire des lettres fort correctes pour annoncer à sa famille son intention de mettre fin à ses jours ou pour lui dire que l'ange lui étant apparu au moment où elle allait avaler le poison, elle a renoncé à une tentative indigne d'elle.

En observant la malade, M. Mesnet s'était aperçu qu'elle était renfermée dans son délire, qu'elle ne semblait pas se douter de la présence des personnes qui l'entouraient, lui parlaient, sinon quand ces personnes ou les objets ambiants s'incorporaient dans son délire. Alors elle répondait même aux questions qu'on lui adressait. Mais l'intelligence semblait s'exercer dans un cercle invariable d'idées, et les sens, bien qu'éveillés, n'agir que dans une sphère restreinte, toujours en rapport avec l'idée dominante.

Il est impossible de décrire mieux les caractères qui distinguent le somnambulisme hystérique ou délire de la phase passionnelle de l'attaque. L'interprétation est facile ici, et P. Richer (1) dans son livre cite cette observation sous la rubrique de somnambulisme remplaçant la phase passionnelle de l'attaque. Elle l'est peut-être moins chez le second malade de M. Mesnet, dont il publia l'histoire quatorze ans plus tard (2).

Il s'agit dans ce second cas d'un homme de 27 ans, chez qui le début des accidents nerveux se fit à l'occasion d'une plaie par arme à feu du crâne et du cerveau, plaie suivie d'accidents paralytiques qui guérirent parfaitement bien. Les stigmates hystériques étaient à leur plus haut degré chez cet homme. Il était anesthésique total, dans le domaine de la sensibilité générale et des sens spéciaux, la vue et le sens musculaire exceptés. Chez lui la transition de la vie normale à la période délirante se faisait cepen-

---

(1) P. Richer. — *Loc. cit.*, p. 302 et suiv.
(2) Mesnet. — *De l'automatisme de la mémoire et du souvenir dans le somnambulisme pathologique.* (*Union médicale*, 21 et 23 juillet 1874).

dant sans l'intermédiaire d'aucun élément convulsif, aussi bien que le retour à l'état normal qui marquait la fin de la crise. C'est dans cette absence de l'élément convulsif que résidait alors la plus grande difficulté d'interprétation. Mais cette circonstance ne doit pas nous éloigner de l'idée que nous soutenons, si nous nous reportons aux détails du délire de cet homme, absolument analogue à celui de tous les malades que l'on doit faire rentrer dans la catégorie des somnambules hystériques.

Le délire auquel il était en proie n'était point violent et on aurait pu passer à côté de lui pendant une de ses crises sans se douter dans quel état il était, sauf qu'il avait alors une propension à voler tout ce qui lui tombait sous la main et à le cacher sans réflexion là où il se trouvait. Il allait droit devant lui, les yeux grands ouverts, le regard fixe, tournant les obstacles quand il se heurtait à eux, mais sans s'en occuper, sans les incorporer en général dans son délire.

En s'adressant au sens du toucher M. Mesnet s'est aperçu que l'on pouvait jusqu'à un certain point entrer dans son délire et le diriger partiellement. Mais il arrangeait à sa façon l'idée qu'on lui suggérait. Une canne placée entre ses mains devenait un fusil (il avait été soldat en 1870-71 et c'est pendant la guerre franco-allemande qu'il avait reçu une balle dans la tête) avec lequel il se battait contre des Prussiens imaginaires. Une plume placée entre ses doigts lui suggérait l'idée d'écrire. Mais nous laisserons de côté cette particularité du cas de ce malade, pour y revenir plus loin à propos d'un des nôtres.

Tout ce qui se passait tout autour de lui semblait lui être étranger. Il paraissait enfermé dans l'unique idée qui le faisait agir et ne tenir aucun compte du reste. Ainsi on pouvait se mettre en travers de son chemin, lui résister jusqu'à le renverser à terre, sans qu'il parût s'en émouvoir, ni s'en étonner. Pour le rendre sensible il fallait entrer dans son idée et s'adresser au sens qui paraissait le plus éveillé, c'est-à-dire le toucher. S'il voulait allumer une cigarette et que son allumette fût éteinte on pouvait lui en présenter une assez près pour lui brûler les cils sans qu'il parût la voir. En la lui mettant dans les mains il allumait sa cigarette et fumait, n'ayant pas cherché à s'enquérir de celui qui venait ainsi au-devant de ses désirs.

Ce sont bien là tous les caractères du délire hystérique. Une de nos observations serait absolument identique à celle-ci, si on n'y trouvait en plus, ce qui n'est point à dédaigner pour l'interprétation des faits et leur identification, une attaque convulsive ouvrant et fermant la scène.

On pourrait encore relever dans la littérature médicale un certain nombre de faits de ce genre (1). Nous nous contenterons d'en signaler quelques-uns brièvement, car la plupart d'entre eux sont loin d'être aussi complexes que le deuxième cas de M. Mesnet, bien qu'ils ne soient pas moins caractéristiques. P. Richer, dans son ouvrage déjà cité, en rapporte quelques-uns. L'un d'eux a trait à un jeune collégien de 20 ans, envoyé à M. Charcot par M. Hillairet (2). Celui-là se promenait, parlait, jouait aux dames, faisait des calculs pendant la phase délirante de son attaque, dont la phase convulsive était réduite au minimum. Dans un autre, emprunté à E. Chambard (3), la malade était à un certain degré accessible à quelques suggestions vulgaires. Nous reviendrons là-dessus plus loin. P. Richer fait observer avec raison, à propos des divers cas qu'il rapporte, que le délire peut être accompagné des autres phénomènes de l'attaque à l'état d'intégrité ou de simple ébauche, ou, dans d'autre cas, être absolument isolé chez un hystérique.

Le cas publié par M. Garnier (4) présente à tous égards un grand intérêt. Chez ce sujet il y avait : 1° des accès de somnambulisme spontané dans lesquels il avait les yeux ouverts ; 2° du somnambulisme hypnotique provoqué par le procédé ordinaire de la fixation d'un objet brillant ; 3° des attaques de sommeil ; 4° des accès de condition seconde dans un desquels il avait commis et plus tard re-

---

(1) Voir, à ce sujet : Chambard. *Du somnambulisme en général.* Th. Paris, 1881.
(2) P. Richer. — *Loc. cit.*, 2e édit., p. 310.
(3) P. Richer. — *Loc. cit.*, 2e édit., p. 314.
(4) Garnier. — *L'automatisme somnambulique devant les tribunaux*, 1887.

connu le méfait à propos duquel on l'avait confié à l'examen médico-légal de M. Garnier. Laissant de côté ces
trois derniers états qui ne nous occupent point ici, nous
voyons que, dans ses accès de somnambulisme spontané,
cet homme marchait, agissait d'une façon en apparence
raisonnable et coordonnée. Mais il ne se mettait en contact ou en rapport avec le monde extérieur que par un
côté exclusif, le mobile actuel de son délire. Une question
sans corrélation avec l'idée qui était, à ce moment, maîtresse de son esprit, n'était point entendue, mais si l'inter-
rogation visait ce point précis, il devenait possible d'entrer en communication avec lui sur ce sujet étroitement
limité. Ce sont bien là les caractères signalés plus haut
dans les cas que nous citions. Nous y reviendrons avec
quelques détails à propos de nos malades.

Depuis longtemps, M. Charcot avait fait remarquer
combien fréquemment les attaques délirantes se rencontrent chez les enfants des deux sexes, peut-être même plus
particulièrement chez les garçons. Chez eux on voit souvent un délire actif, quelquefois furieux, tenir une place
prépondérante dans l'attaque d'hystérie. Dans une leçon
publiée en 1884 (1), il rapportait l'histoire d'une petite
épidémie d'hystérie survenue chez trois frères et sœurs,
à l'occasion de pratiques de spiritisme. Le plus jeune de
ces enfants, âgé de onze ans, criait qu'il voyait des lions,
des loups, son père mort, se battait à coups de sabre avec
des ennemis imaginaires, courait, frappait les portes.
L'autre se levait, fuyait, criant au voleur. Dans les *Leçons
du Mardi*, M. Charcot cite encore d'autres cas de cette
espèce.

L'un d'eux (2) a trait à un jeune collégien de 14 ans qui,
dans ses attaques que M. Charcot qualifiait de somnam-
bulo-délirantes, se livrait à toutes sortes d'actes absurdes,
en rapport la plupart du temps avec des hallucinations visuelles. Il grimpait après le bras de son médecin, le pro-

---

(1) Charcot. — *Leçons sur les maladies du système nerveux*,
t. III, p. 232 et suiv.
(2) Charcot. — *Leçons du Mardi*, t. I, p. 199.

nant pour une corde à nœuds du gymnase où dans son
délire il croyait se trouver. Sous l'empire d'une hallucination de même nature, il tentait d'emporter sa mère sur
son dos, la prenant pour le portique du même gymnase.

Dans le même ordre d'idées, citons encore le cas rapporté sous le titre d'hystérie maniaque infantile par
M. Blocq (1). Dans ce cas le délire dura plusieurs jours et
fut suivi par deux attaques successives qui se produisirent
pendant la même journée et marquèrent la fin de la crise
somnambulique.

* *

Dans tous les cas que nous venons de citer, au point de
vue nosographique, il s'agit toujours de la même chose.
Mais on peut déjà voir, par la brève description que nous
avons donnée, que tous ces cas, malgré les grandes analogies qui les rattachent les uns aux autres, ne se ressemblent pas cependant absolument. Les uns présentent une
période délirante courte, marquée par une incoordination
d'idées et d'actes saisissante. D'autres au contraire, les
deux cas de M. Mesnet et celui de M. Garnier en particulier, sont remarquables par une sorte de ressemblance
avec l'état de veille, et l'exécution d'actes coordonnés.
Entre les uns et les autres, toutes les transitions peuvent
se rencontrer. C'est, à n'en pas douter, dans l'hystérie de
l'enfance et en particulier dans l'hystérie des jeunes garçons que l'on rencontrera le plus grand nombre de cas de
la première catégorie.

Nous avons pu observer plusieurs enfants offrant des
accidents de ce genre dans le service de M. le Pr Charcot,
à la Salpêtrière.

L'un d'eux, le jeune It..., âgé de 13 ans, commençait son
attaque par une aura gutturale fortement accentuée, criant :
« J'étouffe ! » Puis, perdant connaissance, sans tomber par

_____

(1) Blocq. — *Hystérie maniaque infantile* (Soc. de méd.
prat., 1890).

terre, il était pris de quelques mouvements convulsifs des membres, véritable esquisse de la phase épileptoïde, qui duraient quelques secondes. Alors commençait tout de suite le délire. Il s'adressait à son père, effaré de voir son enfant dans cet état, et lui disait : « Allez-vous-en, Monsieur. Vous n'ôtes pas mon père. » Puis il sautait à cheval sur le traversin de son lit et chevauchait à travers la chambre, criant : « Hue ! bidet ! » et frappant à droite et à gauche de grands coups d'une cravache imaginaire. Ou bien encore il était furieux et cassait tout ce qui se trouvait autour de lui. Enfin, il revenait à lui, un peu fatigué, dormait quelques instants et se relevait ayant perdu tout souvenir, comme si rien ne s'était passé. Ces crises, qui au début étaient assez courtes, se prolongèrent dans la suite ; elles duraient alors jusqu'à une heure entière. Il n'y eut jamais, pendant les crises, ni morsure de la langue, ni miction ou défécation involontaire.

Cet enfant, à propos de qui ses parents niaient toute hérédité nerveuse, avait vu les premiers accidents nerveux se développer sans cause connue. Ainsi que cela se présente souvent dans l'hystérie infantile, on ne constatait chez lui aucune espèce de stigmate hystérique, sauf, et cela n'était encore pas bien net, un point hyperesthésique dans la fosse iliaque gauche.

Un autre petit garçon, âgé de 12 ans, était fils d'un père qui, à la suite d'un accident survenu dans un éboulement, avait présenté les symptômes de l'hystérie traumatique. Depuis cet éboulement, tous les ans, pendant deux mois environ, aux approches du jour anniversaire de son accident, il était pris de crises de nerfs qu'il nous a décrites, et qui sont, à n'en pas douter, des attaques hystériques, durant quelquefois pendant quatre heures, et caractérisées par l'aura classique et des grands mouvements violents. A l'époque où nous avons pu l'examiner, le père du jeune Feron... ne présentait aucun stigmate, ni anesthésie, ni rétrécissement du champ visuel. Outre cette tare héréditaire paternelle, le petit malade a encore une tante maternelle qui a eu la chorée à l'âge de 12 ans et un cousin germain du côté de sa mère qui est mort fou à l'asile de Villejuif.

Pour ce qui est du jeune Feron..., au mois de mai 1888 il fut assailli par un gros chien de Terre-Neuve, qui ne lui fit d'ailleurs aucun mal, mais lui arracha l'écharpe blanche qu'il

portait au bras (il venait de faire sa première communion) et
lui causa une vive frayeur. A partir de ce moment il était
devenu poltron, pleurnicheur et presque toutes les nuits rêvait
de gros chiens qui l'attaquaient. Les choses restèrent dans cet
état pendant cinq mois. Un beau soir, au moment de se mettre
à table pour dîner, il tomba par terre sans connaissance, sans
avoir été prévenu par aucune sensation particulière. Il se releva
au bout de quelques instants et dîna comme si rien ne s'était
passé. Plus tard l'aura classique laryngée et céphalique pré-
céda toujours l'attaque. Mais pendant les premières elle manquait, phénomène d'autant plus important qu'il pouvait
induire en erreur, une des attaques s'étant accompagnée de
perte involontaire de l'urine et des matières fécales. Mais si on
avait pu alors penser à l'épilepsie en raison de ces deux phénomènes : l'absence d'aura, la miction et la défécation involontaires pendant la crise, cette hypothèse ne pouvait se soutenir
longtemps. En effet bientôt apparurent des attaques dans lesquelles, l'élément convulsif se bornant à quelques légers
spasmes des membres, le délire atteignait au contraire une
intensité considérable. D'autre part en l'absence d'autres
stigmates, tels que l'anesthésie, les points hystériques, il existait une amblyopie hystérique totale de l'œil droit constatée
par M. Parinaud, et qui était survenue, au dire des parents, peu
de temps après l'accident arrivé à l'enfant.

Chez ce petit malade le délire était assez actif et bruyant.
Il court à droite et à gauche, demande de l'eau en tendant un
gobelet imaginaire et offre deux sous pour en avoir. Puis il dit:
« Donnez-moi un mouchoir. Voilà quatre sous. » Tout à coup
il saute sur son lit et pendant une demi-heure le met sens
dessus dessous. Il prend enfin son matelas sur sa tête et se
promène ainsi dans la pièce où il se trouve. Puis cette idée le
quitte, et subitement : « Je vais aller attraper des corbeaux, »
dit-il, et en même temps il dispose par terre des pièges imaginaires. Pendant tout ce temps il va, vient, les paupières
baissées et vibrant de petits battements, tournant les obstacles
qui se trouvent sur son chemin. Enfin il s'arme d'une gaule
imaginaire et pêche à la ligne. Mais trouvant qu'il ne prend
pas assez de poisson à l'aide de cet engin, il se baisse et attrape
les poissons à la main en comptant rapidement : « Un, deux,
trois, quatre. » Il sort de cet état soit sans transition bien
accusée, soit par l'intermédiaire de quelques mouvements
spasmodiques.

Dans la suite, après quelque temps de séjour à l'hôpital,
les attaques de ce petit malade se modifièrent notablement.

La période délirante se raccourcit peu à peu, l'élément
convulsif devint graduellement prédominant et il rentra
ainsi dans la règle, quittant ses crises somnambulo-déli-
rantes qui avaient si fort effrayé son entourage (1).

Comme on le voit par les quelques cas qui précèdent, le
délire de la phase passionnelle de l'attaque hystérique chez
les enfants est éminemment variable dans ses manifestations extérieures. Il y a cependant un trait commun à tous
ces cas, c'est que dans le délire l'initiative est laissée
presque totalement au malade qui, le plus souvent, règle ses
idées délirantes soit sur ses hallucinations visuelles du
moment, soit sur les faits habituels de sa vie, soit sur des
souvenirs qui ont plus ou moins fait impression sur son
esprit. Parmi les variétés presque innombrables qu'on
pourrait signaler dans ce groupe, il est une forme, pas très
fréquente à la vérité, qui paraît mériter une mention spéciale. Cette forme est caractérisée par le bizarre changement
de la personnalité qu'on appelle la *zoanthropie* : les ma-

---

(1) Les cas de ce genre sont extrêmement fréquents. Depuis que
nous avons rédigé ce travail, nous avons eu dans nos salles, à la
Salpêtrière, deux enfants dont les attaques délirantes ont causé
grand émoi dans les pays qu'ils habitaient. L'une était une petite fille
de 11 ans, demeurant en Bourgogne, dans un petit hameau de quelques habitants. Elle avait des attaques dans lesquelles la période
délirante prenait un développement tel que, devant l'émoi des habitants, le maire du pays écrivit à M. Charcot pour demander son admission à la Salpêtrière. Nous reconnûmes chez elle *dès son arrivée*
l'attaque typique d'hystérie avec prédominance de la phase passionnelle. Trois mois d'isolement et de séjour à la Salpêtrière
suffirent pour la guérir complètement. L'autre est un jeune garçon de 12 ans habitant en Corse, à Bastia. Envoyé à la Salpêtrière
par son médecin pour consulter M. Charcot, il présentait *dès son
arrivée* tous les signes de l'hystérie infantile avec attaques dans
lesquelles la phase passionnelle prédominait d'une façon tout à fait
remarquable. La crise se produisait généralement dans l'après-
midi ou la soirée. Après une courte période convulsive, le petit
malade entrait dans son somnambulisme qui se prolongeait quelquefois jusqu'au lendemain matin. Dans cet état il mangeait,
buvait, sortait dans la rue, se faisait conduire au théâtre de la
ville et en rentrant racontait à son père la pièce qu'il avait vu
jouer. Le lendemain matin il avait complètement perdu le souvenir de ce qu'il avait fait, niait avoir été au théâtre, etc. Ce garçon
est également en voie de guérison. (G. G.).

lades, en pareil cas, abandonnent, comme on sait, leur propre individualité et se croient transformés en animaux divers.

Il y a trois ans environ, les journaux politiques étaient remplis d'articles ou d'entrefilets plus ou moins extraordinaires concernant la femme-chatte de la Salpêtrière. Peu de gens l'ont vue, cette femme-chatte, car elle est à peine restée quarante-huit heures à la Salpêtrière, où elle avait été amenée par M. Charcot, qu'elle était venue consulter la veille à sa consultation de la ville. Néanmoins, M. Dutil, alors interne de la clinique des maladies nerveuses, fut prendre son observation qu'il a bien voulu nous communiquer. La voici telle qu'il l'a remise entre nos mains.

Il s'agit d'une jeune fille de 16 ans, Louise M..., exerçant la profession de couturière. Elle est enfant naturelle, née de père inconnu. Elle vivait chez son oncle maternel qui l'avait recueillie et élevée. On nie tout antécédent héréditaire du côté maternel, le seul connu.

Elle-même a toujours été nerveuse et impressionnable à l'excès. Elle est devenue hystérique à l'âge de 13 ans, il y a par conséquent trois ans (1) ; c'est au moment de l'établissement des règles et sous l'influence d'une émotion qu'elle eut sa première attaque d'hystérie.

Elle était rentrée un peu tard de son atelier. Son oncle, qu'elle craignait beaucoup, lui fit des reproches, la gronda ; et, séance tenante, elle se mit à étouffer, elle sentit une boule lui monter du ventre à la gorge, elle entendait des bruits de cloche, ses tempes battaient et elle tomba sans connaissance. Pendant 1 h. 1/4 elle eut des convulsions, des grands mouvements, interrompus de temps en temps par un arc de cercle typique. Elle revint à elle brusquement sans avoir déliré. Le lendemain, tout était rentré dans l'ordre.

Par la suite elle eut plusieurs attaques semblables, tous les trois ou quatre mois environ, à des intervalles irréguliers.

Elle aimait beaucoup les animaux et avait des chiens et des chats dans l'appartement. Un jour, le 18 janvier 1889, en jouant avec un chat, elle fut mordue par lui à la main gauche. La main gonfla, devint rouge et resta très douloureuse pendant trois ou

---

(1) Cette observation date de juillet 1889.

quatre jours. Dès le lendemain de l'accident et pendant les quinze jours qui suivirent la malade eut une série d'attaques convulsives, précédées d'une aura classique, avec grands mouvements, arc de cercle, etc., mais sans délire accompagnant l'attaque. Le seizième jour elle fut prise, dans la rue, en revenant de l'établissement hydrothérapique qu'elle fréquentait, d'une attaque convulsive; une personne la releva, la conduisit à quelques pas de l'endroit où elle était tombée et la fit entrer chez elle en attendant que la crise fût complètement terminée.

C'est alors que pour la première fois elle fut prise de délire galéanthropique. Elle se mit donc, au grand étonnement du passant qui l'avait secourue, à courir à quatre pattes, à sauter sur les chaises, à miauler, etc.

A partir de ce jour elle eut deux espèces d'attaques : 1° Des *attaques vulgaires* suivies ou accompagnées d'une *phase délirante* dans laquelle elle imitait le chat. 2° Des *attaques de délire*, non précédées de convulsions, constituées uniquement par la phase de délire galéanthropique qui terminait les grandes attaques.

Elle fut admise à la Salpêtrière le 2 juillet. Le 3 au matin, dans le cabinet d'ophtalmologie, elle eut une attaque de délire primitif dont voici la description :

Délire; galéanthropie hystérique. — La malade était debout; tout à coup, sans prodrome d'aucune sorte, sans aura, sa physionomie change. Son regard devient fixe, presque aussitôt les yeux se convulsent en strabisme convergent et brusquement elle tombe à quatre pattes; elle court sur ses genoux et ses mains posées à plat sur le sol, la tête un peu redressée en extension; le visage a sa coloration normale; les traits sont parfois un peu grimaçants, le regard maintenant est mobile, en accord avec les mouvements de la tête et les déplacements de la malade; le strabisme a cessé. Elle va, vient, passe avec agilité sous la table, entre les chaises, entre les jambes des assistants et pousse de temps en temps un léger miaulement ou le pfft! pfft! des chats en colère. Parfois elle s'arrête, dispose ses doigts en griffes et gratte le pied de la table, puis le sol, puis le bas de la porte. On lui jette une boule de papier et aussitôt, avec des mines de chatte, elle la pousse, la roule et la fait sauter. Deux ou trois minutes après, sa respiration devient un peu bruyante; elle émet d'une voix un peu rauque quelques cris inarticulés; alors elle cherche à mordre la jambe de M. Charcot, court de nouveau, passant sous la table, renversant une chaise, puis elle semble flairer les jambes des gens. Son oncle dit que c'est ainsi que la crise finit en général, et en effet, brusquement, la voilà qui reprend connaissance ; elle se relève, l'air étonné, ne sachant ce qui vient de lui arriver. L'attaque avait duré cinq ou six minutes environ.

La crise de la Salpêtrière avait été précédée par une crise en tout semblable et qui avait eu lieu la veille, dans le cabinet de M. Charcot. Après l'attaque, rien de particulier à noter.

Ce même jour, 3 juillet, la malade quitta la Salpêtrière par évasion et retourna chez ses parents où je l'ai revue quinze jours après. Elle n'avait pas eu de nouvelles crises d'aucune sorte.

Stigmates. — Pas de rétrécissement du champ visuel ; pas d'anesthésies ; ovaire gauche un peu sensible ; rien autre.

Vers la fin d'août, la malade fut amenée une après-midi à la Salpêtrière par son oncle. Celui-ci me raconta que quelques jours auparavant elle avait été frappée à l'état de veille par la physionomie d'un aveugle dont les paupières battaient et qui roulait ses yeux dans les orbites. Le lendemain une attaque se produisit, suivie d'une phase de délire pendant laquelle la malade imitait son aveugle. Le délire galéanthropique ne s'était pas reproduit.

Chez cette jeune fille nous voyons les accès se produire sous deux formes bien distinctes. Tout d'abord l'élément convulsif de l'attaque, s'il ne prédomine pas d'une façon absolue, existe cependant. Puis, un beau jour, le délire zóanthropique seul éclate par crises en apparence indépendantes de l'attaque d'hystérie, mais qui doivent cependant en être considérées comme la reproduction. Nous retrouvons dans ce délire, au suprême degré, cette sorte de concentration du sujet, mise en relief par M. Mesnet, que nous avions déjà signalée dans les cas plus haut cités. Cette fille, transformée en chatte, se promenait à quatre pattes, ne voyait les jambes des personnes qui étaient là que pour les mordre, s'occupait d'une boulette de papier qu'on jetait devant elle pour jouer avec, comme un chat qu'elle était, tandis qu'à l'état de veille elle n'y aurait même pas fait attention. Tout ce qui pouvait s'adresser à la femme et non à la chatte la laissait indifférente. Elle sortait de cette crise ayant perdu tout souvenir et ne se doutant pas du bizarre spectacle qu'elle avait donné.

.

Nous avons vu jusqu'ici le délire ou somnambulisme hystérique soit seul, soit associé aux autres phases plus ou moins accentuées de l'attaque d'hystérie, se développer spontanément, comme l'attaque elle-même. Eh bien, nous allons faire reconnaître maintenant que, comme celle-ci, il peut être produit artificiellement par un des moyens que nous avons à notre disposition pour la provoquer. Cette idée devait tout de suite se présenter à l'esprit, lorsque le délire fait partie intégrante d'une attaque classique représentée par tous ses éléments plus ou moins nettement dessinés. Les zones hystérogènes diverses devaient, en développant l'attaque, faire éclore aussi le délire qui en fait partie. C'est, en effet, ce qui se produit, pour le moins dans beaucoup de cas : en pressant sur les zones hystérogènes, lorsqu'elles existent, on provoque des attaques en tout semblables à celles qui se produisent spontanément. Les zones hystérogènes les plus habituellement rencontrées sont: les points ovariens chez la femme, les points testiculaires et pseudo-ovariens chez l'homme, les points sous-mammaires, épigastriques, etc., chez l'un et chez l'autre.

Mais il existe certaines zones hystérogènes plus rarement observées et dont la recherche est faite moins systématiquement en clinique. Les unes peuvent être produites par quelque circonstance particulière. Tel est, par exemple, le point hystérogène se rencontrant chez un hystéro-traumatique, au niveau de la région qui a été le siège du traumatisme, plaie ou contusion, lequel a provoqué l'éclosion des accidents hystériques. Les autres se localisent, au contraire, sans raison apparente. Parmi ceux-ci, il en est un qui présente un intérêt tout spécial au point de vue du somnambulisme hystérique. C'est le *point hystérogène oculaire ou rétinien.* Quand il existe, la fixation quelque peu prolongée d'un objet quelconque suffit pour provoquer l'attaque chez les malades qui en sont porteurs.

L'existence de ce point hystérogène rétinien n'est point absolument rare. Outre les exemples que nous en donnerons plus loin, on en trouve dans les leçons de M. le Pr Charcot un cas absolument typique. Le malade n'avait pas pu être examiné en ce qui concerne le champ visuel, la fixation du centre du périmètre provoquant chez lui instantanément une violente attaque de nerfs (1). Chez un individu de cette catégorie, supposons donc que, pour mettre en jeu sa plaque hystérique rétinienne, nous lui fassions fixer un objet quelconque, par exemple le bout de notre doigt placé à quelque distance des yeux, ainsi que cela se pratique couramment pour produire l'hypnose chez les sujets susceptibles d'être hypnotisés. Il va entrer soit dans son attaque convulsive, soit dans son somnambulisme. Supposons encore, et pour ne préjuger de rien, reportons-nous simplement pour l'instant à l'histoire du second malade de M. Mesnet, dont nous rapportions plus haut l'histoire, que ce somnambulisme soit assez tranquille et ne donne pas au patient des allures bien différentes de l'état de veille. Il sera très facile à un observateur non exercé de commettre ici une grosse erreur et de croire que ce somnambulisme appartient à l'hypnotisme, puisqu'il a été provoqué par un procédé habituellement employé pour produire celui-ci.

Eh bien, il n'en est rien. On n'a nullement chez ce malade produit l'état hypnotique, mais simplement développé une attaque, comme on eût pu le faire en pressant sur le testicule ou l'ovaire. Cette attaque est convulsive, ou somnambulo-délirante, peut-être les deux à la fois, peu importe. C'est toujours l'attaque, et d'ailleurs, comme on le verra dans la suite de ce travail, le somnambulisme hystérique et le somnambulisme hypnotique présentent tous deux des caractères assez tranchés pour que l'on puisse les différencier sûrement l'un de l'autre.

Cette petite digression était nécessaire pour l'intelligence de l'observation qui va suivre. Chez le malade qui en fait le sujet, des personnes, non du métier, il est vrai, avaient cru à « l'hypnotisme » alors qu'il s'agissait tout bonnement d'attaques délirantes. On verra, en outre, en lisant ces faits, à quelles conséquences saugrenues et folles peut

_____

(1) Charcot. — *Des tremblements hystériques*, leçon recueillie par Georges Guinon (*Progrès Médical*, 1890, n° 36). Observation du premier malade, le nommé B...

aboutir l'ingérence du public naïf et crédule dans les affaires de ce genre.

Le jeune Jules Letel..., âgé de 16 ans 1/2, est garçon charcutier. Son père avait des habitudes d'ivrognerie, et, quand il était gris, il se mettait dans des colères terribles. Sa mère est bien portante. Du côté paternel il a quatre oncles et tantes bien portants; du côté maternel, une tante également en bonne santé. Il a eu 8 frères et sœurs, dont deux sont morts, l'un tout petit, l'autre à 29 ans, d'une laryngite probablement tuberculeuse. Parmi les autres, il y a deux frères, dont l'un est nerveux et l'autre est atteint d'une paraplégie consécutive à une fracture de la colonne vertébrale, et quatre sœurs, dont 3 sont bien portantes et la quatrième, âgée de 20 ans, est sujette à des attaques de sommeil. Elle en a eu deux à la suite desquelles elle est restée paralysée des jambes. La seconde attaque s'est produite pendant la messe que l'on célébrait en mémoire de son père mort, dix jours après la mort de celui-ci.

Lui-même a eu quelques maladies d'enfance, quelques traumatismes ou chutes qui n'ont pas laissé de traces et sont assez anciens. Il n'a eu ni convulsions, ni chorée, ni rhumatisme. Il y a huit mois environ, il entrait comme garçon chez un charcutier de la rue Saint-Jacques, de son plein gré. Il avait déjà fait son apprentissage chez son père. A cette époque, il n'avait, sans aucun doute, jamais rien présenté de semblable à ce qui existe aujourd'hui.

Dix jours environ après son entrée en service, il commença de temps en temps à se lever la nuit et à exécuter certains actes nullement illogiques ou absurdes, mais intempestifs. Il faisait son ouvrage, travaillait bien et adroitement, parlait, voulait aller aux Halles, etc., etc. Ses camarades, couchés dans la même chambre que lui, réveillés par le bruit, le faisaient recoucher et tout se bornait là (1).

---

(1) S'agit-il là de somnambulisme naturel ou noctambulisme, ou sont-ce déjà des crises de somnambulisme hystérique identiques à celles qui se produisirent dans la suite? C'est un point sur lequel il est bien difficile de faire la lumière. S'il s'agit de noctambulisme, il semble qu'il y ait dans ce cas une sorte de transition entre le somnambulisme nocturne et le somnambulisme hystérique. Nous serions plutôt porté à penser que les premières crises purement nocturnes étaient les mêmes que les suivantes. Elles se manifes-

Puis peu à peu les crises devinrent plus fréquentes et n'eurent plus lieu seulement la nuit. Le soir, après dîner, soit assis, lisant, soit debout, travaillant, il « s'endormait » tout d'un coup. Ses yeux se fermaient, ses paupières battant légèrement, les mains et les bras étaient le siège de quelques courtes contorsions, sans grande étendue et sans grande violence. Puis il se remettait au travail, les yeux toujours fermés, faisant son ouvrage avec une précision, une régularité et une adresse tout à fait remarquables, n'oubliant rien, réparant même les oublis qu'il avait pu commettre pendant la journée. (Tous ces renseignements, ainsi que ceux qui suivent, ont été recueillis auprès de son patron, le charcutier de la rue Saint-Jacques).

Le premier soir où sa crise le prit après dîner, il eut quelques hallucinations terrifiantes. Mais il est à noter que ce fait ne s'est jamais reproduit jusqu'au 12 janvier, jour où il est rentré chez son père. Chez ce dernier, au contraire, les hallucinations terrifiantes se montrèrent presque constamment les mêmes que le malade nous a fait voir ici et dont il sera parlé plus bas. Dans sa première crise, il voyait des voleurs, appelait au secours et voulait aller au poste de police chercher les sergents de ville.

Les jours suivants et aussi pendant presque tout le temps qui suivit, ce fut la politique qui fit les frais du délire, au moins en grande partie. L'enfant avait été endoctriné par un autre garçon de la maison, homme d'un certain âge, qui lui inoculait les doctrines boulangistes, qui n'eurent pas de peine à fructifier dans son faible cerveau. Lors de la fuite de Boulanger, l'enfant, dans son délire, l'interpellait, tâchait de le convaincre de rentrer en France, au besoin le traitant de lâche et de « feignant ». D'autres fois il invectivait des hommes du gouvernement, les adversaires de Boulanger, et une nuit il écrivit sur un carreau de carrelage une lettre à M. Constans dans laquelle lui, garçon charcutier, le menaçait, lorsque le général serait de retour, de le faire « casser de son grade de ministre de l'intérieur. Signé : J. Letel... et Ernest Boulanger. » Nous possédons le carreau, qui nous a été donné par son patron. La lettre est écrite à l'encre, parfaitement correcte et d'une écriture qui est tout à fait identique à l'écriture habituelle de l'enfant à l'état de veille.

---

taient un peu plus tard, voilà tout, - sans manquer d'ailleurs de beaucoup à cette règle, à savoir que chez les enfants en particulier les attaques se produisent habituellement le soir, avec plus ou moins de régularité. (G. G.)

Généralement on ne voyait pas la fin de la crise. L'enfant parlant et répondant aux questions des gens qui l'entouraient, à un moment donné on lui disait de se coucher, qu'il était l'heure. Il se couchait et s'endormait et l'on n'en avait plus de nouvelles jusqu'au lendemain matin, à moins qu'il ne se réveillât dans une crise de somnambulisme nocturne, comme cela lui arrivait quelquefois, par exemple lorsqu'il écrivit la nuit dans son lit au ministre de l'intérieur. Il arrivait cependant quelquefois que l'on pouvait le faire revenir à lui pendant la crise. Tandis que coups, flagellations, eau froide, grands bruits restaient sans action, il suffisait de lui soulever de force les paupières, de le regarder brusquement et de lui crier son nom avec force. Mais cela était loin de réussir toujours.

Il avait quelquefois de véritables illusions dont la persistance n'était pas absolue. Ainsi il prenait souvent son patron pour un individu qu'il appelait « le grand barbu » (son patron ne porte que la moustache) et à qui il avait voué une haine implacable. Il le poursuivait, le menaçait, mais dès que l'autre le touchait en parlant, il s'écriait immédiatement : « Ah ! le patron ! »

On n'a jamais remarqué de modifications physiques bien notables. Comme il travaillait pendant ces crises avec une grande activité, il devenait rouge, suait à grosses gouttes. De temps en temps les yeux s'ouvraient pour quelques secondes puis se refermaient. Quelquefois dans le cours de la crise survenaient ces contorsions des mains et des bras qui en marquaient à peu près régulièrement le début, suivies d'un peu d'accélération de la respiration.

Il avait fini par attirer la curiosité de tout le quartier au bout de quelque temps et était devenu dès lors un véritable petit phénomène. A partir de ce moment on s'imagina de lui faire prédire l'avenir, retrouver des objets perdus, faire des pronostics pour les courses de chevaux, lire des lettres à travers l'enveloppe, dire l'heure le dos tourné à l'horloge, etc., etc. Comme on le voyait amoureux de la demoiselle du comptoir chez son patron, on s'avisa d'arranger une petite histoire avec celle-ci, et on l'excita à monter le soir dans la chambre de la jeune fille « pour voir ce qu'il ferait ». Il ne fit que l'embrasser et se réveilla à ce moment, très ému et furieux de ce qu'on lui avait fait ou laissé faire (car dix personnes étaient là à le regarder). Un de ses camarades, un nommé Guiard, garçon chez le même patron, semble avoir joué dans cela un rôle actif et peut-être pas désintéressé. Il avait fini par s'apercevoir qu'en le fixant dans les yeux il « l'endormait » et il exécutait cette manœuvre souvent, lui faisait alors prédire les chevaux gagnants des courses, etc.

Le 3 janvier 1890, étant en courses, il rencontra un enterrement devant lequel il omit de se découvrir, et un prêtre qui passait par là le gourmanda sévèrement, le menaçant de la punition divine (il était dans son état normal à ce moment). Il rentra chez son patron tout penaud et ennuyé, et le soir même de ce jour, au moment où il « s'endormait », des phénomènes extraordinaires se produisirent (1).

On vit tout à coup tout le matériel de la boutique et de la cuisine entrer en danse, les saucissons remuaient dans leurs paniers, les couteaux de cuisine voltigeaient en l'air pêle-mêle avec les boîtes de sardines, les clefs se trouvaient spontanément changées sur toutes les portes, les bouteilles quittaient les planches sur lesquelles elles étaient placées et allaient se briser contre une colonne située au milieu de la pièce. Le gamin était assis tranquille, « endormi », dans un coin de la pièce, ou allait et venait, prédisant quelquefois ce qui allait se produire et faisant sortir les gens de la pièce où les bouteilles allaient se briser.

Dans tous ces prodiges il y a une part à faire à la crédulité de son patron et de l'entourage et aussi probablement à l'influence de quelque farceur, peut-être de ce Guiard, qui s'amusait à l'endormir pour lui faire prédire les gagnants des courses. Quoi qu'il en soit, ce petit manège dura huit jours au bout desquels son patron, lassé, le renvoya et le fit reconduire chez son frère, rue du Poteau.

Pendant ces huit jours, les crises furent beaucoup plus fréquentes. Elles se produisaient même le jour et plusieurs fois par jour. L'enfant semblait avoir pris en aversion ce Guiard, dont il ne disait jamais de mal quand il était lucide. Mais, à

(1) Ces faits m'ont été racontés par le charcutier et sa femme, qui invoquaient le témoignage de tous les boutiquiers du quartier — et l'on verra à ce propos jusqu'où peut aller la crédulité des gens en matière de merveilleux. (G. G.)

ces moments, il l'insultait, voulait se jeter sur lui, le battre,
même s'il n'était pas là, le voyant quand même dans une hallucination.

Chez son frère, les crises continuèrent, et là, pour la première fois depuis l'histoire des voleurs, les hallucinations terrifiantes reparurent, avec le même caractère que celles qui
seront décrites plus loin.

État actuel (janvier 1890). C'est encore un enfant que nous
avons devant les yeux, bien qu'il ait près de 17 ans. Sa voix
n'a pas encore mué. Pas de traces de poils sur la face. Membres
grêles, taille petite, quoiqu'il soit assez bien musclé. Le pubis
présente quelques poils naissants, en moins grande quantité
qu'à l'état ordinaire à cet âge. La verge est assez volumineuse,
en battant de cloche, et l'enfant avoue des habitudes d'ona-
nisme assez accentuées. Il a avoué, dans une de ses crises
délirantes, être allé deux fois dans une maison de tolérance et
y avoir accompli le coït.

Il est intelligent, répond bien aux questions qu'on lui fait,
d'un ton simple et naturel, tout différent de celui qu'il emploie
en général dans son délire. Du reste, son patron le regrette,
il travaillait bien, était honnête, s'acquittait à merveille des
courses, des commissions qu'on lui donnait à faire. On trouvera plus bas le récit de quelques-unes de ses crises délirantes.

Il ne présente pas d'anesthésie cutanée bien délimitée, cependant il y a par places sur ses membres supérieurs et inférieurs, à droite et à gauche, quelques plaques très peu étendues où la piqûre n'est point perçue ni comme douleur, ni
comme contact.

Rien du côté de l'ouïe. Le goût est à peu près complètement
aboli à gauche. L'odorat est normal.

Rétrécissement concentrique du champ visuel des deux
côtés à 50°, sans dyschromatopsie, avec un peu de polyopie
monoculaire et de mégalopsie, surtout de l'œil gauche. L'examen du champ visuel, pratiqué immédiatement après une crise
délirante, ne décela aucune modification dans l'étendue du
rétrécissement.

Pas de zones hystérogènes ni hyperesthésiques, sauf la zone
hystérogène oculaire, ainsi qu'on le verra plus loin. Jamais
d'attaques de nerfs simples avec convulsions, jamais de pertes
de connaissance.

Le sommeil est bon, quelquefois interrompu par des cauchemars, mais rarement. Pas d'hallucinations hypnagogiques.

Tous les autres appareils fonctionnent normalement. L'appétit est bon, les selles régulières, sans constipation. Anémie
notable. Pâleur de la face. Souffle au 1er temps et à la base du

cœur. Pas de paralysie, pas d'atrophie musculaire. Pas de troubles trophiques ou vaso-moteurs. Les réflexes rotuliens sont remarquablement faibles des deux côtés et ne se produisent pas à chaque choc du tendon. Le réflexe pharyngien existe, mais n'est peut-être pas très fort.

Voici maintenant le tableau de quelques accès délirants que le malade a eus devant nous.

Le malade ayant dit que les phénomènes provoqués par les tentatives d'hypnotisation étaient semblables à ceux de la crise spontanée, on essaya tout de suite quelques manœuvres qui donnèrent le résultat suivant : La fixation d'un objet brillant n'amena pas l'hypnose, ainsi qu'on était en droit de s'y attendre, les phénomènes relatés ne présentant aucune analogie avec les manifestations hypnotiques, mais provoqua tout simplement une attaque de délire.

Au bout de 45 secondes environ de fixation de l'objet brillant, les paupières commencèrent à battre, à se fermer convulsivement, les globes oculaires à se renverser. Pendant ce temps, quelques mouvements de déglutition survenaient. Puis l'occlusion complète se produisait, les paupières continuant de vibrer, et aussitôt le malade se mit à exécuter quelques mouvements convulsifs consistant en : flexion de la tête en avant, torsion des poignets, fermeture des poings, adduction convulsive des bras jusqu'à les porter derrière le dos. Cela dura quelques secondes, puis le malade se remit. Les yeux étaient toujours fermés, les paupières battant.

Tout à coup il s'écrie : « Vous ne le voyez pas? Comment faire pour y aller? » Il se lève. « C'est ennuyeux : je suis seul pour y aller. » Il prend sa chaise et essaie de la briser. « J'y arriverai pas. » Il s'assied en faisant un geste de dépit. Puis survient un moment de calme. Alors : « Tiens! tiens! c'est drôle..., une bête! » Il se jette à quatre pattes, les mains en avant, comme pour l'attraper. « Elle est partie....., c'est ennuyeux. » Puis le tableau change. « Si je pouvais me sauver! » Il se lève et prend sa chaise, cherchant à la briser... « Je n'y arriverai pas..., c'est du temps inutile, n'est-ce pas? Je n'y arriverai pas. »

S'adressant à lui, M. Charcot lui demande alors : « Où sommes-nous ici? » R. « A la Salpêtrière. » D. « Tu as vu une bête? » R. « Oh! elle est partie... Ah! la voilà! » D. « Comment est-elle? » R. « Comme une araignée..., toute noire..., grosse comme une tortue... Tiens! tiens! c'est ennuyeux, c'est qu'elle me fait peur! » Il cherche de nouveau à casser la chaise. D. « Pourquoi veux-tu briser cette chaise? » R. « Pour prendre un bâton et taper sur la bête. » D. « Elle n'y est plus. » Tout

à coup il met son foulard comme pour s'habiller et sortir. « Je
vais partir. » D. « Pourquoi ? » R. « Pour chercher cette bête. »
D. « Tu la vois ? » R. « Elle est loin, loin..., derrière un gros
poteau..., un gros poteau vert. » Il ouvre les yeux pendant
quelques secondes, puis les referme. « Mais j'ai peur, j'ai
peur. » Il se laisse tomber à terre. D. « Qu'est-ce que tu fais ? »
R. « Je me cache pour échapper à cette bête. »

Nouveau changement : Toujours couché par terre, il regarde
les murs de la pièce où nous sommes. D. « Qu'est-ce qu'il y a
sur ces murs ? » R. « Des tableaux tout partout..., c'est beau
ici. » D. « Fais attention. Tu as les pieds dans l'eau. » R. « Mais
non ! c'est le plancher... (tâtant le sol avec ses mains), il y a
un tapis. » Il se lève. D. « Ouvre les yeux. Regarde-moi. » Il
ouvre les yeux avec un certain effort, fixe le regard d'un air
menaçant, prend sa chaise et cherche à la briser, toujours dans
le but de se faire une arme pour tuer la bête...

... « Vous ne voyez pas ce grand poteau ?... Qu'est-ce donc
qu'il y a dessus ?... Il y a un homme auprès... Oh ! c'est excessivement loin. » Il met ses deux mains sur ses yeux en
abat-jour, puis cherchant à lire et déchiffrant comme avec
peine : « C'est un grand poteau tout rouge ! » D. « Est-ce qu'il
y a quelque chose dessus ? » R. « Il y a écrit : Jeune homme !
vous en avez encore pour 25 secondes à dormir. » Puis il se
tait et en effet au bout de 25 secondes ses yeux s'ouvrent et il
revient à lui, très étonné de trouver son foulard autour de son
cou. Durée : 10 minutes environ. Il dit ne se souvenir de rien,
ne comprend pas quand on lui parle de la bête et du poteau.

Quelque temps après une deuxième tentative est faite par la
pression des globes oculaires. Le résultat se fait attendre un
peu plus longtemps (2 minutes) mais il est exactement le même.
Même période de contorsion des bras et des mains précédant
l'invasion du délire lui-même, pendant une demi-minute environ. Puis toujours les mêmes scènes, la bête en forme d'araignée, grosse comme une tortue, toute noire et couverte de
poils, les efforts pour briser la chaise, le dépit. Mais ici le ton
est beaucoup plus nettement accentué que tout à l'heure, il est
dramatique, ampoulé, théâtral, par exemple : « Pourquoi
veux-tu m'empêcher ?... C'est pour tuer cette bête ! Mais que
rien ne m'empêche d'aller la tuer, et j'espère que bientôt nous
serons vengés. » Tout cela en brandissant la chaise, avec de
grands gestes et en s'avançant à pas comptés comme un acteur
en scène. Tout à coup il tourne la tête. D. « Qu'as-tu entendu ? »
R. « Rien, — une porte, » c'était absolument exact, on ouvrait
une porte dans la pièce voisine. Cette fois l'autre bête, celle
qui ne l'effraye pas et qu'il veut attraper, est nettement dé-

finie, c'est un hanneton. Mais toujours même impossibilité de
lui donner une suggestion.

Puis tout à coup, voyant l'interne du service qui écrit, no-
tant au fur et à mesure l'expression de ses conceptions délirantes, il s'écrie : « Pourquoi donc ce monsieur écrit-il tout le
temps?... c'est ennuyeux. » Enfin il revient à lui spontanément
sans avoir annoncé son réveil. Durée : 7 minutes environ. Son
teint est un peu animé, sa face un peu rouge. La pupille droite
est un peu plus grande que la gauche. On a tenté pendant la
crise de lui faire de nouveau ouvrir les yeux et on a pu remarquer que quand il disait regarder des objets très éloignés la
pupille gardait la même dimension que pour les objets rapprochés.

Un peu plus tard nouvelle crise provoquée par la fixation
d'une grosse tête d'épingle brillante. Même période de contorsions des membres ; même délire : la bête, le poteau vert où
est écrit « chasse gardée ». Cette fois un nouveau tableau
s'ajoute : « Si j'allais à Saint-Ouen ! trouver le jeune homme
avec qui je travaillais. » D. « Qu'est-ce que tu lui veux ? »
R. « Je veux le trouver pour le punir. » D. « Que t'a-t-il fait ? »
R. « Il m'a endormi. » D. « Comment s'appelle-t-il ? » R. « Auguste Guiard... Tenez ! le voilà qui passe là-bas, devant le bureau de placement. » D. « Mais non ! nous sommes à la Salpêtrière. Il n'y a pas de bureau de placement ici. » R. « Je sais
bien..., mais ça ne fait rien, je le vois tout de même. »

Puis mettant ses mains sur ses yeux en abat-jour, il lit dans
le lointain sur un grand poteau rouge : « Jeune homme ! on
vous a endormi avec une épingle, donc vous en avez encore
pour cinq secondes. » En effet, au bout de cinq secondes, il
revient à lui.

Quatrième expérience : Fixation d'un objet brillant, résultat
identique. Mêmes hallucinations, la bête, les poteaux, Auguste
Guiard, toujours séparées les unes des autres, comme des tableaux
différents qui se dérouleraient successivement devant lui, sans
se mélanger. Mais un nouveau tableau s'ajoute : un régiment,
un colonel ; lui-même doit partir le lendemain matin avec ses
hommes pour Saint-Ouen, pour prendre et punir Auguste
Guiard..... Puis le réveil se produit, annoncé par lui à heure
fixe, d'après la pancarte placée sur le poteau rouge, comme
précédemment.

A ce propos, il est bon de faire remarquer que le temps
qu'il fixe pour son réveil et qu'il annonce en secondes, un
peu au hasard de ses conceptions délirantes, se vérifie

tant bien que mal. C'est tantôt un peu plus, tantôt un peu
moins. Ce fait est facile à comprendre et ne saurait, précisément à cause des petites erreurs, donner prise à une
hypothèse de simulation.

En ce qui concerne la lecture des lettres à travers leur
enveloppe, que l'on citait comme exploit du malade, nous
avons tenté un effort dans ce sens. Le malade nous a
répondu en se moquant un peu : « Pourquoi me demandez-
vous cela ? Vous savez bien que c'est impossible. » La
lecture simple est elle-même impossible, et une fois que
l'on voulait trop attirer l'attention du malade en le forçant
à lire quelques lignes improvisées, il s'est réveillé spontanément.

Quelques jours plus tard, à 6 heures précises du soir, le
malade, qui dans un des accès provoqués du matin avait indiqué
l'heure à laquelle il aurait sa crise spontanée du soir, s'est
redressé tout à coup sur son lit. (Il s'était mis au lit aussitôt
après le dîner qui a lieu à 5 heures). Il a commencé par
fermer ses poings et par tordre ses bras convulsivement avec
efforts ; puis il s'est étendu sur son lit ; les torsions, flexions
et extensions exagérées des muscles s'accompagnaient parfois d'un soulèvement du bassin au-dessus du plan du lit.
Par ce mouvement, le malade esquissait comme un arc de
cercle incomplet. Tous ces mouvements ont duré quelques
secondes à peine. Aussitôt le malade a parlé : « Ah ! voilà les
soldats..... Attention, s. v. p. — Halte ! » A ce moment on a
approché la lampe de son visage. Il avait les yeux fermés, et
bien qu'il les ait tenus constamment fermés pendant toute la
durée de l'attaque, il disait de temps à autre : « Pourquoi cette
lampe ? emportez-la, c'est gênant à la fin ! »

Puis, seconde série de contorsion des mains ; le malade
cherche à déchirer sa couverture, se retourne brusquement et
frappe à coup de poing son oreiller, en disant : « Tiens, tiens,
me voilà vengé, sale bête. » — « Ah ! Si nous allions à 5 heures
dîner. Mais j'ai faim. » On lui apporte du pain, il le mange avec
voracité. Il rapproche ses deux mains au-dessus des yeux,
prend l'attitude d'une personne qui regarde au loin : « Quel
est cet homme ? Je ne distingue pas bien. Tiens, voilà un
poteau. » — D. « Quelle est là couleur de ce poteau ? »
R. « Rouge. » Et épelant une inscription la tête penchée en
avant, comme s'il distinguait les lettres avec difficulté : « Jeune

homme, vous en avez encore pour 13 douches (le matin il avait pris la première), alors vous serez guéri (1). »

A ce moment il se redresse et fait entendre un bruit particulier qu'il produit en faisant claquer ses lèvres. S'adressant aux malades, aux infirmières : « Qu'est-ce que vous faites-là ? Pourquoi tant de monde ? » Il se met à genoux sur son lit : « Ah ! la voilà ! sale bête. » Enfin il se recouche, ouvre les yeux et c'est fini. Cela a duré environ 20 minutes.

On voit que la crise spontanée présente absolument les mêmes caractères que les crises provoquées. C'était à prévoir, mais il était bon en tous cas de le constater.

Dans les semaines qui suivirent l'entrée à l'hospice, les crises somnambuliques spontanées s'allongèrent de plus en plus, l'élément convulsif restant toujours au second plan. Le même phénomène fut constaté dans les crises provoquées. C'est ainsi qu'environ un mois après l'entrée on provoqua par la fixation du doigt une attaque qui dura trois quarts d'heure, et le lendemain une autre qui dura une heure et vingt minutes. Dans ces longues attaques, le fond du délire restait toujours le même, mais de nouvelles scènes s'étaient ajoutées. Letel... avait fait connaissance avec les autres malades de la salle, il s'était mis au courant des habitudes du service, et tout cela apparaissait dans ses hallucinations.

De plus, dans une de ces deux longues attaques provoquées on imagina de frapper, à côté de lui, à coups légers sur un gong, et on s'aperçut que le malade percevait ce son et s'appropriait cette sensation pour en faire le point de départ d'hallucinations spéciales en rapport avec la nature du bruit produit.

Étant donc tombé en attaque par fixation du bout du doigt, il fait les quelques contorsions qui en marquent le début, puis faisant la grimace : « Il n'est pas bon, ce sucre... C'est pas possible, il a mis des grenouilles dans sa soupe..... M. N..., il a beaucoup de vertiges. Il faudra qu'on lui supprime son

---

(1) Inutile d'ajouter que cette prédiction ne s'est nullement réalisée. Car un an après le malade est encore dans le service avec des attaques qui ont perdu, il est vrai, le caractère somnambulique, mais sont de véritables attaques de grande hystérie. (G. G.)

carafon à midi. » (Le nommé N... est un malade du service, atteint de vertiges, qui donne souvent son carafon de vin à ses camarades de la salle). « Ah ! çà, là haut, tu ne vas donc pas descendre de ton cheval ? En voilà un drôle de système! » A ce moment, il esquisse quelques convulsions et ébauche un petit arc de cercle. Aussitôt après on frappe à son oreille quelques coups légers sur un tam-tam. Il poursuit son délire habituel sans avoir l'air d'entendre. « En voilà des grenouilles dans ce champ... Paff ! les voilà parties. » On continue à frapper sur le gong ; il semble prêter l'oreille : « Il y a ici un drôle de murmure... Je suis cependant hardi..., mais j'ai peur. Au secours !... Je vais aller chercher M. Guinon. » D. « Qu'est-ce que tu entends ? » R. « Des soldats..., ils viennent me chercher..., à moins que ça ne soit pour Eyraud... Non, c'est pour Guiard... Ah ! chouette !!..... Mais cette bête !... ces grenouilles ! » D. « De quelle couleur sont-elles? » R. « Ce sont des grenouilles des Indes, elles sont vertes, grosses. » Il prend alors ses bretelles qu'il détache de son pantalon et frappe par terre avec à coups redoublés. « Les voilà qui arrivent..., je suis perdu !... Je vais leur donner mes bretelles et ma chemise à manger. » Il enlève sa chemise et il lance aux grenouilles avec ses bretelles. « Les voilà qui bouffent..., elles sont heureuses. »

De nouveau on frappe sur le gong. Aussitôt : « Voilà les soldats..., ils viennent chercher Eyraud. » D. « Les vois-tu, les soldats? » R. « Oui, ils passent là-bas..., on dirait un chaudron, leur musique... Qu'est-ce que c'est que ça? Le feu ! » Avec une vive expression de frayeur, il se précipite en avant. « Il faut que je l'éteigne, car les grenouilles viendraient... Encore des soldats ?... Ah ! ces grenouilles, quelles grosses cuisses..., on dit que c'est pas mauvais à manger... Bon ! en voilà une qui m'a mordu le doigt. » Il suce le bout de son doigt. D. « Dis donc, vois-tu ce poteau ? » R. « Où ça? » D. « Là-bas. » R. « Ah ! oui..., il est vert. » Il abandonne aussitôt cette hallucination de poteau vert, puis : « Il y avait du bœuf, des légumes, c'était de l'herbe... Je vais pour faire une omelette ; je casse six œufs..., ils étaient pourris... J'en casse douze... Il me faut un cuisinier... G... (il s'adresse à un malade de la salle), c'était de l'urine à B... (autre malade)... Je lui demande du rhum..., c'était du jus de fumier... Freycinet se mêle de tout ça... Il paraît qu'il fait porter aux soldats le sac sur le devant... M. N... a beaucoup de vertiges... Il faut que je lui supprime son carafon... », etc., etc.

D. « Qu'est-ce que tu faisais hier à trois heures quand on t'a attaché ? » (Il était en attaque.) R. « Je jouais aux dames..., je causais..., je rigolais..., puis j'ai soulevé le matelas de mon voisin et je l'ai culbuté (il avait, en effet, fait cela la veille dans son attaque délirante)..., et puis M. Guinon est venu nous voir..., il était en chemise... Tiens! un dragon rouge!... Non, c'est Guiard. » D. « Vois-tu là-bas M. B...? » (un malade de la salle avec qui il cause souvent). R. « Non, ce n'est pas lui..., c'est un homme qui lui ressemble et qui plante des poteaux », etc., etc.

... Ce jeune garçon est encore à l'hôpital plus d'un an après son entrée. Il n'a plus ses attaques délirantes, mais de grandes attaques convulsives revenant à intervalles de plus en plus éloignés.

Après la description longue et détaillée que nous en avons donnée, il nous paraît inutile de revenir sur les caractères de cette attaque délirante qui sont bien nettement tranchés. On peut les résumer en quelques mots :

1° Une période de contorsions, portant principalement sur les membres supérieurs, et qui semble être le vestige des phases convulsives de la grande attaque hystérique, avortée chez lui et presque réduite à la phase des attitudes passionnelles qui prédomine de beaucoup.

2° Une période de délire, caractérisée par la présence d'hallucinations et d'illusions, particulièrement et presque exclusivement de la vue, la possibilité pour le malade de communiquer avec le monde extérieur et les personnes qui l'entourent. La succession des tableaux, leur indépendance réciproque absolue, leur variété, le caractère terrifiant de quelques-uns d'entre eux, la vision d'animaux affreux, constituent aussi des caractères importants et dignes d'être notés. C'est absolument ce qu'on voit dans la phase des attitudes passionnelles de la grande attaque hystérique.

Insistons en passant sur cette zoopsie qui fait presque toujours partie de la phase passionnelle ordinaire ou prolongée. On connaît depuis longtemps (1) les analogies remarquables qui existent entre le délire alcoolique, où cette zoopsie constitue un caractère important, et le délire hystérique.

---

(1) Richer. — Loc. cit.

3° De plus, il est à remarquer que le ton, sinon la voix du malade, change pendant la période délirante. A l'état normal, il parle posément, doucement, avec une parcimonie de gestes qui saute d'autant plus aux yeux que, pendant qu'il délire, il est, au contraire, à ce point de vue, d'une exubérance remarquable. Il marche comme un mauvais acteur de mélodrame qui cherche à forcer ses effets. Son ton est exactement en rapport avec sa démarche.

4° Enfin on observe de temps en temps qu'entre deux tableaux il existe une sorte d'ébauche de la période de contorsions qui commence l'attaque. Le malade ne semble pas à ce moment capable de communiquer avec ceux qui l'entourent, et il sort de là en faisant quelques mouvements précipités de respiration.

.·.

Une des caractéristiques du délire du somnambulisme hystérique est une certaine mobilité dépendant de la succession et de l'enchevêtrement des hallucinations visuelles qui en forment le fond. Mais tout mobile qu'il est, ce délire présente cependant une certaine fixité, en ce sens qu'il est toujours le même chez le même individu. Les hallucinations peuvent être assez variées chez un même malade, leur nombre peut s'augmenter quand la période somnambulique s'allonge, mais elles forment une sorte de fond pour ainsi dire immuable. Si le malade répond, ce qui n'est pas dans la règle, et à ce point de vue le jeune Letell... est une exception sinon rarissime, du moins peu fréquente, il ne répond guère, en général, que dans les limites plus ou moins étroites de son délire, quand on entre avec lui dans ses conceptions délirantes du moment, ou qu'on lui rappelle par la parole une de ses hallucinations habituelles. Mais, en tous cas, on ne crée rien, on ne peut rien lui suggérer de nouveau par ce moyen.

Il est cependant possible d'influencer le délire des somnambules hystériques. Déjà M. Mesnet, chez son second malade, avait constaté qu'à cet égard il n'était point indépendant des influences extérieures. « On peut l'influencer, écrit cet auteur, changer son rêve, lui donner une autre direction ; on peut, en piquant légèrement la peau avec une épingle, lui faire rêver duel ; on peut, en éclairant sa chambre, lui faire rêver flamme, incendie ; l'action cérébrale provoquée chez lui est toujours en rapport avec le sens sur lequel l'excitation aura été portée. » Ces quelques lignes contiennent en germe tous les détails des recherches que nous avons entreprises à ce sujet dans le somnambulisme hystérique (1). C'est, en effet, par les sens et, ce qui n'avait pas été remarqué, par des impressions sensorielles simples seulement, que l'on peut arriver à changer le délire des hystériques et à lui imprimer une direction dont on n'est pas absolument maître, à vrai dire, en même temps qu'à y ajouter des tableaux nouveaux.

M. Pitres (de Bordeaux) signale, il est vrai, la possibilité de donner des suggestions dans la phase passionnelle de l'attaque d'hystérie, mais sans insister sur les caractères spéciaux de ces suggestions (2). De plus, la malade dont l'observation l'a conduit à faire ces recherches présentait dans son attaque une immixtion de manifestations hypnotiques, telles que la catalepsie, ce qui rend le cas moins net et le classe dans les cas de transition que nous nous proposons d'étudier ultérieurement. Enfin M. le professeur Charcot, faisant allusion à ce cas de M. Pitres, affirme que le fait n'est point très rare dans la phase des attitudes passionnelles de l'attaque (3).

Mais toutes les recherches faites jusqu'aujourd'hui dans cet ordre d'idées ne reposaient que sur des faits isolés et n'avaient point été dirigées méthodiquement. Les choses en étaient à ce point lorsque M. le docteur Motchoutkowsky (d'Odessa) eut l'idée d'impressionner les sens dans la phase des attitudes passionnelles, et s'aperçut que par ce procédé il pouvait influencer le délire du sujet, le diriger jusqu'à un certain point et y ajouter des tableaux.

(1) Georges Guinon et Sophie Woltke. — De l'influence des excitations des organes des sens sur les hallucinations de la phase passionnelle de l'attaque hystérique. (Arch. de Neurol., 1891, t. XXI, p. 346). Voir plus haut nº XXVI.
(2) Pitres. — Des zones hystérogènes et hypnogènes ; des attaques de sommeil. Bordeaux 1885.
(3) Charcot. — Leçons du Mardi, t. II, p 326.

Nous avons publié dans un travail antérieur (1) les résultats des recherches de M. Motchoutkowsky et de celles que nous avons entreprises avec le D' Sophie Woltke (d'Odessa). Nous ne rappellerons que pour mémoire l'observation du médecin d'Odessa, parce que le malade ne parlant pas quand il était sous l'empire de ses hallucinations, son délire, qui se passait au dedans de lui-même, n'était saisissable que par des gestes ou des expressions de physionomie. Mais elle n'en est pas moins intéressante en ce qu'elle montre bien l'influence des excitations des organes des sens sur la direction des hallucinations de la phase passionnelle.

Il s'agissait d'un nommé Constant..., âgé de 57 ans, soldat libéré. Cet homme était atteint d'accidents hystériques avérés et portait les stigmates permanents les plus nets : anesthésie, etc. En outre il avait des attaques et une sorte de paraplégie par contracture.

Les attaques, qui, au début du séjour à l'hôpital, n'étaient caractérisées que par des convulsions, s'accompagnèrent plus tard d'une phase d'attitudes passionnelles typiques, pendant laquelle il délirait, mimait des scènes de la vie militaire, voyait son père mort, etc. Au réveil il ne se souvenait absolument de rien.

Or, on s'aperçut que pendant cette phase passionnelle, le malade étant en proie à telle ou telle hallucination, il suffisait de lui mettre devant les yeux un verre coloré, sous les narines un corps odorant, sur la langue une substance sapide, pour changer brusquement ses jeux de physionomie et lui donner des hallucinations assez fortes et persistantes. On remarqua aussi que chez cet homme, ouvrier grossier, sans instruction ni éducation, c'étaient les excitations sensorielles les plus simples qui donnaient lieu aux hallucinations les plus vives et les plus persistantes. Le contact d'eau chaude ou d'eau froide avec la peau lui donnait des idées d'ablutions ou de bain froid. Il se mettait alors à mimer une scène tout entière, se lavant, se frottant, s'essuyant s'il s'agissait d'eau chaude, s'ébattant dans l'eau à la nage s'il s'agissait d'eau froide.

(1) Georges Guinon et Sophie Woltke, *loc. cit.*

De plus les idées délirantes qu'on lui donnait correspondaient toujours soit à des actes habituels et très simples de la vie : se baigner, boire, manger, soit à des souvenirs de la vie militaire : l'exercice du fusil ou du sabre, les factions, le salut militaire, etc. Enfin, elles présentaient ce caractère particulier d'être jusqu'à un certain point indépendantes de la volonté de l'opérateur, le malade partant à sa guise sur une impression sensorielle quelconque qu'il arrangeait à sa façon, suivant l'hallucination qu'elle développait dans son cerveau. En dehors de son délire il était absolument insensible à ce qui se passait autour de lui.

Malheureusement, pendant qu'il était en proie à ces conceptions délirantes provoquées, le malade ne parlait pas. Comme il présentait d'autre part, à ce moment, un certain degré de sensibilité aux suggestions ordinaires, celles que l'on rencontre dans la phase somnambulique du grand hypnotisme, on lui ordonna de raconter ultérieurement dans une autre attaque les tableaux qui s'étaient déroulés devant ses yeux et les scènes auxquelles il avait pris part. Il obéit en effet, et dans les récits qu'il fit on retrouva assez exactement l'explication des jeux de physionomie et des gestes qu'il avait exécutés.

*
* *

Cette observation, bien qu'un peu imparfaite en ce sens que le malade ne traduisait pas ses conceptions délirantes par la parole, montrait assez nettement l'influence des excitations des organes des sens sur les hallucinations de la phase passionnelle de l'attaque hystérique. Dans la suite M. le Pr Charcot, mettant à profit l'idée apportée par les Docteurs Motchoutkowsky et Sophie Woltke, l'appliqua à ses malades, au cours de l'étude approfondie qu'il fit du délire hystérique et de ses diverses modalités pendant l'année 1890. Ses idées sur ce sujet furent exposées par lui dans plusieurs leçons cliniques de cette même année. C'est en nous inspirant de ces leçons et de tout l'enseignement de notre maître éminent que nous avons écrit le présent travail.

Laissant de côté les observations de M. Mesnet, que nous avons rapportées brièvement, nous réservant d'y revenir dans la suite à propos de quelques-unes de nos malades, nous avons vu jusqu'ici le délire hystérique de la phase passionnelle se manifester sous forme d'épisode d'une durée relativement courte, bien que prédominant notablement sur les autres phases de l'attaque. Nous l'allons voir maintenant prendre un développement beaucoup plus considérable et s'installer à l'état continu pendant des jours entiers, sans laisser place un seul instant au retour de l'état normal. Ce fait s'est produit à plusieurs reprises chez une de nos malades.

La nommée Sch...er Pauline, âgée de 24 ans, entrée le 24 janvier 1888 à la Salpêtrière, dans le service de clinique des maladies du système nerveux (1).

Antécédents héréditaires. — Son père, âgé de 52 ans, journalier à Saint-Denis, jouit d'une bonne santé, mais il est vif, coléreux et emporté. (La mère du père, morte à 84 ans, était aussi vive et nerveuse; elle a peut-être eu, d'après les renseignements qui nous ont été fournis, des attaques d'hystérie. Un frère du père est mort à 51 ans, en 1882, d'une hernie étranglée. Une sœur est morte sans que nous ayons pu savoir de quelle maladie. Deux autres frères sont bien portants. L'un d'eux a des enfants également bien portants, toutefois l'une de ses filles, âgée de 28 ans, boite depuis l'âge de 10 ans; elle paraît avoir eu une coxalgie).

Sa mère est morte à 37 ans, de suites de couches. Elle était un peu nerveuse et s'impatientait facilement. (Le père de la mère est mort jeune. La mère est morte à 71 ans, d'une attaque d'apoplexie. Une sœur de la mère, âgée de 40 ans, est très nerveuse. Une autre sœur est morte de la poitrine).

La malade est la 3e de 5 enfants, toutes filles; l'aînée a 24 ans, la plus jeune, 13 ans. La seconde, âgée de 23 ans, est nerveuse et sujette à des hallucinations (il y a quelques mois, elle voyait des lumières, avait des étourdissements, et manifestait une grande crainte de tomber malade, comme sa sœur).

_____

(1) Toute cette première partie de l'observation de Sch...er nous a été obligeamment communiquée par M. Huot, qui l'a recueillie en 1888, alors qu'il était interne de la clinique de M. Charcot. Nous lui adressons nos meilleurs remerciements.

L'avant-dernière, 16 ans, a été soignée dans le service, dans le courant de l'année 1888, pour une déformation congénitale du pied (pied plat) accompagnée de contracture avec anesthésie locale correspondante (contracture hystérique). Elle a eu des convulsions dans son enfance (1).

Antécédents personnels. — La malade est née à Saint-Denis, où son père habite depuis 35 ans. Elle a marché et parlé de bonne heure ; n'a pas eu de convulsions. Elle se montrait déjà nerveuse dans son enfance, et quand on la contrariait, elle avait de violentes colères. Les règles ont apparu pour la première fois à 13 ans et ont été régulières jusqu'en 1887.

Depuis la mort de sa mère (elle avait alors 10 ans), elle a eu assez souvent des hallucinations. Il lui arrivait parfois de voir une main jaune (celle de sa mère sur son lit de mort) qui s'avançait vers elle, la tirait par derrière, ou se posait sur son épaule droite. La nuit elle avait souvent aussi des cauchemars, rêvait de sa mère, la croyait couchée avec elle dans son lit, etc.

Placée en apprentissage chez une couturière, de 14 à 16 ans, elle n'a pas continué ce métier, parce que, dit-elle, elle n'aimait pas à rester assise toute la journée, et aussi parce qu'elle voulait quitter la maison paternelle, où elle ne s'accordait pas avec sa belle-mère. C'est pourquoi elle s'est placée comme femme de chambre ; elle est restée 2 ans dans la même place, jusqu'au moment où elle est tombée malade et a dû entrer à l'hôpital.

En novembre 1886, Sch...er eut une première grande attaque hystéro-épileptique (perte de connaissance, chute, convulsions) qui dura environ 1/4 d'heure. Dans les premiers jours de janvier 1887, seconde attaque semblable à la précédente. Puis, quelques jours après, elle essaya de s'empoisonner en avalant un flacon de teinture de noix vomique, mais elle eut bientôt des vomissements et le poison ne fut pas absorbé. Environ une heure après (vers 10 heures du soir) elle fut prise d'une attaque de délire qui dura toute la nuit. Elle avait des hallucinations, et voyait, entre autres choses, un homme noir qui s'avançait vers elle, la menaçait, et elle ne pouvait réussir à le repousser. Elle-même se montrait violente, essayait de frapper les personnes qui la maintenaient, et les menaçait de les tuer.

---

(1) A ces renseignements, qui datent de 1888, nous pouvons ajouter celui-ci, à savoir que, de 1689 à 1891, nous avons soigné à la Salpêtrière trois des sœurs de Sch...er, pour des accidents d'hystérie manifeste. (G. G.)

Le lendemain elle fut prise de mouvements choréiques qui s'étendaient aux 2 côtés du corps et durèrent toute la journée. La nuit, elle fut reprise de son délire, puis le lendemain la chorée reparut. Au bout de 3 à 4 jours, les mouvements choréiques se cantonnèrent sur le côté droit.

Quelque temps après (février 1887), la malade entrait pour la première fois à la Salpêtrière. A ce moment, elle avait de l'hémichorée rhythmée permanente du côté droit. Quelques jours après son entrée cette hémichorée cessait d'être permanente et ne revenait plus que par accès.

Elle resta dans le service de la clinique jusqu'au mois de juillet 1887. A cette époque, elle était assez améliorée pour pouvoir retourner chez son père, et pour se remettre quelque temps après (août 1887) à son service de femme de chambre. Mais, chez ses maîtres, elle fut reprise bientôt de nouveaux accès d'hémichorée rhythmée, entremêlés parfois d'attaques hystéro-épileptiques. En janvier 1888, ses accès de chorée augmentant de fréquence, se reproduisant plusieurs fois par semaine, et par moments plusieurs fois par jour, elle entra pour la seconde fois à la Salpêtrière.

Depuis cette époque elle a continué à avoir assez fréquemment, et à intervalles irréguliers, des attaques hystéro-épileptiques et plus fréquemment encore des attaques d'hémichorée rhythmée. Celles-ci reviennent spontanément ou peuvent être provoquées par l'excitation d'un point spasmogène situé sur le sommet de la tête ; elles sont arrêtées par la compression de la région ovarienne droite. La malade présente en outre des stigmates hystériques permanents.

A 3 reprises différentes : en juin, en août 1888 et en janvier 1889 elle eut des attaques de délire qui se prolongèrent plusieurs jours.

Le mercredi matin, 13 juin, à la suite d'une attaque de chorée, Sch...er a été prise d'un délire qui s'est prolongé jusqu'au jeudi de la semaine suivante (21 juin) et a cessé après une nouvelle attaque de chorée rhythmée. Pendant tout ce temps la malade assiste ou prend part à des scènes extrêmement variées, changeant d'un moment à l'autre, quelquefois gaies, le plus souvent terrifiantes. Elle raconte à haute voix les scènes qui se déroulent devant elle, et auxquelles elle participe comme principale actrice ; mais ses réactions motrices sont loin de répondre au tragique de ces scènes. Le plus souvent elle se contente de fuir d'un côté à l'autre de la pièce où elle se trouve, ou bien elle s'enfuit dans la cour, erre d'une place à l'autre, rentre dans la salle, etc. Il est facile de la maintenir et de la faire aller où l'on désire, quoiqu'elle paraisse complètement étrangère au milieu où elle est et qu'elle ne reconnaisse pas les personnes qui l'entourent. Sa mimique est peu variée et l'expression de sa physionomie change peu ; qu'elle raconte une scène gaie ou une scène terrifiante, ses traits sont fixes et expriment l'hébétude ou la tristesse.

Pendant tout le temps qu'a duré son délire, elle n'a pris aucun repas régulier ; par moments on peut lui faire accepter des aliments liquides (lait, bouillon, bière, etc.), mais le plus souvent elle les repousse, et on doit profiter des instants où, dans son délire, elle demande du poison, pour lui faire absorber quelque boisson. La nuit on doit la veiller pour la maintenir au lit ou pour l'y faire rentrer si elle vient à se lever pendant une scène délirante.

A d'assez longs intervalles, elle est prise de mouvements choréiques analogues à ceux qu'elle présente dans son état normal, mais ces mouvements choréiques durent peu et ne présentent pas l'intensité ni l'étendue de ceux qu'elle a dans ses attaques ordinaires de chorée rhythmée. Les régions spasmogènes et spasmo-frénatrices qu'elle présente dans son état habituel restent insensibles dans son état de délire ; ainsi la pression du sommet de la tête, qui, à l'état normal, provoque une attaque de chorée rhythmée, ne produit rien pendant son délire ; il en est de même pour la compression de la région ovarienne droite, qui, dans l'état ordinaire, arrête ses attaques d'hystéro-épilepsie, ou ses attaques de chorée.

Pendant tout le temps qu'a duré son délire, nous avons chargé une des personnes qui la gardait de recueillir par écrit ce qu'elle racontait. Voici un aperçu de ce que disait la malade pendant les 8 jours qu'a duré son attaque délirante, et des principales scènes auxquelles elle assistait.

« Va-t'en, petit oiseau. Je ne veux pas que tu montes comme cela sur mon épaule. Tu me fais mal avec ton gros bec. Tu me piques les yeux. Oh ! là, là ! Oh ! là, là !

« ..... Oh ! tous ces hommes rouges. Ils veulent me tuer. Ils me suivent toujours. Ils sont couverts de sang. Ils me poursuivent, ils s'avancent. Oh ! non, ne me tuez pas, je vous en supplie. Grâce ! grâce ! Oh ! je vais donc mourir ? Otez-moi ce couteau qui me perce la poitrine. Au secours, au secours ! Ah ! ils s'en vont. Alexis, retire-moi ce poignard qu'ils m'ont mis. Ah ! cela va mieux, soigne-moi bien. Je ne veux pas mourir.

« ..... Je ne veux pas que vous me chatouilliez comme cela. Non, non, je suis trop chatouilleuse sous les bras (elle rit aux éclats pendant près de 5 minutes).

« ..... Au feu ! Au feu ! Voilà toute la maison qui brûle. Mon

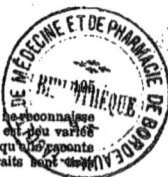

Dieu! Comment faire? Je suis entourée de flammes. Non, je ne veux pas mourir ainsi. Je suis trop jeune encore. Voyons, un peu de courage. Je vais traverser les flammes. Oh! voilà que j'ai le feu à mes jupons. Ch! mes jambes qui commencent à rôtir. Ah! voilà un petit espace, vite, courons, courons (elle se met à courir). Mais j'ai toujours le feu à mes jupons. Je vais donc mourir tout de même. Ah! quelle souffrance de mourir brûlée. Ah! je meurs, je meurs. Adieu, adieu, mes parents, mes amis, vous ne me reverrez plus jamais. Je meurs à 20 ans. C'est trop jeune, et j'ai beaucoup souffert. (Elle balance la tête et les bras, puis elle reste immobile et inerte pendant quelques minutes)......

« ..... Oh! tous ces cafards, toutes ces sales bêtes. Des araignées. Oh! ils courent après moi. En voilà un qui me monte sur les jambes; il grimpe, il grimpe après ma cuisse. Ah! je la tiens. Tiens, sale bête, te voilà écrasée (elle fait le geste d'écraser un insecte sur sa cuisse)..... Mais, j'ai encore un cafard après mon cou. Ah! ah! il vient d'entrer dans mon oreille. Vite, vite, un petit bâton pour le tuer. Oh! il me chatouille dans la tête, il me ronge le cerveau, il mange mon cerveau. Ah! qu'il me fait mal, mon Dieu! mon Dieu! (elle secoue la tête et se frappe le crâne avec les mains).

« ..... Je veux boire pour m'empoisonner. (On profite de ce moment pour lui donner un peu de bouillon. Elle le boit avidement en disant : « Je ne souffrirai plus maintenant. » Mais au bout de quelques instants elle pousse de grands cris) : « Oh! que ça me brûle dans l'estomac, que je souffre. Vite, vite, un contre-poison. Je ne peux plus endurer une telle souffrance. Vite, vite. Ah! que ce poison était mauvais, mais pas assez violent, car je souffre trop longtemps. » (Elle crie très fort et s'agite beaucoup.....).

« ..... Tiens, ce gros serpent. Il est bien gros, Alexis. Il me fait peur. Prends ton sabre pour lui couper la tête et la queue. Dépêche-toi. Il s'avance vers moi. Vite, donc. Le voilà, le voilà. Ah! il m'attrape, il s'enroule autour de moi, il me serre, il m'étrangle. Ah! qu'il est fort. Je ne peux plus respirer maintenant. (Elle devient toute rouge et est prise de suffocations.) Je meurs, Alexis, sauve-moi. Cette sale bête me serre trop fort. Mais tu en as donc peur. Ah! vite, donne-lui un coup de sabre. C'est ça. Fais donc attention, tu vas me blesser. Ah! tu m'as coupé la main. Que tu es maladroit! Va chercher le médecin; tout le sang coule. Dépêche-toi. Cours. Tout mon sang s'en va. Je vais me trouver mal! Ah! je suis épuisée (elle reste pendant un moment immobile, inanimée). Ah! ma main va un peu mieux. Pourquoi est-elle entortillée, si serrée? Desserrez-la.

« .... Je suis habillée tout en rouge. J'aime bien cette couleur là, moi. Si ça ne vous plaît pas, tant pis. Moi, j'aime ça. Je suis belle (elle marche en se redressant, tout à coup elle se retourne) : Dites donc, vous, espèce de serin, faites attention à qui vous parlez, je suis comme il faut et je n'écouterai pas toutes vos bêtises. Vous dites que vous m'aimez, mais ce n'est pas. Ne me suivez pas, vous savez, car si Alexis arrive, vous verrez ça, imbécile. Tiens ! le voilà justement. Dépêche-toi, Alexis, tape dessus, il ne recommencera plus. Maintenant allons-nous-en (elle marche comme si elle donnait le bras à quelqu'un).

« ..... Hé, Madame, on voit vos mollets avec votre robe courte. Oh ! quelle caricature vous faites. C'est bon pour les enfants de mettre des robes si courtes. Ah ! que c'est amusant de voir de gros mollets comme cela quand vous marchez (elle rit aux éclats).....

« ..... Oh ! ce gros hibou, ces yeux de chat qu'il a. Il me fait peur. Tue-le donc, Alexis.....

« ..... Oh ! ce cheval emballé, il vient sur moi; il me renverse, je suis écrasée. Je sens que mon ventre est percé, mes intestins sortent, que je souffre ! (elle se livre à des contorsions en criant : mon Dieu, mon ventre !).....

« ..... Regardez donc la belle bague qu'Alexis m'a donnée. Est-elle jolie? hein ! Et c'est un diamant. Voyez donc comme il brille. Oh ! il me fait mal aux yeux ; je vais le cacher, car les hommes rouges pourraient me le voler..... |

« ..... Oh ! le beau coq. Comme il relève sa queue, quand il marche. Oh ! qu'il est beau. Il a les pattes rouges et les ailes. Tiens, il saigne. Cette pauvre petite bête ; il est blessé. C'est au moins encore les hommes rouges qui l'ont tué.....

« ..... Mon petit chéri, je t'aime bien, mon ange adoré, mon petit Paul. Coucou, Alexis, coucou ! Cache-toi, Paul; il ne te verra pas. Je ne t'aime plus, Alexis. J'aime mieux Paul. Tu ne me crois pas; tu as raison, va ! je t'aime mieux que lui. C'était pour te taquiner.....

« ..... Tiens, les soldats qui vont à la guerre. Mais il va donc y avoir la guerre? Oh ! les beaux soldats, ils sont tous de la même grandeur. Je ne reconnais plus Alexis dans toute cette bande de soldats. Ah ! si, le voilà. Il m'a bien reconnue, lui; il me fait signe avec son mouchoir. Tiens, mon chéri, je t'aime (elle envoie un baiser), tu viendras dimanche prochain. Oui. Que tu es gentil. Je t'attends. Ah ! les hommes rouges qui passent. Courons, courons. Ah ! ils ne m'ont pas attrapée cette fois-ci.....

« ..... Le diable avec ses cornes qui passe. Ah ! qu'il est vilain ;

il est tout bossu. Il louche comme un hibou. Ah! comme il est rouge; qu'il est laid, mon Dieu, mon Dieu, que j'ai peur!.....
(Elle chante plusieurs chansons, en battant la mesure, puis elle a des mouvements choréiques dans les bras et les jambes.)

« ..... Mais c'est une inondation. En voilà-t-il de l'eau? Mais, comment faire pour marcher? il faudrait un bateau. L'eau qui me monte déjà jusqu'aux genoux. Ah! qu'elle est froide, cette eau. Alexis, viens donc à mon secours. Porte-moi dans le petit bateau. Je ne veux pas rester ici; je pourrais bien me noyer. J'ai de l'eau jusqu'à la taille....., je vais attraper du mal. Au secours! au secours! Tiens, les hommes rouges qui arrivent, et je ne peux pas me sauver, l'eau me gêne pour courir. Eux aussi vont se noyer. Ah! mets-moi dans le bateau, Alexis, je sens que je vais mourir....

« ..... Alexis, tu me permets de danser avec ce Monsieur-là, il danse si bien. Allons, en avant deux (elle danse le quadrille). Merci, Monsieur. Maintenant, je vais faire la valse avec toi, Alexis (elle valse). Ah! tu vas trop vite. C'est ça. Oh! que j'aime bien cette musique, qu'elle est belle.....

..... (Puis elle tombe et se figure être dans un puits. On la relève, mais elle boite comme si elle s'était blessée à la jambe dans sa chute au fond du puits..... puis elle saute, comme si elle sautait à la corde, en disant : « Tiens, tu vois que je saute mieux que toi. »..... Elle se promène..... puis elle se baisse comme pour attraper un oiseau. « Oh! qu'il est gentil, comme il chante bien », puis elle fait le geste de chasser cet oiseau).

« ..... Je serais si heureux s'il m'aimait. J'aime mieux Paul qu'Alexis, il est plus gentil (elle envoie deux baisers)..... Oh! mon Dieu, cette bête qui veut me manger, mon Dieu j'ai peur (puis elle se jette à genoux en criant: « Otez-moi, ôtez-moi cette bête »).....

..... (Puis elle dit qu'elle veut s'empoisonner, qu'elle ne veut plus vivre.....)

« ..... Oh! ce joli perroquet. Il a un gros bec....

» ..... Si vous voulez me promener en voiture. Allons, cocher, arrêtez. Il fait beau, aujourd'hui, nous allons au bois de Boulogne. Sont-ils beaux tous ces chevaux! Regarde, Paul (puis elle parle bas pendant quelque temps).....

« ..... Oh! me voilà dans le puits, je tombe (elle se laisse tomber par terre, puis se relève et saute, disant qu'elle traverse la rivière)..... Bonjour, M. Louis. Je viens de la part de maman vous souhaiter le bonjour. Vous venez des bains de mer. Ça va mieux.....

« ..... Oh! voilà les hommes rouges qui viennent à moi. Au secours. Ils vont me tuer. Mon sang coule; je vais mourir;

je meurs. (Un instant après elle dit qu'elle veut s'empoisonner. On profite de ce moment pour lui faire prendre du lait et la scène décrite plus haut se renouvelle).

« ..... Oh ! les voilà qui se battent, mon Dieu! avec des fusils. Tiens, il ressemble à mon père. Mon Dieu, c'est la guerre. Ils vont se tuer, les voilà qui vont mourir. Pourquoi les laissez-vous faire? ils vont se blesser, se tuer, mon Dieu, j'ai grand peur..... Oh! tous ces hommes là-bas.....

« ..... Combien de fois faut-il que je te le dise? je te dis que je les ai tous sous les pieds. Je n'aime que toi, tu es la meilleure..... Regarde ce chien, cette pauvre bête, comme a la tête baissée et la queue entre les jambes. On dit, quand ils ont comme cela la queue entre les jambes, qu'ils sont enragés.....

« ..... Cette femme-là est peut-être sa maîtresse. Mais, non, l'homme est mort, c'est vrai. Moi, j'ai beaucoup de peines, beaucoup de chagrins. Tiens, Joséphine, qui t'a donné ces beaux brillants? Oh! tu en as, de l'argent. Tu me les donnes? Je t'en remercie. Je m'en ferai faire des bagues et des boucles d'oreilles; tu verras, cela m'ira bien. Oh! comme je serai belle, et avec cela je voudrais une robe toute rouge, des bas rouges, un chapeau rouge, tout rouge; j'aime beaucoup le rouge, moi.

« ....: Je suis au milieu de mon jardin, tu sais, il est splendide. Je ne sais où il y en a un pareil; on irait bien loin, regarde donc, rempli de fruits. Tiens, vois plus loin, les belles roses ; en veux-tu une? toi, je te permets d'en prendre. C'est à toi comme à moi, n'est-ce pas, mon ange chéri?!....

« ..... Ah ! ça, mais, est-ce qu'elle ne va pas revenir? Vite, bien vite un chapeau et un manteau. Nous allons prendre le chemin de fer pour aller à Saint-Germain. Que voulez-vous que je vous dise, mon amour? Eh ! mon vieux, relève-toi donc, où as-tu mal? Tu souffres, dis, mon cher Paul. Mais ce n'est pas étonnant; mais tu brûles; mais, oui, bien sûr, tu brûles. Moi aussi, je veux brûler avec toi, mon ange, tiens (elle fait un mouvement, comme si elle se jetait dans les bras de quelqu'un). Tiens-moi bien dans tes bras, mon Paul chéri. Nous allons mourir ensemble. Oh ! que je suis heureux, tu ne peux pas croire. Oh ! que je suis contente, mon ange, mon Paul, barbichon sacré de mon cœur. Paul, viens vite. Toi, tu peux t'en aller, Alexis, je ne t'aime plus. Je n'aimerai jamais d'autre que Paul. Je vais demeurer dans la forêt; je serai bien tranquille, toute seule, au milieu des bêtes. Pourquoi dire que tu ne m'as pas répondu, dis? Pour toi seul, à toi ma vie entière; tu n'es pas beau, mais je t'aime tout de même. Tu serais laid comme un singe que je t'aimerais tout de même. C'est vrai, je ne peux plus le voir, Alexis, je te le dis franchement; jamais, ce n'est pas vrai, j'en

avais l'air peut-être, mais je ne l'ai jamais aimé. Hier, on m'a
dit que tu étais malade; j'avais peur que tu meures; mais, tu
sais, cela n'empêche pas de t'aimer, mais pour me marier, non,
jamais; tu sais je ne suis pas une tête à ça.....

« ..... Je vous dis que mon père n'est pas rouge; il n'a pas de
robe rouge, non plus. Comme cela fait drôle de voir tout rouge.
Les arbres comme ils tournent, et, moi aussi, je tourne; voilà
que je ne tiens plus debout (elle tombe, puis se relève en criant:
« Au feu, au feu, voilà que tout brûle; mes cheveux, les voilà
qui prennent feu. Au secours! »).....

« ..... Tiens, j'ai envie de faire une partie de pêche, tu sais,
comme l'autre jour..... Oh! ne me chatouille pas comme ça, tu
me fais trop rire (elle rit aux éclats). Laisse-moi, je t'en prie,
tu me taquines toujours. Sont-ils bêtes, tous? C'est ça, ils croient
qu'ils me font peur; mais pas du tout; je ne veux pas que vous
me fassiez mal. Sont-ils drôles? tous ces hommes-là. Oh! que
je suis malade, j'ai mal à la tête..... »

Le jeudi 21 juin, dans l'après-midi, elle est prise d'une attaque
de chorée qui dure une heure, après quoi elle reprend peu à peu
conscience. Le soir elle reconnaissait bien tout le monde et
causait sagement. Mais elle se plaint de violentes crampes d'estomac. Elle ne se rappelle rien de ce qui s'est passé. On lui dit
qu'elle a été malade, elle ne le croit pas. Le soir, au dîner, elle
a peu mangé; elle se disait très fatiguée et voulait se coucher.
La nuit elle a très bien dormi, et, le lendemain, il ne restait
d'autre trace de l'attaque, par laquelle elle venait de passer,
qu'un peu de fatigue, qui a disparu les jours suivants.

Cette jeune fille, qui porte aujourd'hui comme stigmate
permanent une hémianesthésie sensitivo-sensorielle droite
complète, est toujours sujette à des attaques d'hystérie.
La phase passionnelle de ces attaques, dans laquelle elle
est en proie à un délire hallucinatoire qui rappelle beaucoup celui dont on vient de lire la description, présente au
point de vue de la durée une notable prédominance sur les
autres phases, bien que celles-ci existent toutes et donnent
à l'élément convulsif l'aspect bien caractéristique de la
grande attaque hystéro-épileptique. La période des attitudes
passionnelles est allongée au point qu'elle durerait plusieurs heures, ainsi que nous l'avons constaté plus d'une
fois, si généralement on ne l'arrêtait soit par les inhalations
d'éther, soit par l'application du compresseur de l'ovaire.
Nous avons profité de cette circonstance pour appliquer

chez cette jeune fille le procédé de Motchoutkowsky et modifier son délire à l'aide de l'excitation des organes des sens. Ces résultats ont été aussi caractéristiques que possible. Nous provoquions généralement l'attaque en suggérant à la malade, pendant la période somnambulique de l'hypnose, qu'elle allait avoir une crise. Le résultat ne se faisait pas attendre. Elle ressentait tous les phénomènes de l'aura, puis tombait en convulsions. Tout d'abord on assistait à la phase épileptoïde, puis à celle des grands mouvements et arcs de cercle. Puis arrivait la phase des attitudes passionnelles pendant laquelle elle était en proie spontanément à des hallucinations analogues à celles que nous décrivions plus haut, bien que moins variées et moins nombreuses en général. Nous nous adressions alors successivement aux divers sens de la malade par les procédés dont l'énumération suit :

En plaçant un *verre rouge* devant les yeux de la malade, sa physionomie revêt une expression de terreur, elle lève les bras au ciel : « Oh ! Charles, viens à mon secours !... Quoi ? tu es en sang. Mon Dieu, qu'est-ce que tu as ? O Charles, je ne veux pas te voir comme cela. Non, ne viens pas. »

En faisant usage d'un *verre jaune* : « Charles, le soleil ! un temps superbe !... Où vas-tu par un beau temps comme cela? » Elle ferme les yeux : « Allons à l'ombre.... Les beaux nuages ! »

Avec un *verre vert foncé:* « Oh ! Charles, je m'ennuie ! Je suis toute seule..., où donc, à cette heure ?... En pleine nuit..., ces hommes après moi ! »

Le *verre bleu foncé* amène sur la face l'expression de l'attention, puis de l'extase : « Mon père, je veux me retirer ces idées..., tu as toujours été bon ... Ma pauvre mère, je te vois. Bonjour ! Je te vois dans le ciel... Oh ! maman, dis, tu m'aimes bien ?... Aie pitié de ta fille, maman. »

Avec un *verre vert de vitre*, elle se croit au bord de l'eau : « J'ai toujours eu peur de tomber à l'eau. Mélie, viens ; Nini, viens, prends garde, ne marche pas au bord. Ma petite sœur, j'ai toujours eu peur que tu tombes à l'eau... Viens ici... Où en vois-tu ? je n'en vois pas du tout. Tu crois qu'ils vont sortir de l'eau. T'es bebète !... Où il est, papa ?... Qu'est-ce que tu veux ? nous sommes nerveuses, j'ai toujours été diable. Tu me gâtais, mon père, tu avais un penchant pour moi... Je cours tout droit vers l'eau. »

De nouveau le verre jaune ramène instantanément l'hallucination de grand soleil ; le verre vert, la nuit et l'isolement ; le verre bleu, la vue de sa mère dans le ciel. A ce moment une reprise des mouvements convulsifs interrompt un instant le délire, qui reprend ensuite spontanément ; les rats, etc.

Nous mettons alors un morceau de *camphre* sous le nez de la malade : « Des habits !... Monsieur Binet, j'ai un rhume de cerveau... Non, écoutez, ça me porte à la tête... Ça conserve les habits... Oh ! ma tête ! »

Avec l'*eau de Cologne* : « Beau jardin ! je vais aller me promener dans ce jardin... Quelle fleur est-ce ? Je ne pourrais pas dire au juste..., je ne sais pas... J'ai assez du jardin, je sors un peu. »

Avec du *sulfure de carbone* la malade fait une grimace de dégoût : « Oh ! c'est infect..., où sommes-nous, dis ?... Il ne sent pas, lui ! » Elle porte sa main à son nez: « Je me bouche le nez avec mon mouchoir, mais je sens tout de même... Où sommes-nous donc ? » Elle est prise de nausées : « J'ai un peu mal au cœur... C'est mon déjeuner qui ne digère pas. »

Avec de l'*éther* (qui nous sert habituellement à la Salpêtrière pour calmer les attaques hystériques lorsqu'elles sont trop violentes ou ne cèdent pas à la compression des points spasmo-frénateurs, quand ils existent) : « Oh! oui, les nerfs, les nerfs !... Regarde la pauvre fille là-bas... Va à son secours... Va vite. Pauvre fille ! je la plains de tout mon cœur... Je n'en ai plus, moi, d'attaques (à part) et puis je ne te le dirais pas, pour sûr. Demande à papa, qui est là derrière..., je ne m'en cacherais pas... On dit que l'hystérique est passionnée, mais c'est pas ça du tout... Je t'assure que je n'ai pas d'attaques... M. X..., je l'aimais bien ; M. Y..., oh ! pas du tout ; M. Z... (1), je l'aime un peu, mais ce qu'il est taquin ! Dans le fond, il me revient M. Z... Il a bon cœur, mais il se laisse monter la tête... Ah ! pourquoi sommes-nous venus ? Je ne voulais pas y aller, à la Salpêtrière. On pouvait bien aller se promener ailleurs..., j'en ai plein le dos..., je ne voulais pas aller les voir... Tiens, si, allons voir la petite Léonie (il s'agit d'une petite malade du service). Elle n'est pas grossière, elle... Oh ! ces personnages grossiers, je les ai en horreur... Léonie, viens nous voir chez nous... Tu sais, je te le dis à toi, ici, j'aurais peur d'être malade... »

Suit une interruption d'une heure et demie, pendant laquelle

---

(1) Il s'agit d'anciens chefs de clinique ou internes de M. le Pr Charcot, qu'elle a connus depuis bientôt quatre ans qu'elle est à la Salpêtrière.

nous remettons la malade dans son état normal en lui comprimant la région ovarienne et en maintenant cette compression à l'aide du bandage compresseur. Puis nous enlevons l'appareil et le délire reprend spontanément.

Nous plaçons sous le nez un flacon de *chloroforme* (qui nous sert généralement soit pour les besoins de l'examen, soit dans un but thérapeutique, à obtenir la résolution des contractures hystériques) : « Elle s'endort... Pauvre fille ! Regarde-là... C'est pour voir les contractures, l'hystérie... Je connais tout ça, parbleu ! J'ai été à la Salpêtrière... Bien sûr que je n'en sais pas aussi long que toi..., mais enfin, les petites choses... Tu vois, elle s'endort. C'est pour voir si la contracture va se défaire... Tu vois, ça se défait... Tu ris ?... Quoi, je ne suis pas médecin comme toi... Hein ! ce qu'elle dort bien !... C'est défait et quand on la réveillera ça reprendra... On devrait lui mettre deux bâtons pour lui tenir les jambes bien droites... Tu dis que ça ne servira pas à grand'chose ?... »

Le goût donne des résultats de même ordre. En plaçant un peu de *sirop de groseilles* sur la langue : « Tu as soif ? moi aussi... Je voudrais bien quelque chose de bon, de sucré, une grenadine au kirsch... Bon, je n'en veux pas. Papa sait que j'aime ça. C'est très bon, tu sais, très rafraîchissant. C'est bon quand on a soif... »

Avec du *sel de cuisine* sur la langue, elle fait une grimace de dégoût : « J'ai avalé de l'eau de mer ! Ça me fait l'effet de sel de sedlitz, l'eau de mer... C'est si bon les bains de mer !... Oh ! j'y pense encore. M. Émile nous regardait. Marie-Jeanne n'avait pas de costume. Elle avait un fichu et un jupon. (Elle rit.) Son jupon se relevait sur l'eau... Ce que nous riions ! M. Émile la regardait avec... avec quoi ?... comment que ça s'appelle ?... avec sa jumelle..., c'est bien cela, Charles ?... Et puis le soir il a dit : « Elle n'avait pas de costume, Marie-Jeanne. »

Puis nous plaçons du *sulfate de quinine* sur la langue : « J'ai promis à mon père de ne plus me suicider..., je ne ferai pas comme vous. Je n'en prendrai pas... Oh ! il m'en fait prendre de force. » A ce moment elle fait des mouvements de vomissement et se met à cracher quelques glaires.

Nous adressant alors à la sensibilité générale, tactile, douloureuse ou thermique, nous remarquons tout d'abord que les excitations portées sur le côté anesthésique ne sont suivies d'aucune hallucination. Donc son anesthésie cutanée persiste pendant ce délire. Puis nous faisons quelques *pincements de la peau du bras, de la jambe* : « Voyons, Charles ! taquin ! Je

CHARCOT, T. II.   8

ne vous parle pas, Monsieur... J'aime pas ces manières-là...
J'appelle mon père... Oh ! ce qu'il est taquin ! »

Nous faisons quelques *caresses sur la joue*: «Oui, ma petite
sœur, oui, Mélie, je t'aime bien... Viens ici, t'es la plus gentille ; viens vite... Tu sais que tu grandis beaucoup..., t'es
gentille... »

Quelques *piqûres d'épingle sur la joue* changent la scène :
« Oh ! c'est par trop ! Oh ! ces bêtes... Qu'est-ce que c'est que
ces bêtes-là ?... Ce que c'est agaçant ! » Elle cherche d'ailleurs
peu à se défendre avec ses mains contre ces bêtes imaginaires
qui lui piquent la figure. « Quelles bêtes est-ce donc ? C'est
pas naturel... Oh ! là, là, des guêpes ! »

Avec des *piqûres d'épingle sur la poitrine :* « Un serpent
qui me pique..., un serpent, oui... Holà ! Holà ! » Des *piqûres
d'épingle le long de la jambe* lui donnent l'hallucination de
rats qui lui courent le long des jambes, montant ou descen-
dant suivant que les piqûres montent ou descendent.

Si l'on fait des *piqûres d'épingle dans la région du cœur :*
« Monsieur, laissez-moi, s'il vous plaît... S'il ne vous plaît pas,
c'est la même chose... Vous voulez me percer le cœur... Je ne
l'ai pas à droite, comme les gendarmes... Quoi ? alors vous
voulez me faire mourir... Quelle souffrance, mon Dieu !... Ah !
si Charles était là !... »

Des *piqûres d'épingle sur la paroi abdominale* donnent lieu
à des hallucinations bien singulières qu'explique le long séjour
de la malade à la Salpêtrière et la mémoire qu'elle a de tout ce
qui s'y passe: « Monsieur, Messieurs les médecins ! mais je n'ai
pas de tumeur dans le ventre... Laissez-le donc tranquille,
mon pauvre ventre..., vous n'allez pas me l'ouvrir..., au moins
endormez-moi, d'abord... Et puis je vous dis que je n'ai rien
dedans... Qui est-ce ? C'est M. Terrillon... Voyons, Monsieur,
je vous connais, je vous dis que je n'ai jamais souffert du
ventre... Quelle opération ! Qu'est-ce qu'ils me retirent ? Oh !
mes boyaux sur un plat ! Oh ! non, vrai, seulement sans m'endormir... Monsieur, je meurs. Allez chercher mon père... C'est
long comme tout cette opération... Monsieur ! Oh ! les charcutiers ! (Elle détourne la tête avec dégoût)... Il y en a assez qui
ont des tumeurs, pourquoi me prendre, moi qui n'ai rien ?... »

Il est remarquable que les piqûres ont toujours donné les
mêmes résultats suivant les régions sur lesquelles elles portaient. A plusieurs mois d'intervalle, nous avons pu vérifier
que les piqûres de la face amenaient toujours l'idée de guêpes,
celles de la poitrine l'idée du serpent, celles de la région précordiale l'idée de cœur percé, celles de la paroi abdominale

celle de laparotomie. Ces hallucinations provoquées sont d'une fixité digne d'être notée.

Avec une *compresse chaude appliquée sur l'épaule*, elle manifeste qu'elle a fort chaud, elle déboutonne le col de son corsage, s'évente avec sa main ou son mouchoir: « Où sommes-nous ?... En Afrique... C'est comique... Ce que j'ai chaud! Charles, je sue sur la poitrine... Ça te paraît drôle ; c'est que je suis extraordinaire... C'est l'Afrique, jamais je n'avais vu l'Afrique. C'est le pays d'une petite que je connais... Tombouctou..., le désert..., les chameaux... » Il est bon de faire remarquer qu'il y avait dans le service de clinique, au moment où nous commençâmes nos expériences, une jeune négresse de Tombouctou atteinte d'hystérie convulsive classique.

Une *compresse très chaude sur la joue* lui donne l'idée de névralgies : « Quelle névralgie !... Je demanderai de l'anti-pyrine... Charles, tu m'en donneras de l'antipyrine... J'en prendrai deux grammes. »

L'application d'un *fer froid sur la face*, la poitrine, la fait grelotter. « Quel froid !... Ah! je suis sur la neige... Vite, mon manteau !... Comment que ça se fait? Où donc sommes-nous?... En Sibérie ?... »

Une *compresse trempée dans l'eau froide et placée sur la poitrine* lui donne l'idée de bain froid : « Alors nous allons nous baigner?... Au bord de la mer, je veux bien. Mais ici, non, je ne veux pas... Nous voilà dans l'eau! Cela donne des douleurs. Je crains même l'humidité. Je ne sors pas quand il pleut, à moins d'y être obligée... »

Un *bruit de tambour* produit à côté d'elle lui fait voir des soldats, puis la foire de Saint-Denis.

Un *bruit de gong léger et monotone* lui rappelle un enterrement : « Qui donc est mort?..... Comme c'est triste!..... Ça me rappelle ma pauvre mère. » Alors elle se cache la figure dans ses mains et pleure.

Nous l'asseyons devant une table et, lui mettant une plume à la main, nous essayons de la faire écrire. Elle ne modifie pas son délire qui se déroule soit spontanément, soit suivant les modifications que nous lui apportons par un des procédés ci-dessus, et elle écrit quelques mots en rapport avec l'hallucination du moment : « Musique....., je m'ennuie..... » C'est tout ce que nous avons pu obtenir d'elle sous ce rapport.

Aucune autre impression sensorielle un peu plus compliquée ne provoque chez cette malade de modification du délire ni d'hallucination en rapport avec l'objet de cette impression. On place devant elle une chaise, elle ne paraît pas la voir ou la tourne si elle est en travers de son chemin, sans s'en occuper. On lui présente un fruit, des clefs, une montre, un livre, elle ne paraît pas les voir, toute à l'idée dans laquelle elle est concentrée. La parole n'a aucune action sur ses hallucinations et n'en provoque point de nouvelles. On crie à ses oreilles des mots simples, capables d'éveiller des images, tels que : chat, chien, lion, des noms de personnes qu'elle connaît, elle ne bronche pas et ne semble même pas percevoir le bruit des paroles.

Elle est donc totalement concentrée dans son délire, dont rien ne peut la faire sortir, sinon les excitations simples des organes des sens. Alors elle s'empare de l'impression brute, qu'elle transforme à son gré en une hallucination, toujours la même pour chaque excitation sensorielle.

Ces résultats sont d'autant plus intéressants que nous avons pu constater chez elle des phénomènes de même ordre dans la période cataleptique du grand hypnotisme. Nous les avons consignés dans une note publiée en collaboration avec Mlle Woltke (d'Odessa) (1). Cette malade est, en effet, une grande hypnotique. Après l'avoir mise en catalepsie par les procédés ordinaires, nous avons remarqué que par des excitations simples des organes des sens on pouvait faire naître des suggestions, véritables hallucinations, sur la nature desquelles l'opérateur n'a aucune influence. Tandis que la parole, la vue d'objets quelconques laisse la cataleptique impassible, l'application d'un verre rouge sur les yeux amène sur sa face l'expression d'une violente terreur. Un verre jaune donne l'hallucination de grand soleil et la malade met ses mains sur ses yeux comme une visière, pour se protéger contre le soleil. Il en est de même pour l'ouïe, l'odorat, le goût, le toucher, dans le domaine desquels une excitation suggère une hallucination, à l'égard de laquelle la malade réagit par des gestes et des jeux de physionomie caractéristiques, au point que sa mimique seule suffit à faire comprendre tous les détails de l'hallucination qui se passe dans son cerveau.

_____

(1) Georges Guinon et Sophie Woltke. — *De l'influence des impressions sensitives et sensorielles dans les phases cataleptique et somnambulique du grand hypnotisme.* (*Nouvelle Iconographie de la Salpêtrière,* 1891, nº 1 et plus haut nº XXV).

Nous ne décrivons pas en détail les résultats obtenus chez Sch... dans la période cataleptique de l'hypnose à l'aide de l'excitation des organes des sens, renvoyant le lecteur à notre précédent travail (v. n° XXV, p. 30]. Il est intéressant de rapprocher ces résultats de ceux que nous constatons pendant la phase délirante de l'attaque. Le processus est évidemment le même, et, plus encore, les hallucinations provoquées par une même impression sensorielle sont très souvent identiques dans l'un et dans l'autre état. Signalons seulement le verre jaune donnant l'hallucination de grand soleil, l'eau de Cologne, celle de jardin rempli de fleurs, l'éther, celle d'attaque de nerfs, le chloroforme, celle de contracture hystérique, etc., etc. Sans vouloir tenter de donner une explication psycho-physiologique de ces phénomènes, il n'est pas sans intérêt cependant de rapprocher l'un de l'autre ces deux états analogues d'activité mentale inférieure, qui, à un autre point de vue, montrent une fois de plus combien se touchent de près les manifestations de l'hypnose et de l'hystérie.

* *

Le malade que nous allons étudier maintenant est un jeune homme de 18 ans, nommé Georges Poig..., qui exerce le métier de layetier. On a quelques points intéressants à signaler dans ses antécédents de famille. Sa mère, ses oncles et cousins maternels sont bien portants ; mais il a une tante de ce côté, religieuse, qui est atteinte de tics convulsifs. Du côté paternel, on note un père sujet à de violents accès de colère, trois oncles, dont deux bien portants et l'autre mort de maladie aiguë. Les trois enfants d'un de ces oncles sont malades ; ils sont « pris par les jambes. » L'un d'eux marche les jambes très écartées (?). L'autre a « une espèce de paralysie des jambes », il traîne ses pieds. Le troisième a la jambe gauche en flexion forcée d'une façon permanente depuis sa naissance. Il porte un pilon qui s'adapte au genou.

Pendant son enfance, Poig... a eu des convulsions et on a parlé de méningite. Depuis lors il fut bien portant. A l'âge de quinze ans il commença à travailler comme ouvrier layetier.

Le 12 mai 1889 il allait livrer une malle à domicile. Il prit l'ascenseur et monta jusqu'au deuxième étage, mais une fois à cette hauteur, la corde de l'ascenseur se dégagea de sa poulie et la cage, sans frein, redescendit avec une grande rapidité jusque dans le sous-sol. Pendant cette périlleuse descente, Poig... éprouva une vive émotion. En arrivant en bas il ressentit un choc violent et aussitôt perdit connaissance. Il resta ainsi près d'une heure et demie. L'accident était arrivé vers cinq heures du soir et personne n'était venu à son secours. Quand il revint à lui, il remonta à grand'peine par l'escalier jusqu'au rez-de-chaussée ; le concierge de la maison, à qui il raconta son aventure, lui donna quelque argent pour retourner en tramway chez son patron. Arrivé là il se reposa pendant une demi-heure environ sur un tas de copeaux. Il avait la tête lourde et des envies de dormir. Puis il se remit, rentra chez lui et, après un dîner sommaire, se coucha et dormit d'un sommeil calme toute la nuit. Il n'avait eu ni plaies ni contusions.

Le lendemain il retourna travailler, ne se sentant rien d'extraordinaire. Mais, quelques jours après, survint une sorte d'affaiblissement général. En outre, pendant la nuit, il se levait en proie à des cauchemars terrifiants, rêvant d'assassinats, de feu, de sang.

Enfin le 17 juin, c'est-à-dire trente-cinq jours après l'accident de l'ascenseur, il traînait une petite voiture à bras, quand tout à coup il perdit connaissance et tomba. Quelques minutes après, en revenant à lui, il s'aperçut qu'il avait craché du sang. On le reconduisit chez lui et là un médecin, qui vint le visiter, l'envoya à l'hôpital Lariboisière. Admis là, dans le service de M. C. Paul, il aurait eu, paraît-il, de la fièvre (39°, 40°), un point de côté très douloureux à la hauteur du sein gauche (ce point est aujourd'hui le siège d'une zone hystérogène), de la dyspnée et des crachements de sang. On lui mit un vésicatoire sous l'aisselle.

Il était dans cet état, alité constamment, lorsque, le quatrième jour après son entrée, il reçut, vers deux heures de l'après-midi, la visite d'une personne avec qui il se disputa violemment. Pendant cette altercation, il ressentit tout à coup une boule qui, partant de l'aine gauche, lui remontait à la gorge et l'étouffait. Puis il perdit connaissance. Il reprit ses sens le soir vers huit heures. On lui dit qu'il s'était débattu, qu'il avait crié, déliré ; on lui avait mis la camisole de force pour le maintenir. La nuit suivante, le sommeil fut agité, entrecoupé de visions terrifiantes d'hommes armés qui le poursuivaient.

Le lendemain il était très bien, il ne crachait plus de sang, il n'avait plus de point de côté, mais il respirait toujours mal. Il resta encore cinq jours à Lariboisière. Pendant ces cinq jours il se levait, jouait au loto avec ses camarades, descendait dans la cour. Mais on lui trouvait une allure étrange : il se mettait à courir sans motif, lançait les chaises en l'air, voulait se jeter en bas des escaliers. En outre, tous les jours, il avait deux attaques de nerfs, l'une le matin à neuf heures, l'autre le soir à la même heure. Comme il troublait le repos des malades, on l'envoya à Sainte-Anne. Mais, pendant le séjour de onze jours qu'il y fit, il fut parfaitement calme, n'eut pas d'attaques, de sorte qu'on le renvoya.

Rentré chez lui, il resta bien portant pendant trois semaines et recommença à travailler. Mais dans les premiers jours d'août il eut une attaque de nerfs, puis, après huit jours de tranquillité, une série d'autres pendant quatre jours. On l'envoya alors à l'Hôtel-Dieu où on l'admit dans le service de M. Proust qui l'adressa plus tard à M. Cuffer, lequel en fin de compte nous l'envoya à la Salpêtrière. Voici les détails de l'observation recueillie par nous. Il fit à la Salpêtrière un premier séjour (20 août au 30 octobre). Son état était alors exactement ce qu'il est maintenant.

Aujourd'hui il est porteur des stigmates hystériques les plus manifestes. L'hémianesthésie gauche est complète en ce qui concerne le contact, la douleur et le sens musculaire. Quant aux sensations thermiques, il y a une sorte d'inversion. Le chaud est perçu froid et le froid chaud. De plus, il existe à gauche un rétrécissement du champ visuel de 50° avec micro-mégalopsie et dyschromatopsie spéciale. Le goût et l'odorat sont abolis à gauche; l'ouïe est diminuée du même côté. Enfin il existe deux zones hystérogènes situées, l'une dans la région iliaque gauche, l'autre au-dessus du mamelon gauche, sans parler d'une troisième sur laquelle nous reviendrons plus loin.

Les attaques dont souffre le malade sont des attaques d'hystérie le mieux caractérisées du monde. Elle se composent : 1° d'une période épileptoïde fort nette avec phase tonique et clonique, stertor, écume à la bouche, etc.; 2° d'une période de grands mouvements, salutations, arcs de cercle, attitudes illogiques, accompagnée de cris; 3° d'une période d'attitudes passionnelles. Mais cette troisième phase de l'attaque prend un développement hors de proportion avec les deux autres périodes. Elle peut durer à elle seule toute une après-midi, ainsi que nous en avons constaté des exemples à diverses reprises. En outre, les attitudes s'accompagnent d'un délire actif, bruyant. On lira plus loin la description de ce délire. L'attaque est souvent spontanée et on peut la provoquer à volonté en pressant sur l'une des deux zones hystérogènes, extrêmement sensibles l'une et l'autre.

Au bout d'un certain temps on s'aperçut que l'on pouvait provoquer l'attaque d'une autre manière. Il suffisait pour cela de faire fixer par le malade un objet, le bout du doigt, par exemple, placé à quelque distance de la racine du nez. Au bout de quelques secondes, le malade commençait à renverser la tête en arrière et à exécuter quelques mouvements de déglutition. Si on arrêtait là l'épreuve, le malade disait ressentir tous les phénomènes de l'aura, boule remontant à la gorge, sifflements dans les oreilles, battements dans les tempes. Mais si on prolongeait la fixation de l'objet, tout à coup les yeux se convulsaient en haut, la face grimaçait et immédiatement survenait la phase épileptoïde de l'attaque, suivie à bref délai des autres périodes, grands mouvements et attitudes passionnelles. Il existait donc au niveau de la rétine une de ces plaques hystérogènes dont nous parlions plus haut (v. p. 85).

Le délire de la phase passionnelle, qui se prolongeait dans les attaques provoquées comme dans les autres, mérite d'être signalé avec quelques détails. Étendu par terre, tout à coup, au milieu de ses grands mouvements il s'arrête, redresse le tronc tout en restant assis sur le sol, les yeux effarés regardant fixement le parquet. Puis il avance doucement la main, comme s'il cherchait à prendre une bête qui marche sur le parquet. Il la manque, elle s'échappe, et arrive sur lui; il se recule, change de place, puis la suit de nouveau de la main, la manque plusieurs fois, finit par l'attraper. Quelquefois il saisit par terre un petit morceau de papier qui se trouvait là, qu'on avait jeté devant lui avec intention, et qui prend à ses yeux la figure de la bête poursuivie. Il la tient alors dans ses doigts et de l'autre main fait le geste de la déchiqueter, de lui arracher les ailes, comme un enfant cruel qui joue avec un papillon ou avec une mouche. Puis tout à coup il pose à terre sa bête désemparée et d'un grand coup de talon l'écrase. Cette scène a généralement lieu sans paroles. Nous avons pu cependant savoir qu'elles étaient ces bêtes qu'il écrasait ainsi. Nous lui avons demandé dans son état normal s'il ne rêvait jamais d'animaux quelconques. Il nous a répondu qu'à la suite d'une nuit passée chez un boulanger et pendant laquelle il avait eu très peur des cafards qui hantaient la boutique en grand nombre, il rêvait souvent de cafards, de cloportes qui se promenaient sur le plancher, sur les murs, sur son propre corps et l'effrayaient. Ce sont donc probablement des cafards qu'il poursuit ainsi et écrase pendant son délire.

A cette scène succède ensuite un autre tableau. « Rends-moi mes outils... Rends-moi ma varlope !... Tu ne veux pas ?... Ah ! Attends ! » Il fait quelques gestes de fureur, puis la scène change et il se met à déclamer comme un orateur de réunion publique. « Citoyens et citoyennes ! la République est menacée par un césarien quelconque... la justice française n'a pu mettre la main sur lui. Il a pu fuir et, son complot manqué, il se promène avec les cocottes de Londres... Il a trahi sa patrie et ses opinions. Après avoir successivement servi la monarchie, l'empire, la République radicale... » Puis autre chose : « Tiens ! comment que tu vas, mon vieux ? (il semble parler à quelqu'un) T'es toujours garçon perruquier ?... Moi, figure-toi que je suis à la Salpêtrière, parce qu'on a dit que j'avais une maladie nerveuse... Tu sais, c'est rupin dans c'te boîte-là, mais on n'y est pas heureux parce qu'on s'ennuie... Viens me voir, je te ferai visiter cela, c'est très curieux... Il y a un tas de médecins et puis le professeur, M. Charcot... Il me fait peur, cet homme-là. Quand il vous cause, ça vous fait quelque chose... » Puis cela change de nouveau. « Alors, tu fais toujours des couronnes, Elisa ? On ne gagne pas facilement sa vie, à ce métier-là... Qu'est-ce que tu veux ?... » A ce moment il se met à jouer une scène des *Mystères de Paris* (nous avons appris depuis par lui qu'il avait été figurant dans cette pièce). « Hé, Tortillard ! monte sur la trappe !... Mets donc l'anneau, ouvre-le avec ton surin... Comment, Chourineur, tu recules... » Pendant tout ce temps, il regarde par terre, comme s'il voyait réellement la trappe qui figure, si nous avons bonne mémoire, dans le premier acte des *Mystères de Paris.*

Ces diverses scènes se succèdent, puis reviennent, ainsi que d'autres, dans la description desquelles nous n'entrerons pas. Pendant tout ce temps, les yeux sont grand ouverts, clignant peu. De plus, on note que le malade n'est pas contracturable, ni par la pression sur les masses musculaires, ni par le souffle sur la peau. Dans ces cas, il entre de lui-même dans son délire, jouant avec une merveilleuse mimique toutes les scènes auxquelles il prend part. Mais nous pouvons appeler son attention et changer en quelque sorte l'épisode, mais non pas diriger réellement le délire, ni modifier à notre gré le mode de réaction du malade aux impressions que nous lui fournissons. C'est ainsi qu'en promenant les mains devant ses yeux on lui fait voir un papillon qui voltige, il souffle dessus, allonge les mains pour l'attraper.

Si on frappe en mesure avec les doigts sur une table, imitant ainsi plus ou moins grossièrement une musique rhythmée, on lui donne l'hallucination d'un régiment qui passe, musique en tête. Il bat la mesure de la main droite, se dresse sur la pointe des pieds pour mieux voir et s'adressant à un camarade imaginaire : « Non, non, ils viennent par l'autre route... Tiens ! les voilà là-bas... Entends-tu la musique ?... Oh ! ce gros-là, avec son ventre entre les oreilles de son cheval... ce qu'elle doit en avoir assez, la pauvre bête !... Ah ! oui, je croyais qu'ils allaient à Vincennes, mais non, ils vont au fort de Romainville... Tiens ! il y en a à cheval... Regarde donc le petit chef de musique. On dirait le père Chaudelon qui tient son bâton de chef d'orchestre... » Il bat la mesure et fredonne un air. Puis l'hallucination cesse et il reprend une quelconque des scènes de son délire spontané.

En frappant de légers coups sur un gong, à côté de lui, on le voit tout à coup se ranger, regarder devant lui, faire le geste d'enlever sa casquette. Il assiste à un enterrement. Chose remarquable, c'est toujours un enterrement avec grand déploiement de forces militaires (nous avons su plus tard qu'il avait assisté à l'enterrement d'un général et qu'il avait été vivement impressionné). Il tourne en ridicule les personnages du cortège, fait des farces à ses voisins, se baisse à terre, ramasse des cailloux imaginaires et les lance dans la foule. Il se dispute avec les sergents de ville qui veulent lui faire faire place ou l'accusent d'avoir lancé des cailloux. Dans toutes ces scènes, il est parfaitement naturel, prenant un air indifférent et étonné quand on l'accuse d'avoir lancé des cailloux, riant et poussant du coude son voisin quand il lui fait remarquer quelque personnage ridicule du cortège, causant à mi-voix pour ne pas se faire remarquer et troubler la cérémonie.

En impressionnant les divers sens par des excitations simples, on arrive à des résultats analogues. Un verre rouge placé devant ses yeux lui fait voir du sang : « Quelle entaille !... Mais tu vas te vider... Essuie-toi donc... » Un verre vert lui donne l'hallucination d'un feu de Bengale. Si le verre est placé devant les deux yeux le feu de Bengale est superbe ; devant un seul œil, il est raté. Le verre bleu, mis devant les yeux, donne lieu à une scène bien particulière. Il est grimpé avec un camarade sur une fenêtre d'église et il regarde à travers les vitraux l'office que l'on célèbre à l'intérieur. « En voilà des chouettes carreaux ! Quel vitrier !... Fais attention, ne bouge pas, tu vas te casser la gueule !... T'en as donc jamais vu, de curé... Ah ! si celui-là nous voyait là... Gare aux coups de goupillon, ouvre ton parapluie... » Un verre jaune le met en présence d'une voiture d'oranges ; il discute avec la marchande le prix de la marchandise et l'invective parce que c'est trop cher. Ou bien c'est une amie qu'il rencontre déguisée en jaune : « Pige-la donc ! Elle va à l'Elysée-Montmartre... En v'là une couleur... T'as pas honte de te promener comme ça dans les rues. On dirait que tu fais de la réclame pour un marchand de citrons... Ça te donne c... teint de poitrinaire... T'as seulement pas trois sous pour prendre l'impériale. Quand on sort comme ça, au moins on a de la galette (de l'argent) pour prendre une voiture... »

Un verre vert foncé le transporte auprès d'une ouvrière qui se sert de cette couleur (sans doute l'ouvrière en couronnes avec qui il cause dans son délire spontané, v. plus haut). « Ça déteint... ne te f... pas les doigts sur la figure... Alors tu badigeonnes comme ça toute la journée... pour qui ?... Ah ! oui, là-bas, près des Archives, en lettres dorées : fleurs artificielles... Mais c'est de la camelotte, si ça déteint... Et tu badigeonnes comme cela toute la journée pour quarante sous... juste de quoi danser devant le buffet... Et puis avec ça, ça vous flanque des coliques... Eh bien ! ça va bien... Fais attention, en voilà une qui va couler... »

L'odorat donne des résultats analogues. En lui faisant respirer l'odeur du phosphore, il s'adresse à un camarade qui a mis des allumettes dans ses poches. Elles ont pris feu et voilà son pantalon qui brûle.

Avec de l'alcool sous le nez : « Va dire au marchand de couleurs que c'est pas ça qu'il faut, c'est un litre de vernis copal de vingt-six sous. Faut-il te l'écrire ?... En v'là une saleté ! On va coller ça sur un meuble et le client fera une belle vie quand il verra que ça s'en va... Tu ne me crois pas ? Tiens ! tu vas voir, passe-moi le bec de gaz. C'est-il du vernis, cela ? (il fait le geste de mettre le feu à quelque chose) v'là que tu te sauves ? C'en est-il, hein ?... »

Respirer l'odeur du camphre lui donne l'hallucination d'un individu qui prise de cette substance. « C'est-il du sucre, gourmand, que vous vous fourrez dans le nez... c'est donc que vous avez un magasin d'épicerie, là-haut, dans le cerveau, que vous y envoyez tout ça par le monte-charges ?... »

Avec de l'eau de Cologne, il voit passer une femme parfumée et s'adressant toujours à son camarade imaginaire : « Tiens ! regarde-la donc avec son petit chapeau rouge ! Encore une qui va voir le brave général, pour sûr !... ¡Ce qu'elle sent bon !... Ah ! malheur ! passe-lui donc un doigt mouillé sur la figure, sur son magasin à plâtre... Faut-il qu'elle pue pour se couvrir d'odeur comme ça !... Exousez madame !... je vous demande l'adresse de votre parfumeur... Voyons, ne vous fâchez pas... (à son camarade) chipe-lui donc son mouchoir, parbleu !... »

Avec de l'éther, il est dans la rue auprès d'une femme prise d'une attaque de nerfs et entourée par une foule de badauds. Il se penche sur elle, la regarde, et s'adressant à la foule : « Écartez-vous donc un peu! vous allez l'étouffer si vous vous f... dessus... menez-la donc chez le pharmacien... C'te femme-là est malade... Ah! c'est bien fait, toi, si tu t'étais pas tant approché, t'aurais pas reçu un coup de pied. Tu vois pas comme elle gigotte? Cochon! s'il y avait un chien avec une patte cassée, t'en aurais pitié. V'là une femme qui se trouve mal, t'es là à l'embêter!... Eh bien! madame, ça va mieux ? (Il la soutient dans ses bras) Venez chez le pharmacien... Allons bon! V'là qu'ça la reprend!... Mettez-y un matelas sous la tête, elle va se faire du mal... Va en acheter (en même temps il fait le geste de donner de l'argent à son ami, puis s'adresse à quelqu'un). Voyons! c'est-il le moment de regarder ses mollets? une femme dans c't'état-là! (L'ami revient et il lui prend quelque chose des mains) : Tenez, madame, buvez, là, ça va mieux? Appuyez là votre tête! (Gestes merveilleusement appropriés)... Ah! ça ne fait rien, allez, si votre corsage s'est ouvert, on voit que vous en avez... tout le monde n'en a pas... Va chercher une chaise... Là, asseyez-vous... vous demeurez à Grenelle? Ah! bien, vous y serez dans deux heures... »

En ce qui concerne le goût, si on lui met du sulfate de quinine sur la langue, il porte à ses lèvres, puis rejette avec une grimace de dégoût une cigarette imaginaire et demande qui lui a fait la farce de tremper le bout de sa cigarette dans de l'aloès. Avec du sel de cuisine, il se plaint que le charcutier n'a pas dessalé son lard. Il a soif, entre au cabaret. Si on lui met alors du sirop de groseilles sur les lèvres, il se plaint vivement : « C'est pas cela qu'il a demandé à boire, mais de l'eau-de-vie de marc. »

Lorsqu'on lui fait de légers attouchements sur la face, du côté non anesthésique, il se frotte la joue, regarde en l'air, court après un papillon, qu'il attrape. « Hein! il est gros, celui-là! tu le piqueras sur un bouchon... T'en as déjà beaucoup... » Si on lui souffle sur la figure : « Sacré courant d'air!... Gare à ceux qui ont des douleurs!... Hé, la concierge, vous avez laissé quelque porte ouverte, dans le fond... » Si on lui pose un corps chaud sur la figure du côté non anesthésique il regarde en l'air, secoue ses vêtements en invectivant quelqu'un qui « là-haut, vide sa chaufferette par la fenêtre et met le feu à son pardessus. » En lui mettant de l'eau froide sur la figure il se figure qu'il est dehors par la pluie, redresse le col de son pardessus, relève le bas de son pantalon, tout en maugréant contre le mauvais temps.

Cette description, bien longue, quoique résumée, ne peut donner une idée parfaite du délire tant provoqué que spontané de ce malade. Il faut le voir marcher, gesticuler, peindre sur sa physionomie mobile toutes les émotions diverses par où il passe, il faut l'entendre parler avec cet accent gouailleur de l'ouvrier parisien, sceptique, « blagueur » mais « bon garçon » dans le fond. C'est vraiment un spectacle bien intéressant et que les mots seuls ne sauraient rendre. Il est, emporté par son idée délirante, insouciant de tout ce qui se passe à côté de lui. On lui met presque les doigts dans les yeux sans qu'il s'en inquiète. Il semble voir dans un petit cercle très étroit et, quand il saisit quelque impression dans cet espace restreint, il se l'approprie et la transforme à sa manière. Il y a là un habitus bien particulier, que nous avons retrouvé chez tous les somnambules de cette espèce et qui semble tout à fait caractéristique.

Nous avons vu chez notre précédente malade qu'il était absolument impossible de modifier le délire par la parole. Elle restait indifférente à toutes les sollicitations de ce genre. Chez le jeune Poig... il n'en est pas de même. Il semble, à ce point de vue, qu'il soit un peu moins concentré dans son délire que certains autres et sensible à des excitations un peu plus complexes. On n'arrive à rien en le sollicitant, à l'aide d'une phrase ou d'un mot, dans une direction inconnue ou choisie par l'opérateur suivant son propre désir. Mais, si on lui rappelle par un mot une scène à laquelle on l'a déjà vu prendre part dans son délire spontané, on peut arriver à faire reparaître cette scène, autrement dit à influencer en réalité la succession des idées délirantes par la parole. Non pas que cela soit très facile et que le changement de tableau s'opère avec la même instantanéité que pour les excitations sensorielles simples, mais on y arrive cependant.

Ainsi si on lui crie aux oreilles, avec insistance, les mots : « Floquet ! général Boulanger ! » il s'arrête dans la scène du moment, semble un instant comme absorbé et réfléchissant. Puis, tout à coup, le voilà dans une réunion publique politique, il discourt ou, semblant écouter un orateur qui parle, il l'approuve, le désapprouve, applaudit,

accompagnant sa mimique d'observations souvent fort
justes ou fort spirituelles. Nous avons vu que la réunion
publique fait partie de son délire spontané (v. p. 121). On
peut aussi lui faire jouer à volonté la scène des *Mystères
de Paris* (v. p. 121) en lui criant à plusieurs reprises à l'o-
reille ces mots : « Le Chourineur ! La Chouette ! Tortillard ! »

Malgré cette impressionnabilité à la parole, le malade
est cependant encore dans un état de concentration bien
profonde. Il suffit, pour s'en rendre compte, de constater
ce qui se passe lorsque, dans son somnambulisme, on essaie de le faire écrire. Cela n'est pas toujours bien aisé et
il faut y mettre de la patience et de la persévérance. On y
arrive cependant en l'asseyant sur une chaise, le plaçant
devant une table, lui mettant une plume à la main et attirant par tous les moyens possibles, par la parole et par le
geste, son attention sur la plume et sur du papier qu'on
place devant lui. On le voit d'abord, inattentif à toutes
les sollicitations, souffler sur sa plume, en faire tomber,
avec des chiquenaudes, les *cafards* qui courent dessus,
qui tombent sur la table et qu'il poursuit là de nouveau,
toujours obsédé par ses visions zoopsiques, qui, nous le
répétons encore, rattachent bien nettement ce somnambulisme à la phase passionnelle de l'attaque ordinaire. Cependant, en insistant, on lui fait comprendre qu'il doit
écrire.

La première fois que nous fîmes cette épreuve, il commença alors à nous écrire une chanson intitulée « le vin
de Marsala ». Une fois qu'il est lancé dans cette occupa-
tion, il y est concentré totalement, à un degré qu'on ne
peut imaginer. On peut crier à ses côtés, lui parler dans
les oreilles, promener les doigts autour de sa figure et
jusque sur ses conjonctives, en arrivant de côté. Si à ce
moment la main qui s'agite autour de lui arrive dans ce
cercle étroit dans lequel semble restreint le champ de sa
vision, ce n'est pas une main qu'il voit en général, mais
un *cafard* qu'il essaye d'attraper. Puis il se remet à écrire.
On peut alors interposer un carton entre sa main et ses
yeux, il continue sans direction, sans encre dans sa plume
à la rigueur, mais ne s'occupe pas de l'obstacle apporté.

On dirait que tout se passe dans son cerveau, qu'il ne conduit pas en réalité sa main avec ses yeux, mais qu'il s'agit en tout cela d'une simple image mentale de ce qu'il accomplit. On lui a mis, je suppose, devant lui, plusieurs feuilles de papier superposées. Si on vient alors à lui retirer vivement la feuille sur laquelle il écrit, il achève, sans s'occuper de ce qui arrive, sur la feuille suivante le jambage de la lettre qu'il était en train de tracer et continue sa tâche sur cette page dont le haut est à moitié blanc. On peut même aussi lui enlever tout le paquet de papier qu'il a devant lui. Peu lui importe, il continue à écrire sur le bois de la table ou sur la toile cirée qui la recouvre.

Bien plus : une fois terminé le couplet qu'il écrivait, il s'arrête et se prépare à relire tout ce qu'il a écrit. On lui remet alors du papier blanc devant les yeux ; il se trouve donc en présence d'un feuillet complétement vierge de caractères. Cela n'est point pour l'arrêter : ce n'est pas, nous le disons, sur le papier qu'est sa chanson, c'est dans son cerveau. Il continue donc à la voir sur cette page toute blanche et se relit, ajoutant des points, des virgules, des accents, des barres aux t. On n'a alors qu'à faire coïncider exactement les deux premières feuilles avec la troisième, on voit qu'une barre en travers, un accent aigu ou grave, marqués sur celle-ci, correspondent exactement à une lettre non accentuée, à un t non barré sur l'une ou l'autre des deux premières. Cette épreuve est tout ce qu'on peut imaginer de plus caractéristique. Nous donnons ci-contre un *fac-similé* de trois feuillets sur lesquels nous avons fait écrire notre malade (*Fig.* 1, 2 et 3).

M. Mesnet, dans son mémoire si éminemment suggestif déjà cité, décrit un fait absolument identique (1). Après avoir enlevé successivement à son malade tous les feuillets sur lesquels il avait écrit, il le voit « diriger ses yeux sur le haut de la page blanche ; relire tout ce qu'il venait d'écrire…, puis à diverses reprises tracer avec sa plume, sur différents

---

(1) Mesnet. — *Loc. cit.* (*Un. Méd.*), p. 20 du tirage à part.

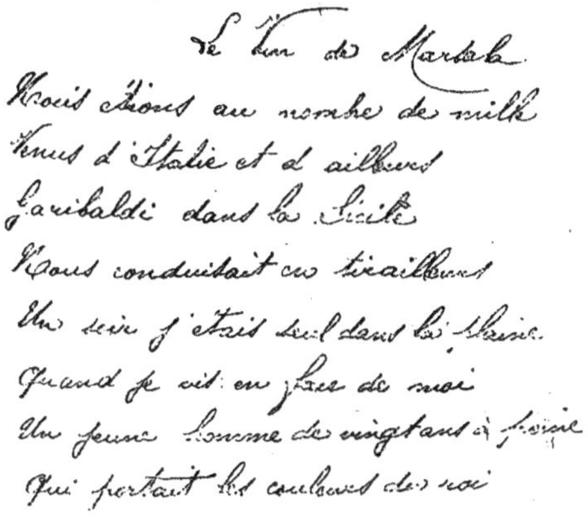
Le Vin de Marsala
Nous étions au nombre de mille
Venus d'Italie et d'ailleurs
Garibaldi dans la Sicile
Nous conduisait en tirailleurs
Un soir j'étais seul dans la plaine.
Quand je vis en face de moi
Un jeune homme de vingt ans à peine
Qui portait les couleurs du roi

Fig. 1. — Écriture de Poig... pendant le somnambulisme hystérique.

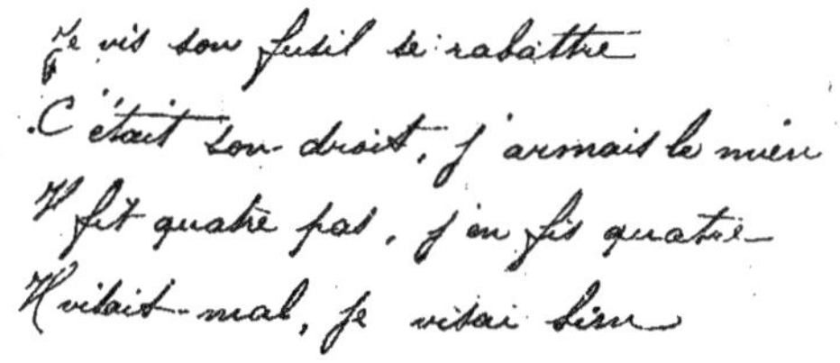
Je vis son fusil se rabattre
C'était son droit, j'armais le mien
Il fit quatre pas, j'en fis quatre
Il visait mal, je visai bien

Fig. 2. — Suite de la chanson commencée dans la Figure 1. Le feuillet sur lequel le malade écrivait la première partie, a été soustrait vivement; il continue à écrire comme si le haut de la nouvelle page n'était pas vierge de tous caractères.

Fig. 3. — Accentuation et ponctuation ajoutées par le malade sur un feuillet blanc et relatives à la chanson des deux figures précédentes, après qu'on lui eut soustrait les feuillets sur lesquels il avait écrit. Montre : à la 2ᵉ ligne la barre du *t* de *âtions*, de la fig. 1, qui est incomplète ; deux points sur les *j* des 5ᵉ et 6ᵉ vers ; des signes de ponctuation qui manquent aux fig. 1 et 2 : un point à la fin du titre ; une virgule à la fin du premier vers ; point et virgule à la fin du 2ᵉ ; point à la fin du 4ᵉ ; virgule à la fin des 5ᵉ et 7ᵉ vers ; point à la fin du 8ᵉ ; virgule à la fin du 9ᵉ ; point et virgule à la fin du 10ᵉ ; virgule à la fin du 11ᵉ ; point à la fin du dernier vers.

points de cette page blanche, là une virgule, là un e, là
un t, en suivant attentivement l'orthographe de chaque
mot, qu'il s'applique à corriger de son mieux ; et chacune
de ces corrections répond à un mot incomplet que nous
retrouvons à la même hauteur, à la même distance, sur les
feuillets que nous avons entre les mains. » Et M. Mesnet
ajoute : « Quelle signification donner à cet acte d'apparence si singulière ? I' nous semble avoir sa solution dans
l'état hallucinatoire qui crée l'idée-image et donne à la
pensée ou à la mémoire une telle tendance de réflexion
vers les sens, que ceux-ci, entrant en exercice, donnent,
soit à la pensée, soit au souvenir, une réalité extérieure? »
On ne saurait mieux caractériser en quelques mots cette
sorte de concentration hallucinatoire qui distingue les somnambules de ce genre. Nous avons vu ailleurs (v. p. 74 et 98)
que l'observation si intéressante de M. Mesnet contenait
le germe de toutes les recherches qui ont été faites ultérieurement chez eux. Pour cette raison, il ne serait que
juste de grouper les cas de cet ordre sous la rubrique de
Somnambulisme hystérique du type Mesnet, toute question de nosographie, d'ailleurs, mise à part ; car cet auteur,
si nous ne nous trompons, conformément aux idées qui
avaient cours à cette époque, considérait le somnambulisme par lui décrit comme une névrose à part et ne
l'avait pas réduit à ce qu'il est réellement, c'est-à-dire à
une pure et simple manifestation de l'attaque hystérique.

.*.

Nous avons vu chez nos deux derniers malades la crise
somnambulo-délirante précédée des autres phases de
l'attaque hystérique nettement caractérisée. Mais il existe
aussi, avons-nous dit, des cas dans lesquels ces dernières
peuvent être réduites à fort peu de chose ou même manquer complètement. Dans cette dernière catégorie rentre à
bon droit le deuxième cas de M. Mesnet. Chez ce malade
« la transition de la santé à la maladie se fait rapidement,
en quelques minutes, d'une manière insensible, sans convulsions, sans crises. » Et cependant nous voyons noté
chez lui certain phénomène qui ne permet pas, si l'on veut,

par sa seule présence, d'affirmer la nature hystérique du
so mnambulisme dont il était atteint et de le rattacher à la
ph ase passionnelle de l'attaque, mais du moins plaide quelque peu par lui-même dans ce sens. Le début de chaque crise
est en effet, chez cet homme, « précédé d'un malaise, d'une
pesanteur vers le front, que le malade compare à l'étreinte
d'un cercle de fer. » N'est-ce point là une sorte d'aura
qu'il nous semble possible de comparer, sans trop s'aven-
turer, à l'aura céphalique de l'attaque normale, décrite par
M. Charcot ? Joignons à cela les caractères du délire
lui-même, si parfaitement identique à celui des autres
malades que nous avons examinés, et nous n'aurons point
de répugnance à le ranger dans la même catégorie. D'autre
part, à la lumière des connaissances nouvelles, le malade
de M. Mesnet, s'il se présentait aujourd'hui, apparaîtrait,
cela est on ne peut plus vraisemblable, comme un bel
exemple d'hystérie traumatique chez l'homme.

En réalité, le cas de M. Mesnet présente une petite difficulté d'interprétation, que l'on peut ainsi résoudre, nous
semble-t-il, d'après les caractères propres tirés du malade
lui-même, mais qui se trouve singulièrement amoindrie si
l'on est en mesure de fournir des cas de transition, pour
ainsi dire, montrant que le fossé est moins profond entre
les cas absolument typiques comme nos deux précédents
et les cas tout à fait frustes comme le sien. Du reste
ce ne sont point là choses entièrement nouvelles. Si
l'on veut bien se reporter à l'ouvrage déjà cité de M. P.
Richer, on y trouvera de semblables considérations, nettement formulées. On nous dira que le somnambulisme
décrit par cet auteur ne se rapporte pas toujours exactement au type dont nous nous occupons ici. Mais cela
s'explique facilement par la confusion relative où se trouvait encore cette question, à l'époque où il écrivait son
livre. Quoi qu'il en soit, conformément à l'enseignement de
M. Charcot, il adopte catégoriquement la classification
suivante (1) : « a) Le somnambulisme apparaît mêlé aux
attitudes passionnelles de la grande attaque hystérique

_____

(1) P. Richer. — *Etudes cliniques sur la grande hystérie ou
hystéro-épilepsie.* 2° édit. 1885, p. 302.

ou les remplace complètement. ». Voilà donc un premier point établi : le somnambulisme a sa place dans la troisième période de la grande attaque.

Passons maintenant à la troisième division de M. P. Richer (nous reviendrons tout à l'heure à, la seconde).

« c) Le somnambulisme apparaît sous forme d'accès distincts chez une malade qui, d'autre part, a des attaques convulsives ou simplement d'autres signes d'hystérie. » Cette catégorie de cas comprend celui du malade de M. Mesnet. La seconde englobe précisément ces cas de transition auxquels nous faisions allusion quelques lignes plus haut et qui nous sont précieux pour relier entre eux les cas complets et les cas tout à fait frustes. M. P. Richer la caractérise ainsi : « b) Le somnambulisme n'est accompagné que de quelques-uns des phénomènes appartenant aux diverses périodes de la grande attaque hystérique. » Conclusion : que le somnambulisme apparaisse isolé ou encadré des phénomènes classiques de la grande attaque, il ne fait pas moins partie de celle-ci, dont il peut être à lui seul l'unique représentant.

On objectera : mais comment imaginer une attaque d'hystérie, quelle qu'elle soit, qui dure, nous ne dirons pas des heures, mais des jours, des semaines entières? A cela la réponse est facile. On ne fait pas difficulté de considérer comme attaques de sommeil les cas bien connus de ces dormeuses dont le sommeil dure des mois entiers. M. Charcot en a montré plusieurs dans ses leçons ; M. Gilles de la Tourette en a rapporté des exemples fort probants (1). Considérant une autre période de l'attaque classique, la phase épileptoïde, on peut voir celle-ci, dans ce qu'on appelle l'état de mal hystérique épileptiforme, s'individualiser et s'allonger au point de durer une et deux semaines consécutives (2). Pourquoi s'étonner de voir se produire pour les attitudes passionnelles ce qu'on observe

(1) Gilles de la Tourette. — *Des attaques de sommeil hystérique.* (*Arch. de Neurol.*, 1888, t. XV, p. 93 et 266).
(2) Charcot. — (*Tribune méd.*, 1885). Leçon publiée par Edwards. — Marie et Souza-Leite. (*Progr. méd.*, 20 octobre 1884).

à l'égard des autres phénomènes de l'attaque ? Celle-ci n'en conserve pas moins ses caractères particuliers et son individualité propre.

En effet, la description autrefois donnée de la grande attaque hystéro-épileptique par M. Charcot ne constitue pour ainsi dire qu'une sorte d'étalon, de type modèle auquel on vient rapporter et comparer toutes les autres formes rencontrées. Jamais il ne nous est venu à l'idée que toute crise de nerfs non conforme à cette description n'était pas une attaque hystérique. Bien plus, avec l'auteur même de cette description, nous reconnaissons volontiers, parce que c'est le résultat non douteux de l'observation journalière, que la majorité des attaques d'hystérie ne présente pas les quatre périodes classiques. Mais est-ce là une raison pour nier l'existence des cas complets, aujourd'hui presque universellement admis en France comme à l'étranger (1) et vouloir en faire une sorte d' « hystérie de culture » qu'on ne rencontrerait qu'à la Salpêtrière? Cette conception est absolument contraire à la réalité des faits.

Notre description de la grande attaque à quatre périodes, notre étalon, nous sert précisément à interpréter sainement les cas incomplets ou anormaux. L'attaque la plus fréquente est celle ou la deuxième phase domine, où la période épileptoïde est plus ou moins fruste, et où les attitudes passionnelles font défaut. Un clinicien qui ne travaille pas dans un champ d'expériences aussi vaste que le nôtre, peut fort bien n'avoir jamais rencontré que celle-là et n'avoir point observé la grande crise complète, pas plus que des anomalies rares, telles que l'état de mal hystérique épileptiforme ou les attaques de somnambulisme. Encore une fois, est-ce là une raison pour nier ce que d'autres ont dûment constaté, surtout quand ceux-ci ont puisé les éléments de leurs travaux dans un matériel clinique tout à fait étranger à la Salpêtrière? Dans cet ordre d'idée, nous

---

(1) Voir à ce sujet les traités de MM. Eichhorst, Hirt, la description d'un cas d'hystérie chez un soldat allemand de MM. André et Knoblauch, reproduite avec les figures dans la *Nouv. Icon. de la Salpétrière*, 1889, par Gilles de la Tourette. Voir aussi Rummo, *Atlas photographique*, etc., etc.

pourrions citer Bernutz qui, n'ayant pas étudié dans cet
hospice, a reconnu cependant, ainsi que nous le disions au
début de ce travail, la période délirante comme un élément
caractéristique du type de l'attaque hystérique (1).

Mais revenons à nos cas de somnambulisme. Nous disions
donc que nos malades Schey... et Poign... représentaient
des types complets, excellents pour la démonstration, dans
lesquels les manifestations délirantes étaient encadrées par
les phénomènes typiques de la grande attaque. Au contraire, le cas de M. Mesnet représente l'autre extrémité de
l'échelle, où ceux-ci font à peu près complètement défaut.
Nous allons maintenant donner la description d'un de ces
cas de transition où l'on verra l'élément convulsif parfaitement reconnaissable, mais réduit à sa plus simple expression, au point d'avoir pu passer complètement inaperçu.

.*.

Il s'agit d'un nommé de B..., âgé de 29 ans, journaliste.
C'est un homme qui ne fait pas partie de la clientèle hospi-
talière habituelle. Il a été bien élevé, a reçu une bonne
instruction et est bachelier ès lettres. Ses parents étaient
rentiers et lui ont laissé une certaine fortune qu'il a dissipée
de 18 à 20 ans. Son père est mort d'une hypertrophie cardiaque d'origine rhumatismale. Très irritable, très emporté,
il n'avait cependant aucune affection nerveuse. Rien de
nerveux non plus du côté des grands-parents paternels. Un
cousin germain, fils d'un oncle paternel, était un original
qui plusieurs fois se fit arrêter par la police pour des excentricités, telles que se promener dans les rues habillé en
femme, etc. Les oncles paternels étaient tous emportés
comme son père, mais rien de plus. Pas de maladies nerveuses non plus chez la mère, qui est morte d'une affection
hépatique, ni chez les parents maternels.

Il a une sœur mariée, bien portante, et un frère. Celui-ci,
peu intelligent, n'a jamais voulu embrasser la carrière des

(1) Bernutz. — Art. *Hystérie* du *Dictionnaire de médecine et de
chirurgie pratiques.*

lettres. Il n'a reçu qu'une instruction professionnelle et est actuellement employé dans une maison de banque. A huit ou neuf ans, ce frère, aujourd'hui âgé de 19 ans, avait eu la danse de St-Guy et déjà auparavant il était noctambule, se levait pendant son sommeil, et, les yeux fermés, faisait son lit, s'habillait, se promenait la canne à la main, allumait un cigare, etc. Ce noctambulisme a duré jusqu'à 17 ans. Les antécédents héréditaires névropathiques sont donc fort nettement accentués.

Notre malade, né à Lyon, est entré au collège chez les jésuites à l'âge de 10 ans, près de Villefranche. Pendant son séjour dans cette maison, il n'a eu ni aventures ni maladies graves. Devenu orphelin à 18 ans, il s'est trouvé possesseur d'une petite fortune qu'il a dissipée en deux ans à voyager de divers côtés, en Suède, en Suisse, et à faire bonne chère. Pendant cette période de fêtes continuelles, il a cependant peu fait d'excès vénériens. A vingt ans il part au service militaire comme volontaire d'un an, dans les hussards. Là il fit une fièvre typhoïde grave pour laquelle il fut soigné à l'hôpital militaire. Pendant sa convalescence, il était un peu sourd, avait les jambes enflées et des troubles assez accentués de la mémoire. Au bout de deux mois de convalescence il fut enfin guéri, mais deux mois plus tard éclatèrent les premiers accidents nerveux.

Le début de ces troubles eut lieu sans cause connue. Un soir, chez lui, après dîner, il sentit une boule qui lui remontait à la gorge et l'étouffait, puis perdit connaissance. Pendant deux ou trois heures, il se débattit, se roulant sur le plancher et ces convulsions étaient entrecoupées de périodes d'assoupissement. Dans la suite il n'eut pas d'autres crises pendant huit ans.

A l'âge de 24 ans, complètement ruiné, n'ayant appris aucun métier et obligé de travailler pour vivre, il se mit à faire du journalisme. Il était reporter (faits divers, compte rendu des tribunaux, théâtres, etc.) Il courait par la ville (c'est à Lyon qu'il a commencé ce métier; il n'est à Paris que depuis quelques mois) toute la journée et vers six heures du soir commençait à rédiger sa copie, puis allait au théâtre et, revenant au journal, faisait encore de la copie ou de la correction jusqu'à trois heures du matin. Il n'a jamais collaboré qu'à de tout petits journaux, ce qui explique la multiplicité de ses fonctions et le surmenage auquel il était assujetti.

En mai 1890, il est envoyé à Marseille par un journal parisien pour faire du reportage à l'occasion du voyage du président de la

République en Corse. Il avait déjà depuis quelque temps une
sorte de tremblement de la main droite qui le gênait beaucoup
pour écrire et il se faisait accompagner, en guise de secrétaire,
par un jeune garçon, à qui il dictait ses dépêches, ses articles.
Pendant le voyage, la trépidation du chemin de fer le fatigua
beaucoup et il fut obligé de descendre en route ; sans quoi il
aurait peut-être eu une crise nerveuse. Auparavant il pouvait
voyager en chemin de fer sans souffrir de ces accidents.

Pendant son séjour à Marseille, il se surmena beaucoup et
faillit avoir une attaque de nerfs, dont il ressentit tous les prodromes. A ce moment le tremblement de la main était à son
maximum. C'est dans cette ville qu'il s'aperçut qu'il était porteur d'une hémianesthésie droite.

Parti un jour de Marseille à Cette en bateau, par un gros
temps, il ressentit en arrivant quelques malaises gastriques :
inappétence, vomissements et une sorte de trouble de la mémoire, qui durèrent quatre ou cinq jours. Ces prodromes
annonçaient la deuxième crise nerveuse, qui se produisit alors
et fut suivie de plusieurs autres pendant l'espace de quinze
jours. Il fut soigné par un médecin qui l'*hypnotisa* et le
montra aux officiers de la garnison comme *sujet hypnotique*,
puis envoyé par lui à Montpellier où il entra à l'hôpital. Là on
l'*hypnotisa* encore et on lui fit diverses suggestions pendant
ce *sommeil hypnotique*.

Rentré à Paris, il eut une nouvelle crise pour laquelle il sé-
journa quelques jours à l'Hôtel-Dieu, où on l'*hypnotisa* de
nouveau. Enfin, après avoir repris son travail pendant un
mois, il se présenta à la consultation du mardi, à la Salpêtrière,
le 21 octobre 1890, parce qu'il ressentait de nouveau les prodromes d'une crise nerveuse.

Ces prodromes sont toujours les mêmes. Ils consistent en
maux de tête, inappétence, nausées suivies quelquefois de
vomissements par régurgitation, frissons, sensations de chaud
et de froid. A cela s'ajoute une sorte de trouble de la mémoire, il ne se rappelle plus rien, oublie ce qu'il a fait la veille
et ce qu'il doit faire le lendemain. Cette espèce de malaise
général a précédé presque toutes les crises ou les séries de
crises qui se sont produites depuis quelque temps.

Lorsqu'il se présente à nous, c'est un homme de force
moyenne, d'aspect pas très robuste, un peu pâle, l'air abattu et
triste. Tous ses organes fonctionnent normalement. Il n'a rien
au cœur ni dans les poumons. Habituellement les digestions
et les selles sont régulières.

La moitié droite du corps est le siège d'une anesthésie absolue au contact, à la douleur et à la température. La perte du

sens musculaire de ce côté n'est point absolue ; il sent qu'on remue un doigt, mais sans indiquer toujours sûrement lequel. La sensibilité profonde, musculaire et articulaire est abolie complètement.

Il existe dans la fosse iliaque droite un point douloureux. La pression sur ce point, seulement la pression profonde, donne lieu aux phénomènes de l'aura (boule, battements dans les tempes, sifflements dans les oreilles). De plus, ainsi qu'on le verra plus loin, elle arrête aussi l'attaque. Il en existe un autre au niveau du condyle interne du fémur du côté droit également. Pas de points testiculaires, ni vertébraux.

Le goût est aboli sur la moitié droite de la langue, l'odorat complètement perdu pour le côté droit. L'ouïe est diminuée du même côté. En ce qui concerne la vue, on constate du côté droit un rétrécissement du champ visuel à 30°. A gauche le champ visuel est normal. De plus : achromatopsie et polyopie monoculaire.

Le malade nous dit qu'il est *hypnotisable* et que *dans les services hospitaliers où il a passé il a servi de sujet à diverses expériences. On l'hypnotisait à l'aide de la pression sur les globes oculaires.* On verra plus loin quel est l'état dans lequel on met en réalité le malade à l'aide de ce procédé.

La main droite est le siège d'un léger tremblement qui gêne le malade pour écrire (Voir planche II le spécimen de son écriture), mais ce tremblement ne se manifeste guère que pendant cet   e. Au repos il n'est pas appréciable.

l. nalade décrit ainsi une de ses crises nerveuses, d'après le récit qui lui en a été fait à Montpellier. Il tombe par terre, raide, après avoir ressenti les phénomènes de l'aura ; puis il se renverse en arc de cercle et reste ainsi pendant un temps plus ou moins long. Il se débat peu et on a qualifié d'attaques de sommeil les crises qu'il a eues. Nous n'avons pas vu de crises semblables chez cet homme, au moins au début de son séjour à la Salpêtrière.

Deux jours après son entrée, le malade nous prie de vouloir bien l'*hypnotiser*, comme on avait déjà fait à Montpellier et ailleurs, parce qu'il ressent une certaine amélioration à la suite de ces sommeils provoqués. Nous déférons volontiers à son désir et, après l'avoir fait asseoir sur une chaise, nous répétons la manœuvre qu'il dit avoir été déjà employée dans ce but : l'occlusion des yeux avec une légère pression sur les globes oculaires.

Au bout de quelques secondes, le malade présente des mouvements de déglutition et de régurgitation assez prononcés : on dirait qu'il va vomir, mais les vomissements ne se produi-

sent pas. Bientôt les membres se raidissent légèrement ; ils
sont étendus suivant l'axe du corps qui s'incurve un peu en
arrière ; les membres inférieurs rapprochés l'un contre l'autre,
le pied en extension forcée. Les membres supérieurs sont rapprochés du corps ; les avant-bras en pronation forcée ; la
paume de la main en arrière et en dehors, les doigts
fléchis.

Le bras soulevé reste, raidi, dans la position qu'on lui donne.
Puis le malade est agité de quelques frissonnements et bientôt
les membres redeviennent souples et le malade reste assis,
calme, la tête un peu inclinée sur la poitrine, les yeux fermés,
dans l'attitude de quelqu'un qui sommeille.

Tout cela n'avait peut-être pas duré une minute, mais l'apparition de ces phénomènes convulsifs, en conséquence du
procédé employé, commençait déjà à nous donner fort à réfléchir au sujet de ce prétendu sommeil hypnotique qu'on avait
ailleurs développé chez lui. La suite de la scène vint confirmer
nos soupçons.

Quelques instants après, le malade, les yeux toujours fermés,
commence à réciter à voix basse des vers d'Horace ; à ce moment, nous lui crions dans l'oreille droite : « Des soldats ! »
Le malade cesse sa citation d'Horace, et au bout de quelques
secondes, après avoir prononcé entre les dents des paroles
inintelligibles, il crie à haute voix, avec l'intonation du commandement : « En avant ! marche !... Par le flanc droit !...
droite!... » Puis, il ouvre les yeux, et le regard fixe, comme
porté au loin, les paupières largement ouvertes, le corps in-
cliné en avant, le cou tendu, il paraît suivre avec une attention très vive quelque chose qui se passe à quelque distance.

On frappe alors quelques coups de gong, légers et rhythmés :
Le malade prend une attitude plus calme, qui semble exprimer le recueillement, puis il dit : « Marguerite entre dans la
chapelle... Méphistophélès... »

A ce moment, on pique avec une épingle le côté droit de la
face, qui était anesthésique à l'état de veille ; aussitôt le malade manifeste que la sensation est perçue, en faisant une grimace, et en portant la main de ce côté. Du côté gauche, au
contraire, il y a une anesthésie, qui n'existait pas à l'état de
veille. En même temps, il s'écrie : « Oh ! les mouches !... »

On frappe de nouveau quelques coups de gong ; le malade se
frotte les yeux, comme quelqu'un qui s'éveille ; il a de nouveaux mouvements de déglutition et de régurgitation, puis il
ouvre les yeux : il est revenu à lui. On lui demande s'il sait ce
qui vient de se passer : « J'ai dormi, je crois, » répondit-il. On
explore la sensibilité : le côté droit de la face n'est plus anes-

thésique, comme avant le sommeil; l'anesthésie est passée à
gauche.

Cette première expérience, pour n'avoir été ni bien longue
ni bien variée, était décisive. Nous n'avions nullement hypnotisé de B..., nous avions tout simplement provoqué chez lui
une attaque somnambulo-délirante, dans laquelle les phénomènes convulsifs se bornaient à quelques tiraillements des
membres et quelques mouvements de déglutition. Mais il fallait les interpréter judicieusement, ces phénomènes convulsifs,
et leur assigner leur réelle valeur, c'est-à-dire celle de véritables représentants de la phase convulsive de l'attaque. Mais
les eût-on même négligés, il était encore facile, à l'aide des
caractères propres du délire que présentait ensuite le malade,
de distinguer cet état de somnambulisme hystérique de la véritable hypnose. Nous en avions la preuve quelques instants
après (1).

En cherchant à explorer la sensibilité, on ferme avec la
main les yeux du malade, qui retombe aussitôt dans son
attaque. On observe les mêmes mouvements de régurgitation
et de déglutition; puis les membres se raidissent légèrement,
étendus et rapprochés du corps, qui s'incurve en arrière. Au
bout de quelques secondes, les membres redeviennent souples
et le malade reprend l'attitude calme d'une personne qui sommeille.

Nous imitons alors avec les doigts, en frappant sur une table,
une marche militaire : le malade, les yeux fermés, tourne la
tête à droite et à gauche, puis fronçant le sourcil, et sur un
ton de commandement, il dit : « Allons !... dans le rang !... »

On lui présente sous les narines un flacon de sulfure de carbone. Le malade, avec dégoût : « Ça ne sent pas les roses d'Al-
« phonse Karr; on n'est pas à Nice, ici... On est à la salle de
« police...; tu as donc dit: Cambronne ! à ton caporal ?... Allons !
« ne me prends pas mon pain, toi... »

On produit un bruit métallique, en frappant sur un aimant
avec un morceau de fer. Le malade, paraissant s'adresser à

---

(1) En ce qui concerne le mode de provocation de l'attaque,
l'analogie avec ce qui se passe pour l'hypnose ne se bornait pas
à l'emploi du procédé de l'occlusion des yeux avec pression des
globes oculaires. Nous avons constaté plus tard, au cours de nos
observations, que l'on pouvait provoquer l'attaque chez de B...
par simple suggestion verbale. Il suffit de lui dire plusieurs fois :
« Dormez ! » en insistant avec assurance, pour faire naître la
crise, sans l'emploi d'aucune autre manœuvre.

quelqu'un : « On t'a envoyé pour suivre le départ du forçat...
Combien de traitement? » Puis, changeant de ton et comme
s'il expliquait ce qu'il voit : « On le met à la chaine, vois-tu ? on
« le rive à l'anneau... » Interrogeant son camarade : « Tu ne
« vas pas à la Cour d'assises ? » Paraissant répondre, avec
indifférence : « Pour aller dans une auberge de province,
« manger du turbot, sauce hollandaise... et faire sa partie de
« billard !... » Changeant de ton : « Ils s'embarquent... Bon
« voyage !... Ils chantent... » Avec amertume : « Entre jour-
« naliste et forçat, pas tant de différence... ; plus tard, on
« devient propriétaire, comme le pharmacien Fenayrou... »
Le malade a quelques frissonnements convulsifs, puis reprend
son attitude calme, les yeux fermés.

On lui ouvre les yeux et on lui présente un verre coloré en
rouge. Au bout de quelques secondes, le malade, avec anxiété,
s'écrie : « Oh ! l'incendie... », et en parlant à lui-même, changeant
de ton : « En voilà au moins pour 500 lignes de copie !... »

On frappe trois coups sur une table. Le malade, avec autorité :
« En scène, mesdemoiselles !... » Changeant de ton : « Tiens,
« la petite Elise..., où a-t-elle pris cette poitrine-là ? Je ne la
« lui connaissais pas..., c'est son habilleuse qui lui aura
« arrangé cela... » Avec raillerie : « X... (un nom d'artiste),
« qui fait le Delaunay au petit pied ! »

On présente au malade un verre coloré en bleu ; avec
admiration : « Oh ! que c'est beau !... Superbe ce dernier
« tableau..., il a des tons d'émail... ; c'est l'Exposition du
« Blanc et Noir... »

On lui présente un verre rouge ; toujours avec admiration :
« La belle sanguine !... » Puis, changeant de ton, avec anxiété :
« Au feu !... »

On frappe quelques coups légers, rhythmés, sur le gong. Le
malade, avec ironie : « Ne me le faites pas à la marche
« indienne ! Vous n'êtes que des Annamites des Batignolles...
« Assez, la rue du Caire !... ce sont des attractions d'un goût
« douteux... » (Souvenirs de l'Exposition universelle de Paris
en 1889).

On lui présente un verre rouge. Le malade, avec anxiété,
s'écrie : « Au feu !... Une femme au 3e étage !... » Changeant
de ton, ironiquement : « Pourquoi? ce n'est pas votre belle-
« mère!... » Entrant dans son délire, nous lui demandons
alors, faisant allusion au secrétaire général de la Préfecture
de police, souvent mentionné dans les faits divers de ce
genre : « M. Lépine est-il là ? » Le malade répond, avec
anxiété : « Oui, il est là, près d'une poutre..., il va se faire
« tuer... »

On lui présente un verre bleu. Le malade, avec ironie, sur un ton emphatique : « Tiens, je suis dans Théoph. Gautier !... « Je regarde ma princesse derrière un vitrail..... Nous irons « chanter tous les deux la chanson de nos 20 ans ! »

On frappe trois coups sur la table. Le malade, changeant de ton, et comme s'il se parlait à lui-même, écoutant : « Voici « l'ouverture.....; trémolo à l'orchestre..... » Interrogeant : « Qu'est-ce ? un vaudeville?... » Puis comme s'il critiquait la pièce : « Voilà la scène à faire, comme dit Sarcey..... ; le dia-« logue est mou.... »

En frappant sur un aimant, on produit comme le son d'une cloche. Le malade imitant le ton des employés : « Chillon !... « Vevey !... Embarquez ! » Puis changeant de ton, comme s'il s'adressait à un des employés qui le presse : « On y va... « on embarque...; nous n'allons pas faire de plongeon, au « moins ?.... »

En frappant sur une table avec les doigts, on imite le bruit du tambour. Le malade, se parlant à lui-même avec tristesse : « C'est une parade d'exécution..., on va le dégrader, le pauvre « malheureux..., il ira aux compagnies de discipline..., tandis « que l'espion de Nancy s'en tirera avec cinq ans de prison... « Cet homme, qui représente le commissaire du gouvernement, « manque de majesté... »

On fait passer sous les narines du malade un flacon d'eau de Cologne. Vivement, et sur un ton aimable : « Bonjour, Vio-« lette !... Quel parfum dans ton boudoir !... Tu as au moins « fait connaissance d'un prince péruvien?... » Puis changeant de ton, et avec ironie : « Tiens, un perroquet?... C'est un « prince Balkan qui te l'a donné ?... Il y en a beaucoup comme « ça... ils sont nés à Alby ou à Agen, ont eu des condamna-« tions..., etc... » Avec tendresse : « Je t'aime toujours « bien... »

On frappe sur le gong. Le malade, étonné, et avec ironie : « Qu'est-ce que cette grosse caisse?... » On fait entendre plu-sieurs coups de sifflet. Le malade, toujours sur le même ton : « Qu'est-ce que ce sifflet maintenant?... nous faire venir pour « entendre un solo de grosse caisse, puis un solo de sifflet !... « Ces tziganes, ce sont les bohèmes de la musique !... »

On comprime la région pseudo-ovarienne droite. Le malade a quelques mouvements de régurgitation, puis il s'éveille.

Le lendemain, l'anesthésie a persisté du côté gauche de la face. La sensibilité est restée du côté droit. Le point hystéro-gène qui occupait hier la région pseudo-ovarienne du côté droit n'est plus sensible ; aujourd'hui, c'est du côté gauche qu'existe un point hystérogène. Le malade dit qu'il est mieux à son aise

quand l'anesthésie est du côté gauche. Il ne se rappelle pas
qu'hier il s'est endormi.

On plonge de nouveau le malade en attaque à l'aide de la
pression sur les globules oculaires. Après quelques secondes
de tiraillements des membres et de mouvements de déglutition, il se met à réciter, à voix basse, les yeux toujours fermés, des vers français. Bientôt, s'animant, il déclame à haute
voix : il présente dans ces vers, que nous avons su dans la
suite être de lui, la condition d'un écrivain malheureux qui,
près de mourir, fait sa confession générale. Cette tirade dure
environ trois ou quatre minutes.

On l'interrompt en piquant avec une épingle le côté droit de
la face. Le malade, portant la main de ce côté et avec mauvaise humeur : « Oh ! les guêpes !... Aubergiste, vous ne
pourriez pas nous donner les *Guêpes* d'Alphonse Karr, au lieu
de celles que vous nous servez ?...» Changeant de ton et avec
ironie : « Je vous dois ?... vous avez mis dans la note le sel
que vous avez oublié dans l'omelette... » Puis, faisant le geste
d'ouvrir une porte et comme se parlant à lui-même, avec
amertume : « Dans la campagne, la route est fleurie..., joie
dans le ciel, joie dans les champs..., mais vide dans l'estomac..., cette omelette n'était qu'une omelette soufflée... »

Le malade a quelques secousses convulsives puis de nouveau redevient calme, les yeux fermés. On frappe un coup
sur une table, avec la main. Le malade, relevant la tête, et
fortement : « Entrez !... » Puis, répondant à quelque camarade : « De l'argent ? j'allais t'en demander... Veux-tu déjeuner avec moi ? je m'étais promis un petit menu..., mais nous
en serons réduits à la cuisine bourgeoise, ainsi appelée parce
que ce n'est ni de la cuisine, ni bourgeois... »

On frappe sur une boîte en fer-blanc. Le malade avec ironie :
« Ah ! des chaudronniers..., des fils de l'Auvergne...; ils frap-
pent sur le cuivre..., ils doivent aussi retaper les souliers,
vendre des bouquins... » Changeant de ton, comme s'il s'a-
dressait à l'un d'eux : « Combien ce bouquin ?... 3 fr. 50 ? je
vous en donne 4 sous...; et vous avez acheté ça à la livre ; ça
ne vaut même pas... » Sentencieusement : « Eh bien, je n'en
veux pas ; apprenez qu'on ne doit pas voler de pauvres ache-
teurs... »

On frappe de légers coups rhythmés sur un aimant imitant
le son d'une cloche. Le malade, sur un ton mélodramatique et
et avec des gestes appropriés : « Minuit !... le traître s'avance,
cachant sous son manteau de papier gris... » Avec ironie,
changeant de ton, comme s'il se parlait à lui-même : « Ah !
que c'est vieux... je parie qu'au 5ᵉ acte ils vont se marier, ce

grand enfariné là-bas, avec... » A ce moment le malade est
pris de quelques frissonnements convulsifs.

On lui met sous les narines du camphre. Avec mauvaise humeur : « Oh! sale blague, pas de Raspail, ici ; pas besoin d'a-
naphrodisiaque... »

On place un étui cylindrique, rouge, devant les yeux du
malade. Avec surprise : « Oh ! le joli porte-or... ce sont des
louis qu'un éditeur m'envoie, sans doute. »

Cherchant si le malade extériorise ses sensations, on place
un prisme devant l'œil gauche. Le malade, avec étonnement :
« Tiens, j'ai un monocle... » Puis regardant avec attention à
gauche (côté anesthésique) : « Un rat !... (Il compte) 2, 3, 4
rats, il doit y en avoir 7, c'est un nombre... » Avec terreur et
se reculant : « Ils viennent vers moi..., allez-vous-en !... » Le
malade se renverse en arrière : quelques mouvements convulsifs ; puis, résolution musculaire ; le malade est calme.

On met un flacon de sulfure de carbone sous les narines du
malade. Avec impatience : « Bon ! les senteurs de l'écurie qui
parviennent jusqu'ici...; on devrait bien placer les reporters,
de façon... »

On réveille le malade, en lui soufflant sur les yeux. Il paraît
ne pas se rappeler qu'on l'ait endormi en lui mettant la main
sur les yeux et n'a pas la moindre conscience de tout ce qui
s'est passé pendant tout ce temps.

Nous nous arrêtons là dans la description du délire.
Nous n'en finirions pas si nous voulions reproduire tous
les documents que nous avons recueillis à ce sujet. La
description ci-dessus est déjà bien suffisante pour en
montrer les principaux caractères. Les conceptions délirantes portent au suprême degré le cachet de la personnalité du malade. C'est un journaliste, un « gendelettres »,
sans fortune, vivant tant bien que mal de sa plume. Il ne
parle que de reportage, de théâtre, de misère d'écrivain à
la tâche. Voilà pour le côté professionnel. Pour ce qui est
du caractère, il ne se dément pas non plus : il est sceptique,
désillusionné, et toutes ses idées délirantes sont marquées
à ce sceau-là. Dans la suite, de nouvelles scènes s'ajou-
tèrent. Au bout de quelque temps de séjour à la Salpêtrière, après avoir observé choses et gens autour de lui, il
parlait souvent, dans son délire, de l'hôpital, des malades,
des médecins, toujours avec cette note sceptique et dé-
sillusionnée.

144

En ce qui concerne les caractères du délire lui-même, abstraction faite de l'individu délirant, il est à peine besoin de dire combien il est analogue à ceux que nous avons rapportés plus haut. Rien n'y manque, pas même la zoopsie. Même origine hallucinatoire, même possibilité d'être influencé par les excitations des organes des sens. Le malade, il est vrai, est beaucoup moins actif. Les jeux de physionomie sont fort expressifs, mais il est sobre de gestes. Pendant toute la durée d'une attaque provoquée il ne se lève pas de la chaise où on l'a assis. De plus, le degré de concentration du malade est certainement un peu moindre que dans les cas précédents. Non pas qu'il s'occupe davantage des objets ou des personnes qui l'environnent, mais il est indéniable que les hallucinations provoquées par tel ou tel agent impressionnant les sens, sont moins fixes ou moins identiques d'un moment à l'autre. Ainsi le verre rouge donne tantôt l'hallucination d'incendie, tantôt celle de dessin à la sanguine, tantôt celle d'affiche électorale de candidat anarchiste, et ainsi de beaucoup d'autres. On l'a vu dans le cours de notre description pour le bruit de cloches, celui de gong, l'odeur du sulfure de carbone, etc...

Mais c'est surtout à un autre point de vue que le degré de concentration du malade apparaît moindre que dans les cas précédents. Il nous avait dit, à plusieurs reprises, que, dans les divers services où il était passé, on lui avait, pendant son prétendu hypnotisme, fait des suggestions diverses. Nous avons essayé, à notre tour, et nous avons constaté également que le fait était possible. Le malade, pendant son délire, est susceptible d'accepter des suggestions quelconques, analogues à celles de la période somnambulique du grand hypnotisme (1). Nous lui en avons

---

(1) Voir à ce sujet l'observation publiée dans un travail de M. Dunin (de Varsovie): *Einige Bemerkungen ueber sogenannte traumatische Neurosen.* (*Deut. Arch. f. klin. Med.* 47 Bd., 5 et 6 Heft, Mars 1891, p. 549). Dans ce cas, qui nous semble bien devoir entrer dans le cadre du somnambulisme hystérique et ressemble beaucoup, à certains points de vue, au deuxième cas de M. Mesnet, le malade acceptait toutes les suggestions. Il présentait en outre la même façon d'écrire que notre jeune ouvrier

donné quelques-unes, parmi lesquelles nous nous contenterons de mentionner la suivante, à cause de sa complexité.

B... avait eu, pendant la matinée, dans le dortoir des
malades, une attaque spontanée qui avait été suivie de la
période délirante habituelle. Il a les yeux grands ouverts
et se promène dans la chambre sans faire d'excentricités
bien remarquables, tantôt silencieux, tantôt murmurant
des phrases indistinctes. Au bout de quelque temps, nous
nous approchons de lui et lui adressons la parole en l'en-
traînant du côté d'une table couverte de divers papiers et
d'une clef que nous venions d'y placer en bonne lumière,
à dessein. Nous attirons alors vivement son attention sur
cette clef, en lui affirmant que nous sommes dans le cabinet de l'économe de l'hospice. Cette clef, lui disons-nous
d'un air mystérieux, est la clef de la caisse, représentée,
dans la chambre où nous sommes, par une armoire ordinaire que nous transformons en un gros coffre-fort. Continuant notre invention, nous lui affirmons que ce coffre-
fort est rempli de rouleaux de louis formant une somme
de dix mille francs. Il paraît étonné tout d'abord et accepte
avec peine nos affirmations. Mais, en insistant, nous arrivons cependant à les lui faire admettre.

Nous lui disons alors que nous sommes seuls dans ce
cabinet, devant ce coffre-fort plein d'or, dont la clef a été
oubliée par l'économe, qu'il y a là une belle occasion de
s'approprier facilement une forte somme. Il résiste tout
d'abord : « Pour qui le prend-on ? il n'est pas un voleur...
cet argent n'est pas à lui. » Nous insistons vivement avec
toutes sortes d'arguments perfides : il n'y a aucun danger,
personne ne nous a vus entrer, c'est l'absolue certitude
de l'impunité ; une fois le coup fait nous partagerons ensemble, il ne doit donc pas avoir peur que nous le dénon-
cions, etc., etc. Après bien des révoltes, des mouvements d'indignation, des hésitations, il se laisse enfin
convaincre, avance la main vers la clef, la saisit brusquement, puis tombe dans nos bras, en proie à une violente

_____

emballeur de la précédente observation. Quand on lui retirait la
feuille sur laquelle il écrivait, il continuait sur la feuille suivante
et corrigeait des mots imaginaires sur une page blanche. (G. G.)

attaque convulsive. L'expérience avait doublement réussi.
Elle avait prouvé la possibilité d'imposer au malade des
suggestions multiples et difficiles à admettre et, d'autre
part, elle nous avait montré l'inanité de nos efforts pour
lui faire commettre par ce procédé un acte délictueux, ainsi
que cela arrive généralement lorsqu'on tente d'imposer
des suggestions de ce genre, soit dans l'hypnotisme, soit
dans les états ne relevant pas véritablement de l'hypnose,
mais dans lesquels le phénomène de la suggestibilité existe
à un plus ou moins haut degré.

Nous avons dit plus haut que notre malade est journaliste. Il est aussi poète et fait des vers soit pour l'amour
de l'art, soit dans un but intéressé (réclames, pièces commandées, etc.). Ce côté professionnel se retrouve au plus
haut degré dans ses attaques de somnambulisme, pendant lesquelles il écrit beaucoup, soit spontanément, soit
sous l'influence d'une suggestion sensorielle consistant à
l'asseoir devant une table, où se trouvent du papier et de
l'encre, et à lui mettre une plume à la main. Nous avons
pu ainsi constater, dès le début de son séjour à l'hospice,
un phénomène fort intéressant.

On a vu (p. 136) qu'il était à cette époque atteint d'une
sorte de tremblement qui l'empêchait d'écrire et l'avait
forcé à se faire accompagner dans ses voyages par un
petit secrétaire, à qui il dictait ses dépêches et ses articles.
Pour nous rendre compte du trouble que ce tremblement,
déjà bien atténué cependant à cette époque, apportait à
l'écriture, nous l'avons prié, à l'état de veille, de nous
tracer une page d'écriture, une pièce de vers de lui, par
exemple. Il nous a écrit alors quelques lignes dont nous
donnons plus loin le fac-similé (Voyez planche II, *Fig.* 1).
Étant dans l'état de veille, il a mis sept minutes à écrire
avec difficulté ces quatorze vers. Comme on le voit, l'écriture est tremblée, irrégulière. De plus, on y remarque
quelques fautes ou erreurs. Au premier vers il est écrit:
.... *parmi les arbres*; l'*m* qui est ajoutée sur le fac-similé
l'a été pendant la période délirante, lorsque nous lui avons
mis son manuscrit sous les yeux. A l'avant-dernier vers
on lit: *du fond de leurs tombeaux les trépassés me font.*

Il y a là évidemment soit un défaut de mémoire, soit une véritable faute de style. Les deux mots : *fond* et *font* ne devaient pas se rencontrer dans un même vers, d'autant plus que le premier se trouvait déjà à la fin du dernier vers du tercet précédent. Dans la pièce écrite dans l'état somnambulique, il n'a eu garde de laisser passer une pareille erreur et a remplacé le mot *fond* par celui de *sein*, ainsi qu'on le verra sur la *Fig.* 2 (planche II).

Une fois ce sonnet ainsi écrit, de cette mauvaise écriture tremblée et avec ces fautes évidentes, nous provoquons une attaque et, le malade étant dans la phase délirante, nous l'excitons à nous écrire « *La fête des morts* », il s'exécute facilement et en trois minutes il trace d'une main ferme les lignes suivantes, que nous avons placées à dessein en regard de celles qu'il avait écrites pendant l'état de veille.

L'écriture est toute différente, comme on le voit. De plus, les fautes n'existent plus. Au premier vers, il y a *marbres* au lieu de *arbres*, à l'avant-dernier, *sein* au lieu de *fond*. Enfin, tandis qu'à l'état de veille il avait mis sept minutes à écrire ces quatorze vers d'une façon incorrecte à tous égards, trois minutes lui avaient suffi dans son somnambulisme pour accomplir correctement la même besogne.

A ce moment nous lui mettons sous les yeux le manuscrit de l'état de veille et il commence à le relire, corrigeant tout de suite, sans hésitation, la faute qui s'était glissée dans le premier vers et rajoutant un *m* à *arbres*. Nous ne nous étions pas aperçu tout d'abord de l'erreur de l'avant-dernier vers ; aussi ne le laissons-nous point continuer ses corrections et l'arrêtons-nous avant qu'il en soit arrivé là. Revenu à l'état normal, il ne se rappelle pas avoir rien écrit, ni rien corrigé. Nous lui présentons alors les deux manuscrits ; il reconnaît parfaitement le premier, fait remarquer qu'on a avec raison corrigé la faute du commencement, mais il ignore absolument le second. Il ne le renie pas cependant, disant en souriant que nous avons dû le faire écrire pendant qu'il « dormait ». C'est là, ajoute-t-il, son écriture normale, celle qu'il avait autrefois, avant l'invasion de ce malheureux tremblement qui le gêne tant.

Nous avons maintes et maintes fois fait écrire ainsi le malade pendant ses attaques de somnambulisme hystérique, soit spontanées, soit provoquées, et nous possédons de ce fait un volumineux dossier que nous ne saurions reproduire ici en entier. Il contient des compositions diverses, des lettres à des amis ou à des confrères, des pièces de vers dont quelques-unes sont fort jolies, des petites réclames en vers pour certains produits industriels dont les inventeurs offrent une bonne récompense à quiconque leur envoie une réclame ingénieuse et bien tournée. Parmi cette grande quantité de documents, tous très intéressants, nous nous contenterons d'extraire le suivant.

Ce sont quelques fragments d'une pièce de vers que nous choisissons dans le nombre, parce qu'elle donne une idée assez exacte de l'état moral habituel de notre malade, plus riche d'esprit que d'écus, un peu désillusionné et légèrement « fin de siècle », pour employer l'expression à la mode. Le malade la récitait volontiers spontanément pendant son délire.

LA FIN D'UN JOURNALISTE.

J'avais rêvé parfois, séduisante morale,
D'assujettir la mort à l'urne électorale.
        Réduite au seul apport des voix
De ces pâles amants qui fatiguent les arbres,
Des chercheurs de repos sous les buis ou les marbres
        Des fervents du charbon de bois,

La Mort eût succombé sans même un ballottage.
L'échec était certain ; las ! ce galant partage
        Elle ne l'a pas accepté.
Malgré la République, elle domine en reine,
De mon suffrage hostile elle rit et — sereine —
        Laisse mon vote protesté.

Inutile rameau, sa faulx rouge m'émonde.
Les yeux secs, j'ai bien peu de regrets pour ce monde
        Voguant en plein âge de fer.
Seigneur, que j'ai parfois outragé comme Ponce,
A mes vains arguments n'opposez pour réponse
        Un fauteuil d'orchestre en enfer.

.   .   .   .
.   .   .   .

Dieu puissant, vous m'avez épargné cette honte.
J'ai laissé les Scapin dépouiller les Géronte,
    J'ai préféré l'Agence Havas,
Disant les faits divers des fantastiques zones,
Les combats fabuleux des noires Amazones,
    Le cri de guerre des Hovas.

J'ai menti comme un gueux des fières Asturies,
Mais des vierges en graine, héritières mûries,
    J'ai respecté la puberté.
N'est-ce donc rien, mon Dieu, dans le siècle où nous sommes,
Où l'honneur et l'amour se règlent par des sommes,
    D'avoir sauvé ma liberté ?

Je descendrais joyeux, riant de ma souffrance,
Au tombeau, si j'étais étranger à la France,
    Ce pays magique, enchanté,
Ce tableau merveilleux, exempt d'ombres sinistres,
Où les graves vieillards s'appellent des ministres
    Et n'engendrent que la gaîté,

Où les événements tournés en facéties
Ont l'air de vieux refrains aigres comme des soies
    Ou de couplets de Béranger,
Où revient — preuve encor que notre terre est ronde —
Périodiquement quelque nouvelle Fronde :
    Coadjuteur ou Boulanger.

. . . .
. . . .

Jéhovah juste et bon, qu'aucun pécheur ne lasse,
En votre paradis réservez une place
    Au pauvre et repentant rêveur !
Journaliste endurci, ma suprême prière
Sera pour demander à l'apôtre saint Pierre
    Un dernier billet de faveur.

Cette poésie écrite, nous plaçons devant les yeux du malade une feuille de papier sur laquelle nous avons écrit, faisant allusion en même temps à une autre poésie : « Quand avez-vous fait ces deux pièces de vers ? » Il saisit aussitôt une plume et trace les lignes suivantes : « Mon cher Éditeur, j'aurais un très pressant besoin d'un acompte de cent francs. Ces pièces doivent être sous-datées : Montpellier, juin et juillet 1890. Bien à vous, un peu de votre argent à moi. Signé de B... » Il était d'ailleurs facile de voir, à l'assurance et à la rapidité avec lesquelles le malade écrivait les vers ci-dessus, qu'il ne faisait que reproduire de mémoire. Il a du reste peu composé pendant ses attaques délirantes. Sauf quelques courtes pièces, pour lesquelles il était facile de voir qu'il composait, grâce aux ratures dont il couvrait son papier et aux temps d'arrêt pendant lesquels il réfléchissait, il a presque toujours reproduit de mémoire des pièces déjà faites.

Pendant qu'il écrit, il est assez profondément concentré pour qu'on puisse agiter autour de lui des objets voyants et s'approcher assez près de ses yeux ou de sa copie, sans qu'il s'en occupe le moins du monde. Le champ de la vision paraît rétréci et limité exclusivement à son papier. On ne peut cependant pas, ainsi que nous l'avions fait chez le jeune Poig....., lui enlever la feuille sur laquelle il écrit et le voir continuer à écrire. Si on exécute cette soustraction, il s'en aperçoit, paraît étonné ou s'écrie : « Quelle mauvaise blague !... J'ai pas fini ! » Il cherche sur la table le feuillet disparu et ne se décide qu'avec peine à écrire sur une nouvelle page, s'il ne le retrouve pas. Si on le lui rend, il continue au point interrompu. Mais il ne s'occupe nullement de savoir comment cette fantasmagorie de disparition et de réapparition a pu se produire. Par là il est facile de se rendre compte que le degré de concentration du malade dans son délire, s'il est bien net, n'est du moins pas à beaucoup près aussi profond que chez le nommé Poig...

S'il ne compose guère de vers pendant son délire, en revanche, en ce qui concerne la prose, il a souvent écrit devant nos yeux des lettres ou des pièces plus ou moins longues sans trop d'hésitation.

Quelques jours après son entrée à l'hospice, le malade, qui observait avec intérêt tout ce qui passait autour de lui dans la maison, avait manifesté à plusieurs reprises l'intention d'écrire quelque chose, une nouvelle, un petit roman, sur la Salpêtrière. Profitant d'un moment où il était dans sa crise délirante, nous attirons son attention sur ce sujet en lui criant aux oreilles à diverses reprises : « La Salpêtrière ! » et en plaçant devant lui une plume, de l'encre et du papier. Au bout de quelques instants il se met à écrire et remplit ainsi, sans s'interrompre autrement que pour allumer quelques cigarettes que nous lui offrons, douze feuillets de papier, composant une sorte de prologue à son roman. Il décrit la consultation externe de l'hospice un mardi matin, les allures et la physionomie des nombreux malades et des personnes de service. Il s'étend peu sur la description des membres du personnel médical, raconte ses émotions, son passage au bureau des entrées, etc. De temps en temps, comme s'il se trouvait avec un camarade dans un bureau de rédaction de quelque journal, il parle à cet ami imaginaire, se plaignant de l'exigence du prote qui n'a jamais assez de copie, demandant quelques conseils, raturant des mots impropres, faisant des additions et des renvois régulièrement numérotés. Ces douze pages sont écrites dans l'espace d'une heure environ.

On le réveille alors en lui soufflant sur la face et en pressant sur un point hystérogène qu'il porte dans le flanc gauche. Il revient à lui après quelques mouvements convulsifs et on lui met sous les yeux le manuscrit qu'il vient de composer. Il reconnaît bien son écriture et paraît fort étonné d'avoir écrit tout cela en une heure. Il pense qu'on a dû le faire écrire pendant qu'il « dormait », car il n'avait encore rien composé là-dessus à l'état de veille, et, d'autre part, dans cet état de veille, il lui eût fallu deux bonnes heures pour écrire ainsi douze pages presque sans retouches.

Trois jours après on recommence l'expérience. Le malade prend la plume et, délibérément, sans hésitation, numérote sa première feuille : 13 et au haut de la page il écrit le dernier mot de son précédent manuscrit (1). Ce jour-là il écrit sept pages consécutivement, dont la dernière (feuillet 19) n'est remplie qu'à moitié.

Le lendemain nouvelle expérience. Il commence à numéroter son feuillet : 19 bis en traçant en haut le dernier

_____

(1) On sait que c'est une coutume chez les gens qui écrivent pour l'impression de répéter ainsi au haut de chaque page le dernier mot de la page précédente. Notre malade ne manque jamais d'agir aussi à chaque page blanche qu'il commence.

mot de la feuille précédente, et écrit une demi-page. Le surlendemain il recommence et continuant la page 19 *bis* inachevée il numérote 19 *ter* puis s'arrête à la page 20.

Nous le laissons alors vingt jours sans lui reparler de son roman, et, au bout de ce temps, nous attirons de nouveau son attention sur ce sujet. Il prend la plume, numérote sans hésitation son premier feuillet: 21, en traçant comme toujours en haut les deux derniers mots de la dernière feuille, écrite vingt jours auparavant.

Il y a là une espèce d'hyperacuité de la mémoire bien remarquable. Il est peu probable qu'à l'état de veille il se fût ainsi souvenu, après vingt jours d'intervalle, des deux derniers mots et du numéro de sa dernière feuille écrite. Il en était du reste à peu près ainsi pour tous les faits accomplis dans son état somnambulique, du moins autant que nous pouvions en juger, c'est-à-dire pour les idées, actes délirants, etc., dans la production desquels nous étions intervenus et que nous pouvions contrôler. Ce phénomène montre qu'il existe évidemment une sorte de liaison entre les états somnambuliques successifs chez cet homme. Cela ne se produit pas toujours chez tous les malades, ou du moins il est impossible de s'en rendre compte. Ils se souviennent en général de tous les faits de la veille pendant l'état somnambulique, ainsi qu'il est toujours facile de s'en rendre compte. Leur personnalité n'est donc pas véritablement changée dans cet état. Le dédoublement de leur moi se manifeste seulement par cette particularité qu'ils n'ont pas souvenance dans la veille de ce qui se passe pendant le somnambulisme.

* *

Il nous paraît inutile de revenir sur les analogies qui rapprochent les uns des autres les divers cas que nous venons de rapporter. Nous y avons suffisamment insisté chemin faisant et l'ordre que nous avons suivi dans la description est basé précisément sur l'existence de ces traits communs qui les unissent. Il nous semble incontestable, d'après tout cela, qu'il s'agit bien dans ces manifestations délirantes d'un fragment de l'attaque hystérique classique et, pour l'appeler par son nom, de la troisième période ou phase des attitudes passionnelles. L'élément convulsif y est toujours représenté, quelquefois à l'état d'ébauche, quelquefois dans son complet développement.

Les caractères du délire lui-même sont assez nets pour fournir à eux seuls un élément d'appréciation indiscutable. Les différences qui distinguent les divers cas les uns des autres sont toujours d'ordre secondaire. Qu'il s'agisse, suivant la division adoptée par M. Pitres (1), de délire maniaque, ou hallucinatoire ou oomnèsique, ce qui domine, c'est ceci, à savoir que les malades sont en proie à un délire plus ou moins actif, toujours commandé par des hallucinations des divers sens, variable dans ses manifestations, et dans l'évolution duquel on peut intervenir plus ou moins suivant le degré plus ou moins élevé de concentration du sujet. La caractéristique de ce délire consiste également dans le cachet individuel que chaque malade imprime à ses idées délirantes et qui dépend de circonstances multiples.

La plupart du temps le délire varie suivant la profession, l'éducation, l'instruction du malade, suivant ses idées ou ses préoccupations du moment. Et cela est dans la majorité des cas bien aisé à découvrir.

Le jeune Letell..., le garçon charcutier, à qui son camarade prétendait faire prédire les chevaux gagnants des courses pendant son soi-disant sommeil, prend, au milieu de son délire zoopsique, des airs de petit prophète dans son somnambulisme. Il prédit le moment de son réveil, la date de sa guérison, le nombre de douches qu'il lui faudra prendre, etc.

Schey..., la jeune fille au grand délire hystérique de huit jours de durée, est à l'état normal une jeune personne un peu timide, légèrement « geignarde » et plutôt triste. Son délire se ressent de ces dispositions spéciales.

Poign..., notre jeune ouvrier emballeur, tient du gavroche par de nombreux côtés. Cela se voit du reste dans sa façon de réagir tant en paroles qu'en actions à

---

(1) Pitres. — *Leçons cliniques sur l'hystérie et l'hypnotisme,* 1891, II, p. 287.

l'égard de ses hallucinations et de ses conceptions délirantes.

Enfin, notre dernier malade, de B..., le journaliste, est
avant tout un ouvrier de la plume. Il ne pense, dans le
somnambulisme, qu'au journal, à la copie ; il compose,
critique, rappelle ses voyages de reporter. De plus, il est
ruiné, quelque peu sceptique et désillusionné. Combien tout
cela se décèle nettement dans son délire! Rien qu'à le
voir et à l'entendre délirer, on diagnostiquerait toute sa
situation, tant matérielle que morale.

Nous pourrions rappeler aussi à ce point de vue le second
malade de M. Mesnet. Deux périodes paraissent avoir fait
époque dans sa vie. Il a été soldat et grièvement blessé
pendant la guerre de 1870-1871 ; il se bat avec un fusil
imaginaire contre des Prussiens imaginaires. Il a été
chanteur de café-concert ; il prend une vive lumière pour
la rampe du théâtre et chante comme s'il se trouvait sur
la scène.

Cette note individuelle apportée par chaque malade dans
son délire, loin de constituer une différence qui sépare
chaque cas, est au contraire une des caractéristiques les
plus frappantes du somnambulisme hystérique arrivé à un
certain degré de développement. Ce n'est d'ailleurs pas
une vérité bien nouvelle que nous énonçons là. Briquet
avait déjà écrit il y a bien des années : « Le délire hystérique est une simple réminiscence des pensées qui ont
occupé les malades hors l'état d'attaque (1). » Une pareille
affirmation, sous cette forme du moins, est peut-être un
peu absolue. Mais elle n'en est pas moins vraie en grande
partie.

Tel est aussi l'avis de M. Mesnet, qui le formule nettement dans l'un et l'autre de ses deux mémoires, que nous
avons eu si souvent l'occasion de citer au cours de ce
travail. Chez sa première malade (1860), il note que « les
déterminations et les actes observés dans le somnambulisme avaient pour principe les préoccupations de la
veille. » C'est presque la reproduction de la formule de

_____

(1) Briquet. — *Traité clinique et thérapeutique de l'hystérie*,
Paris, 1853, p. 430.

Briquet, laquelle est également approuvée par M. Pitres (1). Ce dernier auteur rapporte, à l'appui de son opinion, l'observation fort intéressante d'une malade qui, à la suite d'une peur occasionnée par le récit d'un incendie, eut pendant de longs mois des attaques de délire, pendant lesquelles elle se voyait entourée de flammes. Plus tard cette même femme effrayée à la vue de serpents (qui n'étaient cependant que des serpents de théâtre en carton), eut des hallucinations de ce genre dans ses attaques. Enfin, plus tard encore, à la suite du violent chagrin ressenti à la suite du départ et du mariage de son amant, son délire roulait constamment et exclusivement sur ce sujet.

Le délire ecmnésique de MM. Pitres et Blanc-Fontenille (2), dans lequel la malade se croit reportée à une période antérieure, quelquefois très éloignée, de son existence, entre aussi dans la même catégorie, et les phénomènes qui le caractérisent ne sont nullement en contradiction avec notre façon d'interpréter les choses.

Evidente dans le délire spontané des malades, cette note individuelle, due à leur éducation, à leurs souvenirs, au milieu social où ils ont vécu, est encore parfaitement nette dans les conceptions délirantes que l'on provoque à l'aide d'impressions sensorielles. Dans ce cas, bien que nous fassions naître de nouvelles idées ou du moins des idées qui ne s'étaient pas produites jusqu'alors dans le délire spontané, nous ne créons pas cependant à notre guise telle ou telle hallucination qu'il nous plaît de développer. Par une impression sensorielle plus ou moins complexe, suivant que le sujet est plus ou moins concentré, pouvant aller jusqu'à la parole ou l'écriture chez ceux qui le sont le moins, nous éveillons une hallucination dont nous ne pouvons prédire la nature de prime abord. Sur ce point de départ le somnambule hystérique se crée un tableau, une série d'hallucinations qui s'enchaînent les unes aux autres, suivant une évolution que nous ne saurions prévoir et dans laquelle il nous est impossible d'intervenir.

---

(1) Pitres. — *Loc. cit.*, p. 286.
(2) Blanc-Fontenille. — *Étude sur une forme particulière de délire hystérique (délire avec ecmnésie)*. Th. Bordeaux, 1887.

Ces hallucinations provoquées ainsi sont d'une intensité et d'une durée différentes suivant les cas. Il nous a paru qu'à ce point de vue elles étaient d'autant plus intenses et persistantes que le degré de concentration du sujet était moindre. Chez la nommée Schey..., qui était au plus haut point concentrée dans son délire, tellement que la parole était pour elle une excitation trop complexe pour provoquer un changement dans ses hallucinations, les conceptions délirantes provoquées par les impressions sensorielles faisaient assez rapidement place au retour du délire spontané. Chez le jeune Poign..., au contraire, elles persistaient beaucoup plus longtemps et les scènes produites par notre intervention étaient plus complexes et plus longues. Enfin, chez de B..., elles duraient presque indéfiniment, tout en présentant toujours ce caractère spécial de ne pouvoir être modifiées ou conduites au gré de l'expérimentateur.

Il existe, en effet, dans cet état, une sorte de monoidéisme très particulier, expliquant l'inanité de toute tentative faite dans le but de changer l'ordre, l'association des idées délirantes. C'est là une autre caractéristique bien nette du délire des somnambules hystériques. M. Mesnet l'avait déjà notée. Dans son premier mémoire, il écrit, à propos de sa malade, « que la sensation n'est éveillée en elle qu'autant que la cause qui la provoque est en rapport avec son délire. » Et plus loin il définit en quelques mots cet état de monoidéisme en disant que « la véritable caractéristique de cette affection est l'exercice des facultés et des sens dans un cercle restreint, toujours en rapport avec l'idée dominante et exclusivement limité à son étendue. » C'est pour cela que nous ne pouvons intervenir chez ces malades que d'une façon détournée, c'est pour cela aussi qu'ils se meuvent autour de nous sans se préoccuper de nos personnes, sans reconnaître les objets extérieurs, ne voyant en tout ce qui les entoure que des corps sans personnalité ou des objets sans forme définie, simples obstacles matériels qu'ils tournent ou renversent suivant leurs besoins.

On rencontre un semblable état de monoidéisme dans la période cataleptique du grand hypnotisme dont il est, à proprement parler, la véritable caractéristique psychique, au même titre que la flexibilité cireuse des muscles en est la caractéristique somatique (1). Au point de vue purement psychique, il y a une certaine analogie entre le somnambulisme hystérique et la catalepsie. Loin de nous l'idée de vouloir identifier en tout deux états aussi dissemblables dans leurs manifestations extérieures. Nous ne pouvons, il est vrai, prétendre savoir au juste ce qui se passe dans le cerveau d'une cataleptique au repos, mais il est permis de penser qu'il est absolument inactif. Chez le somnambule hystérique, au contraire, il n'y a pas un seul instant de tranquillité et, sans excitation aucune, celui-ci présente une spontanéité dans les conceptions délirantes qui n'est pas un des côtés les moins remarquables de cet état.

Mais si l'on suggère une idée au cataleptique, s .it par le sens musculaire, soit par un sens quelconque (vue, odorat, goût, etc.), il se trouve dès ce moment en proie à une hallucination ou à une série d'hallucinations enchaînées, qui tiennent toute la scène et ne laissent de place à l'intervention d'aucune idée étrangère à l'idée provoquée. Nous avons publié ailleurs un travail sur ce sujet et montré quels sont les caractères de ces hallucinations provoquées, comment le malade s'empare à sa guise de l'impression reçue, la transforme à son gré en dehors de la volonté de l'opérateur (2). Ce sont bien là les caractères des hallucinations provoquées dans le somnambulisme hystérique.

De plus, dans l'un et dans l'autre état, c'est par les mêmes procédés que l'on peut arriver à provoquer des hallucinations : c'est-à-dire par des excitations des organes des sens. L'état cataleptique correspond à cet égard au degré le plus profond de concentration du somnam-

_____

(1) Voir à ce sujet : P. Janet. *L'automatisme psychologique*, Paris, 1889.

(2) Georges Guinon et Sophie Woltke. — *De l'influence des excitations sensitives et sensorielles dans les phases cataleptique et somnambulique du grand hypnotisme* (Nouv. Iconogr. de la Salpêtrière, 1891, n° 1 et plus haut, n° XXV).

bulisme hystérique, où la parole ne produit aucun effet. Cette analogie frappante a pu être parfaitement mise en lumière chez une de nos malades, la nommée Schey..., qui était en même temps hypnotisable et sujette à des attaques de somnambulisme hystérique. Nous avons donc pu comparer facilement chez elle les hallucinations provoquées dans la catalepsie et dans la crise délirante, et nous avons remarqué que nombre d'entre elles étaient absolument identiques dans l'un et dans l'autre état. La seule différence essentielle a été que, dans la catalepsie, la malade ne rend compte de l'idée dominante que par des gestes et une mimique plus ou moins active, mais toujours parfaitement appropriée et facile à interpréter, tandis que, dans le délire hystérique, elle se sert de la parole et du geste, manifestant extérieurement de cette façon encore mieux l'hallucination ou la série d'hallucinations successives, auxquelles elle est en proie. Pour plus de détails et afin d'éviter les redites, nous renvoyons le lecteur à l'observation de cette malade donnée plus haut en détail.

. Quoi qu'il en soit de l'interprétation que l'on puisse essayer de donner de ces phénomènes, ce que nous ne tenterons d'ailleurs pas de faire ici, il était cependant intéressant de rapprocher l'une de l'autre ces deux manifestations morbides, la catalepsie hypnotique et le somnambulisme hystérique, toutes deux caractérisées au point de vue psychique par l'état de monoidéisme, aussi nettement appréciable dans l'une que dans l'autre.

.*.

Peut-on dire qu'il y ait chez ces malades un véritable dédoublement de la personnalité? Oui, au sens strict des mots. Mais il nous semble qu'il vaudrait mieux réserver cette dénomination à certains autres cas désignés parfois sous le nom de vigilambulisme et dont nous nous occuperons ailleurs (Voir plus loin, nᵒˢ XXIX et XXX). Mais il n'en est pas moins vrai qu'il y a véritablement dans nos faits d'aujourd'hui deux personnes distinctes l'une de l'autre.

La première personne, qui est l'individu normal, ne conserve aucun souvenir de ce qui s'est passé pendant l'état somnambulique, de ce qu'a pensé, exécuté la personne délirante. Celle-ci a-t-elle notion de la personne normale ? Voilà qui est plus difficile à dire. Avant tout, l'idée de souvenir implique une comparaison latente et la conscience d'un état actuel dans lequel on évoque un fait antérieur. En un mot, pour qu'il y ait souvenir du passé, il faut que le présent existe. Or, chez nos somnambules hystériques, il ne semble pas y avoir de notion de l'état présent, ou plutôt, c'est l'hallucination du moment qui en réalité constitue à elle seule tout l'état présent. C'est ce que M. Gilles de la Tourette entend en disant que la seconde personne est délirante (1). On dit quelquefois au figuré : revivre ses souvenirs, ses années de jeunesse, etc... On peut dire cela sans figure des somnambules hystériques. A proprement parler, ils revivent tel ou tel incident de leur vie passée, qui redevient un fait constituant à lui seul, à cause précisément de ce monoïdéisme dont nous parlions plus haut, leur vie présente. On ne saurait donc dire strictement qu'ils se souviennent de leur vie antérieure et que la personne délirante conserve la mémoire de la personne normale. Nous ne parlons ici, bien entendu, que de faits antérieurs et non pas de notions acquises et devenues inconscientes en tant que souvenirs, telles que la lecture, l'écriture, etc.

D'autre part, la personne délirante est-elle une et toujours la même? Autrement dit, le souvenir d'un délire antérieur est-il conservé dans une période ultérieure de somnambulisme? La réponse à cette question nous est fournie par l'observation de notre jeune journaliste. Dans la plupart des autres cas que nous avons décrits, la succession des hallucinations spontanées ou provoquées ne permet pas, à cause du mode de réaction des sujets, de se faire une idée bien nette à ce point de vue. Mais, chez de B..., il en est tout autrement. Nous avons vu très nettement la personne délirante se maintenir la même d'une attaque sur l'autre, et cela à plusieurs jours de distance. Que l'on se rappelle les détails que nous avons donnés touchant la rédaction de la nouvelle que le malade com-

---

(1) Gilles de la Tourette. — *L'hypnotisme et les états analogues au point de vue médico-légal*, 1re édition, p. 245.

posait sur la Salpêtrière, pendant son somnambulisme
hystérique. Pendant une première crise il écrit douze
pages ; trois jours après, dans une nouvelle attaque, il
continue, sans qu'on lui donne aucune indication, numé-
rotant du nombre 13 la première page, au haut de laquelle il écrit le dernier mot de la dernière page écrite
trois jours plus tôt. Le lendemain, le même phénomène
se produit et enfin, vingt jours plus tard, il se souvient
encore de la page écrite antérieurement et la numérote sans
erreur, traçant, en haut de la feuille commencée ce jour-là,
le dernier mot écrit près de trois semaines auparavant.

Il y a dans ce fait une preuve indéniable que la personne délirante peut exister à l'état d'unité, et persister
toujours la même dans les diverses crises successives de
somnambulisme hystérique. Mais il fallait, pour se rendre
compte de cet important caractère, un sujet aussi merveilleusement approprié que le nommé de B... Et il est
bon de dire que de pareils malades ne se rencontrent pas
souvent. Chez la plupart des autres, il sera toujours difficile, sinon impossible de se rendre compte de cela. Car
on ne doit pas oublier que le somnambule hystérique ne
lie pas conversation au gré de l'expérimentateur et qu'il ne
donnera jamais de lui-même des renseignements de cette
nature. C'est dans les diverses circonstances de son délire
qu'il faudra, si faire se peut, les aller puiser.

La dénomination de somnambules a déjà, depuis longtemps, été appliquée à ces sujets qui accomplissent, dans
certains états seconds, des actes dont ils n'ont plus conscience ni souvenir dans l'état normal. On ne saurait donc
mieux faire, il nous semble, que de conserver ce nom à cette
catégorie spéciale de malades, dont nous nous occupons
ici. Mais aujourd'hui le mot de somnambulisme ne saurait
être employé comme il l'était autrefois, c'est-à-dire comme
désignant une névrose à part, une véritable entité morbide.
Nous connaissons le somnambulisme hypnotique. En l'état
actuel de la science et jusqu'à plus ample informé, l'on
peut à la rigueur admettre l'existence du somnambulisme
naturel ou noctambulisme simple (1). Pour distinguer nos

_____

(1) Il y a cependant sur ce point certaines réserves à faire. (V. la
note, page 162). (G. G.).

malades de ces autres sortes de somnambules, M. Charcot propose de leur donner le nom de *somnambules hystériques*. Dans cette manière de voir, le *somnambulisme hystérique* — et cette proposition domine en quelque sorte le présent travail dans toute son étendue — ne serait qu'une manifestation de l'attaque hystérique classique avec allongement et prédominance de la période des attitudes passionnelles, au détriment des phases convulsives, qui sont avortées ou même effacées, ainsi que cela peut se voir dans certains cas.

A propos du somnambulisme naturel ou noctambulisme, que nous citions quelques lignes plus haut, il nous paraît bon de faire remarquer que, dans un certain nombre de cas, il doit rentrer dans le cadre du somnambulisme hystérique. On sait ce que l'on entend par somnambule naturel ou noctambule. Ce sont ces gens qui se lèvent la nuit et accomplissent automatiquement certains actes plus ou moins raisonnés. Les uns s'habillent et travaillent à leur métier, très étonnés, le lendemain matin, de trouver leur besogne faite. D'autres vont se promener sur les toits, en chemise, en accomplissant des actes plus ou moins excentriques. Parmi ces individus, un certain nombre appartiennent, nous en connaissons des exemples, à la catégorie des épileptiques et sont en état d'automatisme ambulatoire comitial. D'autres, au contraire, sont réellement des somnambules hystériques dont les crises sont ou non réglées à une échéance fixe nocturne.

Nous avons été à même d'observer un pareil fait chez deux malades, dont l'une, en particulier, était entrée à la Salpêtrière comme noctambule. Il s'agissait d'une jeune fille de 23 ans qui se levait presque toutes les nuits, descendait en chemise dans les escaliers, se promenait nu-pieds dans les cours. Nous avons pu nous convaincre, en l'observant à ce moment, qu'elle était tout simplement en état de somnambulisme hystérique, que ce somnambulisme était précédé d'une période convulsive, qu'on le faisait cesser en touchant un point hystérogène et en ramenant aussi la malade à l'état de veille, au milieu de quelques convulsions représentant un rudiment d'attaque. Il en était de même chez une autre malade, grande hysté-

rique, qui a de temps en temps des périodes de noctambulisme pouvant se répéter pendant plusieurs nuits de suite.
Chez elle aussi il s'agissait simplement d'attaques d'hystérie avec prédominance de la période somnambulo-
délirante.

Il est généralement facile de faire un pareil diagnostic
quand on est à même d'observer un noctambule pendant
son noctambulisme.

La présence de l'élément convulsif de l'attaque, l'influence de la pression sur les points hystérogènes, les caractères du délire, tels que nous les avons longuement
décrits, l'influence des impressions sensitives et sensorielles sur la direction des hallucinations, sont autant de
signes d'une valeur indiscutable. Malheureusement on n'a
pas souvent l'occasion de faire une semblable observation.
Mais si on la faisait régulièrement, le nombre des somnambules naturels diminuerait singulièrement et il ne
resterait plus grand'chose, croyons-nous, à l'actif du noctambulisme simple, lorsqu'on aurait distrait de ce groupe
tous les cas nocturnes d'automatisme épileptique et de
somnambulisme hystérique qu'on y fait rentrer à tort,
faute d'une constatation rigoureuse des faits (1).

---

(1) M. Gilles de la Tourette, se basant sur un certain nombre d'observations, dans lesquelles des hystériques confirmés auraient présenté antérieurement des accès de noctambulisme, pense que ce
dernier état se rapproche à ce point de l'hystérie, qu'il est assimilable à une sorte d'hystérie larvée. D'autre part, bon nombre de pré-
tendus noctambules ne sont en réalité que des somnambules hystériques. Une de nos malades, que l'on avait crue longtemps simple
noctambule, a été observée avec soin dans une de ses crises de
soi-disant noctambulisme et on a pu constater qu'il s'agissait en
réalité d'une attaque d'hystérie avec allongement de la phase
passionnelle. Tout récemment un homme de notre service, atteint
d'hystérie avec grandes attaques habituellement diurnes, se lève
pendant la nuit, accomplit un travail d'écriture qu'il a l'habitude
d'exécuter pendant la veille en dehors des attaques, et pour ce
faire traverse une cour de l'hospice, prend des livres dans une
bibliothèque, etc., etc. A peine rentré dans sa salle, il est pris d'une
grande attaque convulsive qui montre bien la nature véritable de
ce prétendu noctambulisme, lequel est en réalité chez lui du somnambulisme hystérique. Nous pourrions en dire autant d'un autre
hystérique du service qui se leva une nuit et se mit à jouer aux
cartes avec un partenaire imaginaire, coupant, donnant les cartes,

.

Avant de terminer nous voulons insister encore sur
une particularité que nous avons signalée chemin faisant,
mais qui nous semble d'une importance capitale à plusieurs points de vue. Comme toute attaque d'hystérie, on
peut provoquer l'attaque de somnambulisme à l'aide de
manœuvres diverses, consistant en résumé dans l'excitation des zones hystérogènes. Parmi ces derniers, les points
oculaires présentent un intérêt tout spécial, en ce que leur
mise en jeu n'est que la répétition des manœuvres les plus
habituelles d'hypnotisation, par exemple la fixation du
regard ou l'occlusion des paupières avec pression des
globes oculaires.

Tout médecin quelque peu au courant des pratiques
d'hypnotisation sait que le résultat que l'on obtient bien
souvent en tentant d'hypnotiser un sujet, c'est de provoquer une attaque de nerfs. Le doute sur l'effet obtenu n'est
pas possible, quand il s'agit d'une grande attaque convulsive violente ou d'une attaque de contracture, par exemple.
Mais supposons qu'il s'agisse au contraire d'une attaque
de somnambulisme hystérique. L'erreur sera fort possible
pour qui n'y regardera pas de très près.

Voici un malade, tranquillement assis sur une chaise.
Nous lui fermons les yeux avec la main, exerçant une
légère pression sur les globes oculaires, tout en lui
disant : « Dormez !... vous allez dormir, etc.... » Tout à
coup, soit presque instantanément, soit au bout d'un certain temps, nous voyons notre malade exécuter quelques
mouvements de déglutition, se renverser légèrement en
arrière et allonger ou replier ses bras convulsivement

---

les abattant, ramassant des levées, etc., etc. Si donc on ne veut
pas encore à l'heure actuelle nier l'existence du noctambulisme
simple, prétendu physiologique, on peut dire toutefois que son
domaine est beaucoup moins étendu qu'on serait tenté de le croire
et qu'il faut en outre certainement le restreindre considérablement
au profit du somnambulisme hystérique nocturne, dont nous vous
avons d'ailleurs cité, au cours de ce travail, un exemple bien
caractérisé. A propos de cette question, voir : Georges Guinon.
Les somnambulismes (bibliothèque médicale Charcot-Debove).
Paris, 1892, Rueff. (G. G.).

deux ou trois fois, ou même simplement être secoué d'un petit frissonnement. Puis, le voilà qui se met à parler. Nous lui donnons des suggestions, nous l'environs avec de l'eau pure, nous lui faisons voir un rat sur une table, un régiment dans la cour de l'hospice. Nous sommes donc, dira-t-on, en présence d'un hypnotisé suggestionnable. Eh bien ! Il n'en est rien.

Si nous voulons prendre la peine d'y regarder d'un peu près, combien peu ce somnambule ressemble à une somnambule hypnotique ! Celui-là est actif, il parle de lui-même, va, vient, exécute, suivant son état de délire, des actes plus ou moins naturels ou bizarres. Mais, en tout cas, c'est lui qui toujours tient le haut du pavé. Nous ne sommes pour lui qu'un accessoire, pour ainsi dire, nous pouvons l'interrompre un instant, modifier plus ou moins le cours de ses idées, lui en donner de nouvelles en impressionnant ses sens. Mais si nous voulons changer complètement le programme, il ne nous écoutera plus. En outre chez lui, dans la majorité des cas, il n'existe aucun phénomène somatique semblable à la contracture somnambulique de l'hypnose.

Chez la somnambule hypnotique, au contraire, sans parler de la présence, dans les grands cas au moins, des signes somatiques, de la contracture cutano-musculaire, il n'y a aucune espèce d'activité, de spontanéité. Elle reste là, tranquillement assise sur la chaise, sur laquelle nous l'avons placée pour la faire passer dans cet état. La seule manifestation d'activité qu'elle donne, c'est pour se mettre en marche et nous suivre si nous nous déplaçons, attachée qu'elle est à nous par cette sélection personnelle que l'on remarque chez certaines somnambules hypnotiques. Autrement elle ne se mettra en mouvement que si nous l'y invitons par la parole. Nous sommes maître de ses suggestions et de ses hallucinations. Nous les créons de toutes pièces et les modifions à notre gré par la parole seulement, ou par une mimique assez compliquée, par une véritable pantomime, les impressions sensorielles simples donnant chez elles les mêmes résultats qu'à l'état de veille et ne produisant aucune hallucination. Enfin elle est passée dans cet état d'hypnose sans la moindre convulsion.

On pourra même, dans certains cas, comparer ces deux états chez le même sujet et voir encore mieux, par là, combien ils diffèrent l'un de l'autre. Cela est arrivé pour la malade de M. Garnier, dont nous avons sommairement raconté l'histoire. Nous avons pu également l'observer chez notre malade Schey..., et c'est même d'après elle que nous venons de tracer brièvement les caractères distinctifs du somnambulisme hypnotique.

Il paraîtra difficile de confondre deux états aussi dissemblables. Non pas sans doute qu'ils soient, dans leur essence même, bien éloignés l'un de l'autre, ainsi que l'ont fait remarquer MM. Pitres (1) et Gilles de la Tourette (2), en ce sens que l'hypnose touche de près à l'hystérie. Mais que de différences dans leur aspect extérieur ! Et cependant pareille erreur a été commise plus d'une fois. Sans aller chercher bien loin, nous pourrions citer l'héroïne d'un procès récent qui passait aux yeux de beaucoup pour être hypnotisable et chez laquelle il paraît assez bien démontré qu'il s'agissait tout simplement de somnambulisme hystérique que l'on pouvait provoquer par des manœuvres d'hypnotisation (3).

Mais ce n'est pas seulement au point de vue pratique que de semblables confusions présentent de l'importance. Il y a là une question de nosographie, qui vaut la peine qu'on s'y attache et demande à être nettement mise au point, surtout aujourd'hui que bon nombre de médecins ont tendance à mettre l'hypnotisme un peu partout et à lui faire jouer un rôle prépondérant. A ce point de vue, le cas rapporté par M. Forel (de Zurich) mérite d'être signalé (4). Il s'agit d'une femme qui, après avoir eu autrefois des attaques d'hystérie, tombait dans des crises de « somnam-

---

(1) Pitres. — *Loc. cit.*
(2) Gilles de la Tourette. — *Loc. cit.*, p. 242.
(3) Gilles de la Tourette. — *L'épilogue d'un procès célèbre.* (*Progr. méd.* 1891, N° 5).
(4) Forel. — *Ein Gutachten ueber einen Fall von spontanen Somnambulismus mit angeblicher Wahrsagerei und Heilscherei.* (*Schriften der Gesellschaft für psychologische Forschung,* 1891, Heft I, p. 77 et suivantes) ; — et aussi du même auteur : *Der Hypnotismus,* etc..., 2° édit. Stuttgard, 1891.

bulisme spontané », accompagnées de « manifestations convulsives, de cris, d'angoisse », pendant lesquelles elle faisait des diagnostics et guérissait les maladies. Dans ses deux ouvrages, M. Forel range ce cas de somnambulisme dans la catégorie de l'hypnose, bien qu'il admette chez sa malade l'existence de l'hystérie, rendue grossièrement manifeste par la présence des stigmates caractéristiques. Pour se rendre compte de la réalité de ce somnambulisme, il hypnotise le sujet (il avait à faire sur elle un rapport médico-légal) qui s'endort « en une minute, et présente dans son sommeil hypnotique les mêmes contractures que dans son sommeil somnambulique spontané habituel ». Dans son rapport, l'auteur va jusqu'à affirmer que les attaques spontanées sont dues à ce que le sujet s'auto-hypnotise.

Nous n'entrerons point dans les détails de cette observation, mais il nous suffira de signaler le mode de début de l'attaque, les caractères du délire qui rapprochent ce cas de celui de notre jeune garçon charcutier à qui on faisait prédire les gagnants des courses, l'occlusion des paupières, les phénomènes convulsifs qui accompagnent l'attaque. Tous ces caractères ne sauraient s'appliquer au somnambulisme hypnotique, mais conviennent parfaitement à l'hypothèse de somnambulisme hystérique. Et cependant c'est à l'idée d'hypnotisme que s'arrête M. Forel. Cette interprétation, qui ne nous paraît pas exactement conforme à la réalité, n'étonnera d'ailleurs personne, lorsqu'on saura que M. Forel admet sans plus de scrupules que tout médecin expérimenté doit arriver à hypnotiser 80 0/0 de ses malades, et que « tout homme est par lui-même plus ou moins suggestible et par conséquent hypnotisable ».

Il existe d'autres malades qui affectent avec les somnambules hypnotiques des ressemblances beaucoup plus frappantes. Mais ceux-là ne délirent pas, comme les somnambules hystériques. Ils présentent un véritable dédoublement de la personnalité et c'est à eux que l'on devrait en réalité réserver cette dénomination. De ceux-là nous ne nous occuperons pas pour le moment, nous réservant d'en faire l'objet d'une publication ultérieure, fondée sur deux cas fort intéressants de dédoublement hystérique de la personnalité ou, comme l'on dit encore, de vigilambulisme. (Voir plus loin : n°ˢ XXIX et XXX).

*
* *

Qu'il nous soit permis maintenant de résumer en quelques mots ce qui nous paraît ressortir de cette étude. La phase passionnelle de la grande attaque classique d'hystérie peut prendre, aux dépens des autres phases, un développement anormal, ou même quelquefois s'isoler complètement pour constituer le Somnambulisme hystérique. Celui-ci consiste en un délire hallucinatoire, présentant comme caractères généraux : la perte de la conscience et du souvenir, un haut degré de concentration, à tel point qu'il ne peut être modifié que dans des limites très étroites et par des influences simples (impressions sensorielles, parole) et jamais absolument au gré de l'observateur — et comme caractère spécial à chaque individu, une grande variabilité tenant à l'éducation, la profession, le milieu social du malade qui, sous l'empire de ces influences diverses, interprète différemment l'impression reçue.

XXIX

Du vigilambulisme hystérique (1).

(Dédoublement hystérique de la personnalité (2).

MESSIEURS,

La malade qui va faire l'objet de notre leçon d'aujourd'hui vit à la Salpêtrière depuis dix ans déjà; il y a cinq ans, elle tomba dans un état très particulier, qu'à cette époque j'avais, sinon mal observé, du moins mal interprété. Voici, en effet, dans quels termes j'en parle dans le troisième volume de mes leçons (3):

« Il est des sujets, et peut-être sont-ils plus nombreux qu'on ne le pense, chez qui la plupart des manifestations tant psychiques que somatiques de l'hypnotisme peuvent se rencontrer à l'état de veille, sans qu'il soit nécessaire de faire intervenir les pratiques d'hypnotisation. Il semble que l'état d'hypnotisme qui, pour d'autres, est un état artificiel, soit pour ces singulières créatures l'état ordinaire, l'état normal, si tant est qu'en pareille circonstance il puisse être question d'état normal. Ces gens-là, passez-moi le mot, dorment, alors même qu'ils semblent parfaitement éveillés; ils pro-

---

(1) Le mot « vigilambulisme » a été proposé par MM. Egger et Lereboullet pour désigner l'état second dans le cas de Felida observé par M. le professeur Azam. Il est préférable de beaucoup au terme « somnambulisme » appliqué à des cas où le sujet semble parfaitement éveillé.

(2) Leçon du 2 décembre 1890, recueillie par M. Blocq. Voir plus loin (N° XXX) mon mémoire sur ce sujet, où la question est traitée dans tous ses détails. (G. G.).

(3) Charcot.— Leçons sur les Maladies du système nerveux, t. III, p. 357.

cèdent, en tout cas, dans la vie commune ainsi que dans un songe, plaçant sur le même plan la réalité objective et le rêve qu'on leur impose, ou, tout au moins, entre les deux ils ne font guère de différence. J'ai fait placer sous vos yeux un sujet de ce genre. Hab..., hystéro-épileptique, est atteinte depuis de longues années d'a-nesthésie généralisée, complète, permanente, et chez elle les attaques répondent de tous points au type clas-sique. Vous voyez qu'ici, bien qu'on n'ait employé au-cune manœuvre d'hypnotisation, par conséquent à l'état de veille, nous pouvons obtenir à la fois et la contrac-ture par la pression exercée sur les masses musculaires, les tendons, ou les troncs nerveux (contracture des léthargiques), et l'immobilité cataleptique des membres placés dans les attitudes les plus diverses, et aussi à l'aide de légers frôlements, ou de mouvements à dis-tance, la contracture somnambulique. Tous ces phéno-mènes somatiques se trouvent donc chez ce sujet en quelque sorte mélangés, coexistant au même moment sans distinction de périodes, contrairement à ce qui a lieu dans le grand hypnotisme. »

Je pensais alors que les caractères somatiques et psy-chiques du grand hypnotisme existaient chez cette ma-lade à l'état de veille d'une façon permanente. Or, ce n'est pas ainsi que les choses se passent, et, en réalité, cette malade présente deux états ; c'est là, en somme, un exemple de ce que l'on connaît sous le nom de dé-doublement de la personnalité, et son cas est, comme vous l'allez voir, tout à fait semblable à celui de la jeune D..., que je vous ai récemment présentée (1). On dirait qu'il s'agit ici d'une reproduction en tous points fidèle de ce cas.

A propos de ces études sur les *sommeils patholo-giques* que nous poursuivons actuellement, je trouve opportun de vous signaler le passage suivant que j'em-

---

(1) Voir au sujet de cette malade n° XXVII, p. 67.

prunte à un travail que vient de publier mon ancien
interne et chef de clinique M. Ballet, actuellement
agrégé de la Faculté, et dont vous n'ignorez certainement pas les importants travaux en neuropathologie.

« L'histoire du sommeil morbide, dit-il (1), est presque
à faire tout entière ; c'est à peine si elle est aujourd'hui
un peu mieux connue que la physiologie encore bien
obscure du sommeil. Les récents travaux sur l'hypnotisme, les tout récents surtout, n'ont guère éclairci la
question. On peut même se demander s'ils ne l'ont pas,
à certains égards, obscurcie en faisant jouer à la suggestion un rôle que l'observation attentive des faits
montre singulièrement exagéré. La simplification systématique peut satisfaire l'esprit, mais elle ne projette
pas toujours la lumière quand elle n'est pas rigoureusement conforme à la réalité. »

Vous voyez, sans qu'il soit nécessaire que j'y insiste,
à quels *récents travaux* fait allusion M. Ballet. Il est
certain qu'on y présente les choses sous une apparence
qui, à mon avis, ne répond pas tout à fait à la réalité.
En effet, à en croire les auteurs de ces travaux, quatre-
vingt-dix pour cent parmi vous, Messieurs, seraient
plus ou moins hypnotisables et susceptibles de présenter par conséquent, sous l'influence de manœuvres
appropriées, le sommeil hypnotique que l'on nous dit,
du reste, ne pas différer notablement du sommeil normal. Ne serait-il pas indiqué de pratiquer, dès lors, sur
vous, dans un but indicateur, cette hypnotisation en
masse, pour ensuite, profitant de la suggestibilité ainsi
développée chez vous, vous faire entendre cette leçon,
qui, en conséquence, serait acceptée sans réserve, et
demeurerait gravée sans restriction dans votre esprit
par le mécanisme de la suggestion post-hypnotique ?

---

(1) Ballet. — *Le sommeil simulé chez les aliénés.* (*Gazette des
hôpitaux*, 27 nov. 1890, n° 136, p. 1258).

Le bon sens, comme l'observation vulgaire, protestent contre de telles allégations ; qu'il se trouve parmi vous un ou deux névropathes, je le veux bien, mais quatre-vingt-dix pour cent, je ne le crois guère. On n'hypnotise pas tous les sujets indifféremment, et, dans le sommeil hypnotique, qui n'est pas le sommeil naturel, soit dit en passant, on ne peut rapporter tous les phénomènes indistinctement à la suggestion. La suggestion, par l'abus du terme, est devenue une sorte de « Deus ex machina » dont il faut beaucoup se défier.

M. Ballet ajoute du reste, fort sagement à mon avis : « Si l'on veut décidément voir clair dans cette pathologie compliquée qui concerne les différentes modalités du sommeil morbide ou des états analogues, le mieux est de prendre chaque fait, et chaque groupe de faits, et de l'étudier patiemment sans idée préconçue, abstraction faite de toute idée théorique. L'heure de la systématisation n'est pas encore venue. »

C'est cette méthode qui nous a guidé dans nos études, et c'est en nous y conformant que nous vous exposerons l'histoire, très curieuse, comme vous allez voir, de notre malade actuelle.

Hab... est née à Saint-Denis le 15 décembre 1853. Elle est donc âgée de 38 ans. Son père, très nerveux, est mort en 1871 d'un ulcère de l'estomac ; il était à cette époque employé au chemin de fer du Nord et demeurait boulevard Ornano. Sa mère est morte tuberculeuse. Sa sœur a des enfants qui sont très nerveux.

Elle-même a eu des convulsions pendant son enfance ; élevée chez les sœurs à Persan, toujours maladive, elle n'a pu apprendre à lire. Vers 1878 elle entre, comme infirmière, à l'hôpital Necker ; là, elle est prise d'attaques convulsives et doit quitter son service. Elle est reçue, comme malade cette fois, à Necker d'abord, puis à Lariboisière, dans le service de M. le professeur Proust, où elle présenta de la chorée et des crises de nerfs.

En 1880, à la suite sans doute de crises plus intenses ou suivies de délire, elle est transportée à la Salpêtrière, dans le service de M. Legrand du Saulle d'abord, et de là dans mon service où elle est restée depuis. En 1884, après une longue période d'état de mal hystérique, — cet état de mal, que vous connaissez, est comparable à l'état de mal épileptique, avec cette différence qu'il ne s'accompagne pas d'élévation de la température, et ne se termine jamais, autant qu'on sache, par la mort — elle est tombée dans un état particulier, que nous appellerons son *état second* ou son état B, lequel a persisté depuis, presque sans discontinuité, coupé seulement par quelques rares retours, tantôt spontanés, tantôt provoqués, en tout cas de peu de durée, de l'état antérieur, *état prime*, état A.

Il suit de là que, dans l'état n° 1, Hab... connaît tous les événements de sa vie qui se sont passés avant 1885, et ignore ce qui lui est arrivé de 1885 à 1890, — tandis que, dans l'état n° 2, elle se souvient seulement des divers incidents datant de cette dernière période.

Cependant ces deux états, si nettement séparés l'un de l'autre, sont encore rattachés l'un à l'autre par un fonds commun. Dans l'état B, en effet, il reste de l'ancienne personnalité les actes automatiques, marche, langage, etc., acquisitions de l'enfance et de la première jeunesse. On ne connaît pas, du reste, je le crois du moins, de cas de dédoublement de la personnalité, dans lesquels le nouveau *moi* n'ait pas hérité de ces mêmes actes automatiques à un certain degré.

Nous allons maintenant, par une étude successive, constater ensemble les caractères de l'une et de l'autre personnalité de la malade.

Dans sa seconde personnalité, dans l'état B, Hab... est anesthésique totale. La perte de la sensibilité est cutanée et profonde et intéresse le sens musculaire.

Elle ne sent pas les piqûres faites en les divers points du tégument externe : je puis tordre violemment les articulations sans provoquer aucune douleur. Lorsque je l'invite à chercher, sans le secours de la vue, sa main droite avec sa main gauche, elle n'y arrive pas. Si, enfin, nous lui fermons les yeux, elle tombe lourdement par terre pour peu qu'on ne la soutienne pas.

Le sens de l'ouïe et de l'odorat seuls gardent une intégrité relative ; il existe un rétrécissement du champ visuel très prononcé (30°), et, de plus, de l'achromatopsie pour toutes les couleurs. Je vous rappelle que ce phénomène est beaucoup plus fréquent chez les hystériques femmes que chez les hystériques mâles, et que cette achromatopsie diffère de celle des ataxiques en ce que ces derniers perdent la notion du rouge et conservent au contraire le jaune et le bleu.

· ... offre, en plus, de l'ovarie double, une zone hystérogène sur le vertex, et des zones hystéro-frénatrices dans les deux flancs. Ses attaques convulsives sont relativement rares. Elles sont régulièrement conformes au grand type.

Mais son état psychique est surtout particulier ; elle n'est renseignée que sur les faits récents, datant des cinq·dernières années. C'est ainsi qu'elle ne sait me répondre où elle est née, ce que fait son père, s'il est vivant ; pourquoi elle n'a pas de nouvelles de ses autres parents. Elle ne connaît ni M. Legrand du Saulle, ni M. Proust, dans le service desquels elle a séjourné longtemps.

Par contre, elle se rappelle qu'elle était l'an passé au bal de la mi-carême, déguisée en magicienne, qu'elle a visité l'Exposition en compagnie d'une de ses amies ; elle nous raconte même les détails de cette promenade, ce qui l'y a intéressée, la Tour Eiffel, les Annamites, etc. Elle croit qu'elle est entrée à la Salpêtrière il y a 5 ans, et connaît, en effet, toutes les personnes du service qui s'y sont succédé depuis cette époque.

Enfin, particularité bien intéressante, elle sait lire, écrire et calculer dans cet état B ; c'est qu'une malade du service (la nommée L...) a entrepris de l'instruire il y a quatre à cinq ans, et est parvenue à lui inculquer ces notions élémentaires.

Je vous fais remarquer, en dernier lieu, que, dans ce même état B, Hab... présente tous les caractères du grand hypnotisme. Je frappe, pas bien fort, la table du poing, et vous la voyez aussitôt s'immobiliser en cata-lepsie ; les membres conservent la situation qu'on leur imprime, et, lorsque leurs attitudes sont expressives, elles entraînent dans la physionomie des jeux appro-priés. On provoque aussi aisément chez elle la contrac-ture léthargique par la pression des muscles ou bien des nerfs, et la contracture somnambulique par le simple frôlement de la peau. La malade est éminemment suggestible ; il est facile de lui faire accepter pour vraies les assertions les moins vraisemblables. La seule diffé-rence qui existe ici avec les phénomènes du grand hypnotisme est que les divers éléments de cet état y sont mélangés, au lieu d'y être groupés de façon à constituer des états distincts.

Nous allons, à présent, examiner comparativement Hab... dans son état A. L'injonction simple suffit, pour peu qu'elle soit énergique et répétée, à provoquer le retour de la personnalité primitive. On lui dit impérieu-sement, à plusieurs reprises : « Allons, réveille-toi ! » elle répond à chaque fois : « Que me voulez-vous ? je ne dors pas, je ne dors pas. » Cependant, elle se tord les mains, semble faire un grand effort, et bientôt on voit le cou se gonfler, un bruit laryngé se produire, la tête et le tronc se renverser en arrière (esquisse d'arc de cercle), en même temps que les membres s'étendent violemment..., etc. C'est une esquisse d'attaque, et tout paraît rentrer dans l'ordre, mais désormais nous allons reconnaître les caractères de l'état prime, état A.

Dans cet état, où vous la voyez maintenant, la malade est très notablement modifiée en ce qui concerne les stigmates hystériques. Hab... n'est plus anesthésique totale, mais seulement hémianesthésique gauche. Son champ visuel est de 60° au lieu de 30 ; elle n'a plus d'achromatopsie que de l'œil gauche.

Elle se rappelle, maintenant, très précisément les divers incidents de son existence jusqu'à 1885. Elle répond exactement à mes demandes sur son lieu de naissance, son éducation, la perte de ses parents. Elle sait qu'elle a été autrefois à Necker, puis à Lariboisière ; elle reconnaît parfaitement M. le professeur Proust, qui nous fait précisément l'honneur d'assister à notre cours, et qu'elle nous disait tout à l'heure ne pas connaître, bien qu'elle l'eût regardé attentivement. D'autre part, elle croit que nous sommes en l'année 1885 ; elle se dit âgée de 32 ans et non plus de 38 comme tout à l'heure, — c'est en effet l'âge qu'elle avait en 1884-1885. Elle ne connaît plus les personnes du service actuel, mais elle décline les noms des internes et chefs de clinique qui se sont succédé de 1880 à 1885.

Elle ne sait plus ni lire, ni écrire, ni calculer et affirme que la malade L..., qui, vous vous le rappelez, lui a servi de professeur en ces matières, n'est ici que depuis quinze jours. Elle est, en effet, entrée dans le service une quinzaine de jours avant l'état de mal qui a changé la personnalité d'Hab... : « C'est une nouvelle », dit-elle en la voyant. Elle ne sait pas ce que nous voulons dire avec l'Exposition, la Tour Eiffel, les Annamites ; mais par contre elle se rappelle la guerre, le siège, les bombes qui tombaient dans le quartier Ornano où elle habitait alors. Enfin, nous ne retrouvons plus chez elle aucun des caractères somatiques ou psychiques de l'hypnotisme (catalepsie, contracture, suggestibilité) qui se montraient à un si haut degré dans l'état B.

Ces périodes d'état A sont, en général, assez courtes. Elles ne durent guère que cinq à quinze minutes. Ce

sont les mêmes phénomènes de commencement d'attaque, moins accentués cependant, qui président à la
transition de l'état A dans l'état B. Cette transition se
fait soit spontanément, soit par intimation.

Je ne veux pas entreprendre de vous expliquer ces
phénomènes, car je pense que dans leur étude nous
n'en sommes encore qu'à la phase d'observation clinique. Au point de vue nosographique, mon opinion
est qu'il s'agit là d'une attaque d'hystérie transformée.
Ces états de vigilambulisme me paraissent tout à fait
analogues à ces phases délirantes (somnambulisme
hystérique) dont je vous ai montré des exemples, et qui
sont, elles, incontestablement des modifications de la
troisième période de la grande attaque d'hystérie (Voir
plus haut, n°ᵉ XXVII et XXVIII). Il y a, en tout cas, à
faire valoir, dès à présent, que ces deux manifestations,
si différentes en apparence, délire et vigilambulisme,
ont cependant pour trait commun de se développer
entre deux attaques hystériques. La scène dans les deux
cas est inaugurée par une attaque et terminée par une
attaque.

J'aurai, du reste, un jour l'occasion de vous présenter
des arguments et des faits nouveaux qui me paraissent
plaider éloquemment en faveur de cette manière de voir.

XXX.

Documents pour servir à l'histoire des somnambulismes.

Du dédoublement de la personnalité d'origine hystérique (vigilambulisme hystérique) (1).

Dans un travail publié récemment, dans le *Progrès médical* (2), j'ai étudié, sous ses divers aspects, le somnambulisme hystérique considéré en tant que représentant, conformément aux vues de M. le Pr Charcot, la troisième période de la grande attaque d'hystérie. Dans la description classique de l'attaque, donnée par lui, cette période, dite phase des attitudes passionnelles, présente un développement proportionné à celui des deux autres périodes. La première, phase épileptoïde, est généralement la plus courte ; la deuxième, celle des grands mouvements convulsifs, est de toutes les trois la plus longue et la plus développée ; la troisième tient le milieu entre les deux précédentes.

Mais, de même que les deux premières peuvent ou bien s'isoler complètement, comme il arrive dans la petite attaque d'hystérie consistant principalement en grands mouvements, ou bien prendre un développement prépondérant, ainsi que cela se voit par exemple dans l'état de mal hystérique épileptiforme, où la phase épileptoïde prédomine à un haut degré, de même la période des attitudes

(1) Par Georges Guinon. — Ce travail, publié dans le *Progrès médical* (1892), est le développement, avec apport d'observations nouvelles, des idées exposées par M. le Pr Charcot dans la leçon précédente (n° XXIX). (G. G.).

(2) Georges Guinon. — *Documents pour servir à l'histoire des somnambulismes ; du somnambulisme hystérique*, etc. (*Progr. Méd.*, 1891, n^s 20, 21, 23, 26, 29 et 34 et plus haut n° XXVIII, p. 70).

passionnelles peut, dans certains cas, prendre la place principale parmi les autres phénomènes de l'attaque. On se trouve alors en présence soit de l'attaque délirante, soit de l'attaque de somnambulisme.

J'ai montré, dans le travail cité plus haut, sous quels différents aspects peut se présenter cette modalité particulière de l'attaque hystérique. On la rencontre fréquemment dans l'hystérie des enfants, petits garçons et petites filles, chez qui elle revêt le plus souvent la forme délirante.

Mais, dans ces divers cas, il y a à considérer un certain nombre de nuances qui font que tous les malades, bien qu'identiques quant au fond, ne se ressemblent pas tous quant à la forme. L'attaque à forme de délire se voit de préférence chez l'enfant. L'élément convulsif est réduit à peu de chose, mais cependant encore fort accentué. Le délire est surtout de nature hallucinatoire, souvent violent.

Les véritables somnambules hystériques, au contraire, sont plus tranquilles. Ils sont toujours, bien entendu, en proie à un délire actif, provenant principalement d'hallucinations, au milieu desquelles les visions zoopsiques, revenant plus ou moins souvent, achèvent de donner à ce phénomène un cachet hystérique non sans importance. Mais encore parmi eux que de différences suivant les cas !

Les uns, complètement et profondément concentrés dans leur délire, sont incapables de communiquer avec l'extérieur et c'est à peine si les impressions sensorielles les plus simples peuvent arriver à provoquer chez eux des modifications dans les conceptions délirantes, modifications d'ailleurs toujours imprévues chez le malade qu'on examine pour la première fois, pour cette raison qu'il transforme toujours à son gré, et en dehors de la volonté de l'opérateur, l'impression reçue en une hallucination ou une série plus ou moins complexe d'hallucinations.

D'autres, au contraire, beaucoup moins concentrés, bien qu'ils soient toujours inconscients du lieu où ils se trouvent, supprimant tout ce qui les entoure ou le transformant pour l'incorporer dans leur délire, peuvent entrer jusqu'à un certain point en communication avec le monde extérieur. Le médecin peut les impressionner, changer le cours de leurs idées délirantes, par des excitations plus compliquées, telles que la parole, par exemple.

Entre ces derniers, à côté de qui une personne non prévenue risquerait de passer sans se douter qu'ils sont en pleine attaque d'hystérie, et les premiers, les délirants, dont on se gare quelquefois comme de fous furieux, tous les types de transition se rencontrent, constituant les formes très variées en apparence, mais identiques dans le fond, sous lesquelles peut se présenter le somnambulisme hystérique.

Mais ce n'est pas le seul aspect clinique que peut revêtir la troisième phase de l'attaque d'hystérie. Il en existe encore un autre, vraisemblablement beaucoup plus rare à la vérité, mais non moins intéressant à étudier dans ses manifestations. C'est le dédoublement de la personnalité de nature hystérique.

Déjà, dans le somnambulisme hystérique, on peut dire, en s'en tenant au sens strict des mots, qu'il y a dédoublement de la personnalité. Il paraît, en effet, exister deux vies distinctes chez le somnambule hystérique. La personne délirante vit une vie à part dont les morceaux, constitués par les diverses attaques de somnambulisme, se relient les uns aux autres. On peut voir, en effet, ainsi que j'en ai montré un exemple bien probant, le somnambule conserver le souvenir des actes exécutés dans une période somnambulique antérieure; et cela avec une précision telle que le malade en question était capable, pendant une crise, de continuer, sans erreur dans le numérotage des pages, un manuscrit commencé dans une attaque somnambulique survenue trois semaines auparavant. Il y a donc là, en réalité, une seconde vie, vécue par une seconde personne, et qui peut prendre, dans certains cas, un développement assez considérable, puisque l'on voit ce somnambulisme hystérique durer jusqu'à dix jours pleins (Obs. de la nommée Sch... dans le travail déjà cité; voir plus haut, p. 102).

Ce n'est pas, d'ailleurs, dans le somnambulisme hystérique seul que l'on observe un dédoublement de l'individu en deux personnalités différentes. La plupart des psychologues admettent qu'il existe en nous, à l'état normal,

non pas seulement, ainsi que le disait Gœthe, — « deux âmes
habitent dans ma poitrine », — deux personnes distinctes,
mais bien un grand nombre de personnalités diverses,
variant « suivant l'âge, les divers devoirs de la vie, les
événements, les excitations du moment (1). » Ces sous-
personnalités, pour employer l'expression adoptée par
M. Paulhan (2), résultant de tendances diverses, s'asso-
ciant ou se repoussant les unes les autres, suivant les lois
de l'activité mentale, constituent par leur ensemble la
personnalité complète.

Cette division du moi est moins marquée dans l'état
normal que dans l'état pathologique et, par conséquent,
plus facile à observer et à étudier dans celui-ci. Mais les
altérations de la personnalité peuvent être très variées
dans les maladies et, en particulier, dans les maladies
mentales. Elles peuvent être, tout d'abord, totales ou partielles. La personnalité, suivant la définition de M. Ribot, qui
est une des plus compréhensives (3), « résultant de deux
facteurs fondamentaux, la constitution du corps » (personnalité organique) « avec les tendances et sentiments
qui le traduisent » (personnalité psychique) « et la mémoire », il s'ensuit que si le premier facteur seul est modifié, on se trouve en présence d'une dissociation momen-
tanée, suivie d'un changement partiel du moi. Si la modification est assez profonde pour que les bases organiques de la mémoire subissent une sorte de paralysie,
restent incapables de réviviscence, alors la désintégration
de la personnalité est complète ; il n'y a plus de passé et
il y a un autre présent.

M. Ribot, dans son très intéressant livre, classe
les troubles de la personnalité de la manière suivante :
Dans un premier groupe de faits, aliénation *complète de
la personnalité*, « le sentiment général du corps est complètement changé. L'état nouveau sert de base à une nou-

(1) Griesinger. — *Traité des maladies mentales*, trad. franç.
de Doumic, p. 55.
(2) Paulhan. — *L'activité mentale et les éléments de l'esprit.*
Paris, 1889. Alcan, p. 199 et suiv.
(3) Ribot. — *Les maladies de la personnalité*. Paris, 1885. —
Alcan.

velle vie psychique... Il ne reste de l'ancien moi que les processus complètement organisés (marche, langage, etc.), activités purement automatiques, presque inconscientes, qui sont comme des esclaves prêts à servir tous les maitres (1). » Quelquefois, mais par exception, il persiste des vestiges de l'ancien moi, qui donnent au sujet l'idée d'une personnalité étrangère.

Le deuxième groupe de cas, *alternance de deux personnalités*, diffère du premier en ce que, après l'apparition de la deuxième personnalité qui s'est maintenue pendant un temps plus ou moins long, la personne première, normale, reparaît, pour faire place plus tard à la personne seconde, revenir de nouveau et ainsi de suite.

Enfin la troisième catégorie de faits comprend ceux où il existe une *substitution de la personnalité*. Ce trouble est plus superficiel; le type le plus caractérisé se rencontre dans le somnambulisme hypnotique où l'hypnotiseur peut modifier à volonté la personnalité de l'hypnotisé, changer un homme en femme, un manouvrier en roi, etc.

Ce sont les cas du second groupe qui nous occuperont ici. A vrai dire, la distinction qui les sépare de ceux du premier est un peu artificielle. A l'époque où la deuxième personnalité apparaît pour la première fois, ils ne diffèrent en rien des autres. La différence commence seulement avec la réapparition de la personnalité première. Or, à un moment donné de l'évolution, avant cette réapparition, il est impossible de dire si elle se produira. De plus, il se rencontre des cas, ainsi que nous le verrons par la suite, dans lesquels la seconde personnalité empiète constamment sur la première, dont les apparitions deviennent de plus en plus courtes et plus rares et qui, en fin de compte, arrivent à disparaître complètement. Nous retombons à ce moment dans les cas du premier type.

Mais, revenons maintenant au somnambulisme hystérique, dont nous parlions plus haut, et à propos duquel nous sommes entrés dans cette digression nécessaire. Dans quelle catégorie pourrons-nous le classer? Dans le second groupe, sans aucun doute, mais avec ce signe par-

----

(1) Ribot. — *Loc. cit.*, p. 145 et suiv.

ticulier, à savoir que la seconde personne, en proie à des hallucinations continuelles et se succédant les unes aux autres sans interruptions, est véritablement délirante. Elle ne paraît pas avoir conscience du lieu où elle se trouve ni des personnes qui l'entourent.

Or, l'élément « *pouvoir personnel* » entre pour une certaine part dans la constitution de la personnalité. Son activité consiste en' ceci, que tout « nouveau fait psychique qui tend à s'établir a été mis successivement en relation avec un grand nombre de tendances et que ces tendances, soit séparément, soit réunies, ont essayé de se l'assimiler, l'ont éprouvé pour voir s'il pouvait entrer comme élément dans un système coordonné dont elles feraient partie (1). »

Il est évident que cet élément est réduit à son minimum chez le somnambule hystérique, sans quoi il ne verrait pas des lions, des grenouilles, des araignées dans un cabinet de médecin, et dans le même endroit ne se croirait pas sur le passage d'un enterrement d'homme célèbre (voir à ce sujet, *passim*, les observations dans mon travail déjà cité). C'est, à proprement parler, un automate, précisément à cause de la non-intervention du pouvoir personnel. Mais c'est aussi, par suite, une personnalité incomplète, tout à fait particulière en ce sens.

La personne qui se manifeste dans ce somnambulisme hystérique se rapproche beaucoup plus en ce sens de la deuxième personne étudiée dans l'état normal et l'état pathologique par quelques auteurs et en particulier M. Pierre Janet (2) et M. Binet (3). Cette deuxième personne est mise en évidence par ce fait qu'un sujet distrait peut répondre automatiquement et sans s'en rendre compte, par son intermédiaire, à questions qui lui sont posées. Elle n'est point inconsciente d'elle-même, non plus que de la première personne et de ses manifestations dont elle garde le souvenir, mais celle-ci n'en a point conscience et l'ignore.

(1) Paulhan. — *Loc. cit.*, p. 160.
(2) Pierre Janet. — *L'automatisme psychologique*, etc... Paris, 1889. Alcan.
(3) Binet. — *Les altérations de la personnalité.* — (*Rev. des Deux-Mondes.* 3º période, t. CIII, 15 février 1891).

Or, il semble démontré que cette seconde personne latente est la même que celle qui se manifeste d'une façon prépondérante dans l'hypnotisme. Les expériences de Gurney, de Pierre Janet, de Binet, paraissent à cet égard assez décisives. D'autre part, j'ai montré l'analogie frappante qui existe au point de vue de l'état psychique et de la nature de la suggestibilité entre la catalepsie hypnotique et le somnambulisme hystérique. De plus, ce fait dont j'ai fourni un exemple (1), à savoir qu'un sujet peut dans l'hypnotisme se rappeler et raconter les hallucinations qui se sont imposées à lui pendant le somnambulisme hystérique, plaide en faveur de la même hypothèse.

M. Binet, M. Azam (2) pensent que cette seconde personne, qui se manifeste passagèrement dans les cas précédents, est la même que celle qui prend une place prépondérante et se substitue à la personne normale dans les cas de dédoublement de la personnalité. C'est possible, mais il est bon de faire remarquer que ses caractères ne sont pas tout à fait identiques dans les deux catégories de faits.

En effet, tandis que dans le somnambulisme hystérique la deuxième personne, dénuée du contrôle du pouvoir personnel et en proie à des hallucinations qui la dirigent en réalité, est un simple automate, vraiment délirant, dans le dédoublement de la personnalité, tel que nous l'entendons ici, elle paraît absolument normale, vivant de la vie ordinaire, sans la moindre apparence d'automatisme véritable ni de délire.

Au reste, cela n'est peut-être qu'une question de mots. J'ai montré que le degré de concentration du somnambule hystérique dans son délire peut varier considérablement d'un sujet à l'autre. Suivant les cas, on sera

---

(1) Georges Guinon et Sophie Woltke. — De l'influence des impressions sensorielles dans les phases cataleptique et somnambulique du grand hypnotisme. (Nouvelle Iconographie de la Salpêtrière, 1890, n° 6, et plus haut n° XXV, p. 22).
Des mêmes auteurs : De l'influence des excitations des organes des sens sur les hallucinations de la phase passionnelle de l'attaque hystérique. (Arch. de Neurol., 1891, n° 63, et plus haut n° XXVI, p. 36).
(2) Azam. — Le dédoublement de la personnalité et le somnambulisme. (Rev. scientif., 1890, p. 136).

tenté de l'attacher pour l'empêcher de nuire à lui-même
et aux autres, ou, au contraire, on le coudoiera sans
presque s'apercevoir qu'il est délirant. C'est ainsi que cela
se passait chez un de mes malades (Voir plus haut
n° XXVIII, p. 134, obs. du nommé de B...) et dans le cas bien
connu de M. Mesnet (1). Il n'est point contraire à la raison
d'imaginer des cas encore plus simples et servant de transition, plus encore que ces deux-là, entre le somnambulisme
hystérique et le dédoublement de la personnalité.

C'est qu'en effet cette ressemblance avec l'état normal
est singulièrement accentuée chez les malades de ce dernier
genre, et il est quelquefois fort difficile de s'apercevoir
que l'on a affaire à une deuxième personne. On en trouvera une preuve bien convaincante dans ce fait que l'une
des malades, dont l'observation est plus loin, a pu rester
en observation dans le service de M. le Pʳ Charcot
pendant des années, sans qu'on se soit aperçu du trouble
psychique dont elle était atteinte. On avait remarqué, il
est vrai, chez elle, la présence de certains phénomènes,
sur lesquels nous reviendrons plus loin, mais on n'avait
point vu le dédoublement de la personnalité. Cela tenait à
ce qu'on ne s'était adressé chez elle qu'à l'élément somatique, physique, et que l'on n'avait point consulté l'élément mémoire, qui, dans la clinique courante, constitue
le meilleur, pour ne pas dire le seul moyen de diagnostic,
dans un cas de longue durée.

L'oubli de la personnalité normale et de ses faits et
gestes par la deuxième personne est en effet, au point de
vue psychique, le phénomène le plus saillant de cet état
de dédoublement. Ainsi que le dit M. Gilles de la Tourette, « ces deux phases de l'existence sont rendues distinctes l'une de l'autre par ce seul fait que l'oubli existe
toujours au réveil (2). » D'autres signes paraissent exister
à peu près constamment, ainsi qu'on le verra par la lecture de nos observations. Mais ils peuvent être interprétés

---

(1) Mesnet. — *De l'automatisme de la mémoire et du souvenir
dans le somnambulisme pathologique* (Un. méd., juillet 1874).
(2) Gilles de la Tourette. — *L'hypnotisme et les états analogues
au point de vue médico-légal.* — 1ʳᵉ édition, Paris, 1887, p. 245.

faussement, si l'on n'a pas constaté cette amnésie particulière, d'autant plus difficile à dépister dans bien des cas que le malade n'attire pas spontanément l'attention sur ce sujet.

Dans le dédoublement de la personnalité, tel que nous l'entendons ici, le trouble de la mémoire peut varier suivant les cas. Tantôt le dédoublement n'est pas absolument complet. La deuxième personne conserve la notion de la première, de son histoire et de ses faits et gestes, tandis que celle-ci ignore totalement celle-là. Il en résulte ce fait que, dans les cas d'alternance bien nette, lorsque la première personne reparait elle a une vie insupportable, ne pouvant retrouver l'histoire de sa vie que par morceaux séparés les uns des autres par des périodes ignorées, qui sont les accès de condition seconde.

Dans d'autres cas au contraire, et les deux que j'ai eu l'occasion d'observer et qui ont été l'objet de nombreuses démonstrations de la part de M. le Pr Charcot pendant le cours des deux dernières années font partie de cette catégorie, le dédoublement est encore plus complet en ce sens que si la première personne ignore la seconde, celle-ci n'a pas non plus la moindre notion de celle-là. Cependant lorsque l'une fait place à l'autre, ou plus proprement lorsque pour la première fois l'état second (condition seconde, état B) se substitue à l'état prime (état normal, condition première, état A), le sujet garde toujours quelques notions d'une grande importance.

Tout d'abord il conserve la connaissance de son être, sorte de conscience organique, « base sur laquelle l'individualité repose » (1). Ce fondement organique de la personnalité est dû, ainsi que le dit M. Ch. Richet (2), surtout au phénomène de sensibilité et d'innervation motrice. Il consiste dans la preuve qui nous est donnée de notre existence par la sensation de nos organes, nos réactions physiques vis-à-vis des agents extérieurs (cénesthésie).

Il en est tout autrement chez certains aliénés qui perdent

---

(1) Ribot. — *Loc. cit.*, p. 32.
(2) Ch. Richet. — *L'homme et l'intelligence.* Paris, 1884. p. 250.

même la notion de leur personnalité physique, ignorant
leur existence propre non seulement comme personnes
morales, mais encore comme êtres matériels, ou parlant
d'eux à la troisième personne, comme s'il s'agissait d'un
autre individu. Il ne paraît point en être jamais ainsi dans
le dédoublement de la personnalité d'origine hystérique.

D'autres notions aussi subsistent la plupart du temps
dans le second état. Mais je reviendrai plus loin sur ces
particularités, qui seront plus facilement mises en lumière
après l'analyse des observations déjà publiées et l'exposition de deux nouveaux cas fort intéressants qui appartiennent au service de M. Charcot, à la Salpêtrière.

.*.

Ce n'est pas d'aujourd'hui, en effet, que datent les premières études sur le dédoublement de la personnalité. Les
premiers cas publiés, pour n'être pas très vieux, remontent
cependant déjà à une certaine époque. Ce n'est pas à dire
pour cela que ce phénomène singulier n'ait pas existé dès
longtemps et l'on pourrait peut-être en trouver des exemples dans les écrits anciens où il a été noté sans qu'on lui
ait attribué sa véritable valeur, ou sans qu'il ait attiré
particulièrement l'attention. M. Bourneville a signalé le
dédoublement de la personnalité chez Jeanne Féry, cette
religieuse possédée du couvent des sœurs noires de Mons,
dont il a publié l'histoire dans sa *Bibliothèque diabolique* (1).

Jeanne Féry venait d'être soumise aux pratiques de
l'exorcisme et le malin esprit avait abandonné son corps,
en « causant un horrible tremblement par tous ses membres, » autrement dit elle venait d'avoir une attaque d'hystérie, lorsqu'après « cette victoire tant divinement obtenuë...
la religieuse fut remise en vraye simplesse d'enfance, et
rendue ignorante de la cognoissance, tant de Dieu, que

_____

(1) *La possession de Jeanne Féry, religieuse professe du
couvent des sœurs noires de la ville de Mons* (1584). — *Bibliothèque diabolique* (collection Bourneville), 1886.

des créatures : ne pouvant prononcer autres parolles, que, Père Jean, et belle Marie... »

Dans cet état elle se rendit à la chapelle pour y entendre la messe et sitôt qu'elle y fut entrée, elle « s'admiroit grandement (à la guise des enfants) de voir tant de beaux tableaux et images... Tout au long de la messe, l'ayant assise, demeura coye, comme un petit enfant, qui n'a aucune cognoissance. » Sortie de cet endroit elle demanda qu'on lui apporte une statuette de sainte Marie-Magdeleine qu'elle avait vue dans la chapelle et, l'ayant entre les mains, elle « donna grand signe de liesse. Et commença (comme les enfants jouënt avec leurs poupées) à l'habiller et vestir de petits drappeaux, la joignant à son sein, comme si elle luy eust voulu donner le tettin. »

Pour la rendre à elle-même, sœurs et prêtres exorcistes imaginent de la plonger dans un bain d'eau bénite, en lui maintenant la tête sous l'eau « si longtemps que naturellement elle y pouvait estre. » Mais cela n'y fait rien et la malheureuse sort de son bain « avec tel entendement et maintien qu'un enfant de quatre ans, du tout ignorante et idiote. » Il fallut alors tout lui apprendre de nouveau et le seigneur archevêque « lui feit pour la première instruction apprendre à se signer du signe de la croix, et diré, *in nomine Patris, et Filij, et Spiritus Sancti, Amen.* Et luy convint employer trois jours pour l'apprendre parfaictement... Et ainis, petit à petit, tous les premiers rudiments de la piété Chrestienne furent enseignés. Voire mesme fut besoing recommencer dès son A B C pour la r'apprendre à lire. Et prononçait du commencement le tout avec langue espesse, et fort difficilement, à la guise d'enfant. » Cet état dura du 10 au 19 novembre de l'année 1584 et disparut subitement à la suite de la bénédiction par l'archevêque de sa tête, de sa langue et de toutes les parties de son corps.

Bien que les historiens de Jeanne Féry n'aient pas été, tant s'en faut, de grands clercs en matière de pathologie nerveuse, cependant il nous est facile de retrouver dans leur récit un certain nombre de caractères qui suffisent à distinguer le dédoublement de la personnalité, et qui se trouvent également indiqués dans quelques-unes des obser-

vations publiées postérieurement, ainsi qu'on le verra ci-
après.

Je n'ai point dirigé mes recherches spécialement au point
de vue historique et cherché à découvrir dans les anciens
auteurs des faits de dédoublement de la personnalité
ignorés ou méconnus. Il suffit, pour l'étude de ce phénomène, de se contenter des cas publiés comme tels, et la
connaissance n'en remontant pas bien loin, le plus anciennement connu d'entre eux est encore relativement de date
récente.

*
* *

Le premier est celui de Mitchell et Nott, plus connu sous
le nom de cas de la *Dame américaine de Mac Nish* (1). Il
a été reproduit dans tous les livres ou travaux traitant de
la question des troubles ou maladies de la personnalité. Il
est en effet bien typique.

Il s'agit d'une jeune femme, instruite, qui fut prise tout
à coup d'un sommeil profond, qui se prolongea plusieurs
heures. A son réveil, elle avait oublié tout ce qu'elle savait,
et il fallut tout lui enseigner à nouveau. Elle dut réapprendre à lire, à écrire, à compter, ce qu'elle fit avec une
assez grande rapidité. Les personnes, les objets de son entourage lui étaient devenus totalement étrangers, mais peu
à peu elle arriva à se familiariser avec eux. Elle était dans
cet état depuis plusieurs mois, lorsqu'un beau jour elle fut
reprise d'un sommeil analogue à celui qui avait marqué le
début de ces phénomènes.

Cette deuxième crise de sommeil fut suivie du retour à
l'état normal ; mais elle n'avait conservé aucun souvenir
de ce qui s'était passé pendant l'intervalle. « En un mot,
dans l'*état* ancien, elle ignorait l'*état* nouveau. C'est ainsi
qu'elle nommait ses deux vies, lesquelles se continuaient
isolément et alternativement par le souvenir. »

Les mêmes phénomènes se reproduisent ainsi pendant
quatre ans, à peu près périodiquement. « Dans un état ou

---

(1) Mac Nish. — *Philosophy of sleep*, 1831, d'après Mitchell
et Nott (*Med. repository*, janvier 1816).

dans l'autre, elle n'a pas plus de souvenance de son double caractère que deux personnes différentes n'en ont de leurs natures respectives; par exemple, dans les périodes d'*état ancien*, elle possède toutes les connaissances qu'elle a acquises dans son enfance et sa jeunesse; dans son *état nouveau*, elle ne sait que ce qu'elle a appris depuis son premier sommeil. Si une personne lui est présentée dans un de ses états, elle est obligée de l'étudier et de la connaître dans les deux pour en avoir la notion complète...

... Dans son *état ancien*, elle a une très belle écriture, celle qu'elle a toujours eue, tandis que dans son *état nouveau* son écriture est mauvaise, gauche, comme enfantine; c'est qu'elle n'a eu ni le temps ni les moyens de la perfectionner. »

Ces phénomènes d'amnésie d'un état dans l'autre, d'oubli dans l'*état nouveau*, de connaissances acquises dans l'*état ancien*, font de ce cas un exemple bien net de dédoublement de la personnalité. Mais, d'autre part, et c'est là-dessus que je veux pour l'instant attirer plus particulièrement l'attention, sans d'ailleurs insister davantage, un autre caractère nous permet d'affirmer qu'il s'agit là, en outre, d'un dédoublement de la personnalité d'origine hystérique. Ce sommeil prolongé, qui marque le retour et la fin de l'*état nouveau* et de l'*état ancien*, n'est autre chose qu'une attaque de sommeil hystérique.

Bien que les auteurs n'aient pas spécialement mis en valeur ce caractère, attendu qu'ils s'occupaient plus du côté philosophique que du côté médical de la question, il n'en a pas moins pour nous une grande importance. Nous le retrouvions d'ailleurs chez la religieuse Jeanne Féry, qui était aussi entrée dans son état second à la faveur d'une attaque hystérique non plus léthargique, mais convulsive.

*
* *

Dans le cas que nous devons à M. le Dʳ Dufay (1), on trouve un certain nombre de caractères spéciaux qui lui

_____

(1) Dufay. — *La notion de la personnalité.* (Rev. .cient. 1876. II. 69).

donnent, à un certain point de vue, une importance capitale. J'y reviendrai après avoir rappelé les faits le plus brièvement possible.

Il s'agit dans ce cas d'un jeune femme de vingt-huit ans environ. Pendant son enfance elle avait été sujette à des accès de somnambulisme nocturne (1). Une nuit, elle s'était levée et avait été se jeter à la nage dans un étang pour secourir un de ses frères qu'elle croyait y être tombé. D'autres fois elle se levait, s'habillait, faisait ses malles et, après avoir, fort émue, dit adieu aux autres personnes de la maison, qu'elle s'étonnait de trouver couchées et endormies, elle se dirigeait vers la porte de la rue pour aller prendre la voiture qui l'attendait pour la ramener chez ses parents. On l'obligeait à se recoucher, et elle se remettait au lit, le plus souvent à moitié habillée. Le lendemain matin elle se retrouvait ainsi habillée dans son lit et c'était ce qui lui indiquait qu'elle avait eu une crise de somnambulisme, car elle en avait complètement perdu le souvenir.

Or, un soir, cette jeune fille travaillait dans un atelier de couture avec d'autres femmes dont elle dirigeait les travaux, lorsque tout à coup un bruit se fait entendre. Son front venait de heurter brusquement le bord d'une table, son buste s'étant ployé en avant. Au bout de quelques secondes, elle se redresse et reprend son travail, qu'elle exécute maintenant sans l'aide des lunettes que nécessitait habituellement une myopie assez prononcée.

Dans cet état nouveau, elle paraît beaucoup plus active et ses sens semblent doués d'une hyperacuité extraordinaire. Elle enfile son aiguille sous la table. Elle va chercher et trouve des objets en pleine obscurité. « Elle cause en travaillant, et une personne qui n'a pas été témoin au commencement de l'accès pourrait ne s'apercevoir de rien, si Mlle R. L. ne chan-

---

(1) Voir à ce sujet la note contenue dans mon précédent travail sur le somnambulisme hystérique, note dans laquelle je tente de rattacher le somnambulisme naturel ou noctambulisme au somnambulisme hystérique dont il serait purement et simplement une manifestation nocturne, déduction faite, bien entendu, des cas se rattachant à l'automatisme comitial ambulatoire nocturne, et peut-être même au vigilambulisme. Dans le cas de M. Dufay, pas plus que dans un grand nombre de cas de ce genre, on ne trouve noté aucun signe permettant de conclure à l'identité des deux phénomènes. Des recherches cliniques nouvelles, dirigées systématiquement dans ce sens, recherches que j'ai commencé à entreprendre avec l'aide de Mlle S. Feinkind, élève du service de clinique de M. Charcot, seraient nécessaires pour arriver à se faire une conviction à ce point de vue.

geait de façon de parler dès qu'elle est en somnambulisme.
Alors, en effet, elle parle *nègre*, remplaçant *je* par *moi*, comme
les enfants, et usant de la troisième personne du verbe à la
place de la première : « *Quand moi est bête* » signifie : « Quand
je ne suis pas en somnambulisme. »

C'est qu'en effet, pendant son état second, la malade a
conservé la notion très exacte des faits accomplis non seulement pendant cet état de crise, mais aussi pendant l'état
normal, c'est-à-dire pendant toute sa vie antérieure. Dans
l'état normal, au contraire, elle a perdu tout souvenir des
périodes de somnambulisme. Elle est donc forcément
gauche, empruntée, pendant cet état normal, où il lui
manque des morceaux tout entiers de sa vie. Elle a notion
de cet état de gêne de la condition normale lorsqu'elle se
trouve en condition seconde, et voilà pourquoi dans cette
dernière elle désigne la première en disant : « Quand moi
est bête. » Elle est plus communicative en état second et
elle connaît si bien son état primo qu'elle prie les personnes
à qui elle vient de faire quelque confidence de ne point révéler à « la fille bête » que « l'autre » leur a faites, car
celle-là en serait très fâchée.

Il existe aussi quelques modifications physiques pendant la condition seconde. Les globes oculaires sont légèrement convulsés en bas, les paupières un peu abaissées
(sans doute par un certain degré de blépharospasme), ce
qui fait que la malade est obligée de relever la tête pour
regarder les objets placés devant elle, à la manière des
personnes affectées d'un ptosis double.

M. Dufay a constaté pendant l'accès de condition seconde
une anesthésie générale du tégument cutané. Mais voici
un fait qui acquiert en l'espèce une importance considérable et qui nous permet sans contredit d'assimiler véritablement les périodes d'état second à des attaques vulgaires d'hystérie. M. Dufay s'est aperçu que la sensibilité
persistait en deux points : « à la région latérale moyenne
du col, de chaque côté, et au même niveau dans la gorge...
Le contact sur une de ces régions, avec le doigt ou autre
chose à l'extérieur (une barbe de plume même suffit), avec
une goutte de liquide ou un aliment quelconque à l'intérieur, provoque le réveil subit, ou le retour à l'état normal,

avec sensation douloureuse, aggravée par le dépit d'être ramenée à l'état *bête* », accompagnée d'un violent « ébranlement nerveux ». Le réveil s'annonce invariablement par trois bâillements convulsifs.

Ce sont là, à n'en pas douter, de véritables zones hystéro-frénatrices, dont l'excitation fait cesser l'attaque à forme spéciale dont la malade est affectée, en provoquant quelques phénomènes convulsifs (les bâillements).

Mais ce n'est pas tout. Je disais en commençant, parlant du somnambulisme hystérique, qu'il y avait entre le somnambule profondément concentré dans son délire que les excitations les plus simples parviennent à peine à impressionner, et le somnambule tranquille, répondant aux questions et auprès de qui un individu non prévenu passerait sans se douter de son état, toutes les transitions possibles. Eh bien, nous allons trouver, chez la malade de M. Dufay, une transition entre les derniers exemples de somnambulisme hystérique et les cas de dédoublement hystérique de la personnalité.

En effet, cet auteur a constaté que sa « somnambule n'entend que les bruits qu'elle écoute, que la personne qui s'adresse directement à elle. Les rires les plus bruyants, les conversations à haute voix, les cris même, elle n'entend rien, si on n'a pas fixé son attention par une interpellation directe. » N'est-ce point là, pour ne pas dire plus, une analogie frappante avec le somnambule hystérique ? On objectera qu'il y a entre les deux une différence fondamentale, à savoir que l'un délire et est en proie à des hallucinations variées, tandis que l'autre vit, en apparence, de la vie de tout le monde. C'est vrai, mais à côté de cela d'autres analogies, et en particulier celle dont je viens de parler, rapprochent indubitablement les deux cas l'un de l'autre. La différence qui les sépare nous permet de ranger l'un dans le somnambulisme hystérique et l'autre dans le dédoublement de la personnalité, au sens étroit où nous l'entendons ici. Mais c'est tout.

En tous cas, reste démontrée l'allure d'attaque hystérique que revêt bien nettement chez la malade de M. Dufay chaque accès de condition seconde.

Les accès reviennent tous les soirs, quelquefois pendant

le sommeil normal ; d'autres fois pendant le jour, sous l'influence d'une émotion vive. Lorsqu'il a lieu dans le soirée, « Mlle R. L., après avoir continué la veillée, monte à sa chambre en même temps que ses compagnes, travaille dans l'obscurité ou se couche et passe insensiblement du sommeil agité (1) au sommeil tranquille et normal, pour se réveiller à l'heure réglementaire. Elle est alors très étonnée de trouver achevée la besogne qu'elle se rappelle avoir seulement commencée, ou même avoir eu l'intention de commencer. »

M. Dufay put observer chez sa malade ces phénomènes de dédoublement de la personnalité, qu'il croit de nature hystérique, pendant une douzaine d'années (depuis 1845 environ). Dans la suite, il apprit qu'ils avaient cessé vers 1886.

Tel est le cas de M. Dufay. On peut en résumer en quelques mots les points les plus saillants : hystérie ; accès de dédoublement de la personnalité, avec persistance du souvenir de la première personne dans l'état second ; possibilité de faire cesser les accès en excitant certaines zones hyperesthésiques.

***

L'élément hystérique, qui saute aux yeux chez la malade de M. Dufay, est encore bien plus accentué dans le cas qui a été rapporté par F. Vizioli (2). Le malade observé par cet auteur est un jeune homme de vingt ans, issu d'une famille de névropathes, bien développé, hystérique et atteint d'une perversion complète du sens génital. Les attaques que M. Vizioli décrit comme accès d'hypnotisme spontané (*accessi di ipnotismo spontaneo*) sont purement et simplement des attaques d'hystérie de

_____

(1) Nous ne savons point si l'auteur a constaté *de visu* ce passage *insensible* d'un état à l'autre. Les mots « *sommeil agité* » permettraient peut-être de croire qu'il existe là aux environs de ce passage quelques phénomènes d'ordre convulsif, ainsi que cela se produit pendant la journée (les trois bâillements du réveil).

(2) F. Vizioli. — *Del morbo ipnotico* (*ipnotismo spontaneo, autonomo e delle suggestioni*. (*Giorn. di Neuropath.*, 1885).

forme un peu anormale et mélangée de phénomènes hypnotiques. Cette immixtion de manifestations hypnotiques dans l'attaque hystérique n'est point très rare et
MM. Charcot, Richer, Pitres en ont rapporté d'assez nombreux exemples.

Quoi qu'il en soit, dans les crises que présente le malade
de M. Vizioli, l'élément hystérique est largement représenté.
Chaque accès se compose de quatre périodes. Tout d'abord,
on remarque « un stade de collapsus ou de léthargie, avec
résolution des membres. » L'individu, les yeux fermés, et
dans la résolution musculaire la plus complète, reste cependant conscient et répond à toutes les questions qu'on lui pose.
Cette première phase dure dix à quinze minutes et l'auteur a
constaté, pendant sa durée, la présence du phénomène hypnotique connu sous le nom d'hyperexcitabilité neuro-musculaire.

Vient ensuite une phase de grands mouvements, arcs de
cercle, suivie d'attitudes passionnelles variées pendant lesquelles le malade parle, crie, chante, gesticule. Cette période,
dont la durée est de dix à quinze minutes, peut manquer
dans quelques-unes des attaques.

Le troisième stade est caractérisé par des phénomènes cataleptiques. Il est accompagné d'une perte complète de la connaissance et de la mémoire, le malade n'ayant aucune notion
des actes de sa vie ordinaire, pas plus que des faits accomplis
pendant les deux autres stades. Sa durée est à peu près moitié
moindre que celle des deux précédents.

Il passe de là dans la quatrième phase désignée par M. Vizioli sous le nom de stade de somnambulisme. Celui-ci est
marqué par « un retour à la connaissance et une lucidité mentale surprenante. Le malade a les yeux fermés comme dans
les deux autres stades; mais il perçoit parfaitement toutes les
impressions cutanées, tactiles, thermiques ou électriques. Il
se souvient très bien de ce qui s'est passé dans les deux premières phases, mais non dans la phase cataleptique... Il se souvient aussi de ce qui s'est arrivé dans les accès précédents et en
outre de tout ce qui s'est passé pendant l'état de veille... Il a
donc une double mémoire, l'une se rapportant au cours habituel
de ses pensées et de ses actes, l'autre qui s'étend à toutes les périodes du somnambulisme... Mais dans l'état de veille il ne conserve aucun souvenir de l'état somnambulique. La durée de cette
phase est, si l'on peut dire, indéfinie. Le sommeil n'aurait point
de fin si l'on ne réveillait ce malade artificiellement, en lui

ouvrant les paupières et en lui soufflant sur les yeux. » Pendant cet état, il est éminemment suggestible.

Il y a là un dédoublement évident de la personnalité. A vrai dire il est fâcheux que M. Vizioli, qui a trouvé l'hyperexcitabilité neuro-musculaire dans la phase léthargique de cette attaque, n'ait pas recherché de même la contracture somnambulique dans le dernier stade. Peut-être, s'il l'y eût trouvée, cela l'aurait-il confirmé encore davantage dans l'opinion qu'il se trouvait en présence d'un cas d'hypnose spontanée. Mais, pour moi, je ne puis voir là-dedans qu'une simple attaque d'hystérie avec immixtion de phénomènes hypnotiques.

Si quelques-uns des phénomènes observés peuvent être en effet légitimement rapportés à l'hypnotisme, il en est d'autres qui n'en ont jamais fait partie et qu'on ne saurait lui rapporter. Par exemple les convulsions, les grands mouvements, l'arc de cercle de la seconde période, ainsi que les hallucinations accompagnant et caractérisant les attitudes passionnelles se plaçant à la fin de cette phase convulsive. Voilà qui est bien du domaine de l'attaque d'hystérie et non de l'hypnotisme. Mais je reviendrai plus loin sur cette question des différences qui permettent de distinguer le dédoublement de la personnalité du somnambulisme hypnotique. Pour le moment, je ne veux retenir que ceci : dédoublement de la personnalité survenant par crises, à la fin d'une attaque d'hystérie dûment caractérisée.

*
* *

Dans le cas de M. Ladame (de Genève) (1), l'attaque hystérique d'où dérivaient les phénomènes de dédoublement de la personnalité affectait une modalité spéciale. Il ne s'agissait plus d'une attaque convulsive, comme ci-dessus, mais d'une attaque de sommeil.

_____

(1) Ladame. — *Observation de somnambulisme hystérique avec dédoublement de la personnalité, guéri par la suggestion hypnotique.* (Soc. médico-psycho., 30 janv. 1888 — et Rev. de l'hypnot. expérim. et thérap., 1er mars 1888, p. 257).

La malade de M. Ladame, jeune fille de 27 ans, a une hérédité névropathique assez chargée. Sa mère était, comme elle,
atteinte de somnambulisme et d'attaques de sommeil. Sa sœur
a souffert pendant quelques mois d'une coxalgie nerveuse.

L'histoire de sa vie est assez caractéristique. Dans sa première enfance, à la suite d'une peur violente occasionnée par
un incendie, elle devint somnambule (noctambule). Elle se
levait la nuit, courait dans la cuisine ou dans les corridors de
sa maison et on était obligé de la rapporter dans son lit, d'où
elle s'échappait de nouveau, parfois à plusieurs reprises (1).
Ces crises de somnambulisme n'ont jamais cessé et sont même
assez fréquentes depuis.

Au mois de janvier 1887 survint la première attaque de sommeil caractérisée, à la suite de l'émotion occasionnée par un
commencement d'incendie qu'elle avait allumé par accident.
Dans la suite, les attaques se répétèrent et, peu à peu, on s'aperçut que lorsqu'elle sortait de sa crise de sommeil elle se
présentait avec des allures bizarres et surtout avec un caractère qu'on ne lui connaissait pas. C'était la première constatation de l'état second, du dédoublement de la personnalité. A
quelque temps de là, son fiancé s'aperçut par hasard qu'il
pouvait l'hypnotiser.

M. Ladame décrit, ainsi qu'il suit, les caractères qui
distinguaient chacune des deux personnalités de sa
malade.

« Pendant l'état second, Mlle X... change complètement de
caractère. Douce, aimable et un peu molle à l'état normal, elle
devient impatiente, méchante, impétueuse, mais active et travailleuse. Elle mange avec un meilleur appétit et digère beaucoup mieux qu'à l'état normal. Elle n'a plus de maux d'estomac. Elle chante, elle joue du piano, elle prend part à la
conversation, riposte hardiment et a des mots qu'elle ne trouverait pas habituellement. Elle ne dit jamais de paroles grossières, mais elle a la main leste. Elle ne supporte pas la contradiction ; elle distribue généreusement les taloches, et, un
jour, elle disait à son fiancé : « Allons, mon ami, il faut nous
« marier tout de suite, pour que je puisse te faire marcher. »
Revenue à l'état normal, elle ne se rappelle absolument rien
de ce qu'elle a dit ou fait pendant l'état second, et elle n'a jamais
voulu croire qu'elle s'était exprimée comme nous venons de le

_____

(1) Voir la note, p. 190.

rapporter... Dès l'état second elle résiste vigoureusement lorsqu'on essaye de la forcer à faire ce qui ne lui convient pas, et elle déploie alors une grande force musculaire... Quand elle est dans son état normal, elle perd toujours au jeu de dames, mais lorsqu'elle est dans l'état second elle gagne, au contraire, toujours. »

Il est bon de noter, en passant, que M. Ladame n'a jamais constaté, chez cette malade, d'anesthésie cutanée ni aucun autre stigmate d'hystérie.

Bien que cette jeune fille, dans son état second, se souvint des faits de sa vie normale, il lui arrivait cependant souvent, « dans l'état second, de ne pas reconnaître les personnes de sa connaissance dans l'état prime. » Elle parle à M. Ladame, qu'elle connaît fort bien dans l'état normal, comme si elle s'adressait à quelqu'un d'étranger, et un jour qu'il essayait de la réveiller, c'est-à-dire de la faire revenir à l'état prime, elle lui répondit : « Je dirai à M. Ladame que vous avez voulu me réveiller quand je ne dormais pas. »

Au début, le fiancé de Mlle X..., qui pouvait l'hypnotiser lorsqu'elle était à l'état de veille, n'avait aucun pouvoir sur elle quand elle était dans l'état second. M. Ladame fut plus heureux dans la suite. Il put parvenir à l'hypnotiser dans l'état second et par la suggestion faire disparaître les crises de dédoublement de la personnalité, ainsi que les attaques de somnambulisme nocturne.

L'élément hystérique est, dans ce cas, représenté par l'attaque de sommeil qui précède chaque crise de dédoublement de la personnalité. Celle-ci lui succède immédiatement ; le malade sort de l'une pour tomber dans l'autre, comme certaines passent de la période convulsive de l'attaque ordinaire dans la phase des attitudes passionnelles. Tel est le premier point à considérer.

Je ferai remarquer les autres différences qui existent entre la première et la deuxième personnes. Celle-là est aimable et douce, celle-ci violente et emportée. C'est donc surtout une différence de caractère qui distingue l'état second. En ce qui concerne le souvenir, il est bizarre de voir que la malade, bien que se souvenant dans l'état II de tous les faits de l'état I, oublie cependant certaines

figures. Elle continue à savoir marcher, lire, écrire, chanter, jouer du piano.

*
* *

Il en est à peu près de même dans le cas dû à M. Bonamaison (1). Chez sa malade les facultés paraissaient
plus affinées dans l'état second que dans l'état normal.

C'est une jeune fille de 22 ans chez qui les premiers accidents nerveux remontent à l'âge de quatorze ans. A vingt ans
elle entre comme sous-maîtresse dans un couvent et là, à la
suite de pratiques de dévotion exagérées ayant amené un certain degré d'anémie et d'un traumatisme de la région hypo-
gastrique, les premiers symptômes hystériques caractérisés
font leur apparition.

Ce sont tout d'abord des attaques convulsives, puis, sept
mois plus tard, des attaques de sommeil. Trois mois après le
début de ces dernières paraît la première crise qualifiée par
M. Bonamaison de *somnambulisme spontané*, et que nous
appellerons, avec M. Charcot, attaque de *vigilambulisme* ou
dédoublement hystérique de la personnalité. Cette première
attaque dure trois mois consécutifs avec des retours d'une ou
deux heures par jour à l'état normal, interrompue, comme
l'état normal lui-même, par des attaques convulsives ou de
sommeil.

Au bout de ce temps, le dédoublement de la personnalité
ne se montre plus que quotidiennement, vers le soir, pendant
plusieurs heures.

Au milieu de tous ces accidents se placent divers épi-
phénomènes de nature hystérique qui survenaient de temps à
autres par accident, tels que : des attaques de catalepsie, ou
plutôt de rigidité avec conservation de la connaissance ; des
crises de dyspnée d'une violence peu commune ; une paraplégie
complète ; et, à diverses reprises, des contractures variées, du
mutisme, de l'aphonie, des vomissements, de la diarrhée nerveuse, etc., etc.

D'ailleurs, cette jeune fille porte les stigmates de l'hystérie

---

(1) Bonamaison. — *Un cas remarquable d'hypnose spontanée,
grande hystérie et grand hypnotisme.* (Rev. de l'hypn. et de la
psych. physiol., 1ᵉʳ février 1890, p. 234).

la mieux caractérisée : hémianesthésie sensitivo-sensorielle
gauche très prononcée, ovaralgie du même côté, clou hystérique, etc.; hémiamyosthénie gauche. La malade fait usage
d'apiol pour ramener les règles dont l'apparition est toujours
marquée par une recrudescence des accidents nerveux, de
morphine pour calmer ses diverses douleurs, de chloral pour
pouvoir dormir.

L'état second peut se produire à la suite d'une attaque convulsive, laquelle se présente toujours sous la forme typique de
la grande attaque décrite par M. Charcot, ou bien succéder à
une attaque de catalepsie. Dans d'autres cas, elle est simplement précédée d'une courte phase cataleptoïde qui pourrait
échapper à un observateur inattentif ou non prévenu. Elle se
produit tous les soirs entre six et sept heures.

Après une de ses attaques ou au sortir de la courte phase
cataleptoïde qui en marque le début, la malade, par une inspiration profonde, entre dans l'état second. « Elle jette alors
autour d'elle un regard étonné en disant aux personnes présentes : « Bonjour ! » ou bien encore : « Ah ! vous voilà ! »
puis paraît se souvenir et reprend la conversation ou le travail interrompu au point où elle les avait quittés... Une modification sensible s'est produite dans les allures et le caractère
de Mlle X... ; l'expression de sa physionomie est différente, les
yeux sont plus brillants, l'allure plus dégagée et plus vive ;
elle cause et rit avec plus d'animation. Très docile à l'état normal, elle devient, en état second, volontaire et capricieuse.
Elle s'occupe de préférence, dans cet état, à des ouvrages de
broderie ou de couture minutieux et difficiles, qu'elle conduit
avec une activité fébrile et une dextérité peu commune.

« L'intelligence et la mémoire sont plus affinées ; la surac-
tivité de cette dernière faculté est surtout manifeste. Le souvenir de faits oubliés à l'état normal se réveille et se présente
à son esprit avec une netteté extraordinaire et elle les raconte
avec une verve et un entrain qu'elle n'a pas habituellement.
Nous l'avons plusieurs fois entendue chanter, en somnambulisme, une romance anglaise apprise pendant son enfance
et dont elle ne sait plus le premier mot, une fois revenue à
l'état normal.

« Pendant l'attaque de somnambulisme, la malade a gardé
le souvenir de tout ce qui s'est passé pendant l'état normal et
les attaques de somnambulisme précédentes.

« Quelquefois cependant la malade paraît avoir oublié, pendant l'état second, les faits qui ont immédiatement précédé le
début de cet état. C'est ainsi, qu'étant entrée un jour en somnambulisme à la fin du repas, elle s'étonnait qu'on commençât

par le dessert, ne se souvenant plus qu'on avait auparavant
servi le dîner.

« Revenue à l'état normal, la malade a complètement oublié
tout ce qui s'est passé et tout ce qu'elle a dit pendant l'attaque
de somnambulisme ; mais il arrive bien souvent que, le lendemain, en rentrant en somnambulisme, elle cherche à renouer
la conversation ou à continuer la lecture ou l'ouvrage commencés pendant la période de somnambulisme précédente et
qu'elle avait oubliés pendant l'état normal.

« Comme nous l'avons dit plus haut, la malade entre en somnambulisme chaque soir entre six et sept heures et reste dans
cet état toute la soirée. C'est en état second qu'elle se couche
et s'endort... Dans cet état indéterminé qui sépare la veille
du sommeil, elle pousse, par instant, un cri involontaire ou
plutôt une sorte d'aboiement. Cet aboiement se produit quelquefois pendant plus d'une heure, cessant quand on réveille
la malade pour reprendre dès qu'elle va se rendormir. La malade en a à peine conscience... »

Ajoutons enfin que la malade était hypnotisable et que
l'on pouvait provoquer chez elle toutes les manifestations
du grand hypnotisme. M. Bonamaison a utilisé avec succès
cette disposition de sa malade au point de vue thérapeutique.

En ce qui concerne la nature des phénomènes observés,
M. Bonamaison arrive aux mêmes conclusions que Vizioli, à propos de son cas, qui présente de grandes analogies avec celui-ci. Il est d'avis qu'il s'agit là de grand
hypnotisme spontané. Pour les mêmes raisons que je
donnais ci-dessus, je pense qu'il vaut mieux ranger aussi
ce cas dans ceux de dédoublement de la personnalité de
nature hystérique. Les phénomènes qui marquent le début des crises d'état second sont trop franchement hystériques (attaques convulsives, attaques de sommeil ou
plutôt de contracture, d'après la description de l'auteur)
pour permettre une autre interprétation, sans parler
encore de cette sorte d'amnésie rétrograde qui accompagne parfois chez elle l'entrée dans le vigilambulisme et
qui s'observe fréquemment chez d'autres à la suite d'une
attaque vulgaire d'hystérie.

Remarquons déjà que, dans ce cas, l'état second né
d'une attaque de sommeil se prolonge au delà des limites

où nous l'avions vu jusqu'ici enfermé et dure, la première
fois, pendant trois mois consécutifs avec de courtes interruptions d'état normal do une ou deux heures par jour.

Comme dans les cas de Dufay, de Ladame, l'état II est
relativement plus agréable à la malade que son état normal
après les premières crises. Dans l'état second, en effet, elle
est plus vive, plus adroite, plus intelligente et surtout,
ayant conservé le souvenir de toute sa vie, tant normale
que vigilambulique, elle n'y est pas troublée par la présence de ces lacunes de mémoire qui existent à l'état
normal, et portent alors sur toutes les périodes d'état
second.

Si cette malade entre dans son vigilambulisme par l'intermédiaire de phénomènes convulsifs, il est peut-être
permis de penser qu'elle en sort également par le même
procédé. Ces aboiements qui se produisent pendant la
nuit, alors qu'elle s'est couchée en état second, pourraient
bien n'être aussi que des phénomènes convulsifs par l'intermédiaire desquels elle revient à l'état normal.

Avant d'arriver à l'histoire des deux malades bien connus
de Camuset et d'Azam, qui, par leur importance, par les
observations détaillées dont ils ont été l'objet, forment la base
des travaux les plus complets sur le dédoublement de la
personnalité, je signalerai encore un cas de M. Bianchi (1).
La brièveté avec laquelle l'auteur le décrit ne permet malheureusement pas d'en tirer grandes conclusions. Mais
c'est bien aussi un cas de dédoublement périodique de la
personnalité, chez une jeune fille ayant présenté des phénomènes hystériques variés, tels que : anorexie et amblyopie hystérique. Tous les soirs à une certaine heure, elle
entrait en état second. Ordinairement triste, renfermée,
dans l'état normal, elle devenait subitement alors vive,
gaie, expansive. Un soir, pendant qu'elle était en état second
son frère arriva à la maison. Elle manifesta une grande
joie de le voir, l'embrassa avec effusion et lui fit grande

(1) Bianchi. — *La responsabilita nell' isterismo*. (Congr. des
psych. ital. à Novare, septembre 1889; et Rev. sper. di freniat.
a med. leg., 1890, t. 16, f. III, p. 146).

fête. Le lendemain matin, revenue à l'état normal, elle fut fort étonnée de le trouver là et l'accueillit avec une froideur marquée.

Nous n'en savons pas plus long sur ce cas. Mais si nous ne pouvons le mettre à profit à certain point de vue, ces quelques notions sont suffisantes pour permettre de le ranger, ainsi que l'a fait M. Bianchi, dans les cas de dédoublement hystérique de la personnalité.

.⁎.

Le cas rapporté par M. Verriest (1) est particulièrement intéressant en ce sens que sa malade présentait dans les deux états des phénomènes morbides différents, en même temps qu'une amnésie complète d'un état dans l'autre et réciproquement, et qu'on pouvait provoquer artificiellement le retour de l'un ou de l'autre. Je cite textuellement MM. Bourru et Burot qui donnent une analyse de ce cas.

« C'est également une hystérique, qui, vers l'âge de quinze ans, à la suite d'une attaque convulsive, perdit complètement le souvenir de son existence normale, pendant laquelle elle montra beaucoup plus de goût et d'entrain, mais fut incapable de boire ; un second accès l'a rendue à son existence première, mais, en même temps qu'il lui faisait perdre le souvenir de tout ce qui s'était passé pendant la période précédente, cet accès la rendait muette. Une seconde crise nerveuse l'a replongée dans son existence seconde, et ainsi de suite. Peu à peu, les périodes d'existence normale sont devenues de plus en plus courtes et, actuellement, cette malade vit presque continuellement dans son existence seconde ; mais comme, dans cet état, il lui est impossible de boire, le médecin est obligé, de temps en temps, d'intervenir et de la ramener à son existence première ; celle-ci ne dure pas, en général, plus d'une heure ; la malade en profite pour se désaltérer, puis elle s'assoupit et se réveille de nouveau dans son état second.

« ..... M. Verriest peut facilement provoquer les deux états. Il la place dans l'existence première par l'hypnotisme en lui

(1) Verriest. — Congr. de phréniatrie et de neuropath. Anvers, 1885. In Bourru et Burot. Variations de la personnalité. Paris, 1888, p. 186 et suivantes.

passant légèrement la main sur les globes oculaires et la ré-
veillant ensuite par une interpellation brusque ; immédiatement quelques secousses nerveuses se produisent dans les
membres supérieurs, puis la malade ouvre les yeux ; alors
elle ne sait plus où elle en est, sa physionomie est sombre et
inquiète ; incapable d'exprimer sa pensée par la parole (l'articulation des mots est aphone) elle écrit pour demander le
lieu où elle se trouve, quelles sont les personnes qui l'entourent, et profite de ce nouvel état pour boire avidement plusieurs verres d'eau. Pour la ramener à son existence seconde,
il suffit de l'hypnotiser et de la réveiller comme précédemment. Dans cet état la malade est gaie, sa figure est souriante,
elle cause volontiers ; elle essaye, mais en vain, de boire ; un
spasme de l'arrière-gorge paraît être la cause qui s'oppose à
la déglutition du liquide. »

Ici, à l'encontre de ce que nous avons vu dans la plupart des observations précédentes, les deux états sont
complètement séparés et dans aucun d'entre eux la malade
ne se souvient de ce qui s'est passé dans l'autre. De plus,
chacun est marqué par des manifestations morbides qui
n'existent point dans l'autre : mutisme dans l'état I, impossibilité d'avaler les liquides dans l'état II. Nous retrou-
verons un phénomène analogue dans l'une de nos deux
observations personnelles.

Je ne rappelle que pour mémoire deux des faits rapportés par MM. Bourru et Burot (1). Dans l'un, il s'agit
d'une jeune femme de 26 ans, « grande hystérique, qui
a éprouvé, à une certaine époque de sa vie, des crises convulsives qui ont bouleversé tout son être. A la suite d'une
grande attaque, elle a perdu le souvenir de sa vie antérieure. » Outre les stigmates les plus accentués de l'hystérie, elle présente en outre la faculté d'être hypnotisée.
Chose bizarre, dans le somnambulisme hypnotique provoqué, et là seulement, elle se souvient de sa vie antérieure.

Dans l'autre, il est question d'une petite fille de douze

(1) Bourru et Burot. — *Op. cit.*, p. 140 et suivantes.

ans, qui, à la suite d'une série d'attaques hystériques accompagnées des stigmates bien caractérisés, perdit complètement le souvenir « des faits antérieurs et de la plupart des notions d'ordre quelconque qu'elle avait apprises. Excepté ses parents... elle ne reconnaît plus personne. Elle a même oublié ses deux jeunes frères, que cependant elle voit à chaque instant. Elle ne sait plus lire, ni écrire, ni toucher du piano. La mémoire des choses et des objets les plus communs est perdue et les mots qui les désignent ne réveillent plus aucune idée. » C'est une instruction et une éducation complètement à refaire.

A proprement parler, il s'agit plutôt, à ces deux cas, d'amnésie absolue que de dédoublement vrai de la personnalité. Si l'on voulait considérer comme vigilambules toutes les personnes qui ont pathologiquement une lacune dans leurs souvenirs, on pourrait aller loin (1). Où est la limite exacte ? autrement dit, quel est le rôle strict de la mémoire dans la constitution de la personnalité ? cela est bien difficile à dire. Il y a là une sorte de zone de transition occupée par des cas mal délimités. En tous cas, ce ne sont pas ceux-là qui nous occupent spécialement ici.

*
**

J'arrive maintenant au cas de M. Camuset dont l'histoire est aujourd'hui singulièrement difficile à analyser, en raison du grand nombre d'auteurs qui se sont occupés de ce malade et qui ont publié le résultat de leurs observations (2). Il est rapporté avec une profusion de détails dans le livre déjà cité de MM. Bourru et Burot, dont il forme, pour ainsi dire, la base et le fondement.

---

(1) Voir, à ce sujet, Rouillard : *Des amnésies*, etc., th. Paris, 1885 ; et Ribot : *Les maladies de la mémoire*. Paris, 1883.
(2) Camuset. — *Ann. médico-psychol*. Janvier 1882.
Legrand du Saulle. — *Les hystériques*. Paris, 1883, p. 270.
J. Voisin. — *Arch. de neurol*. Septembre 1885 et *Ann. médico-psychol*. Janvier 1887.
Mabille et Ramadier. — *Soc. de psychol. physiol*. Mai 1887, et *Rev. de l'hypnot*. Août 1887.
Bourru et Burot. — *Variations de la personnalité*, 1888.

Ces auteurs ont observé Louis V... pour la première fois, en 1885, à l'hôpital militaire de Rochefort. Il avait à cette époque 22 ans, et, en 1863, il avait passé son enfance à Lesmes, près de Chartres, battu par sa mère et vagabondant. Il aurait eu déjà à cette époque, paraît-il, des crises d'hystérie, marquées par des hémoptisies et des paralysies transitoires.

En 1871, il commit un vol domestique pour lequel il fut condamné et envoyé en correction à la maison de Saint-Urbain. Là, il fut employé à travailler la terre et on lui apprit à lire et à écrire. Pendant son séjour dans cet établissement, un jour qu'il travaillait aux champs, il rencontra une vipère qui s'enroula autour de son bras, sans le piquer d'ailleurs, et lui causa une frayeur extrême. A la suite de cela, il fut pris de crises hystériques violentes et resta, pendant trois ans, paralysé des membres inférieurs.

Ne pouvant rien faire de lui à Saint-Urbain, on le transféra à l'asile de Bonneval où il fut mis entre les mains de M. Camuset (1). Il était alors toujours paraplégique, d'un caractère doux, savait lire et écrire. Là, on lui apprend le métier de tailleur, qui était compatible avec l'état de paralysie de ses membres inférieurs et, au bout de quelques mois, il était en état de coudre convenablement. Un beau jour, il est pris d'une violente crise hystérique d'où il sort dans un état tout à fait singulier.

A son réveil, la paraplégie a complètement disparu et son état psychique est totalement modifié. Il ne reconnaît point les lieux où il se trouve, ni les personnes qui l'entourent. Il se croit à Saint-Urbain, pendant la première partie du séjour qu'il y a fait, jusques et y compris l'incident de la vipère, qui lui est arrivé « l'autre jour » et au delà duquel il ne connaît plus rien. On croit tout d'abord à la simulation, qu'on essaie de dépister par tous les moyens possibles, mais on est bien obligé de croire qu'il n'est pour rien dans ces singuliers phénomènes. Il ignore absolument sa paraplégie et, quand on lui en parle, il demande si « on se moque de lui. » De plus, dans cet état, il est méchant, querelleur et voleur. Au bout de quelque temps, il vole des habits et soixante francs à un infirmier et fait une tentative d'évasion. On le rattrape et on le réintègre à l'asile.

De 1881 à 1883, outre quelques pérégrinations que MM. Bourru et Burot ont pu découvrir artificiellement, il est à l'asile de

(1) Camuset. — Loc. cit.

Saint-Georges, près Bourg, sous la direction de M. Lacuire.
Pendant son séjour dans cet établissement, il présente le
même caractère et les mêmes vices que précédemment.

On le retrouve à Paris, en 1883, puis à Sainte-Anne et enfin
à Bicêtre où il entre dans le service de M. J. Voisin (1). Pendant son séjour dans cet hospice, il fut pris, à partir du
26 janvier 1884, de paralysies et de contractures diverses. Le
17 avril, à la suite d'une attaque, la contracture a disparu et il
se croit dans l'état antérieur au 26 janvier ; il n'a aucune notion de la contracture qu'il vient d'avoir et on l'étonne beaucoup en lui disant qu'on est au 17 avril et on lui montrant
des feuilles vertes aux arbres.

Quelque temps après (juin 1884), à la suite d'une nouvelle
attaque, il se croit au 17 avril pendant vingt-quatre heures.
Mais, le lendemain, il retombe dans l'état primitif, à la faveur
d'une autre crise qui remet les choses en place. Enfin, en
janvier 1875, il s'évade de Bicêtre, après avoir volé des habits
et de l'argent à un infirmier, comme à Bonneval.

Après quelque temps de séjour à Paris avec un camarade de
l'asile, qu'il avait retrouvé, il s'engage, on ne sait pas trop
comment, dans l'infanterie de marine dans laquelle il sert
sans incidents jusqu'au mois de mars de la même année. C'est
alors que, devenu hémiplégique à la suite de crises nouvelles,
il entre à l'hôpital de Rochefort où il est entre les mains de
MM. Bourru et Burot.

A cette époque (avril 1885), le malade est atteint d'une hémiplégie motrice et sensitivo-sensorielle du côté droit avec
points hystérogènes bien caractérisés. Son caractère est irritable, son langage grossier. Il souffre d'un trouble de la prononciation qui le rend presque inintelligible. A mesure que
l'hémiplégie s'améliore et tend à la guérison, son caractère se
modifie et devient plus doux, bien qu'encore irritable.

Dans cet état, il ne connaît que la deuxième partie de son
séjour à Bonneval, se rappelle très bien M. Camuset, l'histoire
de son vol et de sa tentative d'évasion. Puis, de 1881 à 1883,
il y a une lacune dans ses souvenirs, qui portent ensuite sur
son séjour à Bicêtre, dont il se rappelle parfaitement tous les
incidents, nommant M. J. Voisin, M. Bourneville, etc., parlant
de son évasion et de sa vie à Paris. Il a oublié tout ce qui
a rapport à son engagement dans l'armée et n'a, d'autre part,
aucune notion des faits relatifs à son enfance, à son séjour à

_____

(1) J. Voisin. — *Arch. de neurol.* Septembre 1885.

Saint-Urbain, postérieurement à l'incident de la vipère, à la première partie de son séjour à Bonneval, alors qu'il était paralysé.

MM. Bourru et Burot, tentant de guérir l'hémiplégie par les moyens œsthésiogènes, placent un aimant auprès du malade. Peu de temps après, une petite crise se déclare et, au réveil, un singulier changement s'est produit. L'hémiplégie s'est transférée au côté gauche; le caractère s'est modifié en bien. Le malade est à Bicêtre, salle Cabanis, service de M. J. Voisin, en 1884. Il ne reconnaît aucune des personnes présentes et, d'ailleurs, n'a aucune notion des autres périodes de son existence.

A la suite d'une autre application d'aimant, le malade se croit à Mâcon, en 1881, et a oublié tout le reste. Il sait lire, mais il est incapable de dire où on lui a appris.

Une autre expérience du même genre modifie différemment sa personnalité. Il est à l'asile de Saint-Georges, sous les soins de M. Lacuire; il a dix-neuf ans. Tout le reste de sa vie lui est inconnu.

En plaçant un aimant au niveau de la nuque on réveille chez lui une de ses anciennes personnalités, qui reparaît seule. Il est à Bonneval, pendant la première partie de son séjour dans cet établissement, alors qu'on l'y faisait travailler comme tailleur; il est paralysé des deux jambes. Il vient de Saint-Urbain où cette paralysie s'est développée. Il lit à peine et est obligé d'épeler ses lettres pour y arriver. Toutes les autres périodes de la vie, tant antérieures que postérieures à 1880, lui sont inconnues.

L'action de l'électricité statique développe chez lui une crise et, à la suite de cette expérience, il est à Saint-Urbain avant l'incident de la vipère. Il a quatorze ans. Il est doux, convenable et bien élevé. Il n'a aucune paralysie, ni anesthésie. On voit combien cet état contraste avec l'état de Rochefort, caractérisé physiquement par l'hémiplégie droite, car il est bon de dire que, entre chaque expérience rappelant artificiellement tel ou tel état de personnalité, il retombait spontanément dans la situation où il se trouvait en entrant à l'hôpital de Rochefort (état de Rochefort, avril 1885). Après cette expérience il revint, par l'intermédiaire d'une crise convulsive, de cet état de Saint-Urbain avant la vipère, à l'état de Rochefort.

En plaçant un aimant au niveau de la cuisse droite, on assiste au développement d'une véritable petite crise, puis le malade est soldat dans l'infanterie de marine, en garnison à Rochefort, avant son entrée à l'hôpital. Dans cet état, que l'on pourrait à la rigueur considérer comme l'état le plus rapproché de l'état normal, dont la véritable notion se perd au milieu de la succession de tous ces états variés de personnalité, le malade se souvient de toute sa vie, sauf la seconde partie du séjour à Saint-Urbain, après la vipère, et la première partie du séjour à Bonneval, alors qu'il était paraplégique.

Nous n'irons pas plus loin dans la description des divers états de personnalité de Louis V... Qu'il nous suffise de dire que par d'autres procédés analogues, et aussi par la suggestion hypnotique (car le malade est hypnotisable), MM. Bourru et Burot ont pu produire l'apparition d'autres états. C'est même en partie par ce moyen qu'ils sont arrivés à reconstituer avec certitude l'histoire détaillée de la vie de leur malade, dont les circonstances ainsi dévoilées par lui-même, qui se transformait successivement sur les diverses personnes qu'il avait été autrefois, leur furent confirmées par les médecins des différents établissements où il était passé.

Sorti de l'hôpital militaire de Rochefort, le malade fut transféré à l'asile de Lafond où, confié aux soins de M. Mabille (1), il présenta des attaques de *déroulement des états successifs de personnalité*. Dans ces crises, on le voyait se transformer successivement et sans transition en ses diverses personnalités, soit spontanément, soit sous l'influence d'une provocation consistant dans la suggestion hypnotique, soit de dates de sa vie (« vous êtes à telle époque, dans tel asile »), soit de phénomènes pathologiques ayant caractérisé l'un quelconque de ses états (suggestion de la paraplégie de Bonneval, par exemple).

Enfin, nous le retrouvons de nouveau à Bicêtre, chez M. J. Voisin (2), où il présenta de véritables crises de somnambulisme hystérique relatives tantôt à un état, tantôt à un autre.

En résumé, nous retrouvons chez ce jeune homme plusieurs états bien distincts de personnalité :

En premier lieu, l'état dans lequel il se trouvait dans

---

(1) Mabille et Ramadier. — *Loc. cit.*
(2) J. Voisin. — *Ann. médico-psychol.* Janvier 1887.

son enfance et pendant la première partie de son séjour à Saint-Urbain, âgé de dix ans, doux et docile de caractère ;

puis l'état dans lequel il était pendant la seconde partie du séjour à Saint-Urbain, après l'incident de la vipère et le début de son séjour à Bonneval, âgé de 17 ans, paraplégique, arrogant, méchant et voleur ;

les divers états de Bicêtre (1er séjour, 1883 à 1885) ;

l'état de Rochefort, avant d'entrer à l'hôpital, où i est sain de corps et d'esprit, n'ayant oublié que la seconde partie de son séjour à Saint-Urbain, avant la vipère, et le début de son séjour à Bonneval, quand il était tailleur. Cet état peut être jusqu'à un certain point considéré, si l'on veut, comme l'état normal ;

l'état à son entrée à l'hôpital de Rochefort, avec hémiplégie droite sensitivo-sensorielle et motrice, l'oubli de tous les états de sa vie autres que la deuxième partie de son séjour à Bonneval (non paralysé) et son premier séjour à Bicêtre (1884).

Tous ces états, et j'en passe, et non des moins intéressants, tels que ceux de Bourg, de Mâcon, de Saint-Georges, etc., etc., sont caractérisés par des modifications psychiques, physiques et pathologiques qui distinguent nettement chacun d'eux de tous les autres.

Inutile, il me semble, d'insister plus longtemps sur cet exemple si curieux et si intéressant de variation de la personnalité. Avant d'en venir au cas de M. Azam, non moins bien étudié que celui-là, je crois nécessaire d'insister une fois de plus sur la manière dont le malade entrait dans ses divers états de personnalité ou en sortait, c'est-à-dire par l'intermédiaire d'une attaque hystérique, si le passage était spontané, et, s'il était provoqué, par des moyens (aimant, suggestion) qui touchent de près, on le sait, à l'hystérie et qui en tous cas étaient presque toujours suivis de phénomènes convulsifs d'intensité variable, représentant l'élément convulsif d'une attaque plus ou moins complète ou avortée.

**

Dans cette revision des faits aujourd'hui publiés de dédoublement de la personnalité d'origine hystérique, je ne comprendrai pas le cas de M. Tissié (1) pour cette raison que le malade, dans son état second, était sous le coup d'une impulsion morbide et d'une idée fixe qui le forçaient à voyager. Il n'agissait donc pas, à proprement parler, comme une personne à l'état de veille, dans ses fugues dont les unes étaient complètement inconscientes, les autres demi-conscientes. Ce cas se rapprocherait plutôt des faits de fugues inconscientes avec impulsion chez les hystériques, analogues à celles dont j'ai cité des exemples dans mon précédent travail sur le somnambulisme hystérique. Le fait de pouvoir revivre et se rappeler ses fugues pendant le sommeil hypnotique, fait dont on trouve des exemples dans le somnambulisme hystérique, plaide également en faveur de cette hypothèse. Pour ces raisons je laisse donc de côté ce cas si intéressant à d'autres titres et j'arrive maintenant au cas bien connu de M. Azam, celui de Félida X...

M. Azam a observé cette malade pendant une longue période de trente-deux ans (1858 à 1890) et après avoir publié son histoire dans différents travaux (2) a pu enfin constater la cessation des troubles qu'il avait si minutieusement étudiés (3). Ce cas étant universellement connu, je me contenterai de le résumer sans grands détails, d'après le dernier mémoire de M. Azam.

En 1858, lorsqu'il la voit pour la première fois, Félida est âgée de 15 ans. C'est une franche hystérique, avec attaques convulsives, hémoptysies nerveuses, etc... Elle est laborieuse et intelligente, mais d'un caractère sérieux et plutôt triste. Depuis l'âge de douze ans, « presque chaque jour, sans cause connue, ou sous l'empire de la moindre émotion, elle est prise

---

(1) Tissié. — *Les Aliénés voyageurs* (th. Bordeaux, 1887) et *Les Rêves*. Paris, 1890.

(2) Azam. — *Hypnotisme, double conscience et altérations de la personnalité*. Paris, 1887. — On trouvera dans ce livre l'observation tout entière de Félida (moins la fin relative à sa guérison) ainsi que l'indication des nombreux travaux dans lesquels M. Azam a publié les différentes phases de son histoire.

(3) Azam. — *Le dédoublement de la personnalité et le somnambulisme*. (Rev. Scient., 1890, p. 136).

de ce qu'elle appelle « sa crise ». En fait, elle entre dans son deuxième état. Voici comment : elle est assise, un ouvrage de couture à la main. Tout d'un coup, après une douleur aux tempes (que l'on ne saurait mieux faire que de comparer, en l'y assimilant, à l'aura céphalique de l'attaque d'hystérie) elle s'endort d'un sommeil profond, dont rien ne peut la tirer et qui dure deux à trois minutes ; puis elle s'éveille. Mais elle est différente de ce qu'elle était auparavant : elle est gaie, rieuse, continue en fredonnant l'ouvrage commencé, fait des plaisanteries avec son entourage ; son intelligence est plus vive, et elle ne souffre pas des nombreuses douleurs névralgiques de son état ordinaire. Dans cet état, que M. Azam a nommé sa *condition seconde*, Félida a la connaissance parfaite de toute sa vie, se souvenant non seulement de son existence ordinaire, mais des états semblables à celui dans lequel elle se trouve. Elle a conservé également, dans cet état, toutes les notions acquises dans l'état I et devenues plus ou moins automatiques, lire, écrire, marcher, etc... « En 1858, cette condition seconde durait de une à trois heures, chaque jour, quelquefois moins. Après ce temps, nouvelle perte de connaissance (absolument identique à celle qui avait marqué l'entrée en condition seconde) et Félida s'éveille dans son état ordinaire. Mais elle est sombre, morose, et elle a conscience de sa maladie ; ce qui l'attriste le plus, c'est l'ignorance complète où elle est de tout ce qui s'est passé pendant la période qui précède, quelle qu'ait été sa durée. Je ne rappellerai qu'un exemple de cette lacune de la mémoire :

« Étant en condition seconde, elle s'est abandonnée à un jeune homme qui devait être son mari, et, un jour, dans son état normal, elle m'a consulté sur les phénomènes singuliers qu'elle éprouvait dans son ventre. La grossesse était évidente, mais je me gardai bien de le lui dire. Un moment après, la condition seconde étant survenue, Félida me dit en riant : « Je vous ai raconté tout à l'heure toute espèce d'histoires. Je sais très bien que je suis grosse. »

« Il en était ainsi, en 1858. Dans les années suivantes, les périodes de condition seconde se sont accrues et elles ont égalé en durée les périodes d'état normal. Alors Félida présentait ce phénomène singulier que pendant une semaine, par exemple, bien qu'elle fût dans son état normal, elle ignorait absolument tout ce qu'elle avait fait et tout ce qui s'était passé pendant la semaine précédente, et que, dans la semaine suivante, en condition seconde, elle connaissait toute sa vie. Puis, ces conditions secondes ayant dépassé en durée la vie normale, il s'est trouvé que, pendant nombre d'années, les

périodes d'état normal ne duraient que trois à quatre jours,
souvent moins (quelques heures), contre trois à quatre mois
de condition seconde. Alors, pendant ces trois ou quatre jours,
l'existence de Félida était intolérable, car elle ignorait absolument presque toute sa vie. »

Elle craignait de passer pour folle auprès de ses clientes
(elle était couturière à cette époque) en commettant quelque
grosse bêtise causée par le manque de souvenir. De plus, dans
cet état, ses manifestations hystériques s'aggravaient et ces
souffrances tant physiques que morales étaient telles qu'elle
fit plusieurs tentatives de suicide.

En même temps que les états de condition seconde empié-
taient de plus en plus sur la vie normale, les périodes de
transition par l'intermédiaire desquelles elle entrait de l'une
dans l'autre ou en sortait, et réciproquement, devenaient de
plus en plus effacées et courtes. Son mari seul était capable
de les distinguer, tellement bien elle savait les cacher, de façon que personne ne s'en aperçût. C'est ainsi qu'un jour, se
trouvant à un enterrement, en condition seconde, dans une
voiture de deuil, elle tomba tout à coup en condition normale. Personne ne vit cette transformation, mais elle, très
marrie de se trouver en cet endroit, ignorant même quel
était le mort dont elle suivait le convoi, sut par des questions adroites se mettre au courant de la situation et cacher
à tous sa déplorable infirmité.

Ces transitions de l'un à l'autre état pouvaient également
survenir pendant la nuit. Son mari, dont l'attention avait été
attirée sur ce sujet, put s'apercevoir qu'elles se faisaient toujours par l'intermédiaire d'une perte de connaissance, plus ou
moins courte, comme pendant la veille.

« Aujourd'hui, dit M. Azam, pouvant enfin clore cette longue et si intéressante observation, Félida a quarante-sept ans.
Sa santé générale est mauvaise, car elle a un kyste de l'o-
vaire. Voici, au point de vue intellectuel, quel est son état.

« Depuis environ neuf à dix ans, les périodes de condition
seconde ont diminué de longueur, et bientôt, comme quinze
ans auparavant, elles ont égalé celles de la vie normale. Puis
celles-ci se sont accrues peu à peu. Enfin, à l'heure actuelle,
en 1890, les conditions secondes, que son mari appelle sa
petite raison, ne durent plus que quelques heures et apparaissent tous les vingt-cinq ou trente jours, si bien que Félida
est à peu près guérie. ».

Reste à savoir s'il n'eût pas mieux valu pour la malade
guérir dans l'autre sens, comme M. Azam espérait aupa-

ravant que cela aurait lieu, c'est-à-dire par l'installation définitive de l'état second. Car, bien qu'aujourd'hui l'alternative des deux personnalités n'existe plus guère, cet état normal qui l'a remplacée doit être creusé de lacunes énormes, causes de trouble profond et continuel dans cette existence « semblable à un livre dont on aurait de loin en loin déchiré les feuillets, tantôt un, tantôt vingt ou trente. »

Il me reste, pour en finir avec la relation des faits connus jusqu'à ce jour de dédoublement de la personnalité, à rapporter un cas dû encore à M. Azam et qui se rapproche beaucoup de celui de la dame américaine de Mac-Nish. Il s'agit d'un jeune garçon de douze ans et demi, bien élevé et chez qui les sentiments religieux ont été très développés. Il était atteint depuis longtemps d'une toux nerveuse rebelle. Le 5 janvier 1875, dans un accès de toux plus violent que d'habitude, on essaie de l'éthériser, mais cette tentative exaspère les phénomènes nerveux, et des attaques convulsives suivies de paralysies apparaissent.

En même temps l'enfant perd complètement la mémoire du passé. Il ne sait plus lire, ni écrire, ni compter; il cause mal et a totalement oublié tout ce qu'on lui a enseigné. Il ne reconnaît plus les personnes qui l'entourent, sauf son père, sa mère et la religieuse qui lui donne des soins. Cependant il sait bien marcher et même monter à cheval et conduire. Cette première crise dure vingt jours. Puis tout cesse et l'enfant revient à son état antérieur.

Quelques jours après, retour des accidents convulsifs et, à leur suite, de l'état d'amnésie, comme précédemment. Cette fois cet état se prolonge pendant deux mois, puis guérit. Après huit mois d'état normal, les phénomènes convulsifs reparaissent, bientôt suivis d'une période d'état second qui dure un peu plus d'un mois. Enfin une troisième crise analogue, d'une durée de trois semaines, revint encore dans les mêmes conditions après deux mois de bonne santé.

Comme on le voit par cette courte analyse, le cas du jeune Albert X... est tout à fait analogue à celui de la dame de Mac-Nish à qui l'on fut obligé de réapprendre à lire et à écrire.

.·.

J'ai eu l'occasion d'observer, à la Salpêtrière, dans le
service de mon maître, M. le Pʳ Charcot, deux cas bien
caractérisés de dédoublement de la personnalité chez des
hystériques. L'un d'eux a été soumis à mon observation
pendant dix-huit mois, l'autre, que je connais depuis mon
internat chez M. Charcot, en 1885, c'est-à-dire depuis sept
ans, ne s'est révélé à moi comme cas de personnalité dédoublée que vers le mois de mars 1890. Elle est encore
actuellement dans le service de clinique. Ces deux malades
ont été présentées à diverses reprises par M. Charcot dans
ses leçons cliniques (1) et c'est d'après son enseignement
et aidé de ses conseils que j'ai rédigé le présent travail.

Observation de Marguerite D...

Cette jeune fille, âgée de 16 ans, est entrée à la Salpêtrière au
mois de novembre 1889 et en est sortie en avril 1891. Les
recherches que nous avons faites sur son compte pendant cette
période de dix-huit mois ont donc pu être contrôlées à maintes
reprises et ont toujours fourni des résultats identiques. Je ne
les rapporterai pas ici par le menu, faute de place, car elles
constituent un assez volumineux dossier. J'essaierai seulement
par quelques détails bien typiques de donner une idée nette
de ce cas si intéressant.

Ses *antécédents héréditaires* sont assez chargés. Son père,
mort poitrinaire à trente-trois ans, était alcoolique et souffrait
d'attaques nerveuses, qu'en l'absence de renseignements suffisamment caractéristiques on ne peut nettement définir. Elles
se rapportaient sans doute à l'hystérie ou à l'épilepsie. Sa mère,
morte également des suites d'une phthisie pulmonaire, était
émotive. Enfin un oncle paternel, aliéné, est mort à l'asile de
Vaucluse.

---

(1) Voir plus haut (nᵒ XXIX) la leçon de Charcot : *Du vigilambulisme hystérique (dédoublement hystérique de la personnalité)*, et aussi (nᵒ XXVII) : *Des somnambulismes*. Revue par
M. Blocq, d'après les leçons de M. le Professeur Charcot.

Je ne dis rien ici touchant les antécédents personnels et
la vie antérieure de Marguerite. L'interrogatoire de la
malade mettra ultérieurement les faits en lumière. C'est
d'ailleurs, comme on le verra, l'existence fort peu mouve-
mentée d'une jeune fille de seize ans.

Les accidents qui l'ont amenée à la Salpêtrière ont débuté
au mois d'octobre 1889. Elle souffrait à cette époque d'une
pneumonie (?) et sa famille, croyant sa vie en danger, voulut
lui faire administrer les sacrements et lui amena un prêtre.
Elle en fut fort effrayée et malgré ses refus on voulut la faire
confesser. C'est à l'émotion ressentie alors qu'elle attribue le
développement des premiers accidents.

Ce furent d'abord des attaques de nerfs avec perte de connaissance, convulsions, pendant lesquelles elle se renversait
en arrière en faisant l'arc de cercle. Peu à peu, à la suite de
ces attaques, on s'aperçut qu'elle était bizarre. Elle restait
pendant de longues heures les yeux fermés, marchant et se
conduisant comme d'habitude ; puis cette espèce de somnambulisme se jugeait par une attaque et tout rentrait dans l'ordre.
Cet état bizarre finit, au bout de quelque temps, par se prolonger la plus grande partie de la journée ; les yeux n'étaient
plus toujours fermés mais bien ouverts, et cependant l'enfant
paraissait indifférente à tout ce qui se passait autour d'elle. Elle
ne semblait pas reconnaître ceux qui l'entouraient et s'absorbait
dans des lectures interminables. Quand cet état cessait, interrompu par quelque attaque convulsive, on s'aperçut que la
malade ne pouvait plus marcher, qu'elle avait les jambes
comme paralysées.

C'est dans ces conditions qu'on l'amena à la Salpêtrière.
Quelques minutes après son admission, je la pris avec moi
dans le cabinet du médecin et passai quelques heures en tête
à tête avec elle, à l'examiner. En sortant de là, sans m'être
rendu compte de tous les détails que l'on découvrit par la
suite, j'en avais assez vu pour acquérir la certitude que cette
jeune fille présentait deux états bien distincts : l'un, *état A*,
état prime, *état normal*, état de veille pendant lequel elle ne
pouvait marcher et conservait le souvenir des faits de toute
sa vie antérieure ; l'autre, *état B*, *état second*, *condition seconde*, *état anormal*, état de *vigilambulisme*, dans lequel elle
avait le libre usage de ses membres inférieurs, avec une perte
absolue de la mémoire de tous les faits antérieurs au mois
précédent, et présentait spontanément un certain nombre de
manifestations que l'on est habitué à rencontrer dans le grand
hypnotisme, tels que hyperexcitabilité neuro-musculaire, pho-

nomènes cataleptiques, contracture somnambulique, suggestibilité.

J'insiste sur ce point : c'est le jour même de l'entrée à l'hospice, quelques instants après l'admission, alors que la malade, encore entourée de sa famille, avait eu tout juste le temps de pénétrer dans la salle des malades pour y déposer ses affaires, que je l'ai prise des mains de ses parents, et, l'ayant emmenée avec moi, ai constaté d'emblée les principaux phénomènes qui caractérisent chacun des deux états. On comprend quelle importance ce fait doit acquérir au point de vue de la légitimité des phénomènes observés, surtout quand on sait que cette enfant arrivait d'une petite ville de province, où tout foyer de contagion nerveuse ou d'imitation simple faisait absolument défaut.

Dans la suite, on étudia plus minutieusement les phénomènes caractérisant chacun des deux états, et l'on arriva aux résultats suivants :

1° ÉTAT B (*État anormal, condition seconde, état de vigilambulisme*).

Je commence par décrire cet état parce que c'est celui dans lequel la malade se trouve le plus ordinairement. En réalité, bien que ce soit un état anormal, c'est son état habituel. Elle y entre à son lever et n'en sort qu'une fois couchée.

Elle y présente tout à fait l'aspect d'une personne normale. Sa physionomie est expressive ; elle paraît tout à fait à son aise et exempte de toute souffrance. Elle va, vient, court, saute, parle comme une personne ordinaire. J'ai même pu constater à l'occasion du bal annuel de la Salpêtrière, le jour de la mi-carême, qu'elle savait encore danser et n'avait point oublié les rhythmes ni les pas des diverses danses qu'on lui avait apprises autrefois. Elle a parfaite notion de son existence et d'elle-même ; elle sait parfaitement bien qu'elle est Marguerite D... et non une autre personne et dit sans hésiter son nom et son prénom. Mais si on veut pousser plus loin l'interrogatoire et lui demander des renseignements sur sa famille, on voit déjà apparaître les premières lacunes de mémoire dont l'ensemble suffit en somme pour constituer le dédoublement de la personnalité. Elle connaît le nom de son père, mais il ne faut pas lui en demander plus long; c'est tout ce qu'elle sait. Le reste de sa famille est pour elle dans la plus absolue obscurité.

Parmi les notions conservées dans cet état B, et qui ne contribuent pas pour peu de chose à lui donner l'aspect d'une personne ordinaire, se trouvent la lecture et l'écriture. Elle sait lire et écrire et elle ne fait pas plus de fautes d'orthographe, dans cet état, qu'elle n'en ferait dans l'état normal. Elle continue à coudre, à faire du crochet ou quelques autres ouvrages de femmes, correctement, sans maladresses ni défaillances de mémoire.

Elle sait lire les chiffres et les nombres composés de deux chiffres. Mais ses connaissances se bornent là en fait d'arithmétique. Si on cherche à lui faire lire le nombre 354 par exemple, elle lit : trois, cinq, quatre, ou trente-cinq, mais ne peut dire le nombre formé par les trois signes. On lui dit alors d'écrire trois cent cinquante-quatre, elle pose 3 et s'arrête là. Elle est en outre absolument incapable de faire une addition ou une soustraction, ni toute autre opération d'arithmétique, si simple qu'elle soit.

Mais ces phénomènes demandent à être cherchés, ils ne sautent pas aux yeux tout d'abord et, je le répète encore, cette jeune fille, dans cet état, présente, pour tout observateur non prévenu, médecin ou non, absolument l'apparence d'une personne ordinaire et normale. On ne saurait donc lui appliquer régulièrement l'épithète de *somnambule* et caractériser son état par la dénomination de *somnambulisme*. Le mot « *vigilambulisme* » proposé par MM. Egger et Lereboullet pour désigner l'état second de Félida (la malade de M. Azam dont l'observation est résumée plus haut) paraît de beaucoup préférable et doit passer dans l'usage. Nous continuerons donc à l'employer.

Mais cette jeune fille d'apparence normale est cependant malade; elle présente des troubles qui méritent d'attirer l'attention, et dont la présence justifierait à elle seule son séjour à l'hôpital. Elle a tout d'abord des crises de nerfs. Celles-ci sont simplement des attaques vulgaires d'hystérie, pas très violentes, mais suffisamment caractéristiques.

Pas de période épileptoïde nette, non plus que de phase d'attitudes passionnelles, mais une phase de contracture ou de grands mouvements d'une violence modérée, au milieu desquels on retrouve l'attitude typique en arc de cercle. D'ailleurs pas de morsure de la langue, pas de miction involontaire pendant la crise. Nous sommes donc en plein dans le domaine de l'hystérie.

En effet, si l'on pousse plus loin l'examen, on constate tout de suite la présence d'une anesthésie totale pour le contact, la douleur et la température. Cette anesthésie porte également sur les sens spéciaux : le goût, l'odorat, sont totalement abolis à droite et à gauche ; l'ouïe est fortement obnubilée des deux côtés. Du côté de la vision, on note un double rétrécissement du champ visuel, de 30° à gauche, de 50° à droite (v. Fig. 1) et une dyschromatopsie presque complète : la malade ne voit plus que le rouge.

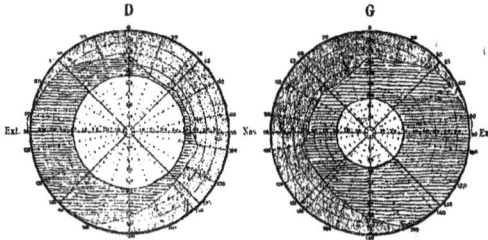

Fig. 4 — Champ visuel de Marguerite Dia... dans l'état vigilambulique.

En ce qui concerne la motilité, il n'y a rien de particulier à signaler, sinon qu'il existe un certain degré de diathèse de contracture. La bande d'Esmark appliquée sur un membre le fait entrer immédiatement en contracture. Mais point de paralysies, point de contractures spontanées.

Si l'on s'adresse à la mémoire, on s'aperçoit tout de suite

qu'il existe là un trouble considérable, qui fait véritablement de la personne actuelle, vigilambulique, une personne toute nouvelle. Cette deuxième personne n'a en effet aucune notion de la vie antérieure, autrement dit de la personne première. La malade connaît, on l'a vu, le nom de son père, son adresse, mais elle a totalement oublié les moindres détails, comme les événements les plus importants de son existence, pendant les années qui se sont écoulées depuis sa naissance jusqu'à une période assez nettement définie. Cette période, dont cependant on ne peut exactement fixer la date, ni surtout la durée, en raison de l'ignorance où nous nous trouvons des questions précises à lui adresser, et aussi parce que la transformation ne paraît pas s'être brusquement faite en un jour, paraît correspondre assez exactement au moment où elle a ressenti la violente émotion de la confession forcée pendant sa maladie.

A partir de ce moment la nuit est complète et la malade n'a pas la moindre notion de ce qui s'est passé avant cet épisode. Si on lui demande où elle a été élevée, qui lui a appris à lire, si elle a été en pension, et où, elle est dans l'impossibilité absolue de répondre. « Je ne sais pas, » dit-elle. Elle ne paraît d'ailleurs pas autrement étonnée de cette ignorance, mais bien plutôt agacée par ces questions qu'on lui pose et « auxquelles on devrait bien voir qu'elle est dans l'impossibilité de répondre. » Le champ des questions à adresser à une jeune fille de seize ans, élevée convenablement chez des parents (elle est orpheline) et qui n'a pas d'histoire, ayant toujours été heureuse, est assez limité. Quand nous lui demandons où elle habitait il y a deux ans et qu'elle nous répond : « J'habitais à P... »; il se trouve que c'est vrai. Mais ce n'est pas parce qu'elle s'en souvient, c'est parce qu'en réalité elle n'a jamais quitté (sauf pendant ses années de pension) la ville de P... et que par hasard son affirmation se trouve être vraie. D'ailleurs elle ne s'aventure pas toujours ainsi, le plus souvent « elle ne sait pas, ou elle ne sait plus. »

Nous devons donc nous borner, pour caractériser cette amnésie totale, à la constatation de l'ignorance où elle se trouve de faits importants de sa vie antérieure (années de pension, renseignements sur sa famille).

Mais en scrutant plus attentivement on s'aperçoit que
l'instruction qu'elle a pu acquérir a également disparu.
Elle sait encore lire, écrire, coudre, il est vrai, mais elle ne
peut pas calculer. En outre, elle ne sait pas un mot
d'histoire, Jeanne d'Arc, Cléopâtre, Marc-Antoine, sont
des inconnus pour elle.

Si on pousse encore plus loin, on voit qu'elle ne possède
pas certaines notions fournies à chacun, tant par l'éducation et l'instruction que par l'expérience journalière de
la vie. Nous avons pu constater ce fait dans une circonstance particulière.

Une jeune myopathique du service, nommée L...., venait de
mourir. Marguerite, qui l'aimait beaucoup, en était tout at-
tristée. Nous lui demandons alors : « Qu'est-ce qu'être mort ?»
R. « C'est ne plus respirer. » (L... était morte phthisique avec
de la dyspnée comme symptôme prédominant). D. « Que fait-
on des morts ? » R. « On les met dans une voiture. » D. « Comment s'appelle cette voiture ? » R. « Un corbillard. » D. « Où
vont les morts ? » R. « Je ne sais pas. » D. « Qu'est-ce qu'une
bière ? » R. « Je ne sais pas ; on ne me l'a jamais dit. D. « Mais
on les porte en terre, les morts ? » R. « Je ne sais pas. » D. « Tu
n'as pas peur des mortes ? » R. « Non. » D. « Y a-t-il des
morts ici ? » Elle jette un regard circulaire sur les quelques
personnes réunies dans le cabinet du médecin et répond :
« Non, tout le monde respire. » D. « Tu n'as jamais vu de
mort ? » R. « Non. » D. « Eh bien ! et ton père ? » R. « Je ne
sais pas. » D. « Où va-t-on après la mort ? » R. « Je ne sais
pas. » D. « Connais-tu l'enfer ? » R. « Je n'y suis jamais allée. »
D. « Sais-tu ce que c'est que l'âme ? » R. « Qu'est-ce que c'est
que ça ? »... D. « Qu'est-ce que c'est qu'un cimetière ? »
R. « C'est un jardin avec des croix. » D. « Qu'y met-on ? »
R. « Je n'en sais rien. »

Il y a là, comme on le voit, ignorance de notions acquises tant par l'instruction que par la pratique journalière de la vie. Mais ce qu'il y a de bizarre, c'est que la
malade conserve pour ainsi dire automatiquement la cor-
respondance de la représentation graphique et littérale de
l'orthographe de ces mots dont elle ignore si complètement le sens. Le lendemain de ce jour où on l'avait soumise au précédent interrogatoire, on lui fait écrire sous
dictée les lignes suivantes : « L... est morte et *enterrée*.

On la mettra dans le *cimetière*. On la mettra dans la fosse où son corps pourrira, malgré le *cercueil* ou autrement dit la *bière*. » Elle écrit tout cela correctement, sans hésiter et sans faute d'orthographe. Mais, interrogée sur le sens de ces mots : *enterrée, cimetière, cercueil, bière,* elle est dans l'impossibilité absolue, comme la veille, d'en donner le sens.

Si elle a presque tout perdu dans cet état B, en revanche elle a fait quelques acquisitions nouvelles. Depuis qu'elle est à l'hôpital, elle a lié connaissance avec la plupart des malades du service et, en particulier, successivement avec deux d'entre elles, tout d'abord avec Marie H... (une vigilambule comme elle, dont l'observation se trouve plus loin) et ensuite avec Marguerite F... [1]. On verra plus loin à la suite de quelles circonstances elle s'est brouillée avec la première et liée avec la seconde. Elle passe toutes ses journées avec l'une ou l'autre de ces deux femmes. Elles « font popote » ensemble, si l'on peut dire, partagent leurs bijoux, leur argent, sortent ensemble en ville avec leur famille. Elle les connaît donc parfaitement bien et paraît les aimer beaucoup. Elle connaît également les surveillantes, les infirmières, tout le personnel médical du service, ainsi que toute la topographie de la Salpêtrière et, en particulier, une sorte de grand jardin où les malades vont se promener pendant la journée et que l'on appelle « la hauteur ». Tous ces détails ne sont point oiseux, comme on le verra par la suite.

Ce sont là des notions nouvelles, des sentiments nouveaux acquis par l'habitude et par le train-train de la vie de tous les jours. Il en est d'autres que l'on pourrait appeler accidentels et qui résultent d'un fait isolé, d'un événement particulier.

Un jour Marguerite, dans une des sorties qu'elle faisait de temps en temps avec sa famille, est emmenée par elle (toujours en état B, puisque cela se passait pendant le jour) à une

---

[1] L'observation de cette malade a été publiée dans une leçon de M. Charcot sur l'œdème bleu hystérique. V. t. I, n° V, page 95.

matinée du théâtre de la Porte-Saint-Martin et assiste à la représentation d'une pièce intitulée « Cléopâtre ». Le lendemain, nous l'interrogeons sur ce qu'elle a vu. Elle se souvient bien d'avoir vu cette pièce, mais il ne faut pas trop lui demander de détails. Cléopâtre, « c'est une femme qui se fait mourir avec un serpent. » Marc-Antoine, « c'est un monsieur intéressé dans l'affaire, » mais elle ne sait qui il est, d'où il vient, quel est son pays. S'agit-il d'histoire romaine, d'événements accomplis en Égypte ? Elle ne sait pas, elle ne se souvient plus. « Du reste elle n'a jamais appris d'histoire. »

Au bout d'un certain temps, elle se rappelle encore être allée voir « Cléopâtre » mais ses notions au sujet de la pièce et de ses personnages deviennent de plus en plus confuses. Elle finit par ne plus savoir comment Marc-Antoine était habillé, de quel pays Cléopâtre était reine, etc...

Il semble d'après cela, et d'après d'autres exemples que nous ne saurions rapporter ici, que les notions nouvelles acquises accidentellement dans l'état B, sont peu profondes et n'ont par suite que peu de tendance à persister. De là cette sorte d'indifférence rieuse avec laquelle elle traverse l'existence, ne s'intéressant guère aux événements de chaque jour et les prenant presque toujours gaiement.

Mais ce n'est pas tout : le jour même de l'entrée de la malade à l'hôpital, je m'aperçus qu'elle présentait certains signes que l'on est habitué à rencontrer dans l'hypnotisme et qui en caractérisent ordinairement les différents états. J'ai déjà parlé de la diathèse de contracture que l'on met en évidence à l'aide de la bande d'Esmark. De là à l'hyperexcitabilité neuro-musculaire que M. Charcot a décrite dans la léthargie, il n'y a qu'un pas. Ce n'est pas évidemment le phénomène à son plus haut degré de développement que l'on observe chez elle, et avec toute la délicatesse qu'il peut revêtir chez certaines léthargiques. Mais en pressant sur un muscle on le fait entrer en état de contracture permanente, que l'on peut faire cesser en exerçant la même manœuvre sur les muscles antagonistes.

Si l'on vient à produire auprès d'elle, et sans qu'elle soit avertie, un bruit d'intensité moyenne, tel que celui qui résulte d'un léger coup de poing sur une table, ou de la chute sur le plancher d'un objet sonore, comme une cuiller par exemple, elle tombe immédiatement en catalepsie, interrompue dans le geste ou l'attitude du moment. Nous l'avons aussi maintes fois surprise dans quelque travail d'aiguille, ou mettant la main sur le bouton d'une porte qu'elle se préparait à ouvrir. Elle reste alors comme figée dans l'attitude qu'elle présentait, le geste qu'elle exécutait, au moment où le coup s'est produit. Si on la retire alors de cette position, on s'aperçoit que ses membres présentent la flexibilité, la mollesse spéciales à l'état cataleptique. On les meut sans rencontrer de résistance, et s'ils gardent la position qu'on leur donne, c'est sans l'intervention de cette rigidité qui fait souvent croire à de la catalepsie dans des cas où il n'y a en réalité que de la contracture. La catalepsie chez elle n'est pas tout à fait parfaite, en ce sens que l'on n'y trouve pas la suggestibilité par le sens musculaire et les sens spéciaux, qui caractérise les cas complets.

On sait que l'on peut, chez certaines hystériques hypnotisables, produire la catalepsie par un bruit subit et éclatant. Notre cas diffère de ceux-là en ce qu'il suffit, pour arriver au même résultat, d'un bruit d'intensité fort modéré.

Jusqu'ici nous ne sommes pas encore, malgré tout, bien loin de l'état normal, ces phénomènes pouvant être à la rigueur considérés comme l'exagération de dispositions habituelles chez les hystériques hypnotisables (diathèse de contracture, production de la catalepsie par un bruit subit et inattendu). Mais voici qui nous en éloigne considérablement. La jeune Marguerite présente, dans cet état apparent de veille, quelques-uns des phénomènes somatiques et psychiques du somnambulisme hypnotique, et non des moins importants : la contracture par excitation légère de la peau et la suggestibilité somnambulique. D'une part, en soufflant sur la peau on fait contracturer les muscles sous-jacents ; d'autre part, la malade accepte à peu près sans résistance toutes les suggestions verbales qu'il plaît à l'observateur de lui imposer.

Nous avons tout essayé dans cet ordre d'idées, depuis les choses les plus simples et les plus naturelles, jusqu'aux choses les plus compliquées et les plus grotesques. On lui a fait voir et caresser un chien ou un chat imaginaires, on lui a présenté des élèves du service comme coiffés de casques à panaches ou de bonnets de coton. Elle s'étonne un peu, mais rit des choses ridicules sans se préoccuper de leur invraisemblance ou de leur inopportunité, les acceptant sans chercher à les contrôler.

Cette suggestibilité est telle qu'elle a failli coûter cher à cette malheureuse enfant ainsi qu'à sa compagne, Marie H..., notre autre vigilambule.

Pendant l'été de 1890, parmi les nombreux médecins étrangers qui fréquentaient le service de clinique, se trouvait un homme, qui s'était présenté à nous comme docteur en médecine et que M. Charcot avait autorisé à suivre le service. Cet homme n'était sans doute qu'un vulgaire charlatan, quelque magnétiseur de foire qui s'était introduit à la Salpêtrière à la recherche de quelque « sujet » qu'il espérait y rencontrer et emmener avec lui. Nos deux vigilambules lui convinrent probablement et ce fut sur elles qu'il jeta son dévolu. Alors à la faveur de son titre emprunté (du moins j'aime mieux croire qu'il en était ainsi), titre qui lui ouvrait les portes de l'hospice, dans la matinée à l'heure de la visite, il revint seul dans l'après-midi, s'aboucha avec les malades dans les jardins de l'hospice. Il leur proposa de les emmener avec lui à Rome, dans son hôpital où il avait mille(!) hystériques. « Il les soignerait bien, les guérirait et si de temps en temps il les montrait à ses cours, il leur donnerait en échange des robes, des bijoux à foison. On les soignait mal à la Salpêtrière, on les plongeait de plus en plus profondément dans la maladie, etc... etc... » En peu de temps il retourna si bien ces deux pauvres têtes détraquées qu'elles devinrent indociles, insupportables, semant le trouble dans toute la salle.

L'une d'elles, moins rusée que l'autre, se targua un jour devant moi de ses espérances et des propositions qu' « on » lui avait faites. Je les soumis immédiatement à une surveillance étroite et malgré tout j'eus toutes les peines du monde pendant une dizaine de jours pour arracher de leur cervelle les suggestions que cet individu y avait fait entrer. Mais les choses finirent par rentrer dans l'ordre et alors, seulement, j'appris la cause de tout cela et les agissements de notre pseudo-docteur, qui fut, inutile de le dire, à sa première apparition dans l'hôpital, mis à la porte avec tous les honneurs dus à son inqualifiable conduite.

On voit par cet exemple à quel degré notre malade est suggestionnable. L'expérience de la photographie le prouve encore surabondamment. On met devant les yeux de la malade un carré de bristol, au verso duquel on a fait au préalable tout en haut un signe invisible pour elle. On fixe avec énergie, par des objurgations réitérées, sur le bristol, une hallucination visuelle, par exemple la photographie de M. Charcot, tel qu'il se présente le plus habituellement aux yeux des malades, assis dans son fauteuil, dans son cabinet, à l'hospice. Lorsque l'hallucination est bien fixée, on place, hors de la vue de la malade, le bristol marqué, dans un paquet d'autres cartes semblables. Au bout de quelque temps, une demi-heure, quelques heures, un jour, on présente à la malade le paquet de cartes en lui disant d'y chercher, qu'il y a quelque chose pour elle. Aussitôt qu'elle arrive sur une certaine de ces cartes, elle la prend en souriant et la met de côté, en disant que c'est le portrait de M. Charcot. Si on regarde alors au verso, on y retrouve la marque de convention et on voit que c'est bien celle où avait été fixée l'hallucination de photographie, laquelle est encore bien nette, puisqu'elle la place toujours dans le bon sens et la retourne si on l'avait mise la tête en bas, disposition toujours facile à contrôler, grâce à la situation du signe de convention.

Les suggestions peuvent même par ordre prendre le caractère des suggestions post-hypnotiques, si l'on peut employer ici ce terme, et être transportées dans l'état A. Alors la malade, pendant une période d'état normal provoquée, voit et retrouve encore la photographie, le chien ou le chat, l'élève du service coiffé d'un casque à panache ou d'un bonnet de coton. Cette période d'état A passée, elle voit encore l'hallucination suggérée dans la phase d'état B consécutive, ce qui prouve nettement la continuité des diverses périodes d'état second, même interrompues par des périodes intercurrentes d'état normal.

Disons tout de suite ici, bien que ce soit empiéter sur la

description de l'état A, que la malade dans celui-ci ne prend pas de la même manière, par exemple, l'hallucination grotesque de l'élève coiffé d'un casque à plumes. Dans l'état B, elle rit comme une folle ; dans l'état A, elle s'indigne, et s'adressant à moi, par exemple, me demande « comment ce monsieur a eu l'audace de commettre une telle inconvenance et de se présenter dans une pareille tenue devant son chef de service, M. Charcot. » Il y a là une petite nuance de sentiments assez intéressante à noter et qui montre bien cette indifférence de la malade dans l'état B, à laquelle je faisais allusion plus haut.

Tels sont les phénomènes qui caractérisent l'état de vigilambulisme chez cette jeune fille. Voyons maintenant quels sont ceux de l'état A ou état normal.

2° ÉTAT A (*état normal, état prime, état de veille*).

Dans les conditions ordinaires, l'état A, l'état normal, l'état de veille, n'apparaît point spontanément aux yeux de l'observateur. En effet, il n'existe habituellement que pendant la nuit, commençant peu de temps après le coucher de la malade et cessant le matin au moment du réveil, pour faire place au retour spontané de l'état B. Il dure donc seulement pendant la nuit, de sorte que la malade dort sa vie normale. Mais après quelques investigations, on s'aperçut que cet état de veille pouvait revenir accidentellement de temps en temps, soit spontanément, après une attaque par exemple, soit provoqué par certaines manœuvres sur lesquelles nous reviendrons plus loin. En tous cas, les périodes accidentelles d'état A, tant spontanées que provoquées, sont toujours fort courtes. Elles atteignent rarement un quart d'heure. Une seule fois, on a vu une période spontanée consécutive à une attaque, dans la journée, durer environ une heure. En moyenne elles sont à peu près de dix minutes.

J'ai étudié moi-même l'état A, non seulement dans ses manifestations accidentelles, les seules, on le comprend, dans lesquelles on puisse faire quelques recherches, mais encore pendant la nuit et le sommeil. J'ai pu ainsi me convaincre qu'il n'y avait aucune différence entre les diverses périodes et qu'il s'agissait bien là d'un état unique, toujours comparable à lui-même dans toutes ses apparitions.

Le phénomène le plus caractéristique qui distingue cet état et empêche dès l'abord toute confusion avec l'autre, est un trouble particulier de la motilité. La malade ne peut pas marcher. Elle n'est pas paraplégique, à vrai dire, et en éprouvant la force musculaire des différents segments des membres inférieurs, on s'aperçoit qu'ils ont conservé toute leur énergie. Cependant, elle peut à peine rester debout, est obligée de s'appuyer contre quelque meuble pour ne pas tomber, et est à peu près incapable de marcher. Il s'agit là fort vraisemblablement d'une sorte d'astasie-abasie.

Peut-être en partie à cause de ce trouble de la marche qui la gêne grandement, Marguerite a, dans l'état A, un air soucieux, ennuyé, qui fait un frappant contraste avec sa physionomie éveillée et expressive de tout à l'heure. Elle ne paraît d'ailleurs pas bien à son aise dans cet état. Elle se sent « toute drôle (1). »

Elle est agacée et répond avec impatience aux questions qu'on lui pose. Mais on s'aperçoit tout de suite qu'elle a conscience de sa vie antérieure, d'après les renseignements qu'elle donne sur sa famille et sur son enfance (voir plus loin). Elle sait lire, écrire et fait couramment des opérations d'arithmétique assez compliquées.

Si on vient alors à rechercher chez elle les phénomènes morbides notés dans l'état B, on constate un changement complet. En ce qui concerne les attaques de nerfs, nous

---

(1) « Je sais toute drôle — je me sens drôle » sont des expressions que l'on rencontre souvent dans la bouche des somnambules hystériques, qui expriment ainsi l'espèce de changement inconscient survenu chez elles. Voir à ce sujet Pierre Janet (l'Automatisme psychologique, p. 130), qui cite également (p. 108) quelques cas de malades paraplégiques à l'état de veille et parfaitement agiles dans le somnambulisme hypnotique. Mais c'est d'hypnose provoquée vraie qu'il s'agit dans ces cas et non de vigilambulisme hystérique. Il n'en est pas moins intéressant de les rapprocher du nôtre en raison de cette dissociation des troubles de la motilité dans l'un et l'autre état.

ne lui en avons jamais vu dans cet état, sauf celles qui en marquent la fin, et à l'aide desquelles elle repasse spontanément dans le vigilambulisme. Pendant la nuit, où elle est, même éveillée, dans l'état A, on n'a jamais constaté d'attaques.

Quant aux autres stigmates de l'hystérie, ils sont aussi profondément modifiés. Au lieu d'une anesthésie cutanée totale, elle ne présente plus qu'une hémianesthésie du côté gauche. Elle conserve l'ouïe et l'odorat intacts, seul le goût est diminué du côté gauche. Le rétrécissement du champ visuel est beaucoup moins prononcé (60° à gauche, 70° à droite) et la malade distingue parfaitement bien toutes les couleurs (v. *Fig.* 5).

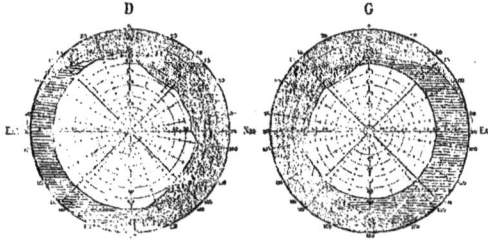

Fig. 5. — Champ visuel de Marguerite Din... dans l'état normal (on voit que le rétrécissement est moins prononcé que dans le vigilambulisme).

Mais le changement est encore bien plus accentué si l'on s'adresse à la mémoire. Elle connaît tous les détails de sa vie antérieure jusqu'au mois d'octobre 1889. C'est ainsi qu'elle nous dit être née à P... et avoir été en pension tout d'abord à B... chez Mlle B..., puis à P... chez Mlle D...; ce qu'elle était incapable de faire, on s'en souvient, dans l'état B. De plus, elle donne sur sa famille et ses antécédents des détails précis (je les ai reproduits au début de l'observation) qui ont pu être contrôlés par les renseignements fournis par ses parents. Elle sait que son père et sa mère sont morts, et de quelles maladies, par qui elle a été élevée après être devenue orpheline, etc..., etc... (1).

Elle possède quelques notions assez précises d'histoire. Elle connaît Jeanne d'Arc; elle sait que Cléopâtre et Marc-Antoine étaient des personnages de l'histoire Romaine, celui-ci Romain, celle-là reine d'Egypte.

Elle possède parfaitement bien toutes les connaissances acquises par l'instruction et l'éducation que peut avoir une jeune fille de son âge. Elle sait ce qu'on lui a appris touchant la mort, l'âme, le ciel et l'enfer. Elle n'ignore point ce qu'est un cimetière, un cercueil, etc... Enfin elle n'écrit pas un mot dont elle ne connaisse le sens d'une façon plus ou moins précise.

Mais si elle a ainsi la parfaite connaissance de sa vie antérieure, en revanche, elle ignore absolument tous les faits accomplis et les événements survenus dans l'état B, c'est-à-dire depuis environ le mois d'octobre 1889. En d'autres termes, la personne normale n'a pas la moindre notion de la personne vigilambulique.

J'ai dit plus haut qu'elle s'était liée d'intime amitié avec l'une de ses compagnes, Marguerite F..., passant tout son temps auprès d'elle, sortant chez ses parents, partageant avec elle son argent, ses repas. Dans l'état A, elle ne la connaît plus. Elle ne l'a jamais vue. Si on insiste en lui demandant si vraiment elle ne se rappelle pas l'avoir vue quelque part : « Ah ! oui, dit-elle, je l'ai vue quelquefois. C'est la jeune fille qui couche dans le lit voisin du mien. » Cette reconnaissance est facile à expliquer ; elle a vu, en effet, Marguerite F... pendant la nuit, lorsqu'elle est en état A, couchée dans le lit voisin du sien. Nous fîmes souvent cette confrontation des deux amies et l'autre finit par ne plus s'émouvoir de ce brusque dérangement de sentiments chez sa camarade. Mais avant qu'elle fût instruite de cela, elle avait un jour subi une vive émotion en la voyant ainsi et l'avait crue un peu folle.

_____

(1) On peut se reporter, en ce qui concerne la description des phénomènes de l'état A chez cette malade, à la description ci-dessus de l'état B. J'ai suivi à dessein exactement le même plan dans les deux, afin que la comparaison puisse être faite plus facilement.

A propos d'une contrariété quelconque, Marguerite avait eu,
dans le jardin de l'hospice, une petite attaque de nerfs. Celle-ci
terminée, son amie s'aperçoit avec stupeur qu'elle ne peut
plus marcher (elle était tombée spontanément en état A en
plein jour). Elle s'approche d'elle pour lui porter secours,
tâche de la rassurer en la tutoyant comme d'habitude. « Mais,
mademoiselle, répond Marguerite, laissez-moi tranquille !...
je ne vous connais pas... pourquoi me tutoyez-vous ? » On
devine la stupeur de son amie qui fond en larmes, au grand
étonnement de l'autre. Cette période accidentelle spontanée
d'état A fut la plus longue qui ait été constatée ; elle dura
environ une heure, heure de quiproquos et d'étonnements
pour sa pauvre amie qui n'y comprenait goutte. Au bout de
ce temps, Marguerite, à la faveur d'une nouvelle attaque,
rentre dans son état habituel (état B), peut de nouveau marcher et redevient affectueuse comme par devant. Mais, le lendemain matin, l'autre vient me trouver et me raconte cet épisode qui l'avait tout émotionnée et lui avait fait croire, un
instant, à la « folie » de sa compagne.

Je pourrais citer mille exemples analogues de cet oubli
total des faits d'un état dans l'autre.

Un dimanche matin (16 février 1890), à l'époque où Marguerite était liée avec notre autre vigilambule, Marie H...,
M. Charcot les fait venir toutes deux dans son cabinet. Aussitôt qu'elles arrivent, on leur demande ce qu'elles viennent
de faire et Marguerite raconte qu'elle vient de se promener
dans les cours de l'établissement avec « sa petite mère » (c'est
ainsi qu'elle appelle Marie H...), qu'elles ont été rendre visite
à madame D..., une des surveillantes du service, et donne
des détails précis sur ce qui s'est passé pendant cette visite.
On provoque alors artificiellement (voir plus loin) le retour à
l'état A. Voilà Marguerite devenue incapable de faire un pas,
fort étonnée de se trouver là. « Elle ne sait pas qui est cette
madame D... ; elle ne s'est pas promenée le matin dans les
cours ; elle ne connaît pas Marie H..., intimement du moins ;
elle se rappelle l'avoir vue quelquefois, le soir ; c'est, croit-
elle, la personne qui occupe le lit voisin du sien. »

Autre exemple :

Le lendemain du jour où elle avait assisté (en état B) à une
matinée du théâtre de la Porte-Saint-Martin, à la représenta-

tion de *Cléopâtre*, elle nous raconte ses impressions (V. plus haut). Nous provoquons alors le retour de l'état A et elle ignore absolument qu'il existe une pièce de théâtre ainsi intitulée, elle n'est d'ailleurs pas allée au théâtre la veille. Mais tandis que dans l'état B, bien que connaissant la pièce, elle ignorait à peu près ce qu'étaient Cléopâtre et Marc-Antoine, dans l'état A, n'ayant aucune notion du drame, elle sait parfaitement bien que celui-ci était un général romain et celle-là une reine d'Égypte. Au bout de quelques minutes, l'état B étant revenu spontanément, elle a perdu de nouveau toute notion historique concernant ces deux personnages, mais elle sait qu'elle est allée la veille au théâtre voir la pièce...

Ces exemples sont assez caractéristiques.

Si nous poursuivons maintenant la comparaison entre les phénomènes caractérisant chacun des deux états, nous constatons que, dans l'état A, la malade a absolument perdu toutes les manifestations hypnotiques qu'elle présentait dans le vigilambulisme. Plus d'hyperexcitabilité neuro-musculaire, à peine un léger degré de diathèse de contracture. Plus d'état cataleptique : on peut frapper de grands coups sur une table, produire subitement un grand bruit, même avec un fort gong, la malade manifeste de l'agacement, mais elle reste dans son état normal et il est impossible de produire ainsi la catalepsie.

De même on ne constate plus aucun des phénomènes du somnambulisme hypnotique qui étaient développés à un si haut degré dans l'état vigilambulique. Plus de contracture des muscles par excitation légère de la peau (souffle) ; absence totale de suggestibilité. On a beau insister, ordonner, c'est en vain ; elle résiste, elle se révolte contre cette absurde prétention de lui faire voir des choses qui n'existent pas. « La prend-on donc pour une folle ? » J'ai parlé plus haut de la suggestion transportée par ordre de l'état B dans l'état A. C'est là, si l'on peut ainsi parler, une sorte de suggestion post-hypnotique et nullement une suggestion dans l'état A.

Tels sont les phénomènes qui caractérisent l'état A, état de veille, état normal. Il nous reste maintenant à étudier comment se fait le passage d'un état dans l'autre,

3° Passage d'un état dans l'autre.

D'une façon générale, d'après ce qui ressort de la longue observation de chaque jour, à laquelle nous avons soumis notre malade, on peut dire, et on verra plus loin l'importance de ce phénomène, que le passage d'un état dans l'autre se fait toujours par l'intermédiaire d'une attaque convulsive hystérique d'intensité variable, tantôt d'une violence modérée, tantôt, au contraire, simplement ébauchée.

Mais nous avons ici plusieurs circonstances à considérer : tout d'abord comment, dès le début, l'état B a remplacé l'état normal et ensuite comment, depuis l'établissement définitif de cet état second pendant la journée, le passage se fait de l'un dans l'autre tant spontanément (le soir et le matin) qu'artificiellement.

En ce qui concerne le premier point, on est en droit de penser, raisonnant d'après ce qu'on a vu dans la suite et par analogie avec les cas déjà connus, en particulier avec celui de Félida, que ce passage n'a pas été brusque et que l'état B ne s'est pas installé définitivement en une fois. Les attaques, fréquentes à cette époque, ramenaient tantôt l'état B, tantôt l'état A, suivant qu'elles avaient lieu dans l'un ou dans l'autre. Peu à peu, ces attaques diminuant de fréquence, l'état second a empiété de plus en plus pendant le jour sur l'état normal et a fini par se régler ainsi qu'on l'a vu.

Il y a donc eu au début des oscillations irrégulières entre les deux états, marquées par des attaques convulsives successives. Cette façon de comprendre les choses est d'ailleurs encore confirmée par les renseignements émanant des parents qui avaient au début noté l'enchevêtrement des deux états. Grâce à la présence de l'astasie-abasie dans l'état A, ils avaient très bien remarqué que dans le courant d'une journée, coupé par des attaques de nerfs fréquentes, leur nièce était après elles tantôt « paralysée », tantôt parfaitement capable de marcher.

Pour ce qui est du passage quotidien de l'état B à l'état A, le soir, et de l'état A à l'état B, le matin au réveil, j'ai assisté plusieurs fois au coucher de Marguerite dans l'espoir de constater les phénomènes qui marquaient ce passage. Pour une raison ou pour une autre, soit que les manifestations convulsives aient été assez peu accentuées pour m'échapper, soit que mon attention ait été en défaut au moment précis de ce passage, je n'ai jamais pu arriver à noter quoi que ce soit. On comprend que c'était encore bien plus difficile à constater pour un observateur non prévenu et peu habitué aux phénomènes de ce genre.

J'attirai cependant là-dessus l'attention de Marguerite F..., l'amie de notre malade, et cette jeune fille m'affirma que le matin au réveil, Marguerite étirait ses bras et se renversait en arrière, ainsi qu'elle avait fait maintes fois devant nous lors des passages accidentels diurnes, spontanés ou provoqués, d'un état dans l'autre.

Il est donc vraisemblable qu'il en était de même le soir et que les passages quotidiens matinaux et vespéraux se faisaient à la faveur d'une petite attaque convulsive hystérique avortée, tout comme les transitions accidentelles.

Lorsque le passage accidentel pendant le jour se fait spontanément, le fait est tout à fait caractéristique. A la suite d'une contrariété, d'une émotion par exemple, étant en état B, Marguerite est prise d'une attaque hystérique parfaitement typique avec cris, grands mouvements, arcs de cercle, etc... Quand les convulsions cessent, elle est en état A, paraplégique, et ne connaissant plus ses compagnes.

Au bout de quelque temps, une nouvelle attaque survient, beaucoup moins violente, les poings se ferment, les bras se tordent, la malade se renverse en arrière, ébauchant un arc de cercle. Puis elle rentre dans l'état B, d'où elle ne sortira plus que le soir spontanément, suivant la règle établie. J'ai cité plus haut un exemple de ce genre (p. 230). Donc, dans ces cas, pas d'hésitation possible sur le mode de transition.

Il en est de même lorsque l'on provoque artificiellement le passage d'un état dans l'autre. La malade étant habituellement pendant le jour dans l'état second, c'est le plus souvent le retour à l'état normal que l'on provoque. Il suffit pour cela de lui donner vivement, avec insistance, plusieurs fois de suite, l'ordre de « se réveiller. » Elle résiste un peu : « Mais je ne dors pas... Qu'est-ce que vous me voulez ?... » Puis, tout à coup, ses yeux se convulsent dans l'orbite, elle se renverse en arrière, ébauchant un arc de cercle, ses poings se ferment, ses bras se tordent, elle est agitée d'un petit frissonnement, émet deux ou trois expirations convulsives. Tout cela dure quelques secondes et, quand c'est fini, la malade est dans l'état A, astasique-abasique, non suggestible, en possession de toutes ses connaissances et du souvenir de sa vie antérieure.

Il est rare que l'on ait besoin de provoquer le retour à l'état B. L'état A provoqué est généralement très court et ne dure guère plus de cinq à dix minutes. Nous n'avons jamais pu, par des suggestions réitérées dans le vigilambulisme, le prolonger au delà de ce délai. Le passage à l'état B se fait de lui-même, à la faveur d'une petite attaque identique. Pour le provoquer, il suffit d'employer cette manœuvre d'hypnotisation connue sous le nom de fixation du regard. Il existe peut-être dans l'œil une zone hystérogène, analogue à celle qui existe fréquemment chez les somnambules hystériques (1), car aussitôt les mêmes phénomènes convulsifs se produisent et l'état B est rétabli.

Au mois d'avril 1891, la malade quitta le service toujours dans le même état, étant ainsi restée soumise à notre observation pendant une période de dix-huit mois, pendant lesquels les phénomènes avaient persisté, toujours identiques à eux-mêmes.

Sept mois plus tard, le 14 octobre 1891, elle écrivait à son amie Marguerite F..., qui était encore dans le service, une lettre bien intéressante que celle-ci nous communiqua. Cette lettre nous montre qu'elle est toujours dans l'état B, du moins pendant le jour, et que l'état A se montre de plus en plus rarement. Elle fait tous les jours, en état second, des acquisitions de plus en plus considérables, qui la mettent

---

(1) Voir plus haut, n° XXVIII : Georges Guinon. — *Documents pour servir à l'histoire des somnambulismes. Du somnambulisme hystérique*, etc.

peu à peu dans la situation d'une personne ordinaire.
A-t-elle conservé sa suggestibilité? c'est ce que nous ne
pouvons savoir. En tous cas, il y a peut-être lieu d'espérer
que la guérison se fera ainsi : elle s'instruira d'elle-même
peu à peu dans l'état B, qui finira par prendre complètement la place de l'état normal.

Quoi qu'il en soit, voici les passages les plus intéressants
de cette lettre, où elle montre, en outre, par des souvenirs
adressés à diverses personnes, qu'elle a gardé une parfaite
mémoire de son passage à l'hospice et des gens qu'elle y a
rencontrés.

«... Je sais à peu près compter; je fais des factures assez
longues. Quelquefois il y a des erreurs, mais j'en fais aussi
sans. Je ne suis donc plus tout à fait si bête. J'ai su, en manière de rien et sans le montrer à qui que ce soit, apprendre
à connaître bien des choses qui me semblaient étranges. C'est
que je me cachais, ici, lorsque j'ignorais quelque chose. Ne
comprenant rien à ma maladie, les gens ne voulaient pas
croire, lorsque je disais que je ne savais pas. C'est de là que
j'ai pris le parti de faire celle qui était au courant de tout.
C'est que je ne suis pas bête, va! *Je me suis réveillée* une
fois pendant deux heures. Ça, ça m'est égal, j'aime autant
rester somnambule. D'abord, si je revenais dans l'autre état,
tu ne serais plus ma sœur, et puis bien d'autres choses encore
qui changeraient. Ainsi, la dernière fois, à ce qu'il paraît que
je ne savais pas que Louis (*un de ses parents mort pendant
qu'elle était en état B*) était mort et que je ne connaissais pas
le petit Louis (*le fils de ce dernier, né dans les mêmes conditions*). Tu avoueras que ça semble drôle à ceux qui m'entourent. Sais-tu ce qu'ils disent? Que c'est la mémoire qui me
fait défaut à certains moments. J'ai beau leur dire que j'en ai
autant qu'eux (1), ils ne veulent pas me croire. Enfin, je me
trouve bien comme je suis... etc... »

On croirait entendre parler Félida en lisant cette lettre,
mais Félida en état prime, puisque sa mémoire était entière

---

(1) La malheureuse enfant aborde ici, sans s'en douter, la difficile question de la participation de la mémoire dans la constitution
de la personnalité. Elle n'a pas, dans sa naïveté, mieux trouvé à la
résoudre que tant d'autres dans leur haute science. Elle a raison
certes, dans ce qu'elle dit ; mais ses parents ont raison aussi.

dans l'état second. En tous cas, c'est là un document bien intéressant.

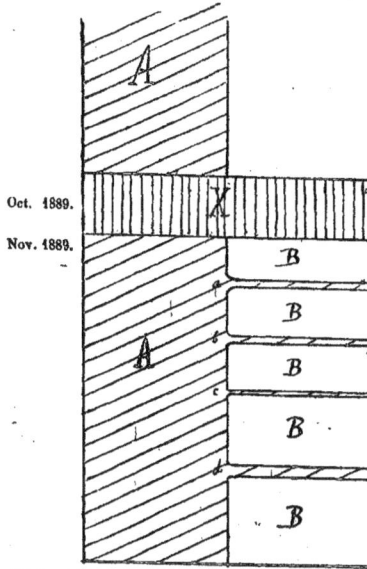

Fig. 6. — A. État normal, *latent* depuis nov. 1889, mais reparaissant de temps à autre, soit spontanément, soit artificiellement, et interrompant l'état B par de courtes incursions (a, b, c, d) dans sa continuité.
B. État second, habituel depuis novembre 1889, interrompu de temps en temps par des retours accidentels de l'état prime (a, b, c,) et par les retours nocturnes périodiques de l'état prime qui n'ont pu être figurés sur ce schéma.
X. Phase de transition.

La figure ci-contre (*Fig.* 6) peut servir à schématiser la vie de Marguerite D... De sa naissance à octobre 1889, la vie normale (A) existe seule comme chez tout le monde. Au mois d'octobre 1889, se place une phase de transition, composée, ainsi que je l'ai dit plus haut, de périodes d'états A et B enchevêtrées les unes dans les autres. Enfin, depuis octobre 1889 jusqu'aujourd'hui, la personnalité B, interrompue par des apparitions accidentelles (a, b, c, d) et régulières (nocturnes) d'état A est la seule habituellement apparente. La personnalité A est latente depuis cette époque, sauf les dites réapparitions, tant accidentelles que réglées (nocturnes).

Je n'ai pas besoin d'insister plus longuement sur l'observation de cette malade. J'ai mentionné chemin faisant les points les plus importants et les considérations qu'ils comportent. J'arrive tout de suite à notre second cas de vigilambulisme. Son observation se trouve résumée dans une leçon de M. Charcot publiée antérieurement (1). Il est, comme on le verra, absolument identique au précédent. Pour plus de clarté, et pour éviter des redites, nous l'exposerons en suivant exactement la même méthode.

.*.

Observation de Marie H...

Marie H... a aujourd'hui 38 ans. Elle est à la Salpêtrière depuis l'année 1880, où elle a fait tout d'abord un court séjour dans le service de Legrand du Saulle (mai à décembre), puis elle est entrée dans le service de M. le Pr Charcot.

Je laisse à dessein de côté l'histoire de sa vie antérieurement à cette époque, qu'elle nous révélera elle-même en temps voulu. De 1880 à 1884 elle n'attire point particulièrement l'attention sur elle. Mais en 1884 et 1885 elle est à diverses reprises en proie à des attaques d'hystérie à allure épileptiforme qui se reproduisent plusieurs fois sous forme d'états de mal pendant cette période.

_____

(1) Voir plus haut, n° XIX, p. 168 : Charcot. — *Du vigilambulisme hystérique.*

Je passe rapidement sur ces états de mal successifs dont a souffert Marie H... à cette époque et qui ont été décrits plusieurs fois par M. Charcot dans ses leçons cliniques (1) et ont fait l'objet d'un travail de MM. Marie et Souza-Leite (2).

Il s'agissait là d'attaques hystériques subintrantes se reproduisant par séries ininterrompues de huit, quinze, vingt jours et même plus, à raison de trois cent cinquante attaques par jour environ. Dans une période de treize jours, on en a compté quatre mille cinq cent six. Ce sont des attaques presque exclusivement constituées par la phase épileptoïde de l'attaque ordinaire, qui tient toute la place à l'exclusion des autres phases, quelques attitudes passionnelles rares venant seules leur donner un cachet nettement hystérique. De plus, à l'inverse de ce qui arrive dans l'état de mal comitial vrai, il n'y a point d'élévation de la température, malgré le nombre considérable des attaques et leur caractère subintrant, c'est-à-dire sans retour à la connaissance.

Guérie de ces grands états de mal, Marie H... reste dans le service. A cette époque (1885), M. Charcot, après ses mémorables leçons sur l'hystérie mâle et le rôle du traumatisme dans l'étiologie de cette névrose, avait entrepris quelques recherches sur les monoplégies hystéro-traumatiques. On fit, à ce propos, quelques tentatives d'expérimentation chez Marie H.., et on s'aperçut qu'elle était dans un état anormal que M. Charcot caractérisait en ces termes dans les leçons délivrées sur ce sujet (3):

Il est des gens qui, « passez-moi le mot, *dorment,* alors même qu'ils semblent parfaitement éveillés ; ils procèdent, en tous cas, dans la vie commune ainsi que dans un songe, plaçant sur le même plan la réalité objective et le rêve qu'on leur impose, tout au moins entre les deux ils ne font guère de différence. J'ai fait placer sous vos yeux, à titre d'exemple, un sujet de ce genre : il s'agit d'une hystéro-épileptique bien connue de vous par nos études antérieures, la nommée H... Elle est atteinte depuis de longues années d'anesthésie généralisée, complète, permanente, et, chez elle, les attaques

---

(1) Charcot. — *État de mal hystérique épileptiforme.* Leçon recueillie par B. Edwards (*Trib. méd.,* 1885) et *Lezione cliniche..,* redatte dal Dr Miliotti, lez. XX, p. 159: *Dello stato di malo istero-epilettico.*

(2) P. Marie et Souza-Leite. — *Progr. méd.,* 16 décembre 1884.

(3) Charcot. — *Leçons sur les maladies du système nerveux,* t. III, p. 357.

répondent de tout point au type classique. Vous voyez qu'ici, bien qu'on n'ait employé aucune manœuvre d'hypnotisation, par conséquent à l'état de veille, nous pouvons obtenir à la fois et la contracture par la pression exercée sur les masses musculaires, les tendons ou les troncs nerveux (contracture des léthargiques) et l'immobilité cataleptique des membres placés dans les attitudes les plus diverses, et aussi, à l'aide de légers frôlements ou de mouvements à distance, la contracture somnambulique. Tous ces phénomènes somatiques se trouvent donc chez ce sujet en quelque sorte mélangés, coexistant au même moment, sans distinction de périodes, contrairement à ce qui a lieu dans le grand hypnotisme. Mais, au point de vue psychique, ce sont évidemment les caractères de l'état somnambulique qui dominent. Eh bien, si, opérant par suggestion verbale, nous affirmons à cette malade, non endormie, je le répète, que son bras droit est paralysé, qu'elle ne peut plus le mouvoir volontairement, nous voyons immédiatement se produire la monoplégie flasque... Après quoi, la simple affirmation qu'elle peut mouvoir son bras, tout à l'heure paralysé, suffit pour que les mouvements volontaires se rétablissent. »

A partir de ce moment, on s'habitua donc à considérer Marie H... comme une sorte de somnambule éveillée. Or, un jour, le 7 mars 1890, au cours de mes recherches sur le somnambulisme hystérique, je me trouvais seul avec Marie H... dans le cabinet du médecin, lorsqu'elle est prise d'une attaque présentant le type classique à trois périodes. Quand elle reprend ses sens, elle se trouve « drôle », arrache vivement un tablier rouge qu'elle portait tous les jours et qu'elle dit ne point lui appartenir. Sur ma demande, elle dit ne point connaître telle et telle de ses compagnes récemment arrivées à l'hospice, et en particulier une petite fille atteinte de chorée paralytique, que l'on avait confiée à ses soins. Intrigué par ce changement subit, je l'examine rapidement et je m'aperçois qu'elle n'est plus anesthésique totale mais seulement hémianesthésique du côté gauche, que son double rétrécissement du champ visuel, qui était à cette époque de 5° à droite et de 10° à gauche, n'est plus que de 20° à gauche et de 35° à droite. Mais je ne puis pousser plus loin mes investigations : surviennent un cri, quelques convulsions et la malade redevient telle que nous la connaissions antérieurement.

Ce fut pour nous un trait de lumière. Cette femme, que nous appelions une somnambule éveillée, terme qui se rapprochait beaucoup de celui de vigilambule, créé pour la Félida de M. Azam, était en réalité un exemple de dédoublement de la personnalité. Seulement, tandis que nous avions depuis longtemps, depuis six ans, remarqué chez elle les phénomènes somatiques qui caractérisaient son état et nous l'avaient fait ainsi dénommer, les troubles de la mémoire, si importants cependant dans l'espèce, nous avaient complètement échappé.

Après cela, est-il besoin de faire remarquer à nouveau combien ces vigilambules peuvent être, *en apparence*, semblables aux individus normaux, quand des observateurs aussi compétents en la matière que M. Charcot, par exemple, ont pu passer des années à côté d'elles sans remarquer le dédoublement de la personnalité ?

Aussitôt, éclairé par le cas de Marguerite D..., que nous connaissions depuis quelques mois, M. Charcot examina avec soin l'état mental de Marie II... et acquit bientôt la conviction qu'il s'agissait chez elle tout simplement d'un cas identique de vigilambulisme hystérique, marqué par le dédoublement en deux personnalités distinctes l'une de l'autre : 1° la personnalité B (état B, état second, état de vigilambulisme), postérieure à 1884-1885 et interrompue de temps en temps par des retours brefs de la personnalité A ; 2° la personnalité A (état primo, état de veille, état normal), antérieure à 1884-1885.

Suivant le plan adopté pour notre première malade, commençons par étudier l'état B.

1° ETAT B (*état anormal, condition seconde, état de vigilambulisme*).

C'est l'état dans lequel, depuis 1884-1885, la malade vit habituellement jour et nuit. Il n'est guère interrompu que de temps en temps par de très courtes apparitions, soit spontanées, soit provoquées, de l'état A. Il est tenace à ce point que la maladie même ne peut le faire disparaître.

C'est ainsi qu'au mois de mars 1891, Marie H... fut atteinte d'une pneumonie double assez grave, avec élévation considérable de la température, sans que son état fût le moins du monde modifié. Tous les jours à peu près, pendant cette maladie, qui fut assez longue, nous l'avons éprouvée à ce point de vue, et toujours nous nous sommes trouvés en face de notre somnambule éveillée, cataleptisable, suggestionnable, etc.

Elle présente, nous l'avons assez montré ci-dessus, tout l'aspect d'une personne normale. Elle va, vient, marche, court, danse, parle comme tout le monde. Depuis six ans qu'elle est dans cet état, elle a pu acquérir un grand nombre de notions nouvelles qui, ajoutées à celles qui ont persisté dès le premier jour dans l'état second, lui permettent de passer dans la vie, sans avoir l'air trop empruntée.

Elle sait lire couramment, écrire et compter à peu près bien et exécuter, outre des ouvrages de couture vulgaires, quelques travaux d'aiguille ou de crochet plus délicats et plus compliqués. On verra plus loin que l'interrogatoire dans l'état A nous réserve une singulière surprise à ce sujet.

Dans cet état second, elle est sujette à des attaques d'hystérie vulgaires, classiques, avec phase épileptoïde, période des grands mouvements et arcs de cercle, phase d'attitudes passionnelles. De plus, elle a été de nouveau, et en particulier au milieu de 1890, atteinte d'une nouvelle période d'état de mal hystérique épileptiforme, identique aux périodes précédentes dont nous avons parlé plus haut.

En outre, elle porte à un très haut degré de développement tous les stigmates ordinaires de l'hystérie. Elle présente une anesthésie totale, non seulement superficielle, mais encore profonde, avec perte du sens musculaire, accentuée à un tel point qu'elle tombe comme une masse quand on lui fait fermer les yeux.

En ce qui concerne les sens, le goût, l'ouïe et l'odorat sont complètement abolis à gauche. Il existe un double rétrécissement du champ visuel très prononcé (25° à gauche, 30° à droite) (*Fig.* 7) avec dyschromatopsie complète des deux côtés pour toutes les couleurs sauf pour le rouge

Enfin on note la présence de deux points hystérogènes, l'un au niveau du vertex, l'autre au niveau de la région ovarienne droite.

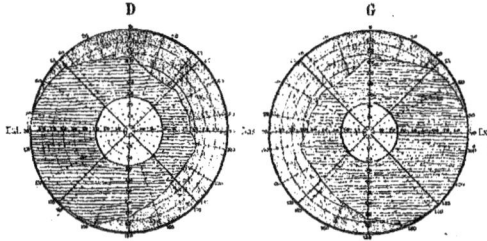

Fig. 7. — Champ visuel de Marie Hab... dans l'état vigilambulique.

Si l'on s'adresse à la mémoire, en particulier à la mémoire des faits, on s'aperçoit tout de suite qu'elle n'a pas le moindre souvenir de tout ce qui s'est passé antérieurement à une période assez mal délimitée qui paraît comprendre la seconde moitié de 1884 et la première partie de 1885.

Elle sait son nom, qu'elle entend répéter tous les jours, mais a oublié son prénom. Elle ne se *rappelle pas* où elle demeurait avant d'arriver à la Salpêtrière, où elle croit être entrée il y a cinq ans. Elle dit quelquefois six ans, mais cela tient à la présence des oscillations entre les deux états qui ont probablement rempli la période mal délimitée de 1884 à 1885.

Elle ne sait point où elle est née ; « on lui en demande trop long. » Elle dit qu'elle a 38 ans, « c'est sa sœur qui le lui a dit bien souvent. » Elle ne connaît point Legrand du Saulle ; elle a seulement entendu parler de lui ; il est mort il y a quelques années.

Elle sait lire aujourd'hui, écrire et compter, mais elle ne savait pas lors de son arrivée à la Salpêtrière. C'est la jeune L..., une de ses compagnes, qui lui a appris à lire, à écrire, à compter et à faire du crochet et de la dentelle. Cette malade, interrogée, nous dit en effet que Marie H.... ne savait rien quand elle-même est arrivée à l'hospice et que c'est elle qui lui a appris tout ce qu'elle sait.

Elle se rappelle parfaitement bien l'Exposition de 1889. Elle y est allée avec un Américain et la femme de celui-ci qui avait séjourné quelque temps dans le service et y avait fait connaissance avec elle. Ils lui ont même donné un fichu de laine, qu'elle porte encore sur les épaules, et quelques autres objets de toilette. Elle est montée avec eux à la tour Eiffel.

En revanche, elle ne sait pas ce qu'on veut dire quand on lui parle de la guerre de 1870-71, du siège de Paris, de la Commune. Elle ignore absolument tout cela.

En ce qui concerne sa famille, elle ne connaît rien touchant son père, quelle profession il exerçait, s'il est mort et de quelle maladie. Il en est de même pour sa mère. Si elle connaît sa sœur, c'est que celle-ci est venue souvent la voir depuis qu'elle est dans son état second.

Elle ignore de même où elle a été élevée, ne connaît pas le village de Persan, n'a jamais été à Necker, à Lariboisière, n'a jamais habité rue Notre-Dame-des-Champs. La connaissance de sa vie antérieure, acquise par nous autrefois, avant 1884, et reconnue conforme par les révélations obtenues d'elle ultérieurement dans l'état A, nous permettait de lui faire des questions absolument précises qui auraient dû, si cela eût été possible, réveiller chez elle, par leur précision même, tout au moins des lambeaux de souvenirs. Mais jamais cela n'est arrivé et la nuit a toujours été trouvée complète en ce qui concerne sa vie antérieure.

Pour ce qui est des nombreux médecins entre les mains de qui elle a été dans sa vie, elle ignore absolument tous ceux qui sont antérieurs à 1885. Elle ne connaît ni M. Ollivier, ni M. Proust. A propos de ce dernier, on verra plus loin à quel singulier incident a donné lieu sa présence dans la salle des cours, un jour qu'il assistait à une leçon de M. Charcot relative à Marie H...

A la Salpêtrière même elle ne connaît pas M. Féré, M. Ballet (interne et chef de clinique à l'hospice avant 1885). Elle a connu un peu M. Marie, en 1885, alors qu'il était chef de clinique, mais point auparavant. Inutile de dire qu'elle connaît M. Charcot. Quant à moi, elle m'a connu, en 1885, alors que j'étais interne dans le service, mais seulement pendant quelque temps. En un mot, depuis 1885, elle connaît et se rappelle bien la succession des divers internes et chefs de clinique de M. Charcot.

Il en est de même pour les malades qui ont séjourné avec elle à l'hospice. Elle ne se souvient pas de B..., de P..., sorties antérieurement à 1885. Elle se rappelle bien C..., Louise H..., qui sont sorties plus tard. En ce qui concerne la jeune L... qui lui a appris à lire, « elle l'a toujours connue. »

Comme on le voit, nous avons pu, grâce à notre connaissance de sa vie antérieure, adresser à la malade des questions précises, dont je donne ici les plus typiques et qui mettent bien en lumière le dédoublement de la personnalité et l'amnésie.

J'en aurai fini avec les détails, quand j'aurai dit qu'elle sait parfaitement l'année, le mois, la date et le nom du jour où nous sommes.

Il est remarquable que chez elle, comme chez Marguerite D..., bien que « cela l'agace un peu qu'on lui fasse toutes ces questions, » il existe à l'égard de cette amnésie, qui devrait cependant lui donner à penser, une sorte d'indifférence qui la lui fait accepter sans révolte.

Je n'insisterai pas sur la présence chez elle des signes somatiques et psychiques que l'on rencontre habituellement dans le grand hypnotisme : hyperexcitabilité neuro-musculaire, contracture somnambulique, suggestibilité. Le passage plus haut cité des leçons de M. Charcot montre l'existence déjà ancienne de ces phénomènes. Il suffit en outre du moindre bruit pour la plonger dans l'état cataleptique avec respiration superficielle, ralentie, flexibilité cireuse spéciale des membres, qui gardent la position qu'on leur donne, sans signes manifestes de fatigue (tremblement du membre, efforts et accélération de la respiration). Ces phénomènes, je l'ai dit, avaient persisté sans la moindre modification pendant le cours d'une pneumonie grave survenue en mars 1891.

En ce qui concerne la suggestibilité, elle est tout à fait complète. On lui fait voir, entendre, sentir, toucher, ce qu'on veut. Elle fuit devant des serpents, cueille des fleurs imaginaires dans un jardin, voit des élèves du service avec des cornes de rhinocéros sur le front, etc..., etc... Elle réalise merveilleusement l'expérience du contraste des couleurs. En appliquant sur un papier blanc l'hallucination d'un carré rouge, elle voit immédiatement, sur un autre papier blanc qu'on lui présente, un carré vert de mêmes dimensions.

On peut même transporter par ordre dans la condition première des suggestions faites dans le vigilambulisme, comme de véritables suggestions post-hypnotiques. A cet égard, l'expérience de la photographie, que j'ai décrite en détails à propos de Marguerite D..., réussit parfaitement chez elle.

J'ai parlé aussi, à propos de Marguerite D..., de l'épisode du charlatan qui a tenté, en 1890, de les enlever toutes deux de l'hospice pour les faire servir à des expériences.

2° ÉTAT A (*État normal, état prime, état de veille*).

Lorsque, à l'aide d'un des procédés de réveil dont je parlerai plus loin, on provoque artificiellement chez Marie H... un retour à cet état, ou lorsqu'il reparait spontanément à la suite d'une attaque, elle éprouve tout d'abord un trouble assez violent. « Où suis-je? dit-elle ; qui m'a amenée ici ?... Mais je ne connais personne ici ! » (sauf M. Charcot et moi, comme on le verra plus loin). Elle cherche à se débarrasser du fichu de laine qu'elle a sur les épaules, ce fichu qui lui a été donné par les Américains avec qui elle est allée à l'Exposition, en 1889. « Ce n'est pas à moi, ce fichu, je n'en veux pas... on va me prendre pour une voleuse ! » Elle ne sait ni la date du mois, ni le nom du jour. Elle regarde par la fenêtre et, voyant de la neige dans la cour, dit: « Nous sommes en hiver. »

Mais peu à peu, elle se calme et si on lui demande comment elle se trouve, elle répond : « Je suis bien... je me sens bien... Ah! oui, quelquefois je suis colère, agitée, nerveuse..., mais maintenant je me sens bien, je suis plus calme. » Fait-elle allusion par ces paroles à l'autre état, dont elle aurait une vague idée? Peut-être ; en tous cas, nous constatons ici un phénomène qui ne parait pas habituel chez les vigilambules. En effet, sans parler des autres, de Félida, de la dame de Mac Nish, etc..., on a vu que Marguerite D... préférait, comme toutes ces dernières, l'état second à l'état prime.

Dans cette condition première, elle ne sait plus ni lire, ni écrire, ni compter. Elle sait coudre grossièrement (depuis longtemps elle gagnait quelque argent en travaillant à ourler des draps ou à coudre des sacs pour la lingerie de l'hospice), mais est incapable de faire aucun travail au crochet et est fort étonnée quand elle trouve dans sa poche un ouvrage semblable en train.

Elle est encore nettement hystérique dans cet état, mais les stigmates de la névrose sont beaucoup moins prononcés que dans la vigilambulisme. En effet, elle n'est qu'hémianesthésique gauche et non plus anesthésique totale. Elle ne tombe plus comme une masse quand on lui fait fermer les yeux. Le rétrécissement du champ visuel, qui était dans l'état B de 25° à gauche et de 30° à droite, n'est plus que de 80° de ce côté et de 40° de l'autre. De plus, l'œil gauche seul reste dyschromatopsique ; le droit perçoit toutes les couleurs. L'ouïe et le goût restent perdus à gauche, l'odorat est simplement plus faible de ce côté (Voir *Fig.* 8).

Il n'existe, d'autre part, aucun trouble de la motilité qui distingue cet état du précédent.

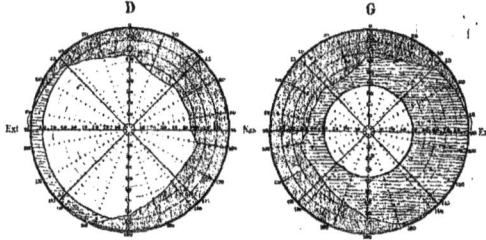

Fig. 8. — Champ visuel de Marie Hab... dans l'état normal (on voit que le rétrécissement est moins prononcé que dans le vigilambulisme).

Pour bien se rendre compte de sa situation à ce moment, il faut partir de ce principe qu'elle se croit en 1885. Elle dit quelquefois : en 1884, nous avons vu pourquoi. Cela posé, nous allons l'entendre nous raconter toute sa vie antérieure à cette date, avec des détails dont la véracité et la précision ont pu être contrôlées nettement par des renseignements puisés dans les registres de l'Assistance Publique et conformes, d'autre part, aux antécédents notés dans le travail déjà cité de MM. Marie et Souza-Leite, à propos de son état de mal hystéro-épileptique de 1884.

Elle est née en 1853, le 15 décembre (elle a donc aujourd'hui 32 ans, dit-elle), à Saint-Denis, Grande-Rue de La Chapelle, n° 3. Son père, qui était très nerveux, est mort d'un ulcère de l'estomac. Sa mère est morte poitrinaire à Lariboisière. Elle a une sœur, mariée, qui a deux enfants très nerveuses.

Elle a été élevée à Persan, chez les sœurs. On n'a jamais pu lui apprendre à lire « bien qu'elle fût intelligente, mais elle était trop nerveuse et avait trop mauvaise tête. » Pendant son enfance, elle eut des convulsions et fut sujette à de violentes crises gastralgiques.

En 1871, pendant la guerre (elle avait à cette époque dix-huit ans), elle habitait boulevard Ornano, passage Mosset. Son père tenait un garni et était en outre mécanicien au chemin de fer du Nord, où il resta quinze ans. Il fut blessé d'un éclat d'obus pendant le bombardement de Paris.

De 1871 à 1879, de dix-huit à vingt-six ans, elle fit dans les hôpitaux plusieurs séjours dont nous avons pu contrôler l'exactitude. Elle entra d'abord comme infirmière à l'hôpital des Enfants-Malades. Mais elle eut des crises de nerfs pour lesquelles on la transporta à l'hôpital Necker, dans le service de M. Ollivier. Puis vient un séjour à l'hôpital Lariboisière, où elle entre dans le service de M. Proust pour des attaques de nerfs et la chorée.

Je place ici le récit d'un incident fort singulier et tout à fait inattendu qui se produisit un jour dans la salle des cours, pendant une leçon à laquelle assistait M. le Pr Proust.

Marie H..., interrogée en état B sur les personnes qu'elle connaissait autour d'elle, avait désigné M. Charcot, moi et les élèves du service. On la place ensuite en état A et on lui fait la même question, pensant qu'elle allait montrer, comme d'habitude, M. Charcot et moi. Mais, après nous avoir désignés, elle jette un coup d'œil autour d'elle et, tout à coup, souriant : « Tiens ! voilà M. Proust... Bonjour, Monsieur ! Est-ce que vous me reconnaissez ? j'ai été autrefois chez vous à Lariboisière... » C'était M. Comby qui était interne. » Ce fait étonna fort l'auditoire et nous-mêmes, bien qu'il fût en somme assez naturel. Mais nous ne pensions pas sur le moment que la malade pût reconnaître M. Proust qu'elle n'avait pas vu depuis treize ans.

Après son séjour à Lariboisière, elle retourne chez sa sœur,
puis va habiter jusqu'en 1880 au couvent des Dames de la rue
Notre-Dame-des-Champs, qu'elle quitte enfin pour entrer dans
le service de M. Legrand du Saulle. « Je le connais bien,
M. Legrand du Saulle ; j'ai été sept mois dans son service
autrefois... Vous me demandez s'il est mort ? Allons donc ! je
l'ai rencontré ces jours-ci dans les cours, il se porte comme
vous et moi ! »

Elle connaît bien M. Ballet : « C'est l'ancien chef de clinique.
Maintenant c'est M. Marie qui est chef de clinique..., tiens ! où
donc est-il ?... il est sans doute dans les salles... Ah ! voilà
M. Guinon, l'interne. » C'était ainsi en effet en 1885. De même
pour ce qui est des malades, ses compagnes, elle connaît bien
B... et P..., mais elle n'a jamais entendu parler de C... ni de
Louise H..., dont nous lui citons les noms. (Voir plus haut les
mêmes questions dans l'état B).

On lui présente la jeune L..., celle qui lui a appris à lire, à
écrire, à faire du crochet dans l'état B. « C'est une petite nouvelle, dit-elle, je ne la connais pas beaucoup. Elle n'est guère
à l'hospice que depuis une quinzaine. » Et en effet L... est
entrée à la Salpêtrière au commencement de 1885. Elle la connaît donc dans ses deux états. Mais quelle différence entre l'un
et l'autre !

Bien entendu elle ne connaît rien de ce qui s'est passé depuis
1885, l'Exposition de 1889, par exemple. Elle ne sait pas ce que
c'est que la tour Eiffel. Elle n'a jamais été nulle part avec des
Américains.

La modification, si nettement caractérisée par ce trouble
de la mémoire, porte également, dans l'état A, sur les phénomènes hypnotiques que la malade présentait à un si haut
degré dans le vigilambulisme. Plus d'hyperexcitabilité
neuro-musculaire ; à peine un certain degré de diathèse de
contracture. Un bruit, même assez intense, produit auprès
d'elle, ne la plonge plus dans l'état cataleptique. Enfin
l'absence de suggestibilité est complète.

3° Passage d'un état à l'autre.

Chez Marie H... comme chez Marguerite D... on peut
dire d'une façon générale, considérant et l'établissement
primitif de l'état second, le début de la maladie, et les

passages ultérieurs accidentels spontanés ou provoqués, que la transition se fait toujours à la faveur d'une attaque convulsive hystérique plus ou moins complète ou fruste. Les considérations auxquelles nous nous sommes livrés à propos de la précédente malade, et qui peuvent être appliquées à Marie H..., nous dispenseront d'entrer dans d'aussi longs détails.

Il paraît certain que l'établissement de l'état second s'est fait à l'occasion des états de mal successifs auxquels la malade a été en proie pendant la seconde moitié de 1884 et la première moitié de 1885. Il y a eu là une période traversée par des oscillations irrégulières entre l'état A et l'état B, ce qui explique les divergences existant dans les paroles de la malade qui, ramenée en condition première, dit tantôt être en 1884 et tantôt en 1885. Puis, peu à peu, l'état B a de plus en plus empiété sur l'état normal et a fini par le remplacer complètement. Car ici, à l'encontre de ce qui se passait chez Marguerite D..., laquelle avait toujours conservé une période nocturne d'état normal, l'état B existe d'une façon permanente. Le retour de l'état A est toujours accidentel, soit qu'il survienne spontanément, soit qu'on le provoque artificiellement.

Dans ces deux cas, le passage de l'état B à l'état A est toujours marqué par une attaque convulsive hystérique d'une violence assez notable. Au début, nous ne connaissions que le passage accidentel, à la suite d'une attaque survenue dans l'état B, pour une contrariété ou tout autre motif, présentant une violence assez grande et caractérisée par les trois phases caractéristiques de l'attaque classique. Plus tard, on s'aperçut que l'on pouvait, par une suggestion impérative et énergique : « Réveille-toi, je le veux, il le faut, » provoquer artificiellement le retour de l'état A. Mais, entre la suggestion et le retour se place régulièrement une attaque convulsive.

Chose remarquable : au début, cette attaque, marquant le passage provoqué, était assez longue et violente et nécessitait que la malade fût maintenue par deux ou trois personnes. Peu à peu, les phénomènes convulsifs s'atténuèrent et aujourd'hui, tout se borne à un cri accompagné de quelques mouvements des bras et d'un arc de cercle

caractéristique. D'autres fois l'arc de cercle manque, mais
on est en présence d'une véritable attaque épileptoïde avec
cri initial, phase tonique, phase clonique, écume aux
lèvres, etc...

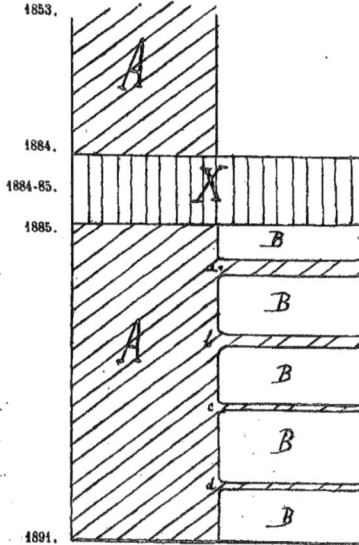

Fig. 9. — A. État normal, *latent depuis* 1885, mais reparaissant de temps à
autre soit spontanément, soit artificiellement, et interrompant l'état B par de
courtes incursions (a, b, c, d) dans sa continuité.
B. État second, interrompu de temps en temps par des retours de l'état prime
(a, b, c...) ; habituel depuis 1885.
X. Phase de transition, période des grands états de mal hystériques de 1884-85.

Quant au passage de l'état A à l'état B, on n'a jamais besoin de le provoquer. Il se produit toujours spontanément et même trop vite au gré de l'observateur, qui est obligé de le faire reparaître plusieurs fois en une demi-heure, pour pouvoir tenir une conversation quelque peu suivie avec la malade dans l'état A. Même par les suggestions les plus énergiques, nous n'avons jamais pu faire durer plus longtemps le retour à l'état A. Il se fait toujours de même avec une parfaite régularité, à la faveur d'une petite attaque consistant en un cri, quelques secousses des bras et un arc de cercle.

Comme chez la précédente malade, la figure ci-contre (*Fig.* 9) peut servir à schématiser la vie de Marie H... De la naissance en 1864-85, la vie normale (A) existe seule comme chez tout le monde. En 1884-85 se place une phase de transition, marquée par les états de mal hystériques épileptiformes, à la faveur desquels a apparu tout d'abord puis s'est installé définitivement l'État B. Enfin, depuis 1884, jusqu'aujourd'hui, la personnalité B, interrompue par des apparitions accidentelles (a, b, c, d) d'état A, est la seule habituellement apparente. La personnalité A est latente depuis cette époque, sauf les dites réapparitions.

Cette malade est encore actuellement (décembre 1892) dans le service de M. Charcot, dans la même situation depuis plus de sept ans.

Comme on le voit par la lecture de ces observations, nos deux malades appartiennent à la catégorie dans laquelle il y a dédoublement le plus complet en deux personnalités distinctes absolument ignorantes l'une de l'autre. Il ne paraît pas en être ainsi dans la majorité des cas, tout au moins en nous bornant à ceux que nous avons rapportés et qui sont les seuls parvenus à notre connaissance dans la littérature médicale. Dans l'autre catégorie, la personnalité seconde conserve le souvenir de la personne première, tandis que celle-ci n'a pas la moindre notion de celle-là.

Mais il n'y a pas là, ce semble, de quoi différencier profondément ces deux espèces de malades. Le dédoublement de la personnalité existe chez tous par le fait qu'il se trouve une personne ignorante des faits et gestes de l'autre. Peu importe que la seconde ait connaissance de la première ou non. M. Pitres (de Bordeaux), qui considère l'état second comme une manifestation d'hypnose spontanée, hypothèse que je me propose d'examiner tout à l'heure, émet un avis analogue. « Peut-être, dit-il, n'y a-t-il là que des différences secondaires, des degrés plus ou moins profonds d'une même maladie. Il est même très probable qu'il en est ainsi (1). »

Dans le somnambulisme hypnotique, on sait que le souvenir des actes accomplis ou des faits survenus pendant cet état, est absolument perdu au réveil, tandis que, au contraire, dans l'état de somnambulisme, le malade conserve non seulement la notion de sa personnalité mais encore la mémoire de tout ce qui s'est passé à l'état de veille. Telle est la règle habituelle. Mais on sait qu'il peut exister des cas, rares à la vérité, dans lesquels le somnambule ne conserve point le souvenir des faits accomplis dans l'état normal. « Quelquefois, dit M. Pitres (2), les choses se passent autrement. Le lien qui doit rattacher en un seul faisceau le souvenir du passé aux impressions du présent est rompu ; le moi de l'état de sommeil ne reconnaît plus pour sien le moi de l'état de veille ; la notion de l'identité morale est altérée ; la personnalité est changée. » Est-ce une raison pour cela de créer deux catégories distinctes de somnambules hypnotiques, profondément différenciées l'une de l'autre ? Une pareille distinction ne paraît point nécessaire et il en est de même en ce qui concerne le dédoublement de la personnalité d'origine hystérique.

Dans tous les cas, ce qui incite encore à considérer ces malades comme dédoublés en deux personnes, c'est que, dans les deux é'·ts, il existe des modifications plus ou moins profondes, mais distinctes dans l'un et dans l'autre. D'une façon générale, dans l'état second le malade conserve la notion de son être, contrairement à ce qui a lieu dans les cas d'aliénation complète de la personnalité. Il ne se prend pas non plus pour un autre individu ignorant

(1) Pitres. — *Leçons cliniques sur l'hystérie et l'hypnotisme*, Paris, 1891, t. II, p. 219.
(2) Pitres. — *Loc. cit.*, p. 210.

absolument son existence, ainsi que cela se voit dans la
substitution de la personnalité. Cela vient sans doute de
la conservation chez lui de la cénesthésie ou sensation
intime de ses organes vitaux. M. Ch. Richet établit très
nettement la distinction qui existe, à ce point de vue, entre
le moi et la personnalité. « Le moi, dit-il, est un phénomène de sensibilité et d'innervation motrice ; la personnalité est un phénomène de la mémoire (1). » Nous avons
déjà abordé, en commençant, cette question de la participation de la mémoire dans la constitution de la personnalité ; nous n'y reviendrons donc point.

Outre cette conscience intime de son être, le malade
conserve encore dans l'état second un certain nombre de
notions acquises et devenues plus ou moins automatiques.
A cet égard, il y a des différences assez grandes suivant
les sujets. Tous savent marcher, parler, dans la condition
seconde. Mais, tandis que les uns parlent correctement,
les autres ont oublié leur grammaire et « parlent nègre »
comme la dame américaine de Mac Nish, par exemple. L'é-
criture, l'orthographe, sont également conservées dans la
plupart des cas, mais l'exemple ci-dessus nous montre
qu'il peut aussi en être autrement.

« Si toutes nos actions, dit M. Jules Simon (2), étaient
voulues et réfléchies, nous serions capables de bien peu de
choses. L'action de marcher, qui nous paraît si simple,
continuerait d'être pour l'homme un sujet de préoccupation
et d'étude pour toute sa vie. Nous parlerions notre propre
langue avec les mêmes efforts qu'exige l'emploi d'une
langue étrangère nouvellement et imparfaitement apprise.
La recherche d'un mot et la préoccupation de la syntaxe
empêcheraient notre esprit de se donner tout entier à la
poursuite de la pensée. En écrivant, nous ressemblerions
à un écolier qui copie péniblement un dessin. L'homme le
mieux doué n'arriverait pas à jouer cinq mesures de piano
sans perdre haleine. Tout ce qui passe inaperçu dans notre
vie, et qui pourtant en fait le fond, absorberait toutes nos

---

(1) Ch. Richet. — *L'homme et l'intelligence.* Paris, 1884,
p. 250.
(2) J. Simon. — *Le Devoir*, p. 77.

forces, et, pour la pensée, pour les affaires, pour les amé-
liorations, pour les découvertes, il ne resterait rien. »

Ce sont ces actes, devenus par l'habitude presque automatiques ou réflexes, qui sont, dans bon nombre de cas,
conservés en tout ou en partie dans le vigilambulisme. On
ne saurait, malgré cela, dans l'état actuel de nos connaissances, formuler de règle absolue à ce sujet. Dès que la
notion acquise devient un peu complexe, il est rare qu'elle
persiste dans son entier. Je n'en veux pour exemple que
celui de notre malade, Marguerite D..., qui savait encore
lire, écrire et composer un nombre de deux chiffres, mais
était incapable de lire un nombre de trois chiffres et de
faire une opération, si simple qu'elle fût, d'arithmétique.

Dans certains cas, il est remarquable que le malade choisit
pour ainsi dire, parmi ses acquisitions antérieures devenues
à peu près automatiques par l'habitude, telle ou telle qui
persiste pendant la condition seconde, tandis que les autres
disparaissent. A ce point de vue, le jeune Albert X... de
M. Azam est fort intéressant. Comme on l'a vu, ce jeune
garçon avait tout oublié, lecture, écriture, calcul, etc...,
dans l'état second. Mais il continuait à monter à cheval et
à conduire. Ces deux notions acquises et devenues automatiques par l'habitude, comme chacun sait, avaient seules
persisté, tandis que nombre d'autres, plus utiles cependant
et surtout plus fondamentales parmi les notions de ce genre,
avaient totalement disparu.

En présence de la persistance, dans l'état second, de certaines notions acquises dans l'état prime, il n'est pas sans
intérêt de faire remarquer que les acquisitions faites dans
le vigilambulisme ne se reportent pas dans l'état de veille.
On a vu plus haut que Marie H... avait appris à lire, à
écrire, à compter et à faire du crochet dans l'état second.
Elle ignorait tout cela, comme par devant, dans l'état normal. Cela tient-il à ce que les notions acquises dans l'état
second sont moins profondément implantées, ainsi que je
l'ai montré chemin faisant à propos d'une de nos malades?
Est-ce dû au contraire à ce que la seconde personne est
plus complètement ignorée de la première que la première
de la seconde, ce qui paraît vrai, puisque dans nombre de
cas celle-ci a une notion, soit parfaite, comme chez Félida

entre autres, soit fort obtuse comme chez Marie H..., d'un autre état? On ne saurait, ce me semble, trancher définitivement cette question.

Je ne cite pour ainsi dire que pour mémoire les actes réflexes absolument instinctifs, tels que ceux qui manifestent les expressions de la physionomie, « phénomènes mimiques qui sont constamment en rapport avec les sentiments si divers et si nuancés qui agitent l'esprit et que chacun sait accomplir, bien que leur exécution n'ait jamais été enseignée par qui que ce soit (1) ». Ceux-là sont toujours conservés dans l'état de vigilambulisme et l'on peut même y voir quelquefois, ainsi que nous l'avons mentionné chez notre malade, Marguerite D..., la physionomie plus vive, plus expressive que dans l'état normal.

Mais ce n'est pas tout : d'autres modifications peuvent encore survenir dans l'état second, qui le différencient nettement de l'état normal. Ces modifications portent sur le caractère, les habitudes, l'état physique du sujet, le fonctionnement de ses organes et son état de santé, enfin sur sa condition psychique. Mentionnons tout de suite les phénomènes hypnotiques constatés chez nos deux vigilambules, contractures léthargique et somnambulique, catalepsie provoquée par le moindre bruit, suggestibilité très développée. Ces phénomènes ne sont mentionnés dans aucune des observations légitimes que nous avons pu réunir, et n'ont été rencontrés que chez nos deux malades. Mais si les auteurs ne les mentionnent pas dans les autres cas, du moins ne constatent-ils pas expressément leur absence. Nous ne pouvons donc savoir s'ils les ont recherchés. En présence de l'identité de nos deux cas, dont l'un avait évolué sous nos yeux et chez qui les phénomènes avaient été constatés cinq ans auparavant, et dont l'autre, tout récent, s'était développé à Péronne, hors de toute communication avec le premier, il est permis de se demander si on n'eût pas, en les recherchant, découvert des mani-

_____

(1) P. Despine. — *Etude scientifique sur le somnambulisme* etc., etc. Paris, 1880, p. 54.

festations analogues dans quelques-uns des autres cas
publiés.

On a vu que ces phénomènes étaient les premiers qui
nous avaient sauté aux yeux chez Marie H... et que nous
étions restés longtemps sans nous apercevoir de l'amnésie
qui achevait de caractériser son état second. Il est donc
possible que, parmi les cas de suggestibilité prononcée à
l'état de veille, on trouve des exemples de vigilambulisme
hystérique méconnus. C'est ainsi que nous avons eu
en 1885, dans le service de M. Charcot, une jeune fille de
seize ou dix-huit ans qui était absolument analogue à
Marie H... à cette époque, et qu'on appelait alors déjà,
comme elle, une somnambule éveillée. On ne chercha
jamais chez cette jeune fille les manifestations amnésiques
du dédoublement de la personnalité, mais, étant donné le
souvenir que cette malade m'a laissé, ses allures pendant
son séjour à l'hôpital, j'inclinerais fort à croire aujourd'hui,
éclairé par les cas que j'ai eus depuis lors sous les yeux,
qu'elle était tout simplement une vigilambule hystérique.

En est-il de même dans quelques cas connus de suggestibilité très accentuée à l'état de veille et désignés par
M. Beaunis sous le nom de veille somnambulique (1)? En
l'absence de recherches spéciales et de constatation des
phénomènes d'amnésie caractéristiques du vigilambulisme, on comprendra qu'il est bien difficile de rien
affirmer. Cela cependant est possible. M. Liégeois, qui a
étudié ces faits de suggestibilité à l'état de veille, les
compare au cas de Félida de M. Azam, sans conclure
d'ailleurs à l'identité (2).

Mais laissant de côté ces phénomènes qui ne sont pas
mentionnés, peut-être parce qu'ils n'y ont pas été recherchés, dans les faits publiés jusqu'aujourd'hui, examinons
les autres modifications qui peuvent survenir dans l'état
second et servir à les distinguer de l'état normal.

Tout d'abord nous trouvons souvent un changement
dans le caractère et conséquemment dans les habitudes.

---

(1) Beaunis. — *Le somnambulisme provoqué*, etc. Paris, 1886.
(2) Liégeois. — *De la suggestion hypnotique*, etc...

Le cas le plus typique, à ce point de vue, est celui de Camuset. Dans un état donné son malade était méchant, emporté, voleur; dans un autre, il était bon, docile, travailleur, et ces modifications se reproduisaient, à coup sûr, chaque fois que l'état correspondant revenait, soit spontanément, soit artificiellement. La malade de Dufay était communicative, gaie dans l'état second et jouissait également dans cet état d'une hyperacuité sensorielle considérable, tandis que dans l'état normal elle était plus triste, plus renfermée. Celle de Bonamaison était plus vive, plus adroite, plus intelligente dans la condition seconde; celle de Ladame, au contraire, était mal élevée et donnait, en état second, des gifles à son fiancé, ce qu'elle n'eût jamais fait à l'état normal. Chez les sujets de Verriest et d'Azam, on constatait la gaieté dans le vigilambulisme et, au contraire, la tristesse dans la condition normale.

Comme on le voit, dans presque tous les cas, le malade est, si l'on peut ainsi parler, en meilleure situation dans son état second ; il s'y sent plus à l'aise et éprouve un sentiment de bien-être qu'il n'a pas dans l'état normal. Cela peut provenir de deux causes qui n'expliquent évidemment pas entièrement le changement constaté, mais qui semblent en rendre compte dans une certaine mesure.

Tout d'abord, dans les cas comme celui de Félida, où la mémoire de l'état prime persiste dans l'état second, le fait est très compréhensible. Dans la condition seconde, il n'y a point de lacunes de mémoire. Dans les périodes d'état normal, au contraire, il y a des lacunes plus ou moins grandes, correspondant aux périodes de vigilambulisme antécédentes. D'où un état de malaise facile à imaginer et qui n'existe point dans l'autre état. Les quelques exemples empruntés à l'histoire de Félida, que j'ai rapportés dans son observation, montrent à quel point ce phénomène peut être accentué. Cette malheureuse, se retrouvant subitement en état I dans une voiture de deuil et ne sachant point le nom de la personne qu'elle va enterrer, oubliant dans son métier de modiste le prix des étoffes et des rubans, doit évidemment se sentir bien plus à l'aise dans l'état vigilambulique, dans lequel elle n'a point à craindre de pareilles mésaventures.

Mais ce n'est pas tout, et cette sensation de bien-être dans laquelle se trouvent la plupart des malades provient encore d'une autre circonstance. Il est remarquable, en effet, que, chez la plupart d'entre elles, on constate, pendant l'état second, un certain apaisement des phénomènes de l'hystérie qui constitue le fond de leur maladie. Le sujet de Verriest était aphone dans l'état normal provoqué. Félida, vigilambule, ne souffrait plus des douleurs diverses qui la tourmentaient considérablement dans l'état normal. Il en est de même chez nos deux malades que l'hystérie laisse bien plus tranquilles dans le vigilambulisme.

Cela nous conduit à considérer les phénomènes d'ordre pathologique qui peuvent exister dans un état et être absen's dans l'autre. Comme on a pu le voir, par la lecture des observations, il y a des cas dans lesquels on rencontre, à ce point de vue, des modifications considérables. Le malade de Camuset est encore ici le plus caractéristique, libre de ses mouvements dans tel état, paraplégique dans tel autre, hémiplégique dans un troisième, etc... Je ne reviens pas sur le sujet de Verriest qui était aphone dans l'état prime et avait un spasme de l'œsophage dans l'état second. Notre deuxième malade, Marguerite D..., était atteinte d'astasie-abasie dans la condition normale, tandis qu'elle marchait librement dans le vigilambulisme.

A côté de ces phénomènes grossiers et remarquables à première vue, il en est d'autres qu'il faut chercher et qui ne sautent pas aux yeux tout d'abord, ce qui explique sans doute qu'on ne les trouve pas mentionnés dans la plupart des observations. Chez nos deux malades, nous avons rencontré des modifications profondes de la sensibilité, différentes dans l'un et l'autre état. Ces modifications portaient, comme nous l'avons mentionné dans le cours des observations, non seulement sur la sensibilité générale, mais encore sur les sens spéciaux. L'anesthésie cutanée, distribuée sous forme d'hémianesthésie dans l'état normal, était totale et s'étendait sur toute la surface du corps dans l'état vigilambulique. Le champ visuel, fortement rétréci des deux côtés dans la condition seconde, l'était beaucoup moins ou ne l'était plus que d'un seul côté dans l'état prime. Il en était de même en ce qui concerne la vision des couleurs. Quant aux autres sens, fortement obnubilés des deux côtés dans le vigilaudbulisme, ils présentaient une plus grande acuité dans l'état normal.

Ce sont là des phénomènes importants à noter et qui acquièrent en l'espèce une valeur considérable. On ne devra jamais omettre de les rechercher dans les cas de ce genre, car la singulière ressemblance qu'ils présentaient dans l'un et l'autre de nos deux cas prouve tout au moins qu'ils ne doivent pas être d'une excessive rareté.

Avant d'en finir avec cette comparaison des deux états entre eux, je crois utile de faire ressortir un fait, sans doute peu ordinaire, puisqu'il ne s'est rencontré dans aucun des autres cas publiés et qui existait chez l'une de nos malades. Je veux parler de ce retour spontané périodique de l'état prime pendant la nuit, que nous avons constamment observé chez Marguerite D... Ce passage de l'état B à l'état A pendant le sommeil naturel avait déjà été observé par M. Azam chez Félida, ainsi que par M. Dufay chez sa malade. Celle-ci se couchait en état de vigilambulisme et passait «insensiblement du sommeil agité en sommeil tranquille et normal, pour se réveiller à l'heure réglementaire.» Mais la différence est toute dans ce fait que l'état second s'était produit accidentellement dans la soirée, la malade étant restée pendant la journée précédente dans l'état normal, avant l'arrivée de la crise. Notons en passant que cette régularité dans le retour nocturne de l'état A chez Marguerite D... est encore un caractère permettant de rattacher sa maladie à l'hystérie, la périodicité des accidents morbides étant un des phénomènes les plus fréquents et les plus caractéristiques de cette névrose.

.˙.

M. le Pr Charcot, dans ses leçons, a émis l'idée que cet état vigilambulique chez des sujets hystériques n'est autre chose qu'un morceau d'attaque dans laquelle les phénomènes convulsifs sont relégués au second plan. Une hypothèse analogue avait été apportée par M. Gilles de la Tourette dans son livre sur l'hypnotisme. « Ces faits, dit-il, dérivent tous, à notre avis tout au moins, du somnambulisme hystérique. En un mot, ce sont de véritables accès de somnambulisme hystérique prolongé... L'état anormal dans lequel l'individu va être plongé survient assez souvent sans secousse apparente, pour un observateur non éclairé (tout au moins dans les cas très caractérisés)... Que les phénomènes convulsifs s'apaisent, et, sans que le somnambulisme hystérique perde ses droits, l'état second se trouvera constitué (1). » C'était un premier acheminement vers l'idée actuellement soutenue par notre maître, à savoir que l'état second n'est qu'une forme particulière de l'attaque avec prédominance de la phase des attitudes passionnelles, modifiée elle-même dans quelques-uns de ses caractères.

Il est facile de justifier cette manière de voir en examinant chacun des divers cas dont nous avons rapporté l'histoire. Commençons par les deux qui nous sont personnels et sur lesquels nous pouvons argumenter sans faire d'hypothèses et sans risques d'être accusé de torturer des textes pour les faire servir à la défense de nos idées. Nous avons à dessein, dans l'observation de l'une et de l'autre, insisté avec soin, dans un paragraphe spécial, sur les phénomènes qui marquent la transition d'un état dans l'autre.

Chez Marguerite D..., le passage provoqué se fait par l'intermédiaire de petites convulsions d'assez longue durée pour qu'on ne puisse les laisser passer inaperçues. D'autre part, j'ai raconté que plusieurs fois on avait constaté dans la journée, à la suite d'une grande attaque convulsive parfaitement caractérisée, le retour inopiné de l'état normal. Donc passage à l'état second, retour à l'état prime se font par l'intermédiaire de convulsions manifestement hystériques.

En d'autres termes : on est en présence d'une attaque marquée à son début et à sa terminaison par des convulsions,

---

(1) Gilles de la Tourette. — *L'hypnotisme et les états analogues au point de vue médico-légal.* 1re édition, p. 245 et suivantes.

séparées par une période d'attitudes passionnelles modifiée sous forme de vigilambulisme.

Il en est absolument de même chez Marie H..., avec cette différence que cela est peut-être encore plus caractéristique. On se souvient que j'ai observé chez elle pour la première fois le retour de l'état normal à la suite d'une attaque convulsive violente qu'elle avait eue en ma présence. Plus tard il ne fut point difficile de constater régulièrement que toujours grande attaque convulsive, arcs de cercle ou attaques à forme épileptoïde marquent la fin et le commencement de l'état vigilambulique, en d'autres termes le passage à l'état normal transitoire et le retour à l'état second de durée plus prolongée. Le vigilambulisme interposé entre les deux n'est autre chose que le représentant de la phase des attitudes passionnelles.

Peut-on retrouver des caractères analogues dans les autres faits que nous avons rapportés ? Cela, il me semble, ne fait pas l'ombre d'un doute. Chez la dame Américaine de Mac Nish nous sommes au début en présence d'une attaque de sommeil. Le malade de Bonamaison entre dans l'état B par une crise convulsive ou une attaque de sommeil ; son retour à l'état normal est marqué par des aboiements qui ne sont autre chose que de véritables convulsions.

Le sujet de M. Vizioli tombe dans l'état vigilambulique à la faveur d'une grande attaque caractéristique d'hystérie, mêlée de phénomènes hypnotiques, que nous avons décrite avec détails au cours de l'observation. Chez la jeune fille de M. Ladame, c'est une attaque de sommeil qui marque le début de l'état second.

Ce n'est pas moins caractéristique dans le cas de M. Verriest. Au début une attaque franche marquait le passage à l'état B et le retour à l'état A. Plus tard l'élément convulsif s'efface peu à peu et n'est plus représenté que par quelques secousses des membres supérieurs.

Quant aux malades de M. Camuset et de M. Azam, il ne peut y avoir aucun doute au point de vue qui nous occupe ici. Le premier entre dans ses divers états par des attaques plus ou moins franches et on en provoque le retour par des procédés éminemment *hystérogènes*, l'aimant par exemple.

De son côté, M. Azam note avec soin les phénomènes marquant le passage d'un état dans l'autre, et au début de l'état second il nous décrit bien nettement l'aura céphalique hystérique, tandis qu'à sa terminaison il constate la présence d'une petite attaque de nerfs qu'il compare, dans une certaine mesure, au petit mal comitial. L'attaque marque également le début des phénomènes de dédoublement dans son autre cas (Albert X...).

J'insisterai principalement sur la malade de M. Dufay, parce qu'elle présente, au point de vue spécial des idées de M. Charcot, que je soutiens ici, un intérêt tout particulier. En effet, tout d'abord elle tombe dans l'état second par l'intermédiaire d'une petite perte de connaissance qui en marque le début. De plus, et c'est surtout ce point qui est important à constater, parce que nous le trouvons seulement dans ce cas, l'état vigilambulique peut cesser à la volonté de l'observateur. Il suffit d'exciter des zones douloureuses (côtés du cou, pharynx) pour provoquer instantanément le retour à l'état normal. Ce sont là, en réalité, de véritables zones hystéro-frénatrices, et je n'ai pas besoin d'insister plus longuement sur l'importance de ce phénomène qui assimile de tous points la crise de vigilambulisme à une crise d'hystérie vulgaire, qu'on arrête en pressant sur les points ovariens, sous-mammaires ou autres.

Mais, dira-t-on, si l'on peut admettre à la rigueur l'assimilation avec la période des attitudes passionnelles dans les cas où la crise vigilambulique ne dure que quelques heures, une pareille hypothèse est bien difficile à accepter pour ceux où l'état second dure depuis des mois et des années, interrompu seulement de temps à autre par de courtes périodes d'état normal. A cette objection la réponse me paraît facile, en ayant recours aux faits et rien qu'aux faits.

Prenons par exemple le cas de Bonamaison. On ne fera pas difficulté d'admettre que, chez cette jeune fille, les crises vigilambuliques survenant tous les soirs régulièrement, avec une périodicité bien hystérique, ne sont autre chose que des attaques d'hystérie avec modification particulière de la phase des attitudes passionnelles. Mais

au début de la maladie il s'était produit une période d'état
second de trois mois de durée. Ce vigilambulisme de trois
mois ne différait en rien de celui qui se manifesta plus tard
pendant quelques heures tous les soirs. Pourquoi vouloir
faire de deux manifestations identiques des accidents morbides différents, sous prétexte que l'une ne dure que quelques heures, tandis que l'autre se maintient pendant des
mois? Cette façon de considérer les choses me semblerait
absolument contraire à toute raison. Surtout quand tant
d'autres arguments plaident en faveur de l'hypothèse que
nous soutenons ici, à savoir que le vigilambulisme n'est
qu'une modification de la période passionnelle de l'attaque.

On connaît des cas de délire hystérique ayant duré plusieurs semaines et qui cependant ne représente point autre
chose qu'une autre sorte de modification de cette même
phase des attitudes passionnelles de l'attaque (1). On peut
constater pour le somnambulisme, comme pour le vigilambulisme, toutes les transitions entre le dédoublement
complet et presque permanent de la personnalité et la
courte attaque d'état second. Les observations que j'ai
relatées au cours de ce travail contiennent plusieurs
exemples de ce genre, et viennent à l'appui de ce que
j'avance. Une pareille objection ne saurait donc nous
arrêter.

.*.

Dans cette hypothèse — et c'est là une des conclusions
que l'on peut tirer tant de ce travail que de mon précédent
mémoire — il y aurait donc deux modifications spéciales
de la phase passionnelle de l'attaque hystérique: le somnambulisme et le vigilambulisme hystériques. Dans les
cas les plus accentués et les plus typiques, ils diffèrent

_____

(1) A ce propos je ne saurais mieux faire que de renvoyer le
lecteur à mon précédent travail sur le somnambulisme hystérique,
dans lequel je développe des arguments répondant à une objection
analogue en ce qui concerne ce dernier. Ce qui est vrai pour le
somnambulisme l'est aussi pour le vigilambulisme, et l'objection
de la durée des manifestations ne peut venir à l'encontre de
l'hypothèse soutenue dans l'un et l'autre cas. (G. G.).

notablement l'un de l'autre. En effet, toujours le somnambule hystérique délire, sous l'influence des hallucinations auxquelles il est en proie, tandis que le vigilambule se conduit en apparence comme une personne normale, et peut laisser tout son entourage, même médical, dans l'ignorance des phénomènes psychiques et plus particulièrement amnésiques dont il est atteint (1). On l'a vu, en ce qui nous concerne, pour Marie H...

Mais il est des cas de somnambulisme hystérique (le malade de B... de notre précédent travail, l'homme de M. Mesnet... et d'autres) dans lesquels les hallucinations et le délire sont relégués un peu au second plan. La concentration du malade dans ses conceptions délirantes personnelles est à un degré beaucoup moindre que dans les cas plus accentués et, en somme, le somnambule présente jusqu'à un certain point l'aspect d'un individu normal, répondant aux questions, appropriant assez bien en apparence ses actes aux circonstances extérieures. Pour peu qu'avec cela son somnambulisme soit mêlé de phénomènes hypnotiques, pseudo-catalepsie, suggestibilité, celui-là ressemble fort au vigilambule hystérique, pas assez cependant pour que l'erreur doive être permise cliniquement.

D'autre part, parmi ces derniers il en est qui ne présen-

---

(1) De ce fait résulte aussi cette conséquence, à savoir que le vigilambulisme, ramené à l'état normal, souffre beaucoup plus que le somnambulisme de son ignorance des actes accomplis dans l'état second. Celui-ci, en effet, agissant sous l'influence de son délire, n'accomplit généralement que des actions plus ou moins illogiques et inopportunes dont la trace ne subsiste pas au réveil, à moins, ce qui est relativement rare, qu'il ne se soit livré à des actes délicieux. (Voir le cas de M. Garnier dans mon précédent travail). Le vigilambulisme, au contraire, dans son état second, exécute des actes de la vie ordinaire, vend des chapeaux s'il est chapelier, du sucre s'il est épicier, comme dans l'état normal. Revenu à l'état normal, il trouve un chapeau, du sucre en moins dans son magasin, de l'argent en plus dans sa caisse et ignore absolument l'origine de cette diminution de marchandise et de cette augmentation de fonds. De là un trouble énorme apporté dans la vie de tous les jours des vigilambules à oscillations plus ou moins périodiques d'états A et B, trouble qui n'existe point du fait des périodes somnambuliques chez les somnambules hystériques proprement dits du type Mesnet. (G. G.).

tent pas cet étonnant laisser-aller, ce flegme, dont font preuve les vigilambules dont l'état second se prolonge très longtemps. La malade de M. Dufay, par exemple, était concentrée lorsqu'elle se trouvait en état B, n'entendait pas ou ne paraissait pas entendre ce qui se passait autour d'elle, ne parlait que quand on l'interrogeait. A part l'existence des hallucinations caractéristiques du somnambulisme, cet état ressemble beaucoup à celui des somnambules les moins concentrés dont nous parlions tout à l'heure.

Y aurait-il donc entre ces deux états hystériques, le somnambulisme, d'une part, et le vigilambulisme, d'autre part, des états de transition participant à la fois des caractères de l'un et de l'autre. Le fait ne nous paraît pas impossible et peut-être sera-t-il quelque jour observé, maintenant que l'on connaît mieux ces diverses manifestations pour les avoir méthodiquement étudiées à la manière des cliniciens.

XXXI.

Sur un cas d'amnésie rétro-antérograde probablement d'origine hystérique (1).

SOMMAIRE. — Présentation du cas : shock nerveux, attaque, amnésie rétrograde; amnésie antérograde (impossibilité d'enregistrer dans la mémoire les faits actuels). Caractère hystérique du cas.

Cette amnésie n'est en réalité qu'apparente. La malade enregistre les faits dans son cerveau : Preuves tirées des rêves et de l'hypnotisme : Elle rêve tout haut de faits dont elle n'a pas notion à l'état de veille, et dans l'hypnotisme elle se souvient de tous les faits de chaque jour depuis le shock nerveux.

Nature de cette amnésie. : morceau d'attaque hystérique transformée.

Messieurs,

L'étude clinique à laquelle nous allons nous livrer dans la leçon d'aujourd'hui pourrait être intitulée : *Sur un cas d'amnésie rétro-antérograde vraisemblablement de nature et d'origine hystérique*. Mais, avant de vous présenter la malade qui doit faire l'objet de cette étude, il me semble nécessaire d'entrer dans quelques explications préalables.

Il s'agit d'une femme d'environ trente-quatre ans, habitant C..., mariée à un brave homme qui exerce la profession de menuisier. C'est un ménage de gens modestes, dont l'intérieur respire le calme et la tranquillité. Entourée de son mari et de ses deux enfants,

---

(1) Leçon du 22 décembre 1891, recueillie par M. A. Souques, interne médaille d'or des hôpitaux.

*Ligne de vie de Mme D..., depuis la naissance jusqu'au
21 décembre 1891.*

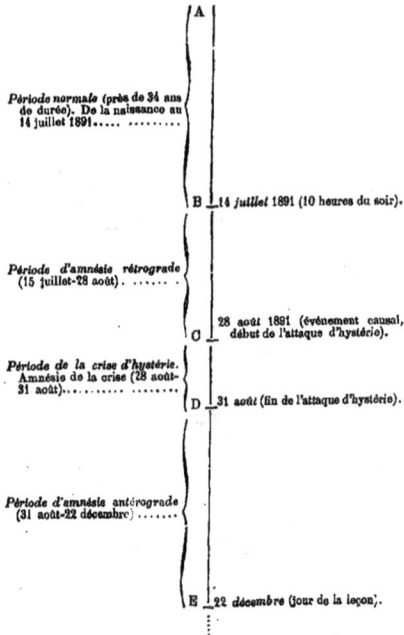

A

Période normale (près de 34 ans
de durée). De la naissance au
14 juillet 1891..... ....

B ⊥ 14 juillet 1891 (10 heures du soir).

Période d'amnésie rétrograde
(15 juillet-28 août). ....

C ⊥ 28 août 1891 (événement causal,
début de l'attaque d'hystérie).

Période de la crise d'hystérie.
Amnésie de la crise (28 août-
31 août)............ ....

D ⊥ 31 août (fin de l'attaque d'hystérie).

Période d'amnésie antérograde
(31 août-22 décembre) ......

E ⊥ 22 décembre (jour de la leçon).

elle vivait en bonne mère de famille, simplement, paisi-
blement. La vie avait toujours été heureuse pour elle,
jusqu'au jour où est survenu un événement qui l'a profondément bouleversée. C'était le 28 août dernier. Vers
quatre heures du soir, on vint, sans plus de façons, lui
annoncer la mort de son mari ; la nouvelle était fausse,
mais le coup était porté et lorsque, quelques minutes
après, on ramena le mari, elle tomba dans un état nerveux, marqué surtout par un délire dont j'aurai à vous
faire connaître tous les détails, en temps opportun.

Pour le moment, je veux me borner à ceci : lorsque,
le 31 août, cette femme sort du délire, elle a perdu le
souvenir de tout ce qui s'est passé, à sa connaissance,
depuis six semaines, c'est-à-dire depuis le 14 juillet au
soir. Cependant elle connaît tous les faits antérieurement écoulés, depuis sa plus tendre enfance jusqu'au
14 juillet, et elle les connaît parfaitement ; elle peut
en rendre compte avec une exactitude et une précision
qui témoignent chez elle d'une mémoire véritablement
très fidèle et très brillante. Mais, je le répète, à partir
du 15 juillet au matin, il n'y a plus rien dans sa mémoire ; c'est la nuit profonde. Elle ignore aussi l'événement cause de tout le mal, je veux dire la nouvelle de
la mort de son mari et la longue crise de trois jours
qui en est résultée.

Cette période de six semaines, qui s'étend du 15 juillet
au 28 août, nous l'appellerons, si vous voulez, *période
d'amnésie rétrograde* (B C), pour employer un terme
déjà consacré par l'usage et emprunté à l'histoire des
amnésies traumatiques. Nous réserverons le nom de
période normale à la période A B, qui s'étend de la
naissance au 14 juillet, et qui se trouve composée de
plus de trente-trois ans, remplie d'événements innombrables dont la malade a conservé le parfait souvenir.

Or, fait qui mérite d'être souligné en passant, durant
ce laps de temps oublié par la malade (période d'amnésie rétrograde), la mémoire s'est exercée d'*une façon*

absolument normale, comme cela est établi par les personnes qui l'ont approchée ou qui ont vécu avec elle. Oui, Messieurs, la mémoire est restée normale jusqu'au 28 août. Mais l'événement néfaste et l'ébranlement mental qui s'en est suivi ont eu, à cet égard, un effet rétroactif. Tous ces souvenirs accumulés pendant six semaines ont été comme balayés ; ils n'existent plus ou *paraissent ne plus exister*. Remarquez, je vous prie, cette réticence ; vous en connaîtrez la raison tout à l'heure.

Nous voici donc au 31 août, sortis de la crise qui a duré trois jours entiers. C'est alors qu'on constate ce fait déjà fort singulier de l'amnésie rétrograde portant, comme je vous l'ai déjà dit, sur les six semaines antérieures au 28 août. On constate alors que cette amnésie porte en outre sur le temps de la crise elle-même (C D). Enfin et surtout on s'aperçoit, à partir de ce même moment, que la malade est devenue *incapable désormais d'enregistrer dans sa mémoire les faits actuels quels qu'ils soient*. Non seulement elle ne sait plus ce qui s'est passé depuis le 14 juillet, mais elle est encore incapable de se rappeler ce qu'elle entend, ce qui se passe autour d'elle. A peine conserve-t-elle le souvenir de l'impression pendant une minute et puis tout s'efface irrévocablement, qu'il s'agisse de phénomènes visuels, auditifs ou moteurs. C'est une amnésie générale, dans toute la rigueur du terme.

Eh bien, Messieurs, voilà *quatre mois* que cet état dure sans modification d'aucune espèce. Il y a donc aujourd'hui chez cette femme amnésie rétrograde, mais il y a encore et surtout *amnésie actuelle*, permanente, postérieure à l'événement du 28 août. C'est sur ce dernier phénomène que je tiens à appeler tout particulièrement votre attention. Cette amnésie actuelle porte exclusivement sur les faits qui se sont accumulés depuis l'événement et qui se produisent chaque jour. S'agit-il de faits antérieurs au 15 juillet, aujourd'hui comme le lendemain de la crise et comme toujours depuis lors, les organes de la mémoire fonctionnent parfaitement, brillamment même, comme je vous le disais. Singulier contraste qui fait de ce cas un cas exceptionnel, peut-être unique jusqu'ici !

Appelons, si vous voulez, cette période qui s'étend du 31 août au moment présent *période d'amnésie anté-rograde* (D E), par opposition à la période rétrograde. Vous comprenez maintenant le sens de cette dénomi-nation d'*amnésie rétro-antérograde* que je vous pro-posais au début de cette leçon. Si j'ai ajouté : vrai-semblablement d'origine et de nature hystérique, c'est que, à mon avis — et c'est là l'opinion que je chercherai à faire prévaloir — la crise, origine de tout le mal, a été une attaque de grande hystérie.

Nous avons, en effet, quelques raisons de croire qu'il ne s'agit pas ici de phénomènes dynamiques irrémé-diablement destructifs, mais uniquement de troubles organiques transitoires. Cette opinion sera suffisamment corroborée si nous parvenons à démontrer que l'hysté-rie est en jeu, car les manifestations hystériques, bien que quelquefois tenaces, aboutissent souvent à la gué-rison. J'ai dit amnésie antérograde, je n'ai pas dit amnésie progressive, car les choses restent dans l'état originel. Elles sont antérogrades par rapport au temps écoulé depuis leur apparition. Mais elles ont été, dès le début, ce qu'elles sont aujourd'hui; d'un seul coup elles ont atteint leur maximum. Outre un début brusque et une constitution d'emblée, qui ne sont généralement pas de mauvais augure, il y a, Messieurs, un autre fait bien propre à nous faire espérer un pronostic favorable. Vous avez déjà remarqué certaine réticence, lorsque je vous parlais du caractère pourtant si accentué de l'amnésie de notre malade. En vous entretenant de la période ré-trograde, je vous disais que les souvenirs accumulés dans cette période n'existent plus *ou paraissent* ne plus exister. En vous parlant de la période antérograde et actuelle, j'insistais sur ce fait que cette femme *n'enregistre point* les événements qui se succèdent. L'impression, vous disais-je, dure à peine une minute, puis s'évanouit et ne peut être rappelée. Eh bien, ces mots: *elle n'enregistre point*, sont trop absolus. En réalité, les faits qu'elle oublie si vite, à l'état de veille, et qu'elle ne peut plus faire apparaître dans sa conscience, elle les a vraiment enregistrés. La preuve en est que, spontanément, elle a pu les faire connaître, la nuit, dans son sommeil. Nous l'avons fait observer par ses deux voisines de lit, et nous avons ainsi appris qu'elle rêvait tout haut et que, dans ces rêves, elle faisait parfois allusion aux événements des jours précédents, évoquant ainsi dans son sommeil des souvenirs qu'elle est incapable de faire revivre à l'état de veille. Mais la preuve en est surtout dans le fait suivant: Cette femme, que nous avons pu hypnotiser, retrouve dans le sommeil hypnotique la mémoire de tous les faits écoulés jusqu'au moment présent et tous ces souvenirs ainsi enregistrés inconsciemment revivent dans l'hypnose, associés, systématisés, ininterrompus, de manière à former une trame continue et comme un second moi, mais un moi latent, inconscient, qui contraste étrangement avec le moi officiel dont vous connaissez l'amnésie profonde.

J'avais donc raison de l'espérer, Messieurs, la situation est moins grave foncièrement qu'elle ne le paraissait tout d'abord. Nous n'avons pas affaire ici à une amnésie destructive, mais à une amnésie purement dynamique. Survienne une secousse, un ébranlement nerveux, un changement de polarisation des éléments organiques de la mémoire, et tout pourra rentrer dans l'ordre. Et déjà vous entrevoyez la suggestion post-hypnotique comme méthode curatrice : la malade gardera à l'état de veille la trace des suggestions de l'hypnose; le moi conscient s'assimilera ainsi peu à peu les souvenirs du moi inconscient, et, tous ces souvenirs en apparence perdus, la mémoire consciente ou psychologique les

fera siens et s'en enrichira. De plus, sous l'influence de
cette sorte de gymnastique méthodiquement et fréquemment répétée, les organes de la mémoire réap-
prendront peu à peu à fonctionner suivant la norme et
à livrer au moi conscient ce qu'ils réservaient à l'inconscient.

Ne vous effarouchez pas trop, Messieurs, de ces
études qui pénètrent en pleine psychologie. N'oubliez
pas que la psychologie appartient, dans une certaine
mesure, au domaine de la médecine et qu'elle n'est, en
somme, au moins pour la majeure partie, que la physiologie des parties supérieures ou nobles du cerveau.

Il me reste maintenant à vous donner la preuve des
propositions que j'ai avancées. La tâche sera peut-être
un peu difficile, mais, avec un peu de patience attentive
de votre part, nous parviendrons, je l'espère, à la rem-
plir. Avant de faire entrer cette malade, je voudrais
encore ajouter quelques mots pour vous donner certains
renseignements qu'elle n'entendrait vraisemblablement
pas sans émotion pénible. Ils ont trait à ses antécédents
de famille. Mme D..., âgée de trente-quatre ans, lingère,
habitant C..., est venue à Paris le 5 novembre, sans le
savoir, pour y suivre le traitement préventif de la rage.
Elle a subi ce traitement dans son entier, sans s'en
douter, et n'en a gardé aucun souvenir. Le 10 novembre,
elle s'est présentée pour la première fois à la Salpêtrière,
munie d'une lettre de M. le Dr J... (de C...), relative à
la maladie nerveuse dont elle est atteinte. Après avoir
fréquenté le service durant une quinzaine de jours, elle
est enfin rentrée salle Cruveilher, nº 17. Sa mère, qui
était très émotionnable, n'avait point de véritables
attaques de nerfs, mais il lui arrivait parfois de tomber
à terre à la suite de discussions de famille ; elle est
morte d'ictus apoplectique. Son père serait, paraît-il, un
homme violent, ivrogne et débauché, qui s'est séparé
de sa femme dans des conditions assez exceptionnelles.
Cette tare de débauche et d'ivrognerie, nous la retrou-

vons très accusée chez presque tous les membres de sa
famille, du côté paternel. Enfin, la sœur de Mme D...
est une nerveuse qui tombe facilement en syncope, quand
on la contrarie.

Le moment est venu de vous présenter la malade.
C'est, comme vous le voyez, une femme d'aspect normal,
bien portante, n'offrant d'autre anomalie que celle
que je vous ai déjà signalée, je veux dire son
défaut de mémoire. Il faut que je vous dise cependant qu'elle a toujours été assez émotive et très
peureuse ; elle a toujours eu peur des araignées, des
chiens, des rats... un rien l'effrayait : un jour, un de ses
voisins caché derrière une porte lui ayant fait peur, elle
est tombée par terre de frayeur. Mais, en dehors de cette
émotivité excessive, nous n'avons pu relever dans son
passé aucune autre particularité intéressante. Après une
enfance et une jeunesse sans incident pathologique, elle
s'est mariée, à vingt ans, et a eu trois enfants ; après son
mariage, comme avant, sa santé a toujours été parfaite.
Je dois cependant vous mentionner ici une série de petits
accidents survenus en ces trois dernières années, qui
nous ont été racontés par la malade elle-même et confirmés par le mari et le médecin. Un jour il s'agit d'une
blessure à la cuisse, un autre d'une plaie à la main.
Plus tard, c'est une brûlure du poignet, une morsure de
rat ; enfin, c'est une aliénée qui la poursuit pendant
plusieurs mois de lettres anonymes et de menaces.
Telle est, en résumé, la série des petites misères qui
ont peut-être pu préparer un terrain déjà prédisposé
par l'hérédité.

C'est aussi de la bouche de la malade elle-même que
nous tenons les renseignements relatifs à ses antécédents
jusqu'au 14 juillet au soir. Elle nous a fait ce récit avec
un tel luxe de détails qu'il me serait impossible de vous
l'indiquer tout au long. Mon interne, M. Souques, qui a
pris cette observation avec soin, doit en faire l'objet
d'une publication spéciale et les rapporter dans leur

ensemble. Je vous dirai simplement que, pour tous les faits antérieurs au 15 juillet, pour tous sans exception, qu'il s'agisse de faits très éloignés ou très rapprochés de cette date, la mémoire de cette femme est également heureuse. Le fait lui-même, les circonstances qui l'ont précédé ou suivi, le jour, la date, l'heure même parfois, tout y est, avec une fidélité dont nous serions, pour la plupart, complètement incapables. Elle sait fort bien tous les événements de son enfance, toutes les circonstances de son mariage, le jour et la date précise de la naissance de ses enfants, etc. Elle sait aussi bien les détails d'une noce à laquelle elle a assisté le 6 juillet dernier; elle vous racontera heure par heure, pour ainsi dire, tout ce qu'elle a fait, vu et entendu le 14 juillet : le matin, la revue des enfants de l'école laïque sur la place B...; dans l'après-midi, l'inspection des pompiers sur la place C..., avec discours du maire et du préfet; dans la soirée, le feu d'artifice, etc... Le soir elle s'est couchée vers les dix heures et demie.

Mais à partir de ce moment la nuit est complète. Le 15 juillet au matin, *elle a dû*, dit-elle, se lever vers six heures comme d'habitude, mais elle n'en sait absolument rien. Demandez-lui ce qui s'est passé depuis lors, elle vous répondra invariablement : Je ne sais pas, je ne me rappelle pas.

Eh bien ! ce qui s'est passé le 15 juillet, je vais vous le dire, conformément au récit qui nous a été fait par le mari de cette malade. Tout d'abord, dans la période rétrograde, rien d'anormal : aucune modification dans l'état de santé, aucun changement dans le caractère, aucun trouble intellectuel. Vous savez cependant que tous les souvenirs accumulés dans cette période ont complètement disparu. Cette disparition s'est faite d'un seul coup, en bloc, consécutivement à l'événement tragique du 28 août. Pourquoi la coupure s'arrête-t-elle rigoureusement au 14 juillet au soir? Je ne pourrai vous en donner d'explication suffisamment justifiée.

Nous savons qu'il en est ainsi dans les amnésies d'origine traumatique bien étudiées par Azam (1), que ce même caractère rétroactif se retrouve, avec pareilles limites, dans les amnésies consécutives à un accès d'épilepsie, à une attaque d'éclampsie puerpérale (2). On retrouve encore la même coupure brusque dans l'amnésie qui suit une émotion morale violente. M. Rouillard (3), M. Arnozan (4) ont cité, chacun de leur côté, un exemple de ce genre. Or, chez notre malade, il y a eu émotion violente. Ne pourrait-on pas songer ici à un de ces rares faits d'amnésie par choc moral ? Nous verrons tout à l'heure ce qu'il faut en penser.

Je vous disais, Messieurs, que cette femme avait oublié *tous* les événements de la période rétrograde. Quelques-uns d'entre eux sont pourtant assez saillants. Le 17 août, elle allait visiter R..., qu'elle n'avait jamais vu, en compagnie de quelques amis; elle en revint émerveillée, ne tarissant pas sur les beautés de la mer, du parc, du casino. Quelques jours auparavant, avait eu lieu, à C..., la distribution des prix de sa fille. Or, cette distribution de prix, ce voyage à R..., deux événements qui l'ont pourtant vivement impressionnée, elle les a complètement oubliés. Et cet oubli profond, absolu, paraît irrémédiable. Mais rassurez-vous, ces souvenirs ne sont pas irrévocables ; vous allez les voir reparaître tout à l'heure dans le sommeil naturel et dans le sommeil provoqué.

Nous voici enfin à l'événement du 28 août. Il était

---

(1) Azam. — *Les troubles intellectuels provoqués par les traumatismes cérébraux* (Archiv. gén. de méd., 1881, p. 129).
(2) Bidon. — *Note à propos d'un cas d'amnésie post-éclamptique* (Revue de méd., 1881, p. 961).
(3) Rouillard. — *Essai sur les amnésies...* Th. Paris, 1885, p. 88.
(4) Arnozan. — *Amnésie rétrograde à la suite d'émotion morale* (Bullet. Soc. méd. chir. de Bordeaux, 1887, p. 588).

environ quatre heures du soir ; notre malade venait de quitter une voisine chez qui elle travaillait d'habitude ; elle était rentrée chez elle depuis un quart d'heure environ, lorsque tout à coup un individu franchit le seuil de sa porte restée ouverte et, brusquement, sans autre forme de procès lui dit : « Madame D..., préparez un lit ; votre mari est mort, on va vous l'apporter. » Vous devinez sans peine l'émotion et la douleur de cette pauvre femme. Les voisines accourent à ses cris de désespoir et elle leur fait le récit de la scène que je viens de vous raconter (1).

(1) L'objection suivante, qui semble venir naturellement à l'esprit, mérite d'être discutée ici : La scène racontée par cette femme est-elle bien authentique ? Un individu inconnu et qu'on n'a jamais retrouvé lui a-t-il tenu ce singulier langage ? N'aurait-elle pas été le jouet d'une hallucination spontanée ?

Une hallucination marquant le début d'une attaque d'hystérie n'est pas dans les habitudes de la grande névrose. De plus, une hallucination n'éclate pas d'ordinaire comme un coup de foudre, chez une personne jusque-là saine de corps et d'esprit. Etrange hallucination qui serait survenue sans motif, sans prodromes, et n'aurait duré que quelques minutes, ainsi incluse entre deux intervalles de raison parfaite. Sa voisine qu'elle venait de quitter n'avait remarqué aucune espèce de trouble intellectuel ; elle la revoit un quart d'heure après profondément affligée mais parfaitement raisonnable.

En vérité, l'hypothèse d'une hallucination préalable ne semble pas justifiée. De nombreuses raisons plaident par contre pour l'authenticité de la scène du 28 août, sans apporter toutefois la certitude absolue. Un enfant de dix ans, qui jouait à ce moment dans la rue, a affirmé catégoriquement et affirme toujours qu'il a vu sortir de la maison de Mme D... un individu qui s'enfuyait précipitamment. Quelque fragile que soit un témoignage d'enfant, il faut, dans l'espèce, en tenir compte, au moins au point de vue médical pur. En outre une femme déclara tout d'abord qu'elle aussi avait vu ce même individu, mais, depuis, devant le commissaire de police chargé d'une enquête, elle n'a plus maintenu sa déclaration, craignant, semble-t-il, de comparaître en justice. Sans doute l'enquête du commissaire n'a pas abouti ; l'homme en question est resté introuvable et on s'est perdu en conjectures sur le mobile de la conduite de cet individu. Néanmoins la conviction du mari, du médecin, des voisins est formelle sur la réalité de la scène racontée par la malade. Celle-ci du reste, dans le sommeil hypnotique, nie énergiquement toute hallucination et affirme l'authenticité de son récit primitif, même lorsque, pour le besoin de la cause, on feint de suspecter sa véracité et sa bonne foi.

Bientôt un rassemblement se forme dans la maison et, pendant qu'on prodigue à cette malheureuse femme les consolations d'usage, un assistant court aux informations, trouve le mari à l'atelier et le ramène. Une voisine l'apercevant de loin a la malencontreuse idée de s'écrier : Le voilà. A ces mots, croyant sans doute qu'on ramenait son mari mort, Mme D... tombe dans une crise de nerfs que je dois vous faire connaître en détail. A son entrée, le mari la trouve sans connaissance, en proie à un accès d'étouffement, portant ses mains au-devant de sa poitrine, autour de son cou, comme pour les dégager. Elle se tordait, paraît-il, se débattait au point qu'on était obligé de maintenir ses membres et sa tête pour éviter des contusions. On la délaça et après l'avoir déshabillée on la transporta sur un lit. Là, quinze ou vingt minutes après le début de cette crise convulsive, l'agitation et les étouffements cessent pour faire place, sans le moindre intervalle de lucidité, à une scène délirante : « Quel malheur ! disait-elle, mes pauvres enfants, vous pouvez pleurer... Ses mains se décharnent déjà... laissez-le moi encore, je veux le garder... Cette pauvre Jeanne qui n'a pas de vêtements de deuil... » Et ce délire dura ainsi quatorze heures, roulant sans cesse sur ces scènes funèbres. Puis, à ce délire avec hallucinations visuelles, succède un état léthargique profond qui dure une journée et dont aucune espèce d'excitation ne peut la sortir. Enfin, elle sembla reprendre ses sens, reconnut les assistants, leur parla et les embrassa, mais ce retour à la raison fut tout à fait éphémère ; dix minutes après, le délire hallucinatoire reparaissait avec un changement de tableau : « Oh ! cet homme..., cet homme..., » criait-elle, en se dressant sur son lit, dans l'attitude de l'effroi, comme pour fuir une vision terrifiante. On la retient, on la calme, on lui parle ; elle répond en reconnaissant l'erreur de ses sens, mais, presque aussitôt, le délire revenait avec les mêmes caractères. Et

cés hallucinations et ce délire persistent ainsi durant
deux jours, entremêlés d'intervalles de raison de plus
en plus longs. Enfin, au sortir de cette attaque d'hystérie délirante, Mme D... se trouva dans l'état où vous
la voyez aujourd'hui.

Je viens de dire attaque d'hystérie, car c'est bien
d'hystérie qu'il s'agit dans l'espèce, malgré l'absence
actuelle de tout stigmate. La description que je viens
de vous en donner, d'après les témoignages du médecin et des témoins, ne peut laisser aucun doute dans
votre esprit.

Je pourrais du reste ajouter, pour vous convaincre
entièrement, que dans l'hypnose cette malade nous a
raconté que la crise avait été précédé de douleurs
ovariennes dans le flanc droit, d'ascension d'une
boule à l'épigastre et au cou, de sensation de strangu-
lation, de battements dans les tempes, de céphalalgie...;
bref, de tout le cortège classique de l'aura. De sorte
que maintenant rien ne manque au tableau et que
l'existence d'une attaque d'hystéro-épilepsie, de grande
hystérie, devient incontestable (1).

Cette attaque a donc duré trois jours entiers. Nous
voici, Messieurs, au 31 août au soir : la crise est finie,
le délire a disparu et la raison est revenue. C'est à ce
moment, vous ai-je dit, qu'on constate, dans son entourage, cet étrange phénomène de l'amnésie rétrograde. C'est à ce même moment que l'on découvre le
phénomène encore plus singulier que nous avons appelé
amnésie antérograde. On s'aperçoit — j'insiste sur ce fait
— qu'elle oublie en un instant ce qu'elle vient de faire,
de dire, d'entendre ou de voir. Les choses vues ou en-

---

(1) La malade a eu aujourd'hui une série d'attaques de nerfs
occasionnées par une frayeur et caractérisées par une perte absolue
de connaissance avec mouvements convulsifs et délire de parole.
Dans ce délire, elle parlait de son mari qu'elle voyait mort et de
ses enfants. Ces crises n'ont apporté aucune modification dans
l'état de la malade (22 janvier 1892).

tendues peu auparavant, elle croit toujours les voir ou
entendre pour la première fois. Et cet oubli s'étend à
tous les faits qui se succèdent dans le courant de la
journée. Et cette amnésie s'est ainsi prolongée jusqu'au
moment présent. Tous les faits qui se sont écoulés
depuis cette époque, elle ne les connaît pas. C'est en
somme une amnésie actuelle très singulière en vérité
et dont on trouverait difficilement, je crois, un exemple
analogue. Je sais bien que dans les amnésies traumatiques on a exceptionnellement signalé quelques
faits de ce genre et qu'on retrouve une esquisse de
ce caractère antérograde dans les observations de
MM. Motet (1), Ribot (2) et Kœmpfen (3). Mais ce caractère antérograde y est à peine esquissé ; il est de plus
essentiellement éphémère et ne peut être comparé, ni
comme degré ni comme durée, au cas qui nous occupe,
dans lequel l'amnésie dure déjà depuis quatre mois. Or,
c'est là le fait essentiel, capital. Un court interrogatoire
de cette malade va du reste vous donner un spécimen
de son amnésie.

D. — Connaissez-vous R..., Madame ?

R. — Non, Monsieur, je n'y ai jamais été.

D. — Votre fille a-t-elle eu des prix cette année ?

R. — Je ne sais pas.

D. — Vous rappelez-vous si, au mois d'août, un individu vous a faussement annoncé la mort de votre mari ?

R. — Je n'ai jamais entendu rien de semblable.

D. — Qu'est-ce que cette plaie que vous avez à la
main droite ?

R. — C'est une brûlure.

D. — Quand et comment vous êtes-vous brûlée ?

R. — Je n'en sais rien.

---

(1) Motet.—*Note sur l'amnésie temporaire* (*Union médicale*,
1879, t. I. p. 950).
(2) Ribot. — *Revue philosophique* (août 1880).
(3) Kœmpfen. — *Observation sur un cas de perte de mémoire*
(*Bullet. Académie de méd.*, 1885, t. IV, p. 489).

D. — Ne serait-ce pas une morsure de chien

R' — Je n'ai jamais été mordue par un chien.

D. — N'avez-vous jamais vu Paris ?

R. — Non, Monsieur.

D. — Vous n'avez jamais vu la tour Eiffel, le Louvre?

R. — Jamais.

D. — Connaissez-vous l'Institut Pasteur ?

R. — Oui, de nom; je n'y ai jamais été. C'est à Paris.

D. — Où êtes-vous donc ici ?

R. — Je ne sais pas ; je ne connais pas cette salle.

D. — Connaissez-vous la Salpêtrière?

R. — Je ne l'ai jamais vue, mais j'en ai entendu parler.

D. — Connaissez-vous ces deux dames (ses deux voisines de lit).

R. — Non, Monsieur, je ne les ai jamais vues.

D. — Et ce Monsieur (M. S..., interne du service).

R. — Pas du tout.

D. — Et moi, me connaissez-vous ?

R. — (Après une courte réflexion)... *Oui, vous êtes M. Charcot... Je suis donc à Paris ?*

D. — Avez-vous déjeuné ce matin ?

R. — Je ne sais pas, je dois avoir déjeuné, car l'estomac ne me demande rien.

D. — Qui vous a amenée ici tout à l'heure ? d'où venez-vous ?

R. — Je sais pas.

D. — Quel jour sommes-nous ?

R. — Oh ! Monsieur, je ne connais ni les jours ni les mois, je ne sais pas comment je vis, je suis bien malheureuse.

D. — Qu'est-ce que je viens donc de vous demander ?

R. — Je l'ai déjà oublié, je ne sais plus... ; j'ai beau chercher, je ne trouve pas.

Il me semble inutile, Messieurs, de prolonger devant vous cet interrogatoire. Vous voyez que le contraste est complet, l'opposition absolue entre la fidélité de sa

mémoire pour les faits antérieurs au 15 juillet (1) et le
défaut de souvenir pour les faits postérieurs à cette
date. Vous voyez qu'elle ignore tous les événements
écoulés depuis le 14 juillet, qu'elle ignore l'endroit où
elle se trouve, ce qu'elle a fait ce matin, ce qu'elle vient
de dire et de faire à la minute, et que l'oubli des faits
actuels se fait presque instantanément. Et cette perte
des souvenirs est aussi profonde que totale, quelque
intense et répétée qu'ait été l'impression. Ainsi elle ne
reconnaît pas mon interne, M. S..., qui depuis un mois
l'interroge tous les jours ; elle ne reconnaît pas davantage ses deux voisines de lit avec lesquelles elle vit du
matin au soir. Il y a cependant une exception, une
seule : elle m'a reconnu et a retrouvé mon nom. C'est
que, Messieurs, elle me connaît de nom déjà depuis
longtemps ; elle me connaît même en effigie depuis
plusieurs années, par conséquent depuis une époque
antérieure au 14 juillet dernier. Elle a vu mon portrait,
chez son médecin, à C..., sur ce tableau de Brouilhet
qui représente *Une leçon à la Salpêtrière*, et elle l'a
vu très souvent. A son arrivée dans le service, nous lui
avons montré une copie de ce tableau qu'elle a immédiatement trouvée semblable à la gravure de son médecin ; elle m'a regardé, a saisi la ressemblance et a
dit : *Vous êtes M. Charcot*. Nous l'avons maintes fois
obligée de faire cette comparaison et cette reconnaissance. Plus tard, lorsque je lui demandais si elle me
reconnaissait, elle portait spontanément ses yeux sur
le tableau et prononçait mon nom. Mais ma présence
est nécessaire pour ce ressouvenir, car elle affirme

---

(1) Avant de questionner la malade sur les principaux événements de la période rétro-antérograde, on l'avait au préalable interrogée sur le passé, c'est-à-dire sur sa vie normale A B antérieure au 15 juillet. Elle avait raconté les faits sans aucune hésitation, précisant les moindres circonstances, les jours, les dates,
etc., etc., avec une rare exactitude.

qu'elle ne m'a jamais vu si on la questionne, à ce sujet,
en mon absence.

En réalité, elle ne connaît dans son état amnésique
actuel que mon nom et mon portrait, acquisitions du
passé, et ces souvenirs anciens lui servent, par comparaison et par raisonnement, à me reconnaître lorsqu'elle me voit, de sorte que ce souvenir ne fait qu'exception apparente à son amnésie actuelle. Il est surtout
fait des notions du passé. Néanmoins, il y a dans cette
reconnaissance quelque chose d'acquis. Quand je lui
demande qui je suis, elle tourne directement les yeux
vers le mur, comme si elle savait qu'un tableau particulier est placé en cet endroit précis. Il y a là,
semble-t-il, une sorte d'acquisition inconsciente, mais
c'est la seule que nous ayons constatée jusqu'ici.

Malgré cette amnésie actuelle si rapide et si prononcée, Mme D... vaquait, paraît-il, très convenablement
aux soins de son ménage et suffisait aux nécessités de
la vie habituelle. Après la crise délirante, elle ne tarda
pas à constater son amnésie — elle en a du reste
aujourd'hui parfaitement conscience — et les inconvénients de cet état. Elle eut alors l'idée de recourir à
l'usage d'un carnet pour suppléer son défaut de mémoire. Sur ce carnet elle inscrivait, car elle écrit, lit
et calcule parfaitement, ce qu'elle avait à faire, ce
qu'elle avait fait, ses achats, ses dépenses, ses courses,
etc... Grâce à ce procédé, grâce surtout à l'aide de ses
voisines et de ses enfants, elle pouvait suffire à l'entre-
tien de son intérieur. Ce carnet elle le plaçait dans une
poche (elle n'a qu'une seule poche), où forcément elle
devait le retrouver. Par l'usage, elle a ainsi peu à peu
acquis l'idée inconsciente qu'elle possède un calepin,
car très souvent, au cours d'un interrogatoire, elle met
spontanément la main à sa poche, en tire ce carnet et
l'ouvre pour en lire la réponse, quand par hasard elle
s'y trouve. Ce souvenir est en réalité un souvenir
inconscient, car elle ne sait ni la grandeur, ni la

forme, ni la couleur de ce carnet ; elle ne le reconnaît qu'après l'avoir ouvert et avoir vu, reconnu sa propre écriture. Et ici encore, dans l'acquisition de ce souvenir, le raisonnement semble avoir joué un rôle important.

Messieurs, cette amnésie de la période antérograde porte non seulement sur les faits vulgaires de l'existence, mais encore sur les événements mémorables. N'est-ce pas un événement mémorable entre tous que celui du 30 octobre dernier ? Dans une rue de la ville, notre amnésique est mordue par un chien suspect de rage ; aussitôt elle consigne le fait sur son carnet. On cautérise deux fois sa plaie et on décide immédiatement son envoi à Paris. Or, cet événement, elle l'a oublié ; elle arrive donc à Paris, après un long voyage, sans le savoir et, sans le savoir, y subit le traitement antirabique durant quinze jours. Sans le savoir, elle est descendue rue de l'Odéon chez de vieux amis qu'elle connaît depuis vingt ans ; elle a visité les principaux monuments et magasins de Paris sans le savoir. Sans le savoir enfin, elle est entrée le 23 novembre à la Salpêtrière où elle se trouve actuellement, toujours sans le savoir. La disposition des lits lui fait bien reconnaître une salle d'hôpital, mais elle est incapable de dire si c'est un hôpital de Paris ou de Bordeaux. Elle sait uniquement que ce n'est pas l'hôpital de C..., qu'elle connaît depuis son enfance, et arrive ainsi logiquement à déduire qu'elle ne doit pas être, qu'elle n'est pas à C...

Or, depuis que cette femme est dans le service, malgré le haut degré de cette amnésie, nous avons acquis la conviction que ce défaut de mémoire est purement apparent. Je m'explique. Nous avons, comme vous le savez, appris de ses voisines qu'elle rêvait à haute voix, que, dans ses rêves, elle parlait parfois de tel ou tel événement de la période amnésique, soit rétrograde, soit antérograde, qu'elle disait par exemple : « M. Char-

cot... Des douches je n'en veux pas... Ce sale chien, il
m'a mordu et a déchiré toute ma robe. » Ces rêves parlés
témoignaient déjà hautement du dépôt inconscient, dans
sa mémoire, des événements qu'elle ignore à l'état de
veille. Plus tard, des tentatives d'hypnotisme couron-
nées de succès sont venues confirmer l'existence de ce
dépôt et démontrer, d'une manière péremptoire et irréfragable, l'emmagasinement de tous les faits écoulés
depuis le 14 juillet au soir jusqu'au moment présent.
Dans le sommeil hypnotique, elle nous a raconté tous les
événements de cette période, nous apprenant même des
détails que nous ignorions et dont nous avons pu depuis
contrôler l'authenticité. Elle nous a raconté la scène du
28 août, la morsure du chien, l'arrivée à Paris, le traitement antirabique, ses courses dans Paris, son entrée à
la Salpêtrière, etc., avec une facilité et une fidélité très
frappantes, dont nous allons essayer de vous rendre
juges.

Mais, pendant qu'on va tâcher de l'endormir, il nous
faut, Messieurs, discuter ensemble la nature de cette
étrange amnésie. Je me bornerai ici exclusivement au
côté médical, laissant volontairement dans l'ombre le
côté psychologique pur. Très évidemment, il ne saurait
s'agir ici d'une lésion organique, d'une lésion grave résultant, par exemple, d'un ramollissement cérébral.
C'est l'hystérie, Messieurs, qui est en jeu, et l'hystérie
seule. Or, l'attaque convulsive et délirante a duré trois
longs jours. Ne pourrait-on pas, pour expliquer cette
amnésie, invoquer un ébranlement profond, un épuisement nerveux consécutif à cette longue crise ? Je ne le
pense pas. A mon avis, il s'agit simplement d'un équivalent d'attaque d'hystérie, d'une attaque d'hystéro-
épilepsie prolongée sous forme d'amnésie. Vous savez
que la période délirante de l'attaque se transforme souvent et que cette transformation peut revêtir des modalités cliniques très différentes. Vous savez que le somnambulisme hystérique, peut-être aussi le somnambu-

lisme spontané, n'est autre chose qu'une transformation de cette phase délirante de l'attaque, et que l'automatisme ambulatoire, le sommeil hystérique, le vigilambulisme relèvent, dans la théorie, de la même interprétation. Eh bien ! chez notre malade, il s'agit encore d'une transformation de la phase délirante de l'attaque classique, mais d'une transformation sous le mode amnésique, mode fort original et inconnu jusqu'ici, si je ne me trompe. Et la longue durée de cette amnésie ne vous étonnera point, si vous voulez bien réfléchir à la durée souvent très prolongée de certaines attaques de sommeil ou de vigilambulisme hystérique.

Maintenant (1), Messieurs, nous allons interroger ensemble cette femme dans le sommeil hypnotique.

D. Madame, connaissez-vous R....?

R. Oui, Monsieur. J'y ai été le 17 août dernier avec M. et Mme V. Nous avons visité le parc, le casino ; j'ai vu dans le parc une dame qui jouait « au sabot » et qui a perdu 500 francs. Le soir, nous avons été à la comédie et nous ne sommes rentrés à C... que le lendemain par le train de midi.

D. Votre fille a-t-elle eu des prix cette année-ci ?

R. Oui. Elle en a eu trois : un de lecture, un d'écriture, un d'orthographe, le premier, je crois.

D. Que s'est-il passé chez vous le 28 août ?

R. Je venais de quitter Mme V.; j'étais en train de piquer un tablier à la machine, lorsqu'un homme que je ne connaissais pas entre et me dit brusquement : « Votre mari est mort, on va vous l'apporter, préparez un lit, Madame D... » Il devait connaître mon nom. Je fus tellement émue que je m'affaissai subitement ; ma tête vint frapper sur le porte-aiguille de la machine et je me fis là une petite plaie qui me fit mal pendant

---

(1) La malade, qui avait été prise à l'écart, est ramenée devant l'auditoire après avoir été, non sans quelques difficultés, plongée dans le sommeil hypnotique.

plusieurs jours. Je sentis alors que cet homme me frappait sur l'épaule en me disant : « Au lieu de vous désoler, montez donc en haut préparer un lit. » Puis il partit, je ne sais trop comment, tant j'étais bouleversée.

D. Et l'histoire du chien ?

R. C'était le 30 octobre, un vendredi, à 9 heures du matin. J'étais sur la route de S... J'allais chercher un logement, un petit chien jaune me mordit à la main et déchira ma robe. Une dame vint à mon secours et me dit que je devais me faire cautériser, car il y avait des chiens enragés dans la ville. J'écrivis cela sur mon calepin. Je fus brûlée à l'alcali, puis au thermocautère.

D. Quand êtes-vous venue à Paris ?

R. Je suis venue à Paris le 5 novembre avec mon mari ; nous sommes descendus chez M. L..., rue de l'Odéon. Tous les jours, pendant quinze jours, nous avons été aux inoculations à l'Institut Pasteur, etc.

D. Quelles sont ces dames ?

R. Ce sont mes deux voisines de lit ; elles sont venues tout à l'heure au parloir avec moi. Elles sont au 16 et au 18 de la salle Cruveilher. Ce sont Mme C... et Mme X...

D. Quel jour sommes-nous, Madame ?

R. Nous sommes mardi, le 22 décembre.

Je crois superflu, Messieurs, de prolonger plus longtemps ce dialogue. Vous voyez que tous les souvenirs, en apparence oubliés, sont inscrits dans sa personnalité inconsciente. Son sommeil hypnotique est réellement peuplé de faits enregistrés à l'état de veille. Le contraste est éclatant et mes réticences du début entièrement légitimées. Puisqu'il en est ainsi, allez-vous me dire, rien n'est plus facile que de profiter du sommeil hypnotique pour suggestionner cette malade et lui rendre ainsi sa mémoire. C'est en effet le procédé que nous nous proposons de mettre en œuvre, ces suggestions post-hypnotiques nous ayant déjà donné quelques résultats. Ne pourrait-on pas songer ici à provoquer

une crise d'hystérie, dans l'espérance de voir l'attaque
défaire ce qu'elle a fait ? La chose pourrait être tentée,
je crois, et avec d'autant plus de chance de succès que
ces modifications de la phase délirante de l'attaque
hystérique sont d'ordinaire incluses entre deux crises
convulsives. Cependant, notre malade ne présentant
aucune zone hystérogène, nous nous en tiendrons, jusqu'à nouvel ordre, à la suggestion hypnotique (1), sans
négliger les adjuvants habituels : l'hydrothérapie, les
toniques, etc. Il est malheureusement à craindre qu'il
ne s'écoule un temps fort long avant que nous arrivions
à des résultats complètement satisfaisants.

J'ai fini, Messieurs. Je n'ai pas voulu discuter devant
vous l'hypothèse absurde en vérité de supercherie et de
simulation. J'aurais pu, à propos de ce cas, soulever un
intéressant problème de médecine légale, mais je pré-
fère vous laisser sous l'impression d'un fait pathologique curieux, simple et peut-être unique dans son
genre.

Après quelque temps, la malade fut confiée aux soins de
M. Pierre Janet, professeur agrégé de philosophie, élève
du service, qui continua à appliquer le traitement, en
même temps qu'il s'attachait à faire l'analyse psychologique de ce cas intéressant. C'est d'après les renseignements qu'il m'a fournis que j'ai rédigé cette courte note,
destinée à montrer les progrès réalisés depuis la leçon
précédente, lesquels sont bien en rapport avec le pronostic
porté par M. Charcot.

Tout d'abord M. Janet put fournir, par des procédés

_____

(1) Actuellement (14 janvier 1892) quelques résultats encoura-
geants ont été obtenus. Grâce à la suggestion hypnotique, la malade sait, à l'état de veille, le nom de la salle où elle se trouve, le
numéro de son lit, les noms de ses deux voisines et de l'interne.
Elle sait qu'elle est à Paris, à la Salpêtrière, qu'elle a été mordue
par un chien enragé et soignée à l'Institut Pasteur. Ces souvenirs,
en vérité peu nombreux encore, la malade les fait revivre assez
lentement.

différents de ceux qui ont été énumérés plus haut, une nouvelle preuve de l'enregistrement inconscient, dans la mémoire de la malade, de tous les faits qu'elle paraissait oublier au fur et à mesure de leur production. Ce n'est plus dans l'état de sommeil naturel, dans les rêves, ni dans l'hypnotisme, mais pendant la veille la plus normale que ce résultat fut obtenu. Cette reproduction des souvenirs d'une manière subconsciente, dans l'état de veille, s'effectuait par l'intermédiaire, soit des actes, soit de l'écriture ou même de la parole automatiques. Je n'insisterai pas sur ce sujet que M. Janet a traité d'une façon spéciale dans une leçon faite à la Salpêtrière, avec quelques mots en particulier sur le cas de M⁽ᵐᵉ⁾ D... (Voir *Archives de Neurologie*, juillet, 1892, 41.)

Nous n'entrerons pas dans les détails du traitement psychique institué pour détruire cette amnésie de nature purement fonctionnelle, renvoyant pour cela à une communication de M. Pierre Janet, qui paraîtra prochainement dans la *Revue générale des Sciences*. Voici quels sont, au 20 octobre 1892, les résultats de ce traitement :

1° Les souvenirs du passé sont redevenus conscients à peu près tous, et avec une précision étonnante. Aujourd'hui (20 octobre 1892) M⁽ᵐᵉ⁾ D.., peut raconter tout ce qui s'est passé jusqu'à la fin de septembre. Elle n'a donc plus qu'une lacune d'une quinzaine de jours ;

2° La mémoire présente s'est beaucoup élargie : au lieu de garder les souvenirs une minute ou deux, comme elle faisait autrefois, elle les garde 24 heures ;

3° Il reste beaucoup de troubles de l'attention, du jugement, de l'intelligence, moins forts cependant qu'autrefois, mais suffisants pour l'empêcher de comprendre ce qu'elle lit, ou d'écrire une lettre.

Il persiste encore beaucoup de phénomènes d'aboulie.

Ces résultats favorables, qui peuvent se résumer en ces mots : disparition de l'amnésie rétrograde, amélioration considérable de la mémoire présente, font espérer que la guérison pourra être obtenue dans un délai plus ou moins rapproché, suivant le pronostic qui avait été porté dès le début par M. le professeur Charcot. (G. G.).

XXXII.

Association du Tabes avec le Diabète sucré [1].

I.

Depuis une dizaine d'années[2], l'attention des cliniciens a été attirée d'une part sur l'existence dans le
diabète de quelques symptômes nerveux analogues à
ceux que l'on rencontre dans l'ataxie locomotrice progressive et d'autre part sur la présence du sucre dans
l'urine de certains tabétiques. Dans le premier cas,
les troubles nerveux ont été mis sur le compte du diabète sous le nom assez impropre de pseudo-tabes
diabétique. Dans le second on a pareillement établi

(1) Par MM. GEORGES GUINON et A. SOUQUES. Travail de la Clinique de
M. le professeur CHARCOT, publié dans les numéros 66 et 67 des *Archives
de Neurologie*.

(2) Au début de ce travail, il nous semble indispensable de soulever une
question préjudicielle de terminologie. On trouve, à chaque pas, dans la
littérature médicale, le mot glycosurie employé comme synonyme de
diabète sucré et inversement le terme de diabète appliqué à diverses
glycosuries symptomatiques. C'est là, à notre avis, un très regrettable
abus de langage qui entraîne une confusion nuisible à la clarté du sujet
et à l'interprétation des phénomènes morbides.

Sans doute des travaux ont surgi qui portent atteinte à l'ancienne conception de l'unité du diabète sucré. Mais le dernier mot n'est pas dit à
cet égard. Dans tous les cas, il existe toujours jusqu'ici un diabète, maladie constitutionnelle ou diabète arthritique qui diffère des glycosuries
cliniquement et anatomiquement. Entre celles-ci et celui-là, il y a la
différence du symptôme à l'entité morbide. Et, pour notre compte, c'est
exclusivement dans ce sens que nous emploierons les deux termes :
diabète et glycosurie.

une relation de cause à effet entre le tabes et la présence du sucre et décrit celle-ci sous le nom de glyco-
ρ rie d'origine tabétique.

Ce sont là des formes cliniques du tabes et du
diabète indiscutables, parfaitement authentiques. La
notion du pseudo-tabes diabétique date du jour où
M. le professeur Bouchard[1] signala l'absence fréquente des réflexes rotuliens dans le diabète sucré.

Cette découverte fut confirmée par les recherches
ultérieures de MM. Landouzy (*Leçons cliniques de la
Charité*, 1882), Rosenstein[2], P. Marie et Georges
Guinon[3] ainsi que les divers auteurs qui se sont
depuis lors occupés de ce sujet. Il est certain que la
perte des réflexes rotuliens jointe, chez un diabétique,
à l'existence de troubles de la sensibilité tels, par
exemple, que les douleurs fulgurantes mentionnées
par notre maître, M. le professeur Charcot, et par
MM. Raymond et Oulmont[4], était bien de nature à faire
songer à un cas de tabes vrai. En réalité la méprise
a été commise et plus d'une fois la découverte du
sucre dans l'urine est venue réformer le diagnostic.

Mais il ne faudrait pas croire que la présence du
sucre dans les urines puisse toujours lever la difficulté
et décider qu'il s'agit du diabète et non du tabes. En

---

(1) Bouchard. — *De la perte des réflexes rotuliens dans le diabète sucré*. (*Association française pour l'avancement des sciences. Congrès de
Blois*, 1884.)

(2) Rosenstein. — *Ueber das Verhalten des Kniephænomens bei Diabetes mellitus*. (*Berl. Klin. Woch.*, 1885, n° 8.)

(3) P. Marie et Georges Guinon. — *De la perte du réflexe rotulien
dans le diabète sucré*. (*Rev. de méd.*, 1886.)

(4) Raymond et Oulmont. — *Douleurs fulgurantes dans le diabète*.
(*Gaz. méd. de Paris*, 1881, p. 627.)

effet, M. Oppenheim, le 21 mai 1885, présentait à la Société médicale de Berlin une tabétique atteinte de glycosurie et déclarait qu'il s'agissait là de glycosurie d'origine tabétique due à la propagation du processus scléreux au plancher du quatrième ventricule. Il est vrai de dire que le fait avait déjà été signalé par d'autres auteurs. Smith[1] avait noté la glycosurie comme complication du tabes; il en avait indiqué la rareté et l'attribuait à la propagation du processus tabétique au quatrième ventricule. Althaus[2] l'avait relatée en ces termes : « L'urine au début de la deuxième période du tabes peut avoir une composition normale... Dans plusieurs cas, nous avons observé la présence du sucre. Généralement la présence du sucre était accompagnée d'un excès d'urée et le poids spécifique de l'urine variait entre 1,030 et 1,037. Le sucre montait quelquefois jusqu'à 11 grammes par litre. Nous avons connu des malades qui éliminaient sans interruption du sucre pendant deux ou trois ans, lorsque tout à coup l'élimination cessa de se présenter. Ce dernier symptôme confirme plutôt l'existence d'une glycosurie que d'un diabète sucré. » De son côté, Eulenburg[3] relève (n° 12 de ses 125 tabétiques) le cas d'un malade atteint de tabes vrai dont l'urine avait renfermé du sucre d'une manière temporaire.

On avait donc, avant Oppenheim, signalé la glycosurie au cours du tabes. Mais il est juste de recon-

---

(1) Smith. — (*Brit. med. journ.*, 7 avril 1883.)

(2) Althaus. — *Maladies de la moelle épinière*, traduction française J. Morin, 1885, p. 125.

(3) Eulenburg. — *Tabes mit Glycosurie.* (*Virchow's Arch.*, Bd. XXIX, 1885, p. 26.)

naître que c'est à cet auteur que revient le mérite d'avoir spécialement attiré l'attention sur ce sujet en rapportant une très remarquable observation. Ce fait parut si nouveau que dans la discussion qui suivit, Sénator affirma qu'il ne connaissait aucun cas de ce genre.

L'année suivante, Reumont[1] publiait un cas analogue à celui d'Oppenheim, et Fischer[2] à son tour citait un fait du même ordre. Ce sont là, incontestablement, trois exemples de glycosurie tabétique. Nous n'en connaissons aucun autre bien authentique. Et en vérité, la glycosurie d'origine tabétique est excessivement rare. Cette rareté, qui n'avait pas échappé à Smith, a été constatée par divers auteurs. Eulenburg ne l'a vue qu'une fois sur 125 cas de tabes. Un de nous, dans l'urine de 50 tabétiques, n'a jamais constaté la présence du sucre. Plus récemment, M. Gilles de la Tourette a examiné à la Salpêtrière 100 malades atteints d'ataxie locomotrice progressive et n'a trouvé que trois fois du sucre dans les urines. Et encore n'est-il nullement démontré qu'il se soit agi vraiment dans tous ces cas de glycosurie tabétique.

Quèlque rare qu'elle soit, cette glycosurie existe incontestablement, au même titre que celle de la sclérose en plaques, signalée par Weichselbaum, Bl. Edwards, Richardière... Mais s'ensuit-il d'une part que la présence du sucre dans les urines d'un tabétique signifie toujours glycosurie symptomatique du tabes et

---

(1) Reumont. — *Ein Fall von Tabes dorsalis complicirt mit Diabetes mellitus. (Berl. Klin. Woch.*, 1886, p. 207.)

(2) Fischer. — *Ueber Beziehungen zwischen Tabes und Diabetes mellitus. (Centralb. für Nervenheilk*, 1886, n° 18, p. 545.)

que d'autre part l'apparition de troubles nerveux, au
cours d'un diabète avéré, veuille toujours dire pseudo-
tabès d'origine diabétique? Nous ne le croyons pas.
Nous pensons que, dans certains cas, l'interprétation
doit être toute différente. Il faut, à notre avis, envi-
sager les rapports du tabes avec le diabète à un autre
point de vue. La présence du sucre dans les urines
d'un tabétique avéré ne signifie point toujours glycosurie d'ordre tabétique; l'existence de certaines manifestations nerveuses, au cours d'un diabète, ne veut
point toujours dire pseudo-tabes diabétique. Il est, en
d'autres termes, des cas où le tabes vrai et le
diabète sucré coexistent chez un même individu,
et évoluent séparément, côte à côte, chacun pour
leur propre compte. Il s'agit, dans ce cas, de deux
entités distinctes, indépendantes, simplement unies
par des liens de parenté, comme nous le montrerons tout à l'heure; il s'agit d'une concomitance
du tabes vrai avec le véritable diabète sucré constitutionnel.

A priori rien ne s'oppose à cette juxtaposition.
Bien plus, de fortes raisons militent en faveur d'une
semblable manière de voir, et nous pourrons du reste
les appuyer sur une série d'observations cliniques.

Dans une leçon récente [1], notre maître, M. le professeur Charcot, parlant des rapports du diabète avec
le tabes, s'exprimait en ces termes : « A côté de ce
premier groupe (glycosurie tabétique) il convient d'en
placer un second. Dans celui-ci il s'agit encore du

---

(1) Voyez t. I, p. 257, n° XIII, *Sur un cas de paraplégie diabétique.*
(Leçon de M. le professeur Charcot publiée antérieurement dans : *Arch.
de Neurol.*, t. XIX, p. 305, 1890.)

tabes vrai, mais avec cette maladie coexiste le diabète vrai qui la suit ou la précède. Il y a là une simple coïncidence, mais non pas, tant s'en faut, une coïncidence tout à fait fortuite, ainsi que vous le remarquerez, si vous voulez bien vous rappeler ce que je vous disais, il n'y a qu'un instant, au sujet des liens de parenté étroite qui relient les familles arthritique et névropathique. Cela pourrait se représenter par un fort simple tableau généalogique. Un individu, né d'un père goutteux et d'une mère aliénée, présente un beau jour, par suite d'une double hérédité de transformation, tous les signes du diabète et de l'ataxie locomotrice progressive. Les deux familles sont dans ce cas représentées chez le même sujet, sans qu'il y ait combinaison véritable. Les deux maladies restent distinctes, autonomes, chez cet individu, rappelant au point de vue pathologique sa double origine. *Je crois que des cas semblables doivent exister; reste à savoir si des recherches dirigées en ce sens dans l'avenir viendront me donner raison.* »

Eh bien! ce sont des cas de ce genre que nous apportons ici pour essayer de combler ce désidératum.

II.

Tout d'abord, la combinaison du tabes et du diabète n'est point un pur effet du hasard, une coïncidence tout à fait fortuite. Il faut certainement y voir l'intervention des liens de parenté qui unissent les deux familles arthritique et névropathique, dont le diabète et le tabes sont les enfants légitimes. Du reste, les observations ne manquent pas pour démontrer jusqu'à l'évidence la parenté qui relie le diabète aux névropathies et le tabes à l'arthritisme. C'est là un point sur lequel insiste depuis de longues années notre maître, M. Charcot, et d'autres auteurs parmi lesquels nous citerons MM. Axenfeld et Huchard.

Les rapports étroits du diabète avec l'aliénation mentale, l'épilepsie, l'hystérie, le goitre exophthalmique ont été signalés par de nombreux auteurs, qui les ont étudiés soit dans les divers membres d'une même famille, soit chez un même individu.

Quant aux relations du diabète avec les vésanies et l'épilepsie, elles ont été indiquées par Seegen, Zimmer, Langiewicz, Schmidtz, Westphal, Griesinger, Lockart-Clarke, Durand-Fardel, Monneret et Fleury, Savage, de los Santos, Leroux, etc., etc... Jordao [1] a vu un père épileptique engendrer un fils épileptique et diabétique. Marchal (de Calvi) [2] a vu le fils d'un père diabétique présenter un tremblement des mains, entre autres accidents nerveux. Il a vu chez les descendants des diabétiques des attaques de nerfs, des frayeurs maniaques, etc... Niepce signale de même un état morbide nerveux chez le fils d'un diabétique. Zimmer rapporte le cas d'un jeune diabétique dont le père était névropathe; une de ses sœurs et son grand-oncle étaient morts du diabète sucré. Seegen a observé que chez les ascendants de diabétiques un assez grand nombre étaient morts d'affec-

---

(1) Jordao. — *Considér. sur un cas de diabète sucré.* Th. de Paris, 1857. — *Estudos sobre à diabete, Lisboa,* 1861.

(2) Marchal (de Calvi). — *Recherches sur les accidents inflammatoires et gangréneux des diabétiques,* Paris, 1864.

tions cérébrales, d'autres d'aliénation mentale. Il
relève dans l'hérédité d'un jeune diabétique de onze
ans le tableau suivant :

TABLEAU I

MÈRE

Mélancolie, suicide.

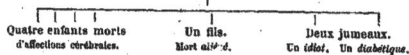

Quatre enfants morts d'affections cérébrales.	Un fils. Mort aliéné.	Deux jumeaux. Un *idiot*. Un *diabétique*.

Andral, dans une note lue à l'*Académie des Sciences*,
en 1875, cite le cas de deux individus qui, avant de
devenir diabétiques, avaient été, l'un épileptique, l'autre
paraplégique. Cotard[1] rapporte l'observation d'un mélancolique qui devint diabétique. Il était fils de goutteux et neveu d'aliéné. Dans un fait de Grantham[2] on
voit l'alternance qui suit :

TABLEAU II

PÈRE

Épilepsie et delirium tremens.

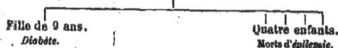

Fille de 9 ans. *Diabète.*		Quatre enfants. Morts d'*épilepsie.*

Les auteurs du *Compendium* ont relevé chez les
diabétiques l'aliénation mentale et le suicide. On voit,
dit Durand-Fardel[3], apparaître le diabète chez les individus névropathiques, irritables, à affections vives,

(1) Cotard. — *Aliénation et diabète.* (*Archives générales de médecine,*
t. XXIX, 1877.)

(2) Grantham. — *Med. Times and Gaz.*, 1858.

(3) Durand-Fardel. — *Traité pratique des maladies chroniques,* Paris,
1868.

sujets à des névroses et même à des névroses hystériques. Redon, dans sa thèse sur le diabète sucré chez
les enfants (1877) rapporte une fort intéressante
observation de Legroux. La voici résumée :

TABLEAU III

CÔTÉ PATERNEL   CÔTÉ MATERNEL

Grand-père.
Diabétique.

Oncle.   Père.   Mère.
Diabétique.   *Atteint.*   *Hystérique.*

Fils.   Fille.   Fils.
Broncho-pneumonie,   *Arriérée.*   *Diabétique.*
mort.

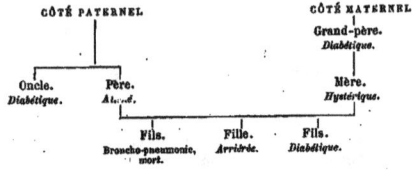

Voici enfin une série de tableaux que nous devons
à l'extrême obligeance de notre maître M. Charcot;
ils se passent de commentaires.

TABLEAU IV

GRAND'MÈRE MATERNELLE
Aliénation mentale.
(Trois accès, le dernier suivi de mort.)

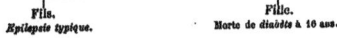

Mère.
Nerveuse.

Fils.   Fille.
Epilepsie typique.   Morte de *diabète* à 16 ans.

TABLEAU V

MÈRE
Diabète.

Fille.
Hystérie.

TABLEAU VI

X... 70 ans.

Épilepsie, diabète, paralysie agitante.
Depuis trois ans l'épilepsie
et le diabète ont disparu. La paralysie agitante seule persiste.

TABLEAU VII

PÈRE (Famille israélite).
Mélancolie. (Plusieurs accès.)

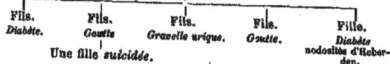

Fils.	Fils.	Fils.	Fille.	Fille.
Diabète.	*Goutte*	*Gravelle urique.*	*Goutte.*	*Diabète nodosités d'Heberden.*

Une fille *suicidée.*

TABLEAU VIII

PÈRE (Famille israélite).
Maladie des voies urinaires.

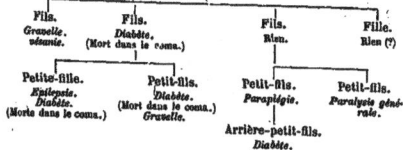

Fils.	Fils.	Fils.	Fille.
Gravelle. vésanie.	*Diabète.* (Mort dans le coma.)	*Rien.*	*Rien (?)*

Petite-fille.	Petit-fils.	Petit-fils.	Petit-fils.
Épilepsie. Diabète. (Morte dans le coma.)	*Diabète.* (Mort dans le coma.) *Gravelle.*	*Paraplégie.*	*Paralysie générale.*

Arrière-petit-fils.
Diabète.

TABLEAU IX

PÈRE (Famille israélite).
Diabète et goutte.

Fille.
Aliénation mentale.

Petite-fille.
Asthme, eczéma et paraplégie spasmodique.

TABLEAU X[1]

PÈRE *Alcoolique, suicidé.*			MÈRE *Arthritique.*
Quatre enfants sains.	*Aliéné.*	*Aliéné.*	*Diabétique.*

TABLEAU XI

FAMILLE O... (Israélite).

CÔTÉ MATERNEL — **CÔTÉ PATERNEL**

Oncle. *Diabète.*	Tante. *Diabète.*	Mère. *Diabète, aliénation et suicide.*	Père. *Cancer de la langue.*

Une sœur. *Rien.*	Un frère. *Paralysie faciale périphérique sans cause, crampes des écrivains, neurasthénie.*	Une sœur. *Neurasthénie, originale.*	M. O... *Neurasthénie, tædium vitæ.*

Nous devons à l'obligeance de M. P. Blocq les deux tableaux suivants :

TABLEAU XII

MÈRE (Famille israélite).
Hypochondriaque.

Fils. *Goutteux.*	Fils. *Diabétique.*	Fils. *Colique hépatique.*	Fille. *Arthritique.*

TABLEAU XIII

Mme F... (Famille israélite) a eu 4 filles.
Morte diabétique.

Gracille.	Tics.	Arriérée.	Mélancolie.

(1) Ce tableau est celui du malade qui fait le sujet de la leçon déjà citée de M. Charcot sur la paraplégie diabétique (t. I, n° XIII, p. 257).

TABLEAU XIV

Père.
Diabétique.

Fils, 17 ans.
Épileptique.

Les exemples de cette hérédité de transformation dans une môme famille, de ces associations du diabète avec les vésanies ou l'épilepsie, fourmillent dans la littérature sans que les auteurs aient toujours attaché une importance suffisante à ces alternances morbides L'interprétation en est fort simple. Legrand du Saulle[1] a signalé chez certains diabétiques des idées de ruine, une impulsion au suicide et du délire hypochondriaque. Il se demande si ces diabétiques ne sont point des descendants de névropathes et il incline à l'admettre sans l'affirmer catégoriquement : si le traitement approprié produit une amélioration portant à la fois sur l'état physique et sur l'état mental, il faut, pense-t-il, admettre une relation causale entre les deux ordres de troubles. Dans le cas contraire, il s'agirait de coexistence d'affections indépendantes.

Dans une étude intéressante[2], M. Lecorché relève trois cas de diabète sucré avec hérédité névropathique. Une de ses malades avait un père épileptique ; elle-même avait été atteinte d'épilepsie dans son enfance. Une autre était tante de deux aliénés ; elle avait été elle-même frappée d'aliénation mentale quelques

(1) Legrand du Saulle. — *L'état mental de certains diabétiques* (Gaz. des Hôp., 1877, p. 1177), et *Les troubles intellectuels des diabétiques.* (Gaz. des Hôp., 1884.)

(2) Lecorché. — *Troubles nerveux dans le diabète chez la femme.* (Archiv. de Neurol., 1885, t. X, p. 395.)

années avant l'apparition de son diabète et l'on avait
été obligé de l'enfermer dans une maison de santé.
La troisième enfin avait un père aliéné. « La fréquence, dit-il, des troubles intellectuels et cérébraux
trouve son explication dans les *antécédents héréditaires
nerveux qu'on relève habituellement chez les diabétiques.* »

Il nous semble inutile d'insister davantage sur les
rapports qui unissent le diabète aux vésanies et à
l'épilepsie, sur la fréquence, chez un seul individu et
dans une même famille, des successions et des transformations morbides que nous venons de signaler et
qui ne sont point livrées au hasard, mais relèvent de
la parenté étroite qui existe entre les membres des deux
familles arthritique et névropathique.

Pareils rapports de parenté doivent être établis
entre le diabète et le goitre exophthalmique (Dumontpallier[1], Panas[2], Pavy, etc.), sans oublier que la glycosurie peut être symptomatique de la maladie de
Basedow (Ballet), entre le diabète et la paralysie agitante (Topinard), entre le diabète et l'hystérie « dont
dit M. Bouchard, on constate fréquemment l'existence
chez les ascendants des diabétiques[3] ». Ce n'est pas
seulement chez les ascendants, c'est aussi bien chez
leurs descendants (tableau V), qu'on la constate fréquemment. C'est encore chez un même individu qu'on
trouve la coexistence de l'hystérie et du diabète, ainsi
que l'a démontré M. Grenier[4]. Nous pouvons du

(1) Dumontpallier. — *Goître exophthalmique et glycosurie.* (*Soc. de Biol.*, 1867.)
(2) Panas. — *Archiv. d'ophthalm.*, 1881.
(3) Bouchard. — *Maladies par ralentissement de la nutrition,* Paris, 1882, p. 182.
(4) Grenier. — *Diabète et hystérie.* (*Archiv. gén. de méd.*, 1888.)

reste fournir ici un exemple de cette association; la malade qui en est l'objet a été examinée par M. le professeur Charcot tout récemment.

OBSERVATION I (personnelle).

Mme B..., quarante ans, nie formellement toute hérédité autre qu'un *père migraineux*. Dès avant vingt ans elle a eu des migraines, puis des névralgies de la face qui ont été traitées par la morphine. Dès l'âge de dix à douze ans, elle était énorme et elle est encore assez obèse.

Depuis quatre à cinq ans, elle boit beaucoup, urine de même et est obligée de se lever plusieurs fois la nuit pour uriner.

Il y a deux ans (8 février 1889), elle eut une attaque qu'on qualifia dit-elle, de congestion cérébrale, suivie de parésie passagère du bras et de la langue pendant laquelle on s'aperçut du diabète. Elle pissait alors 300 grammes de sucre dans les vingt-quatre heures. La congestion guérit en un jour et, sous l'influence du régime le diabète s'améliora (153 grammes par jour).

Un mois plus tard, début des attaques d'hystérie précédées de prodromes céphaliques, caractérisées par des grincements de dents sans grands inconvénients, le tout durant de trois à six minutes. Ces attaques étaient quotidiennes. Plus tard, elles se sont accentuées et aujourd'hui elle grince des dents, se débat beaucoup, fait l'arc de cercle, déchire ses vêtements, etc. L'attaque dure un quart d'heure environ et se termine par une crise de larmes.

Etat actuel (11 mars 1891). — Mme B... est mariée depuis dix-huit ans, n'a pas d'enfants. On ne trouve ni anesthésie cutanée, ni perte du réflexe pharyngé, ni rétrécissement du champ visuel, ni dyschromatopsie, ni polyopie monoculaire, ni micromégalopsie. Pas de zones hystérogènes vraies, mais il existe deux points douloureux à la pression dans les deux fosses iliaques, sans caractère hystérogène véritable. L'odorat est très diminué du côté droit et le goût à peu près perdu du même côté. Les réflexes rotuliens sont absents. Les urines sont examinées très régulièrement; le sucre y a toujours été trouvé avec des oscillations assez notables Le bulletin d'analyse du 18 février 1891 est ainsi conçu : quantité 3000 centimètres cubes, densité 1,035, sucre 51 gr. 70 par litre, soit 155 grammes environ par vingt-quatre heures.

Il est un membre de la grande famille névropathique sur lequel on n'a pas, à notre connaissance, explicitement appelé l'attention et qui nous semble affecter des rapports de même ordre avec le diabète, c'est le tabes [1]. Pour mettre ces rapports en évidence, il suffit de suivre l'évolution des phénomènes morbides à travers les générations successives dans une famille. On y voit alterner le tabes et le diabète, de telle manière que ces deux affections semblent se rattacher à une cause commune qui leur servirait de lien, cause commune sur la nature de laquelle nous nous expliquerons plus loin. Voici quelques exemples que nous devons encore à M. le professeur Charcot [2] :

TABLEAU XV

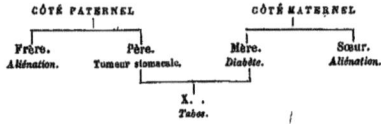

TABLEAU XVI

PÈRE
Tabes.

Th..., fondeur en cuivre, crises gastriques et intestinales, fractures spontanées, etc.

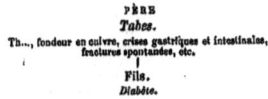

Fils.
Diabète.

(1) Il y a déjà vingt-cinq ans, M. Charcot mentionnait les rapports du tabes avec le rhumatisme chronique, père du diabète, en ces termes. « J'ai vu, dit-il, plusieurs cas d'ataxie locomotrice coïncider avec l'arthrite sèche et les nodosités des jointures. » (*Maladies des vieillards.* Œuvres complètes, t. VII, p. 228.)

(2) Que notre maître nous permette de le remercier ici, pour ses conseils et pour les nombreux documents qu'il a si généreusement mis à notre disposition.

TABLEAU XVII
M. A.
Aventureux, guerrier.

Névropathe. — Cancer.

M. rien. — Diabète. — Tabes.

Tabes. — Névropathe. — Névropathe.
Épilepsie.

TABLEAU XVIII
GRAND'MÈRE
Diabète.
Mélancolie.

Mère.
Diabète.
Mélancolie.

Fils.
32 ans, vu par M. Charcot avec M. Fournier.
Tabes, 8 ans après la syphilis.
Mélancolie.

TABLEAU XIX
PÈRE
Diabète.

FILS
Tabes, peu d'années après la syphilis.

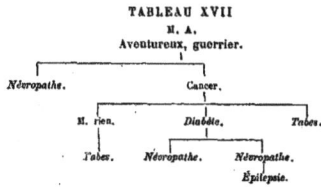

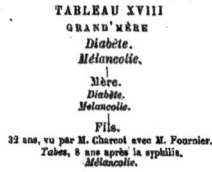

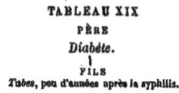

L'un de nous a eu l'occasion d'observer divers membres d'une famille dont on peut résumer ainsi le pedigree.

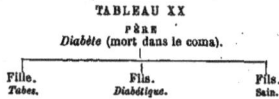

TABLEAU XX
PÈRE
Diabète (mort dans le coma).

Fille. — Fils. — Fils.
Tabes. — Diabétique. — Sain.

De ces divers tableaux, nous pouvons rapprocher l'observation suivante que nous avons recueillie à la consultation externe à la Salpêtrière :

OBSERVATION II (personnelle).

Rec..., trente-cinq ans, voyageur de commerce, a son *père dia-bétique* et *goutteux*. L'existence du diabète et de la goutte paternels n'est pas douteuse ; le sucre a été constaté dans les urines à diverses reprises. Quant à la goutte, elle est classique : elle a débuté par le gros orteil gauche, où existe actuellement un tophus ; les accidents, qui sont restés longtemps cantonnés à l'orteil, ont gagné depuis quelque temps les articulations des genoux et des coudes, mais sont toujours prédominants au niveau du pied. Une de ses *tantes* du côté paternel a toujours été excentrique ; elle est morte *aliénée* dans une maison de santé en avril 1891. Elle a un *fils* qui a tou-jours eu une conduite fort irrégulière : c'est un *impulsif*. La mère de notre malade est morte d'une tuberculose pulmonaire. Une tante maternelle est atteinte d'hémiplégie d'origine cérébrale.

Rec... n'a jamais eu la syphilis. En juillet 1889, il a été victime d'un *accident de voiture :* son cheval s'était emporté, il a voulu sauter à terre et est tombé sur les genoux ; après la guérison de la plaie superficielle, il a remarqué aussitôt des engourdissements dans la jambe du côté contusionné et bientôt une certaine gêne dans la marche. Ces engourdissements et cette gêne ont gagné ensuite le membre inférieur droit.

Le malade fait naturellement remonter sa maladie actuelle à cet accident, mais quand on l'interroge de plus près, on s'aperçoit que ce traumatisme n'a pas eu en réalité cette influence, que des symp-tômes tabétiques existaient déjà et que l'accident n'a influé que sur l'apparition de la deuxième période du tabes. En effet, Rec... raconte, que depuis cinq ans, il souffre de véritables douleurs ful-gurantes dans les membres inférieurs et de troubles vésicaux (in-continence d'urine). Au moment où nous l'avons examiné, outre les symptômes précédents, on constatait : la perte des réflexes rotuliens, le signe de Romberg, une sensation de constriction en ceinture et une incoordination motrice typique. Pas de sucre dans les urines.

On peut résumer les antécédents héréditaires de ce malade de la manière suivante :

TABLEAU XXI

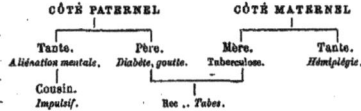

CÔTÉ PATERNEL   CÔTÉ MATERNEL

Tante. — Père. — Mère. — Tante.
Aliénation mentale. — *Diabète, goutte.* — *Tuberculose.* — *Hémiplégie.*

Cousin. — Rec.. *Tabes.*
Impulsif.

On voit par les exemples précédents que le diabète alterne avec le tabes dans les divers membres d'une même famille, absolument comme il alterne avec les vésanies et les névroses. Et cette alternance semble plus fréquente qu'on ne pourrait le croire : elle s'y présente d'une telle manière qu'elle ne peut être expliquée que par des liens de parenté entre ces deux affections. Assurément, lorsqu'il s'agit de faits rares, il est impossible de prouver qu'ils contiennent autre chose que des coïncidences fortuites. Mais, quand ces cas sont nombreux au contraire, la relation n'est pas niable ; ils suffiraient même à prouver l'existence d'une parenté entre le tabes et le diabète, si déjà la parenté de l'arthritisme et de la névropathie n'était point chose certaine.

La raison de ces liens de parenté consiste vraisemblablement dans un trouble de la nutrition, trouble commun aux manifestations arthritiques et aux manifestations nerveuses. « Cette connexion des affections du système nerveux avec la maladie diabétique, dit M. Bouchard,... prouve assurément que le système nerveux a une influence réelle sur le développement de la maladie, mais cette influence est sans doute la même que celle qui prédispose à tant d'autres maladies générales, à tant de troubles permanents de la nutrition. Le système nerveux est, en effet, le grand modérateur des actes nutritifs ; et ses désordres héréditaires ou acquis peuvent rendre la nutrition plus active ou plus lente... Si les métamorphoses de la matière peuvent être ralenties par un trouble nerveux, elles le sont également par une disposition constitutionnelle, congénitale ou héréditaire, ou par une diathèse acquise... Si ce retard de la nutrition vient à entraver les métamorphoses que le sucre doit subir dans l'organisme, il y aura aussi acheminement vers le diabète et à un certain degré production du diabète [1]. »

Comme dans le diabète, il y a dans le tabes trouble nutritif. Dans ces dernières années, MM. Livon et Alezais [2], au cours de recherches sur les urines tabétiques, étaient frappés de la tendance à l'hyperchlorurie et de la faible quantité d'urée et d'acide phosphorique éliminée dans les vingt-quatre heures.

L'ataxie locomotrice progressive affecte du reste avec d'autres membres de la famille arthritique des rapports du même ordre. MM. Landouzy et Ballet citent six cas de tabes où il n'y avait que l'arthritisme (rhumatisme) comme facteur étiologique. Ce chiffre ne peut être interprété par une simple coïncidence, si on considère que l'hérédité nerveuse est représentée par le chiffre dix-sept et la syphilis par le chiffre quatorze dans la même statistique [3]. Nous avons rappelé plus haut que M. Charcot avait vu plusieurs fois coexister le tabes et le rhumatisme chronique.

Le tabes survient souvent chez les diathésiques, surtout chez les rhumatisants (héréditaires ou personnels), (Combal, etc...). « On trouve souvent, dit Grasset, chez les ataxiques un arthritisme héréditaire et personnel qui a préparé le terrain d'abord et qui ensuite, sous l'influence d'excès ou de toute autre hé-

---

(1) Bouchard. *Loc. cit.*, p. 182.

(2) Livon et Alezais.— *Recherches sur les urines tabétiques.* (*Marseille médical*, 1888, p. 193 et 263.)

(3) Landouzy et Ballet.— *Du rôle de l'hérédité dans la genèse de l'ataxie locomotrice.* (*Prix Civrieux*, 1883, et *Annales méd. psych.*, 1884, p. 29.)

rédité (névropathique), se localise sur l'axe spinal et développe dans les cordons postérieurs les scléroses que, dans d'autres cas, on observe sur d'autres organes. »

Faut-il mentionner ici que Rosenthal est partisan de l'origine rhumatismale du tabes et que M. Belugou, sur trente-deux malades, relève chez dix-sept des antécédents personnels rhumatismaux [1] ? Non pas que nous partagions cette manière de voir, mais il semble légitime de conclure que le tabes affecte des liens de parenté avec le rhumatisme, membre de la famille arthritique.

C'est sans doute en raison de ce fait que M. Lancereaux [2] considère le diabète comme une névrose complexe et que Duckworth [3] regarde la goutte et le diabète comme deux affections du système nerveux. Si l'étude que nous venons de faire ne permet point d'adopter cette manière de voir, elle permet au moins de soutenir que le diabète est rattaché à la névropathie et au tabes par des relations étroites de parenté.

III.

Nous venons de voir jusqu'ici le diabète alterner avec le tabes chez divers membres d'une même famille. Nous avons hâte de démontrer que ces deux entités morbides peuvent s'associer chez un seul individu et évoluer pour leur compte personnel, sans qu'on ait

---

(1) Belugou. — *Progr. méd.*, 1885.

(2) Lancereaux. — *Traité de l'herpétisme*, 1883, p. 275.

(3) Duckworth. — *A plea for the neurotic theory of gout. Brain*, II, 1880, t. III, p. 1.

le droit de songer au pseudo-tabes diabétique ou à la glycosurie tabétique.

C'est la partie à laquelle nous avions primitivement limité notre étude ; elle en constitue le chapitre le plus important en raison de l'oubli dans lequel on avait paru la laisser jusqu'ici. Les observations que nous allons rapporter ont été recueillies par nous, soit à la clinique, soit dans la clientèle privée de M. le professeur Charcot.

OBSERVATION III.

A. Lem..., cinquante-neuf ans, maçon, entre le 10 juin 1890, à la Salpêtrière, dans le service de M. le professeur Charcot.

ANTÉCÉDENTS HÉRÉDITAIRES.— Son père, très obèse et très alcoolique, est mort subitement. Sa mère, atteinte d'asthme avec emphysème depuis de longues années, est morte à soixante-trois ans d'étranglement herniaire. Il a eu cinq frères ou sœurs qui sont tous morts jeunes d'affections inconnues de notre malade.

Il ne peut donner de renseignement sur ses grands-parents maternels ni sur un certain nombre de membres de sa famille. Il sait cependant que son grand-père paternel était un grand buveur et un noceur. Il sait aussi qu'une de ses tantes, une sœur de son père avait des crises de somnambulisme. En somme, son hérédité pathologique peut se résumer dans le tableau suivant :

TABLEAU XXII

CÔTÉ PATERNEL		CÔTÉ MATERNEL
Grand-père. *Alcoolique.*		
Tante. *Somnambule.*	Père. *Obèse et alcoolique.*	Mère. *Asthme et emphysème.*
	A. Lem... *Diabète et Tabes.*	

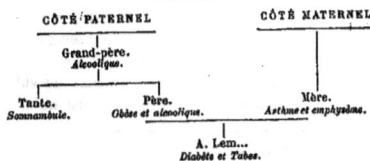

ANTÉCÉDENTS PERSONNELS. — Lem... n'a fait aucune maladie dans son enfance. A quinze ans, il a appris le métier de maçon, qu'il a exercé depuis lors. A dix-huit ans, blennorrhagie avec orchite. A dix-neuf ans il se marie; de ce mariage naissent treize enfants, qui tous sont morts à l'exception d'un seul.

A vingt-neuf ans, fracture malléolaire du pied gauche. Pendant dix ans, de trente-neuf à quarante-neuf ans, il a eu tous les ans au printemps une attaque de *rhumatisme articulaire aigu*. Presque toutes les articulations étaient prises et chaque attaque durait de deux à quatre mois. Il a été soigné soit à Necker, soit à Saint-Antoine et traité par le salicylate de soude.

Début du diabète. — A cinquante-un ans, en 1882, il a eu une *balano-posthite* avec paraphimosis qui l'amena dans le service de M. Terrier. L'interne aurait pratiqué une incision d'urgence et trois semaines après notre malade aurait quitté l'hôpital Saint-Antoine, non complètement guéri cependant. En effet, deux mois après il rentrait de nouveau. On lui fit une nouvelle opération sur le prépuce et comme la plaie ne se cicatrisait point, on analysa les urines et on trouva du sucre. Une analyse faite à cette époque aurait révélé 80 grammes de sucre par litre, glycosurie énorme accompagnée de polyurie (8 à 9 litres par vingt-quatre heures), polyphagie et polydepsie. Le malade fut alors envoyé à Cusset, ayant toujours sa posthite qui mit encore un an à guérir. A la fin de sa cure minérale ses urines, ne renfermaient plus, dit-il, que 60 grammes de glycose par litre. A son retour de Vichy, il revint à l'hôpital Saint-Antoine où il fut soumis à un régime approprié et d'où il put sortir quelque temps après, très sensiblement amélioré.

L'année suivante, en 1883, il rentra à l'hôpital Andral pour son diabète. Il avait encore, dit-il, 80 grammes de sucre par litre, pissait, mangeait et buvait beaucoup. Après sept mois de traitement (viande crue), le sucre ayant notablement diminué, il sortait.

Depuis lors sa maladie ne l'a pas autrement incommodé; il n'est resté qu'une fois à l'hôpital pour le tænia en 1884. Lorsqu'il s'est présenté à la Salpêtrière il ne se doutait point qu'il pissait encore du sucre. Il venait consulter pour des douleurs névralgiques, pour des troubles oculaires, avec une ordonnance des Quinze-Vingts, où on lui avait dit de venir à la consultation de M. Charcot.

Début du tabes. — En juin 1889, il a été pris de diplopie très manifeste qui a duré un à deux mois; il voyait dans la rue les hommes, les chevaux, les fiacres en double. Cette diplopie a disparu pour ne plus revenir.

Il y a un mois, sa vue a baissé surtout dans l'œil droit; des douleurs névralgiques se sont montrées dans la région mastoïdienne gauche. C'est pour cette amblyopie qu'il s'est présenté aux Quinze-Vingts et ensuite à la Salpêtrière.

ÉTAT ACTUEL (juin 1890). — L'examen des urines révèle la pré-

sence d'une quantité notable de sucre. Le malade a de la polydipsie et de la polyphagie modérées cependant. Une analyse
pratiquée le 24 juin par M. Grenouillet, interne en pharmacie de
service, donne les résultats suivants : urine de vingt-quatre
heures : trois litres d'aspect louche, de couleur jaune pâle, ammo-
niacale, alcaline, densité 1,020, contenant en totalité 35 grammes
d'urée, 27 grammes de chlorure et 6 gr. 3 de sulfate, sans albumine, sans peptone, ni acétone, contenant enfin 122 gr. 83 de glycose par vingt-quatre heures (40 gr. 94 par litre).

Homme obèse. Dents en bon état; pas de gingivite. Pas d'érup-
tions cutanées. La peau est de couleur normale sans sécheresse
manifeste. Pas de signe de Romberg. Absence totale des réflexes
rotuliens. La force musculaire générale est affaiblie; le malade se
fatigue plus vite que d'habitude, et il se sent incapable de faire les
courses qu'il faisait l'an dernier. Cependant la force musculaire
dans les membres inférieurs est normale; il oppose aux mouvements
passifs une résistance énergique. Au reste, la démarche est à peine
troublée, si ce n'est que les jambes se dérobent de temps à autre
sous lui. La démarche est un peu gênée, mais sans caractère spécial, et cette gêne semble tenir soit à la fracture ancienne vicieu-
sement consolidée, soit aux troubles de la vue.

Les troubles de la sensibilité sont multiples. Le malade se plaint
d'engourdissement dans les deux jambes, de la sensation imparfaite du sol (il lui semble qu'il marche sur un tapis) avec hypéres-
thésie assez marquée au niveau de la face dorsale des mains et des
pieds, hyperesthésie qui l'oblige parfois à enlever ses couvertures.

Pas d'anesthésie. Il n'a pas de douleurs fulgurantes bien nettes
ni dans les membres, ni au niveau de la ceinture. Il accuse simplement quelques douleurs rapides (comme de l'eau qui coulerait)
qui ne sont du reste pas très vives et attirent peu son attention. Il
ressent en outre une sensation de lourdeur. S'il appuie un instant,
ses bras restent pendant quelques minutes « comme morts ».

Il se plaint surtout d'une névralgie caractérisée par des douleurs
vives, continuelles, aussi fortes le jour que la nuit, lancinantes par
moments, exagérées par les mouvements de la tête et l'obligeant
à tenir sans cesse sa main appliquée contre l'oreille. Cette douleur
siège dans la région mastoïdienne du côté gauche. Elle a un foyer
maximum au niveau de l'apophyse mastoïde, un second à deux
centimètres au-dessous de cette apophyse. La zone douloureuse est
limitée en arrière à trois ou quatre travers de doigt du pavillon de
l'oreille. Il n'y a en avant de l'oreille, ni en d'autres points de la
tête et du cou, aucun point douloureux. Cette douleur est parfois
sourde, tolérable, mais s'exagère par la pression, par la marche,
par les mouvements.

Du côté de la sensibilité viscérale il nous faut signaler l'impuissance remontant à de longues années et parfois de la spermator

rhée sans érection, la paresse vésicale, qui l'oblige à pousser, avec arrêt momentané du jet de temps en temps.

Pas de crises vésicales, ni laryngées, ni stomacales, ni rectales, etc.

Du côté des sens spéciaux, le goût et l'odorat sont normaux. L'ouïe est très affaiblie, surtout à gauche où le malade n'entend pas le tic tac d'une montre appliquée sur son oreille. A droite le tic tac n'est pas entendu au delà de 3 centimètres.

L'œil est franchement tabétique. Myosis bilatéral. Signe d'Argyll-Robertson avec absence complète de réaction des pupilles. Rétrécissement irrégulier du champ visuel (v. *fig.* 10). Dyschromatopsie

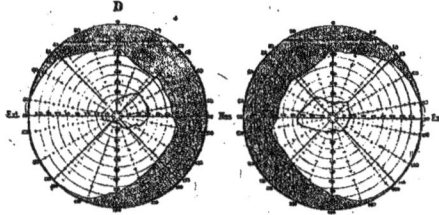

Fig. 10.— *Rétrécissement irrégulier du champ visuel d'origine tabétique chez un diabétique.*

prononcée. Atrophie nacrée des papilles. Amblyopie encore peu accusée, le malade voit assez nettement, joue aux cartes, etc...

L'état général est satisfaisant. Lem... est obèse, plutôt vigoureux d'aspect. L'appétit est exagéré, la soif augmentée, sans troubles stomacaux ou intestinaux. Il porte au niveau de la verge les vestiges cicatriciels de son ancienne balano-posthite, une hydrocèle vaginale du côté gauche, avec induration épididymaire et hydrocèle vaginale du côté droit. Le pouls est normal et les viscères ne présentent aucune altération appréciable.

Depuis son entrée dans le service de la clinique, le malade a été soumis au régime et au traitement. Dans les deux premiers mois la glycosurie a diminué alors que les manifestations oculaires ont pris une intensité remarquable. En quelques mois l'atrophie est devenue complète, la cécité absolue.

Dans ces derniers temps le traitement ayant été négligé par Lem..., le sucre a atteint le même taux qu'à l'entrée. Les chiffres ci-dessous montreront que le chiffre total de la glycose, sous l'influence d'une médication appropriée, avait baissé d'un tiers et que

l'abandon presque complet de la médication et du régime s'est
traduit par le retour au taux original.

Examen de juillet 1892 . . . . { 87 gr. 32 de sucre dans les
                                                 vingt-quatre heures.
                                                 (22 gr. 44 par litre.)

Examen du mois d'août 1890 . . . . . . { 78 gr. 54 dans les vingt-
                                          quatre heures.
                                          (19 gr. 85 par litre.)

Examen du mois de septembre 1891. { 125 grammes dans les vingt-
                                     quatre heures.
                                     (30 grammes par litre.)

Les autres symptômes n'ont pas varié sauf la névralgie de la
région mastoïdienne qui a disparu spontanément dans les premiers jours de septembre 1891, après avoir duré seize mois.

24 *septembre*. Ce matin au réveil, le malade s'est trouvé paralysé du côté gauche, sans participation de la face et sans troubles
de la sensibilité. Il s'agit d'une monoplégie crurale presque complète avec parésie brachiale associée.

— Héréditairement, on retrouve dans cette observation les deux tares névropathique et arthritique. Et
ces deux tares se traduisent chez Lem... par une association du tabes avec le diabète. Nous disons association, car si le diabète n'est pas douteux, le tabes ne
l'est pas davantage et, en aucune manière, il ne saurait être question du pseudo-tabes diabétique.

En pleine évolution d'un diabète confirmé, et huit
ans après son début, surviennent d'abord une diplopie
transitoire et quelque temps après de l'amblyopie qui
ne tarde pas à faire place à une amaurose complète
transitoire. Actuellement, outre les signes classiques
du diabète, on constate un certain nombre d'accidents
nerveux tels que : engourdissement, hyperesthésie,
impuissance génitale, perte des réflexes rotuliens. Ces
accidents relèvent-ils du tabes ou en sont-ils indépen-
dants? C'est là un problème difficile à résoudre, car
tous peuvent exister, dans le diabète sucré. Aussi bien

n'est-ce pas, d'après leur présence, que nous voulons établir l'existence du tabes vrai.

Les troubles vésicaux plaident bien pour l'ataxie locomotrice progressive : paresse vésicale avec arrêt momentané du jet, mais ils ne sont pas ici suffisamment caractéristiques et on pourrait objecter que de pareils troubles urinaires ont été observés dans le diabète. Par contre, les troubles oculaires nous semblent lever ici toute espèce de difficulté ; il s'agit d'amblyopie tabétique, d'œil tabétique au grand complet : myosis bilatéral, signe d'Argÿll Robertson, rétrécissement irrégulier du champ visuel, dyschromatopsie et atrophie nacrée des papilles. Ce sont là incontestablement des phénomènes qu'on ne trouve point chez les diabétiques. Non pas qu'on ne rencontre point dans le diabète des troubles et des lésions oculaires ; mais combien différents ! On y observe, d'après de Wecker et Landolt, par ordre de fréquence, les altérations suivantes : 1° la cataracte ; 2° la paralysie de l'accommodation et des muscles extrinsèques ; 3° les troubles hémorrhagiques du corps vitré ; 4° des rétinites et des hémorrhagies rétiniennes ; 5° l'atrophie du nerf optique.

Les quatre premiers n'existent pas chez notre malade. Quant à l'atrophie du nerf optique, inutile de faire remarquer qu'elle est exceptionnelle dans le diabète. Elle ne ressemble du reste point à celle du tabes. M. Parinaud, qui a fait à diverses reprises l'examen du fond de l'œil chez Lem... est catégorique sur l'existence, dans notre cas, d'une atrophie tabétique. Il n'est, du reste, pas éloigné de croire que l'atrophie de la papille n'appartient jamais au diabète. Quoi qu'il en soit, cette atrophie relève ici du tabes.

En outre, le myosis bilatéral, le signe d'Argyll, la diplopie qui a duré deux mois ne relèvent point du diabète sucré. En somme, nous trouvons d'une part absence des signes oculaires classiques du diabète et d'autre part présence de lésions et de symptômes franchement tabétiques. L'hésitation n'est point permise. Nous ferons enfin remarquer que le développement de l'amblyopie a coïncidé, chez notre malade, avec l'institution d'un régime et d'un traitement anti-diabétiques et avec l'amélioration du diabète, ce qui n'aurait pas dû arriver, sans doute, si cette amblyopie avait été sous la dépendance de celui-ci.

En résumé, si quelques accidents nerveux : perte du réflexe rotulien, troubles de la sensibilité, frigidité génitale, troubles vésicaux même ne peuvent être équitablement partagés et peuvent à la rigueur dépendre du diabète aussi bien que du tabes, les troubles oculaires relèvent incontestablement de l'ataxie locomotrice progressive. Nous ne sommes donc pas ici en présence d'un cas de pseudo-tabes diabétique mais bien d'un cas d'association du véritable tabes avec le vrai diabète sucré. Et ce tabes à début oculaire semble rester isolé et se cantonner aux yeux. Cet arrêt du tabes qui débute par les yeux est la règle dans l'espèce. Le fait a été signalé par M. Charcot, par Benedikt et tout récemment étudié par M. Martin Joannès[1].

Observation IV.

E. Kat..., israélite, cinquante-six ans, courtier en assurances, se présente à la consultation externe de la Salpêtrière, le 21 août 1890.

---

(1) Martin-Joannès. — *De l'atrophie du nerf optique et de sa valeur pronostique dans la sclérose des cordons postérieurs de la moelle épinière.* (Th. de Paris, 1890.)

ANTÉCÉDENTS HÉRÉDITAIRES. — Le malade ne peut donner aucun renseignement précis sur ses grands parents. Son père est mort dans la démence sénile ; il avait des hématuries. Sa mère est morte âgée ; elle était, paraît-il, coléreuse et emportée. Il a eu six frères ou sœurs : trois sont morts d'affections n'ayant rien de spécial à noter. Parmi les trois qui lui restent, se trouve une de ses sœurs qui a eu la danse de Saint-Guy, et dont une fille a également eu la chorée de Sydenham.

Un oncle maternel est goutteux, un autre du côté paternel est aliéné. Il y a en outre un certain nombre de membres de sa famille qu'il ne fréquente pas et qu'il ne connaît presque pas. La généalogie peut être représentée par le tableau suivant :

TABLEAU XXIII.

FAMILLE ISRAÉLITE

CÔTÉ PATERNEL　　　　　　CÔTÉ MATERNEL

Oncle.	Père.	Mère.	Oncle.
Aliéné.	*Démence sénile.*	*Colère.*	*Goutteux.*

5 frères et sœurs.	Notre malade.	Sœur.
Rien à noter.	*Tabes et diabète.*	*Chorée de Sydenham.*

Nièce.
Chorée de Sydenham.

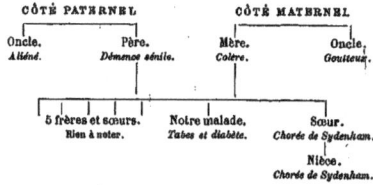

ANTÉCÉDENTS PERSONNELS. — K... n'a jamais été malade, ni dans son enfance, ni dans son adolescence. A dix-neuf ans, en 1870, il s'est engagé et a reçu quatre blessures sans gravité dont on voit encore les cicatrices à l'épaule, au bras et au cou. Deux blennorrhagies, à vingt-cinq et à trente-cinq ans. Pas de syphilis. Excès alcooliques durant une quinzaine d'années.

Il s'est marié à vingt-neuf ans. Sa femme a eu neuf grossesses (cinq fausses couches, quatre grossesses à terme ; il reste aujourd'hui trois enfants bien portants). Deux ans avant son mariage, il a eu un eczéma variqueux à la jambe gauche où on voit actuellement des varices et une pigmentation accusée.

Début du tabes. — A vingt-huit ans, six mois avant son mariage, il a éprouvé les premières douleurs au niveau de la cuisse gauche. Cette crise douloureuse a duré vingt-quatre heures sous forme de fulgurations rapides et courtes avec des intervalles de calme de cinq à six minutes.

Depuis cette époque, ces crises de douleur se sont reproduites avec des caractères identiques tous les deux ou trois mois environ, et duraient quarante-huit heures en moyenne. Les douleurs survenaient brusquement, siégeant dans les orteils, à la malléole externe, aux mollets, autour de la ceinture et parfois au niveau de l'épigastre. Il n'en a jamais ressenti dans la face, dans le cou, ni dans les membres inférieurs. Elles laissaient après elles une hyperesthésie cutanée très vive qui rendait la pression du pantalon et le poids des couvertures intolérables. Elles le forçaient à crier, à sauter en bas du lit et l'empêchaient complètement de dormir. « Ce sont, dit-il, des douleurs atroces, intolérables, qui m'empêchaient de dormir. » Il a usé contre elles de toutes les médications, bromure, iodure... morphine.

Il y a vingt ans s'est montrée une incoordination motrice : il faisait des écarts et menaçait de tomber. Depuis vingt ans il marche avec une canne.

C'est à la même époque que se sont montrés les troubles urinaires caractérisés par une paresse vésicale. Il était obligé de pousser fortement, de se tirailler la verge et de pisser accroupi. Ces troubles n'ont pas cessé depuis lors; s'il veut résister au besoin d'uriner, l'urine sort toute seule brusquement. Parfois il pisse involontairement quelques gouttes dans son pantalon.

Depuis une dizaine d'années, les troubles moteurs se sont notablement accrus ; fréquemment dans la marche ses jambes se dérobent sous lui. Il marche, dit-il, comme un homme ivre, et il est connu dans son quartier sous le sobriquet de « jambe de laine ».

Début du diabète. — En 1883, il y a sept ans, il avait à la jambe un ulcère variqueux qu'on ne parvenait pas à guérir. On examina ses urines et on y découvrit du sucre. Deux ans après, une analyse méthodique indiquait 40 grammes de glycose par litre. Du reste, à cette époque il avait toute la symptomatologie du diabète confirmé ; il urinait souvent et beaucoup, sans qu'il ait jamais songé à recueillir la totalité des urines. Il se levait la nuit cinq ou six fois pour pisser. Il buvait en proportion, ayant sans cesse la bouche sèche et pâteuse. Il se levait la nuit pour pisser et pour boire. Sa femme, qui l'accompagne, raconte qu'elle a remarqué, il y a dix ans, une augmentation de la soif et de l'appétit. Son mari faisait six repas par jour et se relevait même la nuit pour manger. Il avait des somnolences invincibles, deux ou trois fois par jour.

K... est impuissant ; depuis dix ans il n'a eu aucune érection ; il accuse cependant des désirs et même des éjaculations.

Depuis un an ses symptômes se seraient amendés. La polyphagie n'est pas très accusée ; il boit aux repas une quantité normale de liquide ; il n'a de polydipsie que la nuit.

Dans ces derniers mois son caractère s'est modifié : il est devenu irritable et impatient. Depuis trois mois il n'a pas eu de crise de douleurs fulgurantes, mais il éprouve des agacements, des fourmillements permanents dans les jambes, sensations qui n'ont, dit-il, rien d'analogue aux crises douloureuses qu'il connaît bien ; les fourmillements sont soulagés par la position croisée des membres inférieurs; aussi ne tient-il presque jamais ceux-ci dans la position normale. Il accuse encore des crampes douloureuses que le port de bas à varices ont fait disparaître.

Rien de particulier à noter dans les membres inférieurs si ce n'est un « énervement » qu'il fait remonter à six mois.

ÉTAT ACTUEL (21 août 1890). — K... est un homme de corpulence moyenne, sans obésité. Il porte aux membres inférieurs des varices très apparentes compliquées de cicatrices ulcéreuses et de pigmentation brunâtre. Il présente des placards de psoriasis aux deux mains (dos et paume de la main, petit doigt et annulaire gauches). Il est porteur de psoriasis depuis trente ans et en a eu dans différentes régions.

Pollakiurie et polyurie modérées avec polyphagie et polydipsie peu marquées. Les urines renferment, d'après un examen fait séance tenante par M. Olivéro, interne en pharmacie du service, 15 grammes de sucre, 8 gr. 15 d'urée, 5 grammes de chlorure, 0 gr. 9 de phosphate et 0 gr. 21 d'acide urique, le tout par litre, sans aucune trace d'albumine. L'urine est trouble, acide, d'une densité normale, et laisse déposer des phosphates ammoniaco-magnésiens.

La bouche est sèche, complètement dégarnie de dents qui sont toutes tombées depuis une dizaine d'années. La langue est quadrillée en gaufre avec quelques plaques blanches, sans contractions fibrillaires, sans atrophie appréciable.

Pas de troubles de la sensibilité autre que des engourdissements et les crises de douleurs fulgurantes. Pas d'anesthésie, plutôt un peu d'hyperesthésie et un peu de retard dans la perception des sensations. Pas de crises laryngées ni gastriques. Le goût, l'odorat, l'ouïe sont normaux. La vue est bonne, mais les pupilles sont inégales et le signe d'Argyll Robertson est très net. Absence des réflexes rotuliens. Signe de Romberg. L'incoordination motrice est absolument typique. Le malade appuyé sur une canne progresse en déviant de la ligne droite, en jetant ses jambes à droite et à gauche. Cette démarche qui n'a rien de celle de *stepper* est encore plus incoordonnée et même impossible dans l'obscurité.

Le cœur est normal. Le pouls a 76. Pas de troubles digestifs. Troubles urinaires déjà signalés. Rien au foie ni dans les divers organes. L'état général est très satisfaisant, le caractère gai et l'humeur joviale.

— Ici encore nous avons à relever la double hérédité arthritique et nerveuse. Nous soulignerons en outre ce fait qu'il s'agit d'un israélite. La race juive semble plus prédisposée au diabète et aux névropathies que les autres races. C'est l'opinion de nombreux médecins, de MM. Charcot et Bouchard, etc... et cette opinion contre laquelle s'est élevé récemment M. Germain Sée [1] semble parfaitement établie. Elle repose du reste sur ce fait d'observation clinique que les juifs sont particulièrement atteints de maladies arthritiques et névropathiques.

K... a éprouvé les premières douleurs fulgurantes, il y a près de trente ans. Depuis lors, ces douleurs ont reparu sous forme de crises absolument classiques, dans les membres inférieurs et autour de la ceinture. Puis, huit ans plus tard, est survenue une incoordination motrice, avec des troubles urinaires bien spéciaux. Ce n'est que vingt ans après, en plein tabes confirmé, que la présence du sucre a été notée dans les urines (40 grammes par litre) à propos d'un ulcère qui ne guérissait point. Du reste cette glycosurie n'était pas isolée ; elle s'accompagnait de tout le cortège classique du diabète : pollakiurie nocturne, polyurie, polydipsie, polyphagie. Sous l'influence d'un traitement approprié, les symptômes diabétiques s'amendent considérablement, sans modification parallèle des manifestations tabétiques.

En présence de ces divers symptômes, de leur mode d'apparition, de leur caractère, de leur évolution, nous pensons qu'il s'agit ici d'une association du tabes avec

---

[1] *Bullet. de l'Académie de méd.*, septembre 1891.

le diabète sucré. Et d'abord le tabes est avéré, indiscutable, suffisamment établi par les crises de douleur fulgurantes typiques, la constriction en ceinture, l'*incoordination motrice* particulière, l'inégalité pupillaire, le signe d'Argyll, les signes de Romberg et de Westphal, les troubles urinaires. Notre malade est en outre un véritable diabétique.

Deux objections pourraient être opposées à cette manière de voir :

1° Il s'agit d'un cas de pseudo-tabes diabétique dans lequel les phénomènes nerveux ont précédé la glycosurie pendant vingt ans ; 2° il s'agit d'une glycosurie tabétique.

La première objection n'est pas soutenable, car, si parmi les accidents nerveux quelques-uns sont communs au tabes et au diabète, il en est d'autres, comme l'inégalité pupillaire, le signe de Robertson, la démarche ataxique, les troubles vésicaux, qui ne peuvent être mis sur le compte de la maladie diabétique. Nous nous sommes déjà expliqués sur la plupart d'entre eux. Quant aux troubles moteurs, nous ferons remarquer en passant, qu'il y a loin de la démarche de *stepper* à l'incoordination typique du tabes.

La seconde objection est beaucoup plus sérieuse. Et pourtant, dans notre cas, la glycosurie ne saurait être symptomatique d'une lésion tabétique propagée au quatrième ventricule, comme dans les observations de Oppenheim, Reumont et Fischer, et cela pour plusieurs bonnes raisons. D'abord, parce que cette glycosurie au lieu d'être isolée, s'est accompagnée de la symptomatologie habituelle du diabète, ensuite parce qu'elle s'est amendée sous l'influence d'un traitement antidiabétique, enfin, et surtout parce qu'elle ne s'accompagne point de certains signes habituels, concomitants : fréquence du pouls, troubles sensitifs dans le domaine du trijumeau, etc., qui, ainsi que nous le verrons plus loin, semblent être les compagnons ordinaires de la glycosurie d'origine tabétique.

Bref, comme dans l'observation III, il s'agit d'un cas d'association du tabes vrai avec le véritable diabète sucré. Mais, contrairement au cas précédent, c'est ici le tabes qui a débuté et le diabète qui a suivi, soit que celui-là ait servi d'agent provocateur, soit qu'au contraire cette association soit simplement le fait de la prédisposition héréditaire.

OBSERVATION V (personnelle).

M. C..., soixante ans, rentier, vu par M. CHARCOT.

Pas d'antécédents héréditaires (?).

Syphilis dans la première jeunesse (vingt-deux ans?). Obèse.

Début du tabes à l'âge de quarante-neuf ans, par les douleurs fulgurantes.

ÉTAT ACTUEL (mai 1889). Signe de Westphal.

Signe de Romberg très accentué.

Myosis avec signe d'Argyll Robertson. Pas de cataracte.

Douleurs fulgurantes autrefois très violentes, maintenant plus fréquentes, mais beaucoup moins sévères.

Troubles vésicaux, rétention d'urine ; ne peut uriner qu'à l'aide de la sonde.

Démarche nettement ataxique. Talonnement, seulement le pied est un peu mou, mais sans steppage véritable, à cause d'un degré assez accentué d'atrophie des muscles des jambes avec prédominance sur les extenseurs du pied.

Diabète constaté il y a au moins trois ans. Le malade a toujours été et est encore gros mangeur et boit beaucoup. Il y a eu une période de polyurie, mais ce fait est assez difficile à préciser à cause de la présence des troubles vésicaux tabétiques qui existaient déjà à cette époque.

Octobre 1889. — La suspension a quelque peu amélioré certains symptômes tabétiques, les douleurs fulgurantes en particulier et la démarche. Mais celle-ci reste encore assez ataxique pour que l'atrophie des extenseurs ne donne pas lieu à la démarche franche du *stepper*. Cependant le genou est toujours fortement élevé dans l'action de porter le pied en avant. Le sucre a été tout le temps constaté dans l'urine, examinée une fois par semaine.

— Cette observation est à peu près calquée sur la précédente ; elle est justiciable de la même argumentation et des mêmes conclusions : elle a trait à un cas d'association du tabes avec le diabète sucré.

OBSERVATION VI.

F. de la P..., soixante ans, journaliste, se présente à la consultation externe de la Salpêtrière, le 2 septembre 1891.

ANTÉCÉDENTS HÉRÉDITAIRES. — Nos recherches sur une tare névropathique ou arthritique sont restées infructueuses. Jamais il n'a entendu parler de maladie dans sa famille. Tous les membres qu'il connaît n'ont ou n'ont eu ni affections nerveuses, ni goutte, ni diabète, ni rhumatisme, ni obésité, ni manifestations arthritiques.

ANTÉCÉDENTS PERSONNELS. — Lui-même est sobre mais s'est pendant de longues années livré à des travaux intellectuels excessifs; il a été rédacteur de plusieurs journaux politiques et travaillé cérébralement douze heures par jour durant quinze ans. C'est à ce surmenage intellectuel qu'il attribue sa maladie.

A dix-sept ans, en 1848, après être resté trois heures sur la glace, il a été pris d'un rhumatisme articulaire aigu qui l'a retenu trois mois au lit. Depuis cette époque, il a eu deux crises semblables qui ont duré moins longtemps et enfin depuis 1889 il n'a plus eu de douleurs rhumatismales.

Début du diabète. — Il s'est aperçu qu'il avait du sucre dans les urines en 1888. Mais le début réel du diabète remonte probablement au delà. Depuis au moins cinq ans il buvait et urinait beaucoup, et il avait « un bel appétit ». « Mes deux meubles essentiels, dit-il, étaient une carafe d'eau et un pot de chambre. Je n'osais plus dîner en ville. » Enfin, il accuse une impuissance qui remonterait à une quinzaine d'années.

Quoi qu'il en soit, en 1888, un examen méthodique des urines fut fait. On trouva 45 grammes de sucre par litre, avec une polyurie de 10 à 12 litres par jour. Une gingivite se produisit avec expulsion de deux dents. Il fut mis tout d'abord au régime sans médication. Deux mois après la polyurie diminuait et l'urine ne conte-

naît plus que 5 grammes de glycose par litre. Enfin quatre mois
plus tard la quantité de sucre n'était plus dosable. La soif avait
disparu et la quantité d'urine émise était sensiblement normale.
Depuis cette époque six mois après, le malade a repris son régime
habituel.

En 1889, il eut une bronchopneumonie ; on fit examiner et doser
ses urines et on trouva 3 grammes de sucre par litre. Il se remit
au régime et le sucre disparut rapidement. Une analyse pratiquée
en avril 1890 ne révéla aucune trace de glycose.

Début du tabes. — En novembre 1889, alors qu'il n'y avait déjà
plus de sucre dans l'urine, D... fut pris d'engourdissements et de
fourmillements dans les pieds, en même temps que de faiblesse
dans les genoux et de gêne dans la marche. Cette gêne s'accusa
rapidement et en quelques mois l'incoordination était complète.

En juin 1890, se montrèrent des douleurs fulgurantes survenant
par crises, lancinantes ou térébrantes, siégeant dans les membres
inférieurs au niveau des articulations, des cuisses et des mollets.
Ces douleurs sont vives et courtes, quotidiennes, sous forme d'accès
qui durent une heure environ et se répètent deux ou trois fois par
jour ; ces accès n'ont pas cessé depuis lors. Le malade les distingue
très explicitement d'un endolorissement, d'un engourdissement
tolérable qui est continuel. « Sur ce fond d'engourdissement
dit-il, se greffent les crises douloureuses. » En outre, il se plaint
de dérobements brusques des jambes, d'effondrements qui, joints à
l'incoordination, occasionnent des chutes fréquentes.

Depuis le mois de juin et pendant six mois, il « a été tourmenté
par des anthrax dans le dos ; le premier qui a duré environ deux
mois avait quarante centimètres (?) de tour. Il en est venu un
second de dimension moindre suivi d'un abcès, puis un troisième.
« Pendant ces six mois l'infirmité de mes jambes, écrit-il, n'a cessé
de s'accroître, et maintenant il m'est à peu près impossible de
marcher seul. » La recherche du sucre n'a pas été faite durant cette
période.

ÉTAT ACTUEL (2 septembre 1891). — Homme d'aspect assez robuste,
d'embonpoint ordinaire.

Comme troubles de la sensibilité, il se plaint de douleurs à type
fulgurant que nous avons signalées et d'engourdissement dans les
pieds, les jambes et les mains, qui le gênent pour s'habiller. Il a la
sensation subjective de la perte, de l'absence de ses pieds. « J'ai
conscience d'un corps au bout de mes jambes, mais je ne puis
rien dire de sa forme ni de ses limites. C'est une chose indéterminée, douloureuse. » Aux mains, l'engourdissement occupe les
deux premières phalanges des doigts. Enfin il accuse une sensation de gonflement et d'engourdissement dans la moitié inférieure

du visage. Toutes ces sensations sont purement subjectives et ne correspondent à aucune anesthésie ou hyperesthésie objective. Sa bouche n'est ni sèche ni amère : deux dents font défaut. Pas de troubles appréciables de la sensibilité objective, générale ou sensorielle.

Les troubles génito-urinaires sont une impuissance absolue et une légère incontinence d'urine de temps à autre.

Comme troubles moteurs, incoordination absolument tabétique. Le malade ne peut marcher sans aide; il jette follement ses jambes en dehors et talonne fortement. Et cependant il n'y a aucune espèce de parésie, la force musculaire est intacte et le malade résiste vigoureusement, normalement aux mouvements passifs effectués sur les divers segments des membres inférieurs. Il suffit de le voir marcher pour reconnaître la démarche classique du tabes.

Les réflexes rotuliens sont abolis totalement même par le procédé de Jendrassik. Le signe de Romberg est poussé à l'extrême ; le malade est incapable de se tenir debout, les yeux ouverts, sans osciller et sans menacer de tomber.

Il n'accuse aucun trouble oculaire ; aucun trouble gastrique ou laryngé. Le cœur est sain, le pouls bat régulièrement à 80°. Les divers viscères sont normaux. L'état général est bon. L'intelligence remarquablement lucide. Il n'a rien de l'état mental des diabétiques.

L'examen des urines n'a révélé aucune trace de sucre ni d'albumine à quinze jours de distance. La soif, l'urination, l'appétit sont normaux.

— Nous voyons, dans l'observation que nous venons de résumer, un homme, sans hérédité connue, surmené intellectuellement, devenir diabétique et rester — la chose est fréquente — plusieurs années sans s'en douter. Le seul régime suffit en quelques mois à guérir les accidents. L'analyse du mois d'avril 1890 que nous avons eue sous les yeux et deux examens pratiqués à la Salpêtrière en septembre 1891, confirment la guérison de la glycosurie diabétique et l'interrogatoire ne révèle plus aucun des signes habituels au diabète.

Mais, par une coïncidence bizarre à priori et qui,

en réalité, pourrait bien avoir joué un certain rôle dans cette guérison, la disparition du sucre et des symptômes diabétiques coïncide précisément avec l'apparition de symptômes tabétiques ; troubles de la sensibilité, incoordination motrice à évolution rapide, signe de Westphal et de Romberg. Ces phénomènes s'installent rapidement et dominent actuellement la scène.

Que peut-on conclure de cette succession morbide ? Les accidents nerveux actuels ressortissent-ils au tabes vrai ? Ne pourraient-ils pas être mis sur le compte du diabète et ne s'agirait-il pas en vérité de pseudo-tabes d'ordre diabétique ? Cette dernière hypothèse est bien difficile à défendre ; il est presque impossible de concevoir l'évolution d'un pseudo-tabes diabétique, durant depuis deux ans, avec aggravation des phénomènes nerveux, en l'absence de la glycosurie et des autres signes du diabète. Au surplus, un certain nombre de signes, entre autres l'incoordination typique. ne sauraient appartenir au diabète sucré.

L'existence actuelle du tabes vrai ne semble donc pas niable. La coïncidence de son apparition avec la disparition apparente sinon réelle du diabète est un fait d'observation intéressant à souligner. Ne sait-on pas que le sucre disparaît des urines dans le cours d'une affection inflammatoire ? Trousseau ne signale-t-il pas cette disparition chez un diabétique dont la glycosurie qui durait depuis dix ans « cessa, dit-il, subitement et définitivement le jour où le malade fut frappé d'accidents cérébraux, dus probablement à une hémorrhagie du cerveau. suivie de ramollissement [1] »?

_____

(1) Trousseau. — *Clinique méd.*, 5ᵉ édit., t. II, p. 812.

Savage [1], ne déclare-t-il pas que lorsqu'un diabétique devient fou, le sucre disparaît parfois de l'urine? Du reste, dans les affections du système nerveux, l'atténuation, l'arrêt ou la disparition de la maladie la première en date, lorsque survient la seconde, n'est pas chose exceptionnelle. Notre maître, M. Charcot, nous a dit avoir vu plusieurs fois des faits de ce genre.

Point n'est besoin pour interpréter la succession, chez un même individu, de deux états morbides, de ressusciter la théorie oubliée de Lorry *De mutationibus morborum*. Il ne s'agit point de mutation dans l'espèce. La parenté héréditaire du diabète avec le tabes suffit à expliquer cette succession, chez le même individu, d'affections pathologiques distinctes quoique unies par des liens de famille [2].

---

(1) *Soc. de méd. de Londres*, 26 octobre 1889.

(2) Les liens de parenté entre le diabète et le tabes ou plus généralement entre l'arthritisme et les névropathies diverses par transformation héréditaire avaient déjà été notés par Morel (*Arch. de méd.*, 1869, t. I, p. 589).

« Sans doute, dit-il, il est difficile d'admettre, au premier aspect, que beaucoup d'arrêts de développement, que diverses infirmités physiques, que des affections dites organiques du système nerveux, voire même certaines monstruosités soient le résultat de l'hérédité progressive ou accumulée.

« Mais il est impossible de ne pas se rendre à l'évidence lorsqu'il est possible de prouver qu'une foule d'individus strabiques, porteurs de pieds bots, affligés de telles ou telles maladies organiques du système nerveux (*ramollissement cérébral*, *ataxie locomotrice*), victimes en outre de certaines affections diathésiques (*goutte*, *diabète*) présentent enfin certains arrêts de développement, dont quelques-uns constituent des monstruosités caractérisées ; il est impossible, dis-je, de ne pas se rendre à l'évidence, lorsque l'observation consciencieuse des faits nous apprend que tous ces êtres pathologiques sont les *descendants d'individus* qui souvent n'ont offert à nos recherches que l'état rudimentaire, pour ainsi dire, d'une perturbation dans leurs fonctions nerveuses.

« L'étude des phénomènes de l'*hérédité morbide* progressive a précisément pour objet de formuler les lois en vertu desquelles s'opèrent les transformations maladives dans la descendance des névropathes. »

En somme, il s'agit encore ici d'association du tabes vrai avec le diabète, chez un même sujet. Mais les deux maladies se sont succédées au lieu de coexister. Ou, du moins, si elles coexistent, l'une d'elles est à l'état latent n'attendant peut-être qu'une occasion pour reparaître.

— Ce n'est donc pas seulement dans une même famille qu'on rencontre la coexistence du tabes et du diabète. Les quatre observations que nous venons de résumer montrent que cette association existe aussi chez un seul individu. Et très vraisemblablement ces cas d'association tabético-diabétique sont plus fréquents qu'on ne pense. Il est probable qu'un certain nombre d'entre eux ont été méconnus par les cliniciens, qui semblent s'être uniquement préoccupés de rattacher tout le complexus morbide soit au diabète soit au tabes seuls. Encore une fois, nous ne nions en aucune manière les cas de pseudo-tabes diabétiques ni ceux de glycosurie tabétique; nous pourrions même en citer des exemples personnels. Mais nous voulons faire une place clinique aux cas d'association, qui la méritent bien.

Dans les recherches que nous avons faites, nous n'avons pas trouvé de cas analogue. Nous devons faire une exception en faveur de Fischer qui mentionne trois observations intéressantes, malheureusement incomplètes et incapables d'entraîner la conviction absolue. Sans être catégoriquement affirmatif, l'auteur fait de prudentes réserves, que nous partageons entièrement. Voici comme spécimen le résumé d'un de ces trois cas :

X..., soixante-dix ans, probablement syphilitique, se plaint depuis de longues années de faiblesse dans la jambe droite qui l'empêche de marcher longtemps. Depuis trois ans on a constaté beaucoup de sucre dans l'urine, sans polyurie ni polydepsie, et depuis
de longues années il présente des dépôts goutteux articulaires.

Il éprouve dans les jambes des douleurs qui ne revêtent point le
caractère lancinant, avec paresthésie dans les orteils et dans les
doigts, surtout au pouce. Démarche talonnante, incertaine dans
l'obscurité. Douleurs en ceinture pas très nettes dans la région
abdominale inférieure ainsi que dans la région dorsale. Les urines
et les selles sont si impérieuses parfois que le malade a à peine le
temps de sortir de chez lui. Diminution de l'acuité visuelle consécutive à une cataracte commençante.

En juin 1885, à la suite d'un traumatisme (chute dans l'escalier)
l'état s'aggrave. Furonculose à Wiesbaden.

ÉTAT ACTUEL 1886. — Amaurose commençante. Les pupilles sont
étroites, mais réagissent à la lumière. Absence de dents. La station
debout, les yeux fermés, est très incertaine. Incoordination motrice très nette. Perte des réflexes aux bras et aux genoux. Anesthésie de la plante des pieds. Troubles du tact.

L'urine a une densité de 1,028 et renferme de 10 à 25 grammes
de sucre par litre. L'auteur a souvent vu le malade depuis cette
époque et constata la persistance des signes spéciaux. Le sucre di-
minua sans disparaître.

*

— Pour notre compte, nous admettons très volontiers, dans ce cas, l'association du tabes vrai avec le
véritable diabète sucré. C'est du reste l'opinion à
laquelle semble se rattacher l'auteur, lorsque, sans
affirmer catégoriquement, il écrit : « Dans tous les
cas, rien ne prouve qu'il se soit uniquement agi du
diabète. Malheureusement je n'ai pu ni suivre l'évolution de la maladie, ni faire l'autopsie. Cependant,
quoique le diagnostic de ces cas ne soit pas ferme, je
pense qu'on ne peut sûrement, dans aucun d'eux,
éliminer le diagnostic de tabes. »

IV.

Il ne nous reste maintenant qu'à signaler et à discuter les symptômes qui, permettent, à notre avis, de se prononcer pour l'existence d'une seule espèce morbide : pseudo-tabes diabétique ou glycosurie tabétique, ou bien au contraire d'affirmer la présence de deux espèces distinctes ; tabes et diabète, associées chez un même individu. Sans doute il pourra se présenter des cas où le diagnostic devra rester en suspens, mais, le plus souvent une analyse rigoureuse donnera la solution du problème. Cette solution ressort, nous semble-t-il, de l'étude que nous venons de faire et des réflexions qui accompagnent chacune de nos observations.

Deux cas peuvent se présenter en clinique : tantôt au cours d'un diabète authentique, surviennent des accidents nerveux tabétiformes ; tantôt, chez un tabétique avéré, on constate, à un moment donné, la présence du sucre dans les urines. Il s'agit, dans le premier cas, de déterminer si l'on a affaire au vrai ou au faux tabes, dans le second si l'on se trouve en face d'une glycosurie symptomatique du tabes ou d'un véritable diabète, dans les deux cas de savoir, en un mot, si deux entités distinctes sont en jeu, ou bien une seule. C'est là un problème clinique dont la solution exacte intéresse à la fois le pronostic et le traitement.

On sait aujourd'hui que le diabète et le tabes offrent un certain nombre de signes communs sur lesquels il est impossible de tabler pour établir le diagnostic différentiel des deux affections. C'est évidemment sur les symptômes propres à chacune d'elles qu'il faudra se baser. Parmi les signes communs, il faut citer :

1° Les *douleurs fulgurantes*. — Elles ont été mentionnées dans le diabète par M. Charcot, par MM. Raymond et Oulmont, Bernard et Féré, etc. C'est actuellement un fait bien établi. Tout ce que l'on peut dire c'est que les crises de douleurs fulgurantes semblent plus courtes et plus rapprochées dans le diabète que dans l'ataxie locomotrice progressive, mais c'est là un caractère différentiel de peu de valeur.

2° Les *anesthésies, hyperesthésies, dysesthésies* de toute sorte : fourmillements, engourdissements.

3° La *perte du réflexe rotulien*. — Ce symptôme signalé dans le diabète par M. Bouchard, dès 1881, est fréquent dans le diabète sucré, et sa constatation est bien capable d'induire en erreur.

4° Les *troubles trophiques* : maux perforants (Kirmisson), chute des dents et des ongles, perte des sueurs locales.

5° La *frigidité et l'impuissance*.

6° Le *signe de Romberg*.

Si tous ces symptômes se trouvaient réunis chez un diabétique, ils pourraient assurément faire songer au tabes. Sans doute, ces divers signes offrent bien, dans les deux maladies, quelques traits différentiels, mais ce sont le plus souvent de simples nuances incapables d'entraîner la conviction. Dans ces conditions, le meilleur caractère distinctif se tirerait de l'influence produite par le traitement antidiabétique. Si ce traitement faisait disparaître ou amendait notablement les

symptômes classiques du diabète sans influencer parallèlement les signes tabétiformes, on aurait, sinon la
certitude, au moins de fortes probabilités pour l'existence d'un vrai tabes associé à la maladie diabétique.
Si par contre l'amendement portait aussi sur ces derniers symptômes, la question serait résolue en faveur
du pseudo-tabes.

A côté de cette première catégorie de signes communs aux deux maladies diabète et tabes, il en est
une seconde où les dissemblances l'emportent sur les
ressemblances. Sans parler des névralgies rebelles
souvent bilatérales signalées d'abord par Worms et
ensuite par Buzzard, Drasche, Liemmssen, Rosenstein,
etc., il faut souligner :

1° Les *crises laryngées*. Ces crises sont assez fréquentes dans le tabes où elles se présentent avec des
caractères très remarquables. Elles sont exceptionnelles, si toutefois elles existent, dans le diabète vrai.

2° L'*incoordination motrice*. Les troubles de la
démarche n'ont rien de commun dans les deux affections. Là il s'agit de la démarche de *stepper*, ici d'une
incoordination tout à fait spéciale qui, quand elle est
typique, permet de faire le diagnostic à distance.
M. Charcot, dans une leçon déjà citée sur un cas de
paraplégie diabétique, en a tracé un parallèle magistral auquel nous renvoyons. Dans le diabète c'est le
steppage que l'on rencontre, « comme dans la paraplégie alcoolique, tout comme dans les prétendues
ataxies saturnines, béribériques, arsénicales, dans la
majorité des cas de pseudo-tabes jusqu'ici observés »[1].

_____

(1) Charcot. — *Loc. cit.*

3° Les *troubles vésicaux*. Si la rétention d'urine peut survenir accidentellement, dans le diabète, par surdistension de la vessie (Bouchard, Congrès de Blois, 1884), si quelques accidents vésicaux peuvent s'y montrer [1], ils n'ont rien de commun avec les troubles urinaires du tabes ; il est inutile d'insister sur ce point ;

4° Les *troubles oculaires*. Les différences sont ici très accentuées, et la fréquence de ces troubles dans le tabes comme dans le diabète leur donne une importance de premier ordre. Appartiennent à l'ataxie locomotrice progressive le myosis bilatéral, le signe d'Argyll Robertson. Fischer signale bien le myosis chez deux de ses malades, mais outre que cet auteur les met sous la dépendance d'une intoxication tabagique, nous avons vu que dans ces cas il s'agissait probablement d'association tabético-diabétique.

Pour ce qui concerne les paralysies des muscles des yeux d'origine diabétique, Althaus dit : « Actuellement on ne possède pas d'observations très concluantes sur les paralysies des muscles oculaires, quoique Kiwatkowski en ait rapporté un cas ; on a relaté une paralysie du muscle droit externe dans des conditions analogues [2]. » D'après de Wecker et Landolt, ces paralysies seraient probablement dues à des troubles circulatoires et reconnaîtraient des lésions peu profondes des noyaux bulbaires des nerfs moteurs de l'œil, car, ajoutent-ils, elles ont un caractère généralement bénin et guérissent facilement même sans inter-

---

(1) Bazy.—*Troubles urinaires chez les glycosuriques.* (Congrès français de chirurgie, Paris, 1890.)

(2) Althaus. — *Maladies de la moelle épinière.* Traduction française de J. Morin, 1883.

vention. M. Lecorché pense également que ces paralysies sont par essence mobiles et passagères.

Quant à l'amblyopie et à l'atrophie du nerf optique dans le diabète, nous avons vu plus haut, à propos des commentaires de l'observation III, ce qu'il fallait en penser. Cette atrophie diffère, si toutefois elle existe (Parinaud), de l'atrophie nacrée du tabes. M. Galezowsky [1] déclare que l'amblyopie diabétique grave est due tantôt à des hémorrhagies, tantôt à une atrophie simple, générale ou partielle du nerf optique ou de la rétine, tantôt à une atrophie avec iridochoroïdite (Liebreich). Sur ce même sujet, MM. de Wecker et Landolt s'expriment ainsi : « Reste une troisième catégorie d'amblyopies (en dehors de l'amblyopie sans lésion et de l'amblyopie avec scotome), avec rétrécissement plus ou moins considérable du champ visuel et avec atrophie du nerf optique. Les auteurs signalent à peu près tous une atrophie simple, sans trouble bien manifeste de la papille. L'atrophie était assez avancée dans quelques cas, au point que les artères rétiniennes étaient filiformes. Dans les cas de cette espèce, on a trouvé des troubles de l'achromatopsie en somme de même nature que dans l'atrophie du nerf optique en général. » Pour Althaus « le renseignement le plus important est fourni dans ce cas par l'examen ophthalmoscopique... Mais on n'oubliera pas qu'au début de la maladie le disque optique n'offre pas la moindre altération pathologique et que l'amblyopie du tabes peut par conséquent être confondue à cette période avec celle du diabète et de l'alcoolisme chronique. On

---

(1) Galezowski. — *Traité des maladies des yeux*, 1875.

distingue néanmoins l'atrophie optique du tabes de
l'amblyopie de ces deux dernières maladies, en ce que
l'atrophie commence toujours dans un seul œil, et dans
le cours ultérieur de la maladie, un œil est toujours
plus affecté, excepté lorsque le malade est devenu
complètement aveugle, tandis que, dans le diabète et
l'alcoolisme chronique, l'atrophie optique est toujours
bilatérale d'emblée. » Et Dreyfus en parle en ces
termes : « Plus exceptionnellement on voit se développer une atrophie progressive de la papille qui n'a
guère le temps de se compléter et de produire une
amaurose absolue, le malade succombait avant cette
terminaison (Lecorché, Testelin-Piéchaud)[1]. »

En résumé les troubles oculaires du diabète n'offrent
qu'une analogie superficielle avec ceux du tabes.
Nous rappellerons pour la seconde fois que dans le
diabète, ceux que l'on rencontre sont : la cataracte,
les paralysies de l'accommodation et celles des muscles extrinsèques, les troubles hémorrhagiques du
corps vitré, des rétinites, des hémorrhagies rétiniennes
et peut-être l'atrophie du nerf optique. Or l'œil tabétique se présente avec des lésions toutes différentes.

Le parallèle que nous venons de tracer peut donc
permettre de répondre à cette première question :
Étant donné un diabétique chez lequel surviennent
des accidents nerveux tabétiformes, déterminer si ces
accidents relèvent du vrai tabes ou du pseudo-tabes
diabétique. Mais le problème clinique se présente
en outre sous cette seconde face : Étant donné un

---

(1) Dreyfous. — *Pathogénie et accidents nerveux du diabète sucré.*
Th. agrég., 1883, p. 89.

tabétique chez lequel survient de la glycosurie, déterminer si cette glycosurie dépend du tabes ou d'un
diabète vrai surajouté.

La solution repose ici et sur les caractères propres
de la glycosurie en elle-même et ensuite et surtout
sur les symptômes concomitants. Dans la glycosurie
tabétique le chiffre du sucre est en général peu élevé;
les diverses observations publiées jusqu'ici parlent
toutes en ce sens. Dans le cas d'Oppenheim, la malade
rendait de 7 à 13 grammes de sucre par litre, soit de
21 à 38 grammes dans les vingt-quatre heures. Le
malade de Roumont dont la quantité d'urine était
normale, rendait 6 à 10 grammes de glycose par litre.
Enfin, celui de Fischer, non polyurique, éliminait
9 grammes de sucre par litre.

On voit par ces chiffres que la glycosurie d'origine
tabétique, expression du processus scléreux propagé
au bulbe, se comporte comme les différentes glycosuries symptomatiques, c'est-à-dire qu'elle est représentée par un taux assez faible comparativement au
chiffre généralement élevé de la glycosurie des diabétiques. Celle-ci en effet est d'ordinaire abondante.
« Toutes les fois qu'un malade rendra dans les vingt-
quatre heures une quantité de sucre égale ou supérieure à celle que le foie forme journellement à l'état
normal, soit 200 grammes approximativement, d'après
les recherches les plus récentes, on pourra affirmer
que ce malade est atteint de diabète vrai et non de
glycosurie symptomatique [1]. » Il est vrai d'ajouter que,
chez des diabétiques avérés, le sucre peut momentané-

---

(1) Le Gendre. — *Traité de médecine*, t. I, p. 407, Paris, 1891.

ment faire défaut ou être représenté par un chiffre
très médiocre. Ce sont les « petits diabétiques ». Il
ne faudrait donc pas se baser sur ce taux peu élevé
pour affirmer l'existence d'une glycosurie tabétique.
Ce caractère n'a qu'une valeur relative. Il en est
de même de la constance de la glycosurie dans le
diabète vrai, de son inconstance dans le tabes. Ce
caractère n'a encore rien d'absolu.

La densité des urines tabétiques glycosuriques
semble moins élevée que dans le diabète. Les chiffres
donnés par Oppenheim, Reumont, dans leurs observations sont 1.012, 1.015, 1.019, mais ceci n'a pas
grande valeur, car, d'une manière générale, la densité
est en rapport direct de la quantité de glycose contenue dans l'urine. Le chiffre de l'azoturie n'a pas plus
de valeur différentielle. Quand il y a azoturie, on peut
affirmer la légitimité du diabète, mais son absence n'a
aucune signification pour ou contre, car, M. Bouchard,
sur 100 diabétiques, en a trouvé 46 éliminant une
quantité normale d'urée, 41 azoturiques et 13 anazo-
turiques.

De même, en général, la polyurie semble être l'apa-
nage du diabète et cependant le diabète chronique des
arthritiques ne s'accompagne très souvent que d'une
polyurie modérée (2, 3, 4 litres dans les vingt-quatre
heures).

En somme la valeur comparative de ce parallèle est
purement relative. Elle est encore amoindrie par ce
fait que les cas de glycosurie tabétique sont encore
trop peu nombreux pour qu'on puisse en déduire des
règles générales. En vérité, les caractères différentiels
tirés de l'examen des urines n'ont qu'une valeur

limitée, surtout si on les considère isolément ; pris en groupe et réunis chez un même individu, ils permettent des présomptions. Mais, c'est à la catégorie des phénomènes concomitants qu'il faut s'adresser pour arriver à la probabilité, sinon à la certitude clinique.

La glycosurie diabétique s'accompagne généralement de polydipsie et de polyphagie, phénomènes qui semblent faire défaut dans la glycosurie des tabétiques. Il faut pourtant ajouter que ces phénomènes dépendent soit de la polyurie, soit de la déperdition énorme de l'organisme en sucre, c'est-à-dire de la quantité de sucre éliminée, quantité variable dans le diabète vrai, ce qui enlève à ces phénomènes concomitants une importance diagnostique. Ils ont pourtant, unis aux caractères précédents, une certaine valeur. Ajoutez aux divers symptômes du diabète constitutionnel, à ses complications ordinaires : anthrax, furonculose, gingivite expulsive, etc... ; aux résultats d'un traitement approprié, ils éclairent le diagnostic et entraînent la conviction. Mais, en définitive, ces symptômes, ces complications ordinaires peuvent faire défaut et force est bien de s'appuyer sur d'autres phénomènes pour séparer la glycosurie des diabétiques de celle des tabétiques.

Le moment est venu de mettre en relief une série de symptômes qui semblent propres à la glycosurie de l'ataxie locomotrice progressive. C'est une série de phénomènes bulbaires, et cela devait être, étant donné le siège au niveau du plancher du quatrième ventricule, de la lésion qui entraîne la glycosurie tabétique. Les phénomènes bulbaires *observés jusqu'ici* sont :

1° *L'anesthésie dans le domaine du trijumeau ; 2° la fréquence du pouls.*

Ce sont là deux symptômes qui semblent constants ; ils existent dans les trois observations de glycosurie d'origine tabétique connues de nous (Oppenheim, Reumort, Fischer). Ils ont donc une importance de premier ordre et ils doivent toujours être recherchés. Dans le cas d'Oppenheim, le pouls battait de 100 à 120 ; dans celui de Reumont, à 100, et il était constamment accéléré dans l'observation de Fischer.

Viennent en second ordre les signes suivants :

3° *Crises gastriques et laryngées ; 4° troubles dans les fonctions des cordes vocales ; 5° toux convulsive, éternuement et accès de suffocation.*

Ces trois derniers symptômes concomitants ne sont mentionnés que dans le cas d'Oppenheim.

La constatation chez un tabétique glycosurique de ces symptômes plaidera donc pour l'origine tabétique ; leur absence pour l'existence d'un diabète vrai, c'est-à-dire, dans l'espèce, pour une association tabético-diabétique. Inutile de faire remarquer que ces divers symptômes faisaient défaut dans les observations inédites que nous avons rapportées plus haut.

Nous voici en mesure de répondre aux diverses exigences de la clinique. En fait, le problème doit être posé et résolu de la manière suivante :

A. — Etant donné un diabète sucré au cours duquel surviennent des accidents nerveux tabétiformes, dire si on se trouve en présence d'un vrai ou d'un faux tabes.

Si les accidents nerveux se bornent à des signes tels que : pertes des réflexes rotuliens, douleurs fulgu-

rantes, troubles divers de la sensibilité objective...
signes de la première catégorie, le tabes vrai peut être
soupçonné mais non démontré. On peut en effet songer au faux tabes du diabète sucré. Le résultat du
traitement antidiabétique sur ces symptômes nerveux
donnera certaines présomptions pour ou contre le
tabes, mais rien que des présomptions, car, il faut
savoir que le signe de Westphal, relevant du diabète,
n'est pas toujours influencé parallèlement aux autres
signes spinaux. Si, par contre, l'amendement de ces
accidents est notable et général, il plaidera pour l'existence d'un faux tabes.

S'il survient au cours d'un diabète des signes de la
seconde catégorie : troubles oculaires, vésicaux, moteurs... le diabète véritable coexiste incontestablement
avec l'affection la première en date. Dans ces cas
d'association, il ne s'agira plus que de départager
entre le diabète et le tabes les symptômes observés.
Aisé pour les signes de la seconde catégorie, ce partage sera très délicat pour ceux de la première : signe
de Westphal, troubles de la sensibilité... L'influence
du traitement pourra fournir des renseignements intéressants dans quelques cas, mais non dans tous.

B. — Etant donné un tabes authentique, au cours
duquel l'examen des urines décèle la présence du
sucre, dire si cette glycosurie est symptomatique de
l'ataxie locomotrice ou du diabète vrai.

Si les caractères de cette glycosurie considérée en
elle-même, si les phénomènes qui forment le cortège
habituel des glycosuries symptomatiques coexistent
chez le malade : inconstance, petite quantité de sucre,

densité faible, absence de polyurie, de polyphagie, de
polydipsie, etc..., les présomptions seront en faveur
de l'origine tabétique. Ces présomptions se changeront
en quasi-certitude si on constate en même temps :
l'anesthésie dans la sphère du trijumeau, la fréquence
du pouls et des crises laryngées, respiratoires.

Si, au contraire, ces symptômes, presque pathogno-
moniques — nous voulons parler des deux premiers —
sont absents, de fortes probabilités s'ensuivent, par le
fait même, en faveur du diabète sucré. Et ces probabilités deviendront certitude si vient à se montrer le
cortège classique du diabète constitutionnel.

Telle est, nous semble-t-il, la marche à suivre pour
arriver à la solution de ce double problème clinique.
Nous nous croyons, en conséquence, pleinement auto-
risés, en attendant la confirmation d'une autopsie qui
serait péremptoire et irréfragable, à tirer de cette étude
les *conclusions* suivantes :

1° Il existe des cas d'associations du tabes vrai avec
le véritable diabète sucré ;

2° Cette association du tabes avec le diabète, chez
un même individu comme dans une même famille,
n'est pas une coïncidence fortuite ; elle est la conséquence des liens étroits de parenté qui unissent les
deux grandes familles arthritique et névropathique en
général, le diabète et l'ataxie locomotrice progressive
en particulier ;

3° Pour établir le diagnostic de ces cas d'association
et les séparer du pseudo-tabes diabétique et de la glycosurie tabétique avec lesquels on pourrait les confondre, il faut procéder de la manière suivante :

a. — Il s'agit d'un diabétique avéré avec signes

nerveux tabétiformes. Si le traitement antidiabétique amende ces signes nerveux en même temps que les symptômes habituels du diabète, on peut affirmer le pseudo-tabes. Dans le cas contraire, on aura des présomptions en faveur du vrai tabes. Et l'existence ou l'apparition ultérieure de certains signes tabétiques : incoordination spéciale, troubles vésicaux, oculaires, transformeront ces présomptions en certitude. On sera alors en présence d'un véritable tabes associé au diabète sucré.

b. — Il s'agit d'un tabétique avéré dont les urines contiennent du sucre. Si cette glycosurie s'accompagne d'anesthésie dans le domaine du trijumeau, de fréquence du pouls, de crises laryngées, respiratoires, elle est sous la dépendance de l'ataxie locomotrice progressive. Si, au contraire, ces signes concomitants manquent, il y aura de fortes probabilités — le nombre restreint des cas de glycosurie tabétique empêche d'être plus affirmatif — en faveur de l'origine diabétique de cette glycosurie, sans parler de l'existence à un moment ou l'autre des symptômes classiques du diabète sucré. On se trouvera alors en présence du diabète vrai associé au tabes.

Appendice au précédent numéro.

Notre travail était déjà sous presse lorsque M. le Dr Latil
(d'Aix) fit au Congrès de Marseille une intéressante communication sur une famille dont presque tous les membres étaient
atteints de maladie de Friedreich. L'un d'eux était diabétique. M. Latil, avec une grande obligeance, dont nous le
remercions ici, voulut bien nous envoyer quelques notes concernant cette famille et son tableau généalogique. On trouvera également plus loin un autre tableau qu'il nous envoya
dans la suite et qui n'est pas moins intéressant.

OBSERVATION DE LA FAMILLE A... (*Maladie de Friedreich.*)
(Dr Latil, d'Aix.)

La famille A... offre un intéressant exemple d'*ataxie héréditaire.*
Huit de ses membres ont été atteints successivement en l'espace
de quatre générations.

Tous ceux que nous avons pu étudier réunissaient les symptômes
cardinaux décrits par Friedreich : caractère familial de l'affection,
incoordination motrice se manifestant dans les jambes et les bras,
d'abord sous forme d'incertitude, puis avec les caractères ataxi-
formes ; troubles de la parole ; absence de douleurs fulgurantes, de
crises viscérales, de troubles de la sensibilité. Cependant quelques-
uns des symptômes de l'ataxie héréditaire font défaut chez nos
malades : c'est le nystagmus et la déviation vertébrale, qui ont été
consignés chez cinq des 9 malades du mémoire de Friedreich. De
plus, contrairement à ce qui a été observé par cet auteur, le contrôle de la vue chez deux sujets de notre famille corrige nettement
l'incoordination motrice. Chez l'un d'eux, fait signalé par Mendel,

il existait dès le jeune âge du tremblement de l'écriture. Chez le même, les réflexes rotuliens sont notablement exagérés.

Examinons maintenant comment s'est faite l'évolution de la maladie dans la famille A... L'aïeul, ataxique depuis plus de vingt ans, est mort à un âge avancé.

La deuxième génération se compose de trois filles et d'un fils. Parmi ces quatre membres, trois sont ataxiques, et le troisième, la seconde fille, est *diabétique*.

Actuellement âgée de soixante-deux ans, en 1884, elle consulta son médecin pour un prurit vulvaire, c'est ce qui mit sur la trace du diabète ; elle avait alors 40 grammes de sucre par litre ; elle a suivi depuis cette époque le régime classique plus ou moins atténué, et des traitements alcalins ou arsenicaux divers ; le sucre varie de 4 à 10 grammes par litre, mais n'a jamais entièrement disparu ; elle a un assez fort embonpoint et ne présente aucun autre trouble de santé générale. Sa descendance est particulièrement intéressante à étudier. Sa fille aînée, *névropathe simple*, boit, aucun phénomène morbide, a une fille unique de dix-neuf ans, *hystérique* et *astasique-abasique* depuis un an (diagnostic porté par le Dr Grasset). La seconde fille, actuellement bien portante, a eu à l'âge de dix-sept ans, une *chorée* grave de longue durée avec troubles intellectuels.

La troisième génération compte 17 personnes, dont *quatre* seulement *ataxiques*, mais parmi elles figurent les trois fils de la branche *aînée*. Nous y relevons encore une *choréique* dont nous venons de parler.

La quatrième génération se compose de douze enfants dont les âges varient de vingt à cinq ans, chez aucun d'eux on ne peut deviner encore l'ataxie : un seul a les *doigts en massue* et une fille de dix-neuf ans est *hystérique* avec *astasie-abasie ;* nous l'avons citée.

Nous n'avons pu trouver dans la famille A... les traces d'aucune diathèse : syphilis, arthritisme, etc., pouvant jouer un rôle étiologique. La goutte et la tuberculose y ont été introduites par des croisements étrangers et ne peuvent entrer en ligne de compte.

Toute l'histoire de cette famille se trouve consignée dans le tableau suivant :

TABLEAU XXIV

FAMILLE A... (Dʳ LATIL)

Le terme ataxie *signifie toujours dans ce tableau ataxie héréditaire ou maladie de Friedreich.)*

A... ataxique, mort à un âge avancé.

A eu 4 enfants.

1° Fille aînée.	2° Fille. 62 ans.	3° Fille. 60 ans.	4° Fille. 56 ans.
Ataxique.	*Diabétique.*	*Ataxique.*	*Ataxique.*
Morte à 56 ans de pneumonie. Mariée à un goutteux actuellement âgé de 72 ans. 3 enfants.	2 filles.	5 enfants.	5 enfants.

1° Fille aînée (sous 1° Fille aînée) :
1° Fils aîné. ans. *Ataxique.* Femme bien constituée. 5 enfants. — 2 morts en bas âge, 3 enfants vivants. Pas de particularité nerveuse.

2° Fils. 45 ans. *Ataxique.* Femme bien constituée. 1 enfant. — Fils de 5 ans bien portant.

3° Fille. 42 ans. *Célibataire. Ataxique.*

2° Fille (sous 2° Fille 62 ans) :
1° Fille aînée. Santé bonne. 1 fille. — Fille. 19 ans. *Hystérie avec aphasie-aboie.*

2° Fille. *Chorée avec troubles intellectuels.*

3° Fille (sous 3° Fille 60 ans) :
3 enfants morts au bas âge. 1 fille. *Ataxique.* 26 ans. 4 enfants bien portants.

4° Fille (sous 4° Fille 56 ans) :
1 fils mort tuberculeux à 15 ans. 2 filles et 2 garçons tous bien portants.

Dans la suite nous avons pu encore, grâce à l'obligeance extrême de notre maître, M. le professeur Charcot, qui s'est livré à des recherches de ce genre systématiquement chez presque tous les malades de sa consultation, recueillir un certain nombre de tableaux généalogiques. Ils peuvent, comme les précédents, se grouper sous deux chefs : d'une part ceux qui montrent la parenté, au point de vue héréditaire, du diabète et des maladies du système nerveux ; d'autre part ceux qui ont trait principalement à celle du tabes et du diabète.

1° DIABÈTE ET MALADIES NERVEUSES

TABLEAU XXV

FAMILLE BER... (D' LATIL. d'Aix)

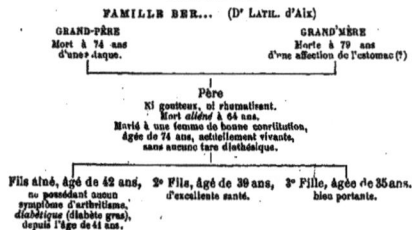

| GRAND-PÈRE | GRAND'MÈRE |
| Mort à 74 ans d'une attaque. | Morte à 79 ans d'une affection de l'estomac (?) |

Père
Ni goutteux, ni rhumatisant.
Mort aliéné à 64 ans.
Marié à une femme de bonne constitution,
âgée de 74 ans, actuellement vivante,
sans aucune tare diathésique.

Fils aîné, âgé de 42 ans,   2° Fils, âgé de 39 ans,   3° Fille, âgée de 35 ans.
ne possédant aucun   d'excellente santé.   bien portante.
symptôme d'arthritisme.
diabétique (diabète gras),
depuis l'âge de 41 ans.

TABLEAU XXVI

FAMILLE ISRAÉLITE

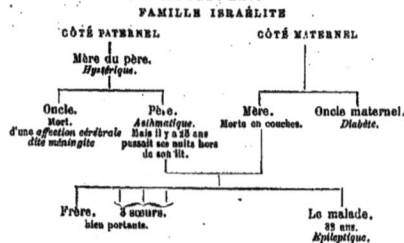

| CÔTÉ PATERNEL | CÔTÉ MATERNEL |

Mère du père.
Hystérique.

Oncle.   Père.   Mère.   Oncle maternel.
Mort.   Asthmatique.   Morte en couches.   Diabète.
d'une affection cérébrale   Mais il y a 25 ans
dite méningite   passait ses nuits hors
                      de son lit.

Frère.   3 sœurs.   Le malade,
bien portants.   35 ans.
                                          Épileptique.

TABLEAU XXVII

FAMILLE P...

CÔTÉ MATERNEL
Rien.

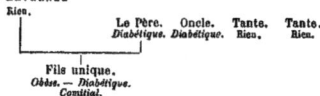

        Le Père.   Oncle.   Tante.   Tante.
       Diabétique. *Diabétique.* *Rien.*   *Rien.*

Fils unique.
Obèse. — Diabétique.
Comitial.

TABLEAU XXVIII

MÈRE   PÈRE
Nerveuse.   *Diabétique depuis 4 ans.*

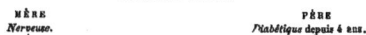

Fille de 17 ans.
Epileptique.
(Accès procursifs depuis l'âge de 12 ans.
quelquefois accès ordinaires nocturnes.)

TABLEAU XXIX

CÔTÉ MATERNEL.   CÔTÉ PATERNEL

Grand-père.   Grand'mère.   Grand-oncle.
Goutteux et diabétique. (d'une famille d'apoplectiques) *Suicidé*
Mort d'anthrax.   *Morte d'apoplexie.*   (coup de pistolet).

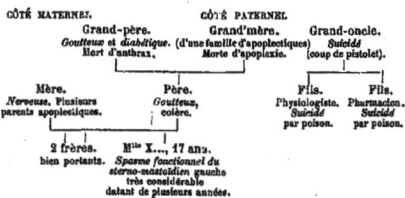

Mère.   Père.   Fils.   Fils.
Nerveuse. Plusieurs   *Goutteux,*   *Physiologiste.* *Pharmacien.*
parents apoplectiques.   colère.   *Suicidé*   *Suicidé*
                     par poison.   par poison.

2 frères.   Mlle X..., 17 ans.
bien portants. *Sparme fonctionnel du*
        sterno-mastoïdien gauche
        très considérable
        datant de plusieurs années.

TABLEAU XXX

FAMILLE D...

PÈRE   MÈRE
Coliques hépatiques.   *Diabète.*

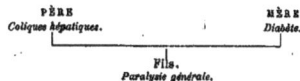

Fils.
Paralysie générale.

TABLEAU XXXI

FAMILLE ISRAÉLITE

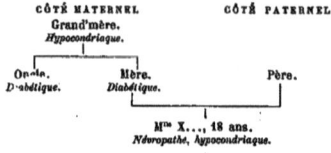

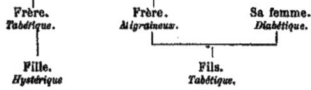

CÔTÉ MATERNEL　　　　　　CÔTÉ PATERNEL
Grand'mère.
Hypocondriaque.

Oncle.　　　　　Mère.　　　　　　　　　Père.
Diabétique.　　*Diabétique.*

Mme X..., 18 ans.
Névropathe, hypocondriaque.

TABLEAU XXXII

FAMILLE ISRAÉLITE

PÈRE
Mélancolique.
Fils.
Diabétique et mélancolique.

2° TABES ET DIABÈTE

TABLEAU XXXIII

FAMILLE R...

PÈRE
Diabétique, avec névrite diabétique, zona, etc.
Fils.
Tabes et paralysie générale.

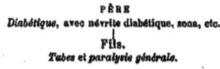

TABLEAU XXXIV

FAMILLE ISRAÉLITE

Frère.　　　　　Frère.　　　　Sa femme.
Tabétique.　　*Migraineux.*　　*Diabétique.*

Fille.　　　　　　Fils.
Hystérique　　　*Tabétique.*

TABLEAU XXXV

CÔTÉ PATERNEL		CÔTÉ MATERNEL

Tante.
Manie puerpérale.

Père.
Diabète.
Cataracte diabétique.

Mère.
Cousine germaine
du père.

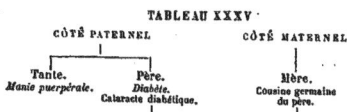

M. B...
Quelques symptômes *tabétiques* (?)
Paralysie générale progressive.

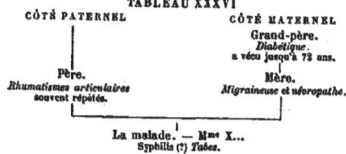

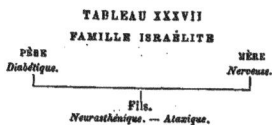

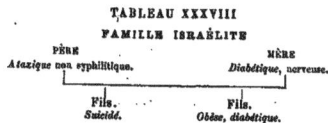

TABLEAU XXXVI

CÔTÉ PATERNEL	CÔTÉ MATERNEL

Grand-père.
Diabétique.
a vécu jusqu'à 72 ans.

Père.
Rhumatismes articulaires
souvent répétés.

Mère.
Migraineuse et névropathe.

La malade. — Mme X...
Syphilis (?) *Tabes.*

TABLEAU XXXVII

FAMILLE ISRAÉLITE

PÈRE
Diabétique.

MÈRE
Nerveuse.

Fils.
Neurasthénique. — Ataxique.

TABLEAU XXXVIII

FAMILLE ISRAÉLITE

PÈRE
Ataxique non syphilitique.

MÈRE
Diabétique, nerveuse.

Fils.
Suicidé.

Fils.
Obèse, diabétique.

Si tout ce que nous avons déjà dit n'est pas assez, peut-être cette longue accumulation de généalogies suffira-t-elle par elle-même à entraîner la conviction.

XXXIII.

Sur un cas de paralysie conjuguée de la sixième paire (1).

On sait que la paralysie de la sixième paire avec déviation conjuguée est caractérisée par ce fait que la paralysie ne reste pas bornée au muscle droit externe du côté atteint, mais gagne simultanément le muscle droit interne de l'autre côté.

Des faits de cet ordre ont été tout d'abord rapportés par M. Millard (2), puis par Gubler (3) et Foville (4), et leur interprétation a été discutée à la suite de nouvelles observations de MM. Desnos (5), Féréol (6) et Hallopeau (7).

Mais cette forme clinique de la paralysie de ce nerf a été surtout parfaitement étudiée par M. Graux (8), tant au point de vue clinique qu'au point de vue anatomique et physiologique. Aussi les conclusions de son travail, qui, à l'époque de sa publication, ne reposaient encore que sur un très petit nombre de faits, ont-elles été confirmées depuis.

---

(1) Travail du laboratoire de M. le Pr Charcot, par MM. Blocq et Georges Guinon, publié dans les *Arch. de méd. exp. et d'an. path.* Janvier 1891.

(2) Millard. — *Bulletin de la Société anatomique*, 1856.

(3) Gubler. — *Gazette hebdomadaire*, 1858.

(4) Foville. — *Bulletin de la Société anatomique*, 1858.

(5) Desnos. — *Bulletin de la Société médicale des hôpitaux*, 1873.

(6) Féréol. — *Bulletin de la Société médicale des hôpitaux*, 1873.

(7) Hallopeau. — *Archives de physiologie*, 1876.

(8) Graux. — *De la paralysie du moteur oculaire externe avec déviation conjuguée.* Th. Paris, 1878.

L'observation que nous allons rapporter constitue une nouvelle preuve à l'appui de cette localisation mésencéphalique.

Les conclusions du mémoire de Graux sónt : qu'il existe sur le plancher du quatrième ventricule une région très limitée (*emimentia teres*, noyau de la sixième paire) dont les altérations pathologiques se traduisent par un symptôme caractéristique : la paralysie du muscle droit externe d'un œil avec inaction conjuguée du muscle droit interne de l'autre œil.

Ce symptôme permet d'affirmer de la façon la plus précise que le noyau de la sixième paire est intéressé, car la paralysie du droit interne de l'œil sain ne s'observe pas dans les paralysies périphériques de la sixième paire. Dans ce dernier cas, on observe, au contraire, un strabisme interne dû à une déviation spasmodique de l'œil sain (Parinaud) (1).

Ces faits s'interprètent en supposant que le noyau d'origine de la sixième paire ne fournit pas seulement le nerf moteur oculaire externe destiné au muscle droit externe du même coté, mais encore un filet au muscle droit interne de l'autre côté ; ce même muscle droit interne recevant cependant une seconde innervation du nerf moteur oculaire commun.

Les examens microscopiques ont montré qu'à des faits cliniques ainsi caractérisés correspondaient, en effet, des lésions du noyau du moteur oculaire externe. Toutefois, la démonstration anatomique de l'anastomose supposée du noyau du moteur oculaire externe d'un côté avec le noyau du moteur oculaire interne de

---

(1) Parinaud. — *Spasme et paralysie des muscles de l'œil* (*Gaz. heb. de méd. et de chir.*, 1887, nᵒ 46, p. 727). — Parinaud et Georges Guinon : *Note sur un cas de paralysie du moteur oculaire externe et du facial avec atteinte de l'orbiculaire des paupières, compliquée d'hémiplégie du même côté.* (*Nouvelle Icon. de la Salpêtrière*, 1890, nᵒ 5, p. 223.)

l'autre côté n'a été formellement constatée que chez
certains animaux.

Les observations de cet ordre suivies d'autopsie sont
encore très rares, aussi nous a-t-il semblé intéressant
de relater la suivante, qui a été recueillie dans le service
de notre maître M. le professeur Charcot. Elle est tout
à fait analogue à l'observation VI (personnelle) du
mémoire de Graux. Si elle en diffère sur quelques
points peu importants au point de vue clinique, elle lui
correspond exactement au point de vue anatomique.
Aussi la complète-t-elle heureusement quant à l'examen
histologique (1), cet examen n'ayant pas été fait par
l'auteur que nous citons.

Un cas analogue a été également publié par MM. Hughes
Bennet et Thomas Savill (2). Ils ont pu faire l'autopsie
de leur malade et ont trouvé une lésion du noyau de
la sixième paire. Il s'agit dans ce cas d'une femme de
67 ans, domestique, qui entra à Paddington Infirmary en
octobre 1887. Elle avait depuis deux mois une monoplégie brachiale gauche qui était survenue brusquement pendant la nuit. La malade resta ainsi pendant
deux mois, puis un matin elle se réveilla avec la tête et
les yeux tournés à droite, ne pouvant pas regarder
devant elle. Les plus grands efforts pouvaient à peine
ramener les yeux, le gauche surtout, jusqu'à la ligne
médiane. Mais les mouvements en dedans de l'œil droit
étaient conservés pour la convergence. La tête était
fortement déviée vers la droite par une contraction
spasmodique du sterno-mastoïdien gauche. La malade
mourut un mois après son entrée à l'hôpital, et à l'au-

(1) Les préparations histologiques ont été présentées à la Société anatomique, séance du 5 décembre 1890.
(2) Hughes Bennet et Thomas Savill. — *A case of permanent
conjugate deviation of the eyes and head, the result of a lesion
limited to the sixth nucleus, with remarks on associated
lateral movements of the eyeballs, and rotation of the head and
neck* (Brain, vol. XLV, july 1889).

topsie on trouva, d'une part, à la partie supérieure de
la circonvolution frontale ascendante droite, un premier
foyer de ramollissement et, d'autre part, dans la protubérance, au niveau du noyau d'origine de la sixième
paire, un second foyer de ramollissement, petit et très
limité, au point qu'il n'intéressait nullement les parties
voisines, telles que les fibres du facial.

L'observation de MM. Bennett et Savill est fort intéressante au point de vue des localisations cérébrales et
bulbo-protubérantielles. Dans celle que nous donnons
plus bas, il existait aussi une paralysie, mais nullement
d'origine cérébrale. Bien que la lésion ne soit pas la même
dans sa nature, que dans le cas précédent, on peut dire
cependant que les deux faits cliniques sont à peu près
identiques.

OBSERVATION. — *Paralysie conjuguée de la sixième paire
droite. — Hémiplégie gauche sans participation de la face.
— Vertiges. — Sensation d'entraînement à gauche.
— Mort. — Autopsie. — Tubercules de l'étage inférieur du
lobe droit de la protubérance englobant le noyau de la
sixième paire.*

Le nommé Noir..., Paul, âgé de 62 ans, typographe, entre
à l'hospice de la Salpêtrière, service de la clinique des maladies
du système nerveux, au mois de janvier 1890.

Ses *antécédents héréditaires*, du côté paternel aussi bien
que du côté maternel, ne présentent rien d'intéressant, en remontant à deux générations, au delà desquelles le malade ne
connaît plus personne. Tous les membres de la famille sont
morts à un âge avancé.

Il a eu cinq frères et sœurs, plus jeunes que lui, morts en
bas âge. Un de ses frères, qui exerçait le métier de corroyeur,
est mort d'un coup reçu dans une rixe. Il était alcoolique.

Les *antécédents personnels* ne décèlent rien de particulier
dans l'enfance. Dans sa jeunesse, il a eu deux chaudepisses. Il
a été huit ans soldat et a fait la campagne de Crimée, pendant
laquelle il a beaucoup souffert, dormant pendant quatorze
mois sans se déshabiller, mais n'a pas été blessé.

Rentré dans ses foyers il commença à travailler comme typographe à l'imprimerie Dupont, à Clichy. Il y resta jusqu'à
son entrée à la Salpêtrière.

A la fin de l'année 1888, à la suite de la perte de sa place et d'embarras d'argent, il éprouva un grand chagrin.

C'est au commencement de l'année 1889 qu'il s'est aperçu d'une faiblesse de la jambe gauche, qui alla en augmentant jusqu'au mois de juin et s'étendit graduellement au membre supérieur du même côté.

Au mois de juin se déclarent des douleurs au niveau de l'épaule droite, douleurs térébrantes, qui envahissent progressivement les espaces intercostaux du même côté et se portent plus tard au côté gauche, où elles restent localisées jusqu'à la fin de 1889. A cette époque, vers les mois de septembre et octobre, le malade affirme avoir été complètement anesthésique de tout le côté gauche.

Déjà, en janvier 1889, il commença à se sentir entraîné vers la gauche, au point qu'un de ses camarades, le plaisantant, lui disait souvent qu'il serait lui atteint d'ataxie locomotrice.

A partir de juin et surtout de septembre 1889, les douleurs localisées à gauche étaient surtout prononcées à la cuisse et à la jambe. Elles étaient devenues nettement lancinantes et s'accompagnaient de douleurs en demi-ceinture à gauche.

Depuis le mois de septembre le malade s'aperçut d'une notable diminution du pouvoir sexuel, qui, à partir de décembre, est devenue une impuissance complète. Il faut remarquer que le malade, qui a soixante-deux ans, est marié à une femme beaucoup plus jeune que lui (38 ans), et avait des coïts fréquents, jusqu'à trois fois par semaine.

Vers la même époque il affirme avoir commencé à sentir « comme du coton » sous son pied gauche. Cette sensation a disparu vers la fin de janvier, une dizaine de jours après l'institution du traitement mercuriel commencé peu de temps après l'entrée à l'hôpital.

Constipation opiniâtre depuis le mois de juillet; il lui arrivait assez fréquemment de rester huit à dix jours sans aller à la garde-robe.

Dès le mois de décembre 1889, il commença à souffrir de vertiges, dus peut-être à la diplopie qui existait à cette époque, mais qu'il ne savait encore discerner. Il s'arrêtait court dans la rue, donnait du pied dans les becs de gaz, se cognait aux gens qu'il rencontrait sur son chemin. Souvent il allait à la rencontre des personnes qu'il croyait droit devant lui et qui en réalité étaient à sa droite. Il se jetait toujours du côté gauche pour ne point tomber sur ces personnes imaginaires.

Pendant toute cette période, il continua son métier de correcteur à l'imprimerie Dupont, sans gêne aucune. C'est ainsi qu'il travaillait encore le 11 janvier au soir, sans s'être aperçu de sa diplopie, qui ne fut décelée qu'à l'examen ophthalmologique pratiqué le 13 janvier par M. le docteur Parinaud.

Pas d'alcoolisme; pas de syphilis; pas de saturnisme.

État actuel. — *Couché,* aussi bien dans la journée pour calmer les vertiges que pendant la nuit, le malade ne ressent ni sensation vertigineuse, ni sensation d'entraînement vers la gauche. Il peut occuper dans le lit toutes les positions possibles. Mais dès qu'il s'assied sur son lit, les vertiges apparaissent, pour continuer ensuite tout le temps qu'il n'est pas dans la position horizontale.

Se met-il debout ou marche-t-il, le vertige est immédiatement accompagné d'une sensation d'entraînement vers la gauche. Il disparaît complètement lorsque le malade, appuyé au bras de quelqu'un, se met à courir; il redevient aussi violent qu'auparavant dès qu'il commence à marcher du pas ordinaire.

Assis, il commence par se caler sur le côté gauche (dernier vestige de la sensation d'entraînement à gauche, qui disparaît). Puis, si son attention n'est pas attirée sur un objet spécial, il prend immédiatement la position de la tête et des yeux nécessaire pour réunir au même point les deux images d'un objet quelconque qu'il prend comme point de fixation et qu'il ne cesse de regarder. Rien d'autre n'est ressenti par le malade assis, quand la sensation de vertige qu'il éprouve toujours est ainsi à peu près corrigée.

Pour passer de la position assise à la position debout, il commence par corriger sa diplopie par le procédé ci-dessus indiqué, puis se relève, soit en un temps d'une façon à peu près normale, soit en deux temps en s'appuyant fortement sur le côté droit et en inclinant le corps vers le même côté, et cela non pas pour résister à l'entraînement vers la gauche, mais par suite de la faiblesse réelle du membre inférieur gauche.

Debout, à condition qu'on ne prolonge pas trop longtemps cette situation, il n'éprouve pas d'entraînement vers la gauche, mais son vertige diplopique persiste toujours et le malade tâche de le corriger comme nous l'avons indiqué plus haut.

En marche, c'est alors que l'entraînement vers la gauche se fait sentir le plus vivement, le vertige existant toujours. S'il veut s'avancer, il porte d'abord ses mains en avant pour éviter de se cogner contre les objets environnants, dont il ne se rend pas bien compte de la position. Puis, une fois parti, il est progressivement entraîné vers la gauche et, son vertige aidant, il tomberait par terre, s'il ne se trouvait auprès de lui quelqu'un pour le retenir. La tête et les yeux sont toujours dans la même position que lorsque le malade est assis.

Les yeux fermés, rien de spécial à noter quand il est assis,

Debout, légère oscillation du corps, quelquefois chute en arrière. Le malade incline son corps à droite : non pas qu'il se sente entraîné à gauche, mais parce qu'il sait que son côté gauche est plus faible et qu'il craint d'être mal soutenu de ce côté.

Hémiplégie gauche sans participation de la face. — L'affaiblissement de la force musculaire est très net de ce côté pour le bras et pour la jambe ; la résistance aux mouvements passifs dans tous les sens est notablement diminuée. Il n'existe pas de trace de contracture.

Cette faiblesse était bien connue du malade, qui s'était aperçu depuis longtemps qu'il traînait un peu la jambe gauche.

Pas d'atrophie musculaire.

Pas de tremblement spontané, ni intentionnel.

Les réflexes rotuliens sont exagérés à gauche, sans trépidation spinale, très affaiblis à droite. Les réflexes tendineux des membres supérieurs sont normaux.

La sensibilité au contact, à la douleur et à la température est intacte sur tout le corps. L'ouïe, l'odorat et le goût sont également normaux.

Il existe un certain trouble de la parole, consistant en ce qu'il mange toujours une partie de ses syllabes. Ce trouble augmenta dans la suite, surtout dans les derniers jours de la vie. Pas de scansion ni de tremblement véritables de la parole.

La mémoire est considérablement affaiblie, mais l'intelligence est restée intacte. Jamais on n'a constaté ni délire ni pertes de connaissance.

L'urine est normale comme quantité et comme qualité. Pas de troubles vésicaux. Constipation habituelle. Le sphincter fonctionne normalement.

Rien dans les poumons ; rien au cœur. Nous n'avons pas fait d'examen précis au sujet du pouls pendant la première période de la maladie. En tous cas, on peut affirmer qu'il n'y avait point de tachycardie.

L'état général est bon ; l'appétit conservé. Le sommeil est très agité, entrecoupé par des cris, des gémissements, dont il ne se souvient pas au réveil.

L'examen des yeux a été pratiqué à plusieurs reprises par M. Parinaud, qui avait envoyé ce malade à la Salpêtrière après l'avoir vu à sa clinique particulière, au commencement de janvier 1890. A cette époque, il constatait déjà que le malade avait une certaine tendance à tenir la tête déviée à gauche. L'état des yeux était le suivant : le droit externe de l'œil droit

et le droit interne de l'œil gauche n'exécutaient aucun mouvement quand on sollicitait le regard à droite. Donc : *paralysie
conjuguée de la 6e paire droite*. Mais le droit interne de l'œil
gauche se contractait pour la convergence. Les autres mouvements s'exécutaient normalement. Diplopie homonyme
dans la moitié droite du champ visuel, ne dépassant pas la
ligne médiane. Pupilles réagissant aux excitations lumineuses.
Pas de lésions du fond de l'œil. Acuité visuelle normale.

Le 19 février, le malade est de nouveau examiné par M. Parinaud. On constate un léger strabisme convergent. L'examen
des yeux montre que la *paralysie conjuguée de la 6e paire*,
primitivement limitée au côté droit, est actuellement *double*.
Toutefois, le défaut de mouvement est moins complet à gauche
qu'à droite, où la paralysie est absolue. La diplopie existe
dans toute l'étendue du champ visuel. Au résumé, dans l'état
actuel, le malade a une paralysie des mouvements horizon-
taux, dans les déplacements du regard à gauche et à droite
avec conservation des mouvements de la convergence, de
l'élévation et de l'abaissement. Pas de ptosis. L'iris et l'accommodation ne sont pas intéressés. L'acuité visuelle ne s'est
pas modifiée.

Traitement. — Au début on mit le malade au traitement
antisyphilitique, bien qu'il nie avoir eu la vérole, par mesure
de précaution. Pendant trois semaines on lui fait des frictions
mercurielles et on administre l'iodure de potassium à la dose
de 3, puis de 6 grammes par jour. Loin de constater une
amélioration, on vit tous les symptômes s'aggraver, sauf
peut-être les vertiges, qui diminuèrent momentanément un
peu.

Plus tard, on lui donna jusqu'à 6 grammes par jour de bromure de potassium. On lui fit des applications répétées de
pointes de feu le long de la nuque. Mais tout cela resta sans
résultat.

Histoire de l'accident terminal. — Le 27 février, le malade
commence à ne plus pouvoir se lever à cause de l'augmentation du vertige et d'une sorte de dérobement de la jambe
gauche. Il souffre de violents maux de tête.

Le 28, il est au lit et ne peut plus en bouger. Il répond aux
questions, mais en bredouillant de plus en plus. Il existe un
certain degré de congestion pulmonaire à la base du poumon
gauche. Les mouvements respiratoires sont très accélérés
(vingt-trois à la minute). Pouls = 150.

Le 2 mars, la congestion a envahi tout le poumon gauche et
la base du poumon droit. Le malade ne peut plus retenir ses
urines ni ses matières fécales. Il répond néanmoins, mais

d'une façon à peine intelligible. Le regard est vague; les yeux sont à peu près immobiles, le gauche au milieu, le droit complètement dans l'angle interne. A partir de ce jour, sauf un jour de répit (4 mars), les phénomènes vont en s'aggravant. Enfin la mort survient le 8 mars à 5 h. 1/2 du matin.

Autopsie. — Le *cerveau* et le *cervelet* ne présentent aucune altération, non plus que les méninges qui les recouvrent. Les artères de la base sont légèrement athéromateuses.

Les *pédoncules cérébraux* sont normaux. La *protubérance annulaire* est très nettement asymétrique; sa moitié droite est plus volumineuse, plus large, plus aplatie que la moitié gauche.

L'apparence extérieure du *bulbe* (pyramides, tubercules quadrijumeaux) est normale, et les lésions n'apparaissent qu'au niveau du *plancher du quatrième ventricule.*

Dans sa moitié supérieure cette région est asymétrique : le côté droit est plus large, plus ferme au palper, et plus élevé que le côté gauche. On y remarque, empiétant sur la ligne médiane (voir *Fig.* 18) et la repoussant à gauche à un centimètre environ au-dessous de l'aqueduc de Sylvius, une sorte de nodule saillant. Celui-ci a une coloration brunâtre qui paraît due à l'hyperémie de la substance épendymaire, plutôt qu'à un foyer. Il s'agit incontestablement d'un néoplasme qui se voit par transparence. La base de cette élevure est circonscrite par des petits vaisseaux injectés. Une coupe, pratiquée au niveau de la partie supérieure de ce nodule, montre qu'il correspond en réalité à un néoplasme (voir *Fig.* 19) situé dans le lobe droit de la protubérance, beaucoup plus près de la face ventriculaire de la protubérance, que de sa face postéro-supérieure. On aperçoit, uni au premier nodule que nous venons de citer, un autre noyau qui lui est tangent. L'un et l'autre sont constitués par une substance grisâtre dont le centre est plus ou moins analogue à du mastic et forme un noyau central à bords irréguliers. Le nodule le plus superficiel a le volume d'une noisette, le second est plus petit, et gros comme un noyau de cerise. Ils paraissent dépourvus de membrane d'enveloppe, et leurs contours sont très réguliers, et presque circulaires.

Examen histologique. — Nous avons prélevé, pour cet examen, le bulbe tout entier, la protubérance et les pédoncules cérébraux, ainsi que le chiasma des nerfs optiques.

1° *Examen à l'état frais.* — Quelques débris de la matière caséiforme du plus gros des deux néoplasmes ont été écrasés entre deux lamelles et traités par les méthodes habituelles pour la recherche des bacilles de la tuberculose. Nous en avons trouvé un certain nombre, faciles à distinguer.

2o *Examen des pièces durcies.* — *a.* Une mince tranche du bulbe prise au niveau de la coupe faite pour l'examen macroscopique, a été durcie dans l'alcool absolu : le reste de la pièce a été mis dans la liqueur de Müller et le durcissement complété par la celloïdine et l'alcool.

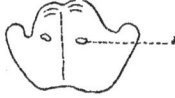

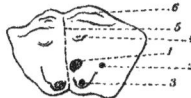

Fig. 11.

Fig. 12.

1. Olives.

1. Tubercule.
2. Noyau du facial.
3. Noyau du moteur oculaire externe.
4. Pyramide.
5. Raphé médian.
6. Fibres transversales.

b. La portion conservée dans l'alcool nous a fourni des coupes pour la recherche des bacilles, et pour l'étude de la composition du néoplasme. Dans la plupart des préparations, nous avons constaté la présence de bacilles de la tuberculose se trouvant le plus souvent au sein de cellules géantes, très abondantes dans le tubercule, et sur la description desquelles nous aurons à revenir.

c. Les pièces durcies dans la liqueur de Müller ont été traitées par le picro-carmin, par la méthode de Weigert et par la méthode de Pall.

Nous exposerons d'abord ce qui concerne la topographie du néoplasme, pour indiquer ensuite les particularités qui ont trait à la structure et qui nous ont semblé dignes d'être notées.

On suivra aisément cette première partie de notre description sur les figures que nous avons dessinées, et qui représentent les décalques des préparations elles-mêmes.

Il existe deux tubercules dans la région bulbo-protubérantielle, étage moyen du lobe droit : l'un, plus volumineux, est inférieur, l'autre est supérieur; considérés ensemble ils s'étendent de bas en haut, de la partie située immédiatement au-dessus de la terminaison des olives, point de jonction de la protubérance et du bulbe (*Fig.* 11) jusqu'à cette partie de la protubérance qui correspond à l'union de son tiers supérieur avec ses deux tiers inférieurs.

D'avant en arrière ils siègent de la paroi épendymaire jusqu'à la pyramide antérieure sur laquelle empiète le tubercule supérieur. Latéralement ils occupent la partie droite de la région, mais débordent un peu sur la ligne médiane, dans la partie inférieure.

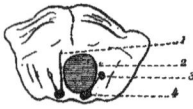

Fig. 13.   Fig. 14.

1. Nerf moteur oculaire externe   1. Début du tubercule supérieur.
   gauche.
2. Tubercule.
3. Noyau du facial.
4. Noyau du moteur oculaire externe droit.

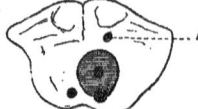

Le tubercule inférieur est, en raison de son siège, le plus important à bien délimiter. On reconnaît exactement sa situation sur des coupes sériées commencées par la partie inférieure de la protubérance.

Son extrémité inférieure apparaît très peu au-dessus du bord inférieur de la protubérance (Fig. 12), elle se montre sous forme d'un petit noyau à droite du raphé, et à quelques millimètres de la surface épendymaire, formant en quelque sorte le sommet d'un triangle isocèle dont les deux autres points seraient indiqués par le noyau du facial en avant, et le noyau du moteur oculaire externe, en arrière. Sur la préparation faite à ce niveau on distingue très bien le trajet des fibres du facial qui, parties de leur noyau originel, vont contourner le noyau du moteur oculaire externe et disparaissent après un très court trajet, car elles s'infléchissent en bas, juste au niveau du tubercule.

Sur une coupe pratiquée un peu au-dessus, le tubercule acquiert déjà un diamètre plus considérable (Fig. 13), 1 centimètre à peu près; il empiète à ce niveau sur le noyau du moteur oculaire externe droit, dont on distingue toutefois encore quelques cellules. Il dépasse le raphé médian jusqu'au niveau du nerf moteur oculaire externe gauche qui lui est presque tangent.

En avant, il reste encore dans la limite des cordons anté-

rieurs et ne gagne pas les fibres transversales de la protubérance.

Sur une coupe pratiquée au-dessus (*Fig.* 14), la surface du
tubercule est d'un centimètre et un millimètre, et englobe la
plus grande partie du noyau du moteur oculaire externe : à ce
niveau, le tubercule n'est séparé de la surface épendymaire
qu'il soulève que par un petit pont de substance nerveuse très
mince dont les éléments sont tassés, et dans la trame desquels
il existe des vaisseaux nombreux et gorgés de globules sanguins. A cet endroit, le quart à peu près du néoplasme est situé
en deçà du raphé ; mais, en raison de sa forme circonféren-
tielle, il n'intéresse pas le noyau du moteur oculaire externe
gauche. En avant le tubercule s'étend jusqu'au niveau des
fibres transversales, parmi lesquelles on voit apparaître le second tubercule.

Sur la coupe faite au-dessus, ce second tubercule situé en
avant et à droite du premier (*Fig.* 15) a un demi-centimètre de
diamètre, ce dernier ayant lui-même un diamètre de 1ᶜᵐ 25,
et englobant complètement le noyau du moteur oculaire externe droit, dont il n'existe plus de trace. La région du noyau
gauche correspondant n'est pas encore affectée, en raison de
la forme du néoplasme.

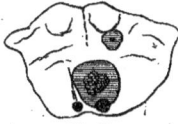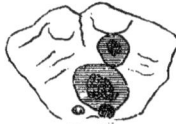

    Fig. 15.   *Fig.* 16.

Sur les coupes pratiquées successivement au-dessus, les
néoplasmes atteignent leurs plus grandes dimensions. Ils sont
d'abord séparés l'un de l'autre (*Fig.* 16), mais ils ne tardent pas
à se réunir, figurant ainsi la forme d'un 8 dont la longueur
est de 2 centimètres (*Fig.* 17), dont la boucle postérieure atteint
la surface épendymaire, alors que la boucle antérieure est située dans l'épaisseur des fibres transversales et empiète un
peu sur la pyramide antérieure.

Au point de vue de la structure intime, les éléments nerveux situés dans le voisinage des tubercules présentent peu de
modifications. Dans les coupes qui portent sur la partie inférieure du tubercule principal, on retrouve quelques cellules

nerveuses appartenant au noyau du moteur oculaire externe droit. Il en est qui paraissent gonflées, granuleuses, privées de prolongements, et circonscrites par un amas considérable de leucocytes.

Dans les parties qui touchent au néoplasme, on observe un véritable tassement des tubes nerveux, coexistant avec une hyperhémie notable ; tous les vaisseaux sont gorgés de globules sanguins. A l'extrême limite du tubercule, les tubes nerveux présentent des altérations qui sont surtout remarquables dans la région où la pyramide est partiellement envahie par le tubercule supérieur. Les tubes sont déformés, étranglés par places, privés de myéline dont on voit des débris, et envahis par des leucocytes qui s'infiltrent dans les intervalles des tubes nerveux et dans les tubes eux-mêmes. Mais il n'existe nulle part dans le voisinage des néoplasmes de tissu de sclérose à proprement parler ; les pyramides n'ont pas dégénéré, et dans les régions du bulbe situées au-dessous de la lésion, pas plus que dans l'étage supérieur de la protubérance, il n'existe aucune altération.

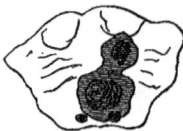

Fig. 17.

Les masses tuberculeuses elles-mêmes sont remarquables par les caractères bien tranchés qu'elles présentent. Elles n'ont pas de membrane d'enveloppe, et on peut leur décrire une partie centrale et une zone périphérique. La partie centrale est formée par une substance granuleuse, presque amorphe, dans laquelle on reconnaît encore cependant des débris de vaisseaux obturés, sous forme de petits cordons sinueux et pleins. La zone périphérique est constituée par des amas de leucocytes au milieu desquels on voit se détacher des cellules géantes. Celles-ci sont assez abondantes et servent de centre à des agglomérations encore plus denses de noyaux. On observe enfin une quantité considérable de petits vaisseaux, tantôt coupés transversalement, tantôt longitudinalement. Ils forment alors des anses plus ou moins ondulées. Tous ces vaisseaux sont oblitérés par des globules sanguins qui les distendent,

Cette observation est avant tout un exemple probant de déviation conjuguée des yeux et de la tête, en rapport avec une lésion protubérantielle localisée ; mais elle offre, de plus, certaines particularités intéressantes au point de vue clinique dont peuvent rendre compte, à notre avis, les détails de l'examen microscopique.

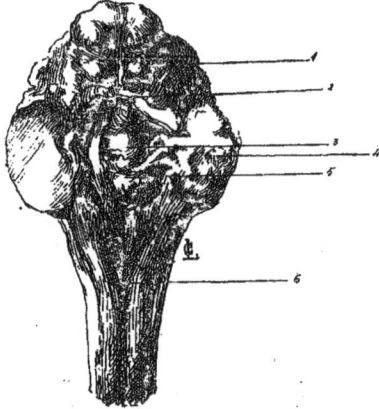

Fig. 18. — Ce dessin et le suivant sont la reproduction d'après nature de la pièce au moment de l'autopsie.

1. Tubercules quadrijumeaux.
2. Orifice de l'aqueduc de Sylvius.
3. Saillie formée par les tubercules sur le plancher du 4e ventricule.
4. Coupe du pédoncule cérébelleux moyen.
5. Eminentia teres.
6. Bec du calamus.

La paralysie de la sixième paire droite pendant la
vie ne pouvait donner lieu à aucune méprise : le droit
externe de l'œil droit et le droit interne de l'œil gauche
n'exécutaient pas de mouvements quand on sollicitait
le regard à droite, tandis que le droit interne de l'œil
gauche se contractait pour la convergence. Ce sont là
les signes typiq s de la paralysie *nucléaire* de la
sixième paire. On trouvera comparativement un exemple
très net de la paralysie périphérique du même nerf —
paralysie du droit externe d'un côté, spasme du droit
interne de l'autre côté — dans l'observation que l'un de
nous a publiée récemment dans le travail que nous citions plus haut (1), et où il paraît s'agir aussi d'un
tubercule protubérantiel, mais d'une localisation un
peu différente.

Chez notre malade, la paralysie tout d'abord unila-
térale est devenue double peu de temps avant la mort.
De même que le siège du tubercule au niveau du noyau
d'origine de la sixième paire droite rend compte de la
paralysie qui exista tout d'abord, l'extension prise par
le développement du même tubercule, qui empiète
peu à peu sur la ligne médiane, jusqu'à la dépasser
dans un tiers de sa surface propre, explique que le
noyau de la sixième paire gauche ait été tardivement
intéressé. Cependant, en raison de sa forme circulaire,
le tubercule n'a pas détruit ce noyau gauche, comme
il l'avait fait pour le droit, mais il l'a certainement
comprimé. Aussi conçoit-on que la paralysie du moteur oculaire externe gauche a été, comme il est dit
dans l'observation, moins intense que celle du côté
droit.

L'hémiplégie gauche, sans participation du facial,
qu'a présentée le malade, mérite aussi d'attirer notre
attention. L'hémiplégie des membres est aisée à com-

---

(1) Parinaud et Georges Guinon, *loc. cit.*

prendre, en raison de la compression du faisceau pyramidal du côté droit, réalisée par le néoplasme, compression qui atteignait ce faisceau au-dessus de son
entrecroisement. L'immunité du facial, qui est notée
également dans l'observation de Graux, analogue à la
nôtre, a paru difficile à interpréter à ce dernier auteur.
Il pense que la différence de structure des noyaux et
des nerfs peut seule expliquer ces divers degrés de résistance des uns et des autres à la compression par les
produits morbides.

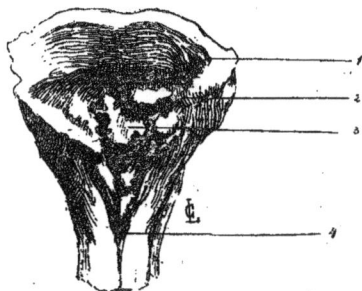

Fig. 19. — Vue de la coupe faite au niveau du néoplasme.

1. Fibres de la protubérance.
2. Tubercule antérieur et supérieur avec son centre caséifié,
3. Tubercule postérieur et inférieur.
4. Bec du calamus.

Cette hypothèse nous paraît malaisée à défendre
d'une façon générale, car on imagine difficilement qu'il
puisse exister une différence de structure assez grande
entre les parties du noyau relevant de l'un et l'autre
nerf, pour qu'elles puissent être différemment inté-

rossées par un agent aussi brutal que le nodule tuberculeux.

De plus, dans notre cas, il nous a semblé que la disposition topographique des lésions suffisait à rendre
compte de l'intégrité de la septième paire. Dans le
noyau commun, la partie dévolue au moteur oculaire
serait située en haut et en avant, par rapport aux cellules appartenant au centre du facial. Sur l'une de nos
préparations, on voit d'une façon très nette un noyau
d'origine du facial, ainsi que les fibres qui en émanent;
celles-ci entourent d'une boucle ouverte en avant le
noyau commun, et c'est à la partie postérieure de ce
noyau qu'elles semblent se rendre, de là elles se cou-
dent en bas et en dedans. En aucun point de leur trajet
les fibres nerveuses ne sont en rapport direct avec le
néoplasme, qui épargne même à ce niveau la plus
grande partie du noyau.

Nous pensons donc que si dans notre cas il n'a pas
existé de paralysie faciale, cela tient à ce que les filets
intraprotubérantiels et le noyau principal de ce nerf
sont complètement indemnes, et que, de plus, les parties postéro-inférieures du noyau commun n'ont pas
été envahies.

Les vertiges dont le malade souffrait sont en grande
partie attribuables à sa diplopie; toutefois il s'y joi-
gnait des sensations d'entraînement à gauche, et de plus
le vertige ne disparaissait pas complètement par l'occlusion des yeux. Aussi nous semble-t-il que la destruction des fibres transversales du lobe droit de la protubérance correspondant en partie au faisceau cérébelleux moyen, effectuée par le tubercule supérieur,
peut être rendue responsable de ces troubles.

Il est à remarquer en dernier lieu que, bien que la
portion sensitive des pyramides, ainsi que le ruban de
Reil aient été touchés par ce même néoplasme, nous
n'avons pas constaté pendant la vie de troubles de la
sensibilité. Le malade prétendait, il est vrai, avoir été

au début de sa maladie hémianesthésique du côté gauche. Il est possible, d'après cela, que ce phénomène
n'ait été que passager.

Quant à la structure intime des néoplasmes, elle
prête à peu de considérations. Les tubercules avaient
l'aspect et la consistance qu'ils présentent d'habitude
dans les cas de ce genre, où l'on observe, comme on
sait, spécialement cette variété connue sous le nom de
tubercules solitaires. L'absence de membrane d'enveloppe, et surtout la présence des bacilles tuberculeux,
les différenciaient très nettement des gommes syphili-
tiques. Leur structure était également caractéristique
par les cellules géantes et les proliférations de vaisseaux oblitérés qu'on y observait. Notre attention a été
attirée en particulier sur le mode de réaction des éléments nerveux vis-à-vis des éléments tuberculeux. A
cet égard, nous avons vu, dans quelques préparations,
des cellules nerveuses, encore reconnaissables à leur
forme et à leur volume, dépourvues de leur prolonge-
ment et entourées par un amas considérable de leucocytes qui sans doute étaient sur le point de terminer
sa destruction.

Les tubes nerveux, au voisinage du néoplasme, étaient
réduits parfois à leur cylindraxe ; plus loin leur gaine
de myéline était pour ainsi dire remplacée par un man-
chon leucocytique. Certains de ces noyaux montraient
du reste, dans leur masse, des gouttelettes de myéline,
bien colorées dans les préparations traitées par la méthode de Weigert (1).

_____

(1) Voir sur ce sujet : Bourneville et Isch-Wall. — Compte-
rendu de Bicêtre pour 1886, p. 105-128 et Progrès médical, 1887,
t. VI, p. 118 et 139.

XXXIV.

Deux cas de Myopathie progressive du type Landouzy-Dejerine, avec pseudo-hypertrophie de certains muscles (1).

Dans une leçon publiée en mars 1885, M. le Pr Charcot, par l'étude clinique de plusieurs cas rassemblés dans son service, montrait les liens étroits qui relient entre eux les différents types de myopathie, et qui n'en font en somme que des formes diverses d'une seule et même affection (2). Quelques mois plus tard, M. Pierre Marie et moi reprenions la même question et, avec un certain nombre d'observations à l'appui, rappelions les conclusions de notre maître (3).

On se trouvait alors en présence de trois types distincts de myopathie : la paralysie pseudo-hypertrophique ; la forme juvénile de l'atrophie musculaire de Erb ; l'atrophie infantile héréditaire de Duchenne (de Boulogne) sortie du cadre des amyotrophies myélopathiques, depuis les travaux de MM. Landouzy et Dejerine. En effet, dès 1874, M. Landouzy faisait, le premier, connaître le *signe de l'orbiculaire des pau-*

---

(1) Par Georges Guinon. (Travail publié dans la *Nouvelle Iconographie de la Salpêtrière*, 1893, nº 1).
(2) Charcot. — *Revision nosographique des atrophies musculaires progressives* (Leçon recueillie par Pierre Marie et Georges Guinon. — *Progr. méd.*, 7 mars 1885) et *Leçons sur les Maladies du système nerveux*, tome III.
(3) Pierre Marie et Georges Guinon. — *Contribution à l'étude de quelques-unes des formes cliniques de la myopathie progressive primitive ; paralysie pseudo-hypertrophique, forme juvénile de Erb, atrophie infantile héréditaire de Duchenne de Boulogne.* (*Rev. de méd.*, octobre 1885, p. 793).

pières, caractérisé par l'impossibilité de l'occlusion des paupières causée par la paralysie de ce muscle, et plus tard avec M. Dejerine fondait définitivement l'anatomie pathologique de cette forme d'amyotrophie, connue communément aujourd'hui sous le nom d'atrophie myopathique du type Landouzy-Dejerine, ou facio-scapulo-huméral.

Or, il s'agissait de démontrer que ces trois espèces d'amyotrophies n'étaient que des formes diverses d'une seule et même affection : la myopathie progressive. Je ne reviendrai pas ici sur les arguments qui ont été fournis en faveur de cette idée, renvoyant pour cela à la leçon de M. Charcot et à notre travail précédemment cité. La démonstration nous paraissait suffisante pour établir des conclusions basées sur ce fait : d'une part, identité de nature de la paralysie pseudo-hypertrophique et de la forme de Erb, établie par Erb lui-même dans ses importants travaux ; d'autre part, également entre la forme de Erb et la forme facio-scapulo-humérale de Landouzy-Dejerine, identité résultant de l'étude clinique, de l'évolution, de l'hérédité, de la familialité, avec cette seule distinction que la face était prise dans celle-ci et point dans celle-là, et encore la valeur de cette distinction est-elle fortement amoindrie par le fait qu'à un moment donné de son évolution, lorsque la face est prise en dernier lieu, un cas de forme facio-scapulo-humérale peut rester longtemps un pur type d'Erb (1).

Quoi qu'il en soit, en vertu du principe : deux quantités égales à une troisième sont égales entre elles, on pouvait rapprocher l'un de l'autre les deux types extrêmes : paralysie pseudo-hypertrophique et forme de Landouzy-Dejerine. Mais la démonstration d'identité eût été encore plus éclatante si on avait pu faire pour

---

(1) Voir à ce sujet les cas à début facial tardif de MM. Landouzy et Dejerine in *Rev. de méd.*, 1886.

ces deux formes ce que M. Erb avait fait pour la forme
juvénile et la paralysie pseudo-hypertrophique. On connaissait avant lui l'atrophie dans la paralysie pseudo-
hypertrophique (myopathie avec prédominance de la
pseudo-hypertrophie) ; il a montré l'hypertrophie dans
la forme juvénile de l'atrophie musculaire (myopathie
avec prédominance de l'atrophie). Il fallait faire de
même pour la forme facio-scapulo-humérale en cons-
tatant sa coexistence avec la pseudo-hypertrophie.

Je ne me place pas ici au point de vue histologique,
car, sous le microscope, rien ne ressemble plus à un
muscle hypertrophié qu'un muscle atrophié (Friedreich,
Gradenigo, Landouzy et Dejerine, etc... — Voir à ce
sujet : Pierre Marie et Georges Guinon, mémoire cité,
page 836), mais seulement au point de vue clinique.
Or, aucun cas de ce genre n'avait encore été décrit
jusqu'au jour où M. Brissaud, en 1890, en observa un
et le fit connaître dans une conférence faite à la Salpétrière. Je dois à sa très grande obligeance de pouvoir
rapporter *in extenso* l'observation de son malade, qu'il
a bien voulu me communiquer, avec les clichés photo-
graphiques qui en ont été pris.

OBS. I. (Communiquée par M. le Dr Brissaud.)

*Myopathie progressive du type facio-scapulo-huméral.
— Face nettement envahie, mais sans le signe de l'orbiculaire des paupières. — Pseudo-hypertrophie de
quelques muscles de la face, du deltoïde, des muscles
du mollet.*

Le nommé Arn... Aimé, âgé de 42 ans, exerçant la profession de doreur sur bois, est entré le 20 juin 1890 à l'hôpital
Saint-Antoine, salle Littré, service de M. le Dr Brissaud.

Antécédents héréditaires. — Le père du malade est
mort à 48 ans d'une affection intestinale (prolapsus du
rectum ?) ; il était atteint de cataracte. La mère est morte
de suites de couches; elle était malade de la poitrine.

Il a eu sept frères et sœurs, dont quatre sont morts en
bas âge d'affections inconnues de lui. Une sœur est morte

à 18 ans de la fièvre typhoïde. Il reste une sœur de 56 ans et un frère de 46 ans, tous deux bien portants. Ce dernier a eu sept enfants, dont trois sont vivants et en bonne santé et quatre sont morts de diarrhée infantile et de broncho-pneumonie.

Antécédents personnels et histoire de la maladie. — Le malade a eu à douze ans une scarlatine, sans suites fâcheuses. Depuis l'année 1886, il est sujet à des attaques de coliques néphrétiques qui se sont renouvelées plusieurs fois.

Entre 18 et 20 ans, Arn... s'aperçoit qu'il maigrit. Sa famille lui fait remarquer qu'il a une démarche « affectée », et lui-même note qu'il use ses chaussures à la pointe, et davantage du pied gauche. A cette époque, il abandonne son métier de menuisier en bâtiment pour celui de doreur sur bois.

Un peu plus tard, au conseil de révision, le médecin lui fait remarquer que ses omoplates sont saillantes, et on le réforme, en le prévenant qu'il est atteint d'une maladie grave.

En 1869 (il avait à cette époque vingt et un ans d'âge), il va consulter Duchenne de Boulogne. De l'examen qu'il subit alors, il se rappelle qu'on le fit en vain essayer de siffler, de souffler, et que Duchenne lui fit observer l'immobilité de la lèvre supérieure. L'acte de rire fut également trouvé singulier. D'ailleurs des observations analogues sur le rire, l'action de souffler, avaient déjà été faites dans l'entourage du malade, et on s'était aperçu qu'il éprouvait une grande difficulté à souffler une bougie allumée.

Pendant six mois, il fut électrisé par Duchenne de Boulogne le long du rachis, à la main, mais non à la face. Puis il cessa de le voir.

En 1870 (22 ans d'âge), sentant que la jambe faiblit, il entre à la Pitié dans le service de Vulpian, où il reste trois mois, prenant de la noix vomique, et d'où il sort pour aller accompagner son frère qui part comme soldat.

De 1870 à 1886, le malade peut marcher assez bien pour aller travailler à l'atelier, mais il voit progresser lentement son incapacité motrice. Elle avait débuté par le côté gauche (le bras, puis la cuisse) ; à vingt-cinq ans, c'est-à-dire trois ans plus tard, le côté droit (bras en premier lieu) se prend à son tour. Le travail est possible, mais devient de plus en plus difficile.

De dix à douze ans (1878-1880) daterait une gêne des

mouvements des doigts, en particulier du pouce, et de la main, qui oblige dès lors le malade à tenir ses outils entre l'index et le médius.

Vers la même époque apparut le phénomène du dérobement des jambes, à la suite d'une sorte de secousse ressentie dans les membres inférieurs. Au-dessous de la rotule droite on trouve une' cicatrice, vestige des plaies consécutives à plusieurs chutes qu'il fit de cette manière. A la fin de 1886, nouveau séjour à la Pitié, dans le service de Dumontpallier, où on lui met des pointes de feu le long du rachis.

De 1886 à 1890, le malade remarque que sa face grossit, que ses lèvres sont plus saillantes. De plus il a souvent aux mains la sensation de l'onglée et la cyanose y est assez fréquente.

État actuel. — Aux membres supérieurs, l'omoplate a son bord spinal distant, à la vue, de plus de dix centimètres de la crête épineuse. Son angle supérieur paraît remonté; à droite, l'angle supérieur est écarté du tronc. *La saillie du deltoïde est très marquée.* Le creux axillaire est masqué en avant par une partie du muscle grand pectoral. Le creux sous-claviculaire forme un méplat dont les dimensions verticales sont supérieures aux dimensions horizontales.

Le bras, dont le bord externe dessine une ligne concave en dehors, est d'une maigreur encore accentuée par le contraste de l'hypertrophie du deltoïde. Il offre par suite l'aspect « en gigot ».

L'avant-bras est de volume moyen, mais l'effilement du poignet commence assez bas sur l'axe de l'avant-bras.

Les mains étant en supination, on voit bien l'aplatissement des deux éminences thénars, ainsi que de l'hypothénar gauche. Le pouce est légèrement écarté des autres doigts, et sur celui de gauche, la seconde phalange est un peu fléchie sur la première. La flexion des autres doigts sur la paume de la main est plus forte à droite qu'à gauche.

Dans la pronation, on observe les mêmes caractères au pouce et aux autres doigts de chaque main. Ceux-ci sont volumineux, surtout au niveau des premières phalanges.

Les masses musculaires sont très fermes au deltoïde, au trapèze, aux muscles de l'avant-bras. Elles sont flasques aux pectoraux, aux muscles du bras. A la paume de la main droite leur consistance est fort diminuée.

MENSURATIONS :

Diamètre biacromial antérieur : 35 centimètres.

	Côté droit.	Côté gauche.
Bras à 8 cent. au-dessus du bec de l'olécrane	20 cent.	18 cent.
Avant-bras (partie la plus large, environ 10 cent. au-dessous du bec de l'olécrâne)	25 cent.	22 cent.

L'exploration galvanique des muscles des membres supérieurs montre qu'il existe en certains points une presque égalité de la contraction de fermeture aux pôles positif et négatif, en particulier en ce qui concerne le deltoïde. Certains muscles ne répondent pas : au bras, le biceps et le triceps ; à l'avant-bras, les extenseurs. On constate l'inversion de la formule au niveau des fléchisseurs de l'avant-bras et de l'abducteur du pouce.

Mouvements. — Au bras l'abduction est faible, mais peut être portée jusqu'à l'angle droit ; le bras retombe alors de lui-même (*impotence du deltoïde*). L'adduction se produit faiblement. La flexion ne dépasse pas 45° ; l'extension est très faible. Les mouvements de rotation de l'humérus sont possibles.

A l'avant-bras, la flexion et l'extension, la pronation et la supination sont possibles.

A la main. la flexion est plus forte que l'extension. L'adduction et l'abduction sont limitées. Au pouce gauche, le mouvement d'opposition n'est obtenu qu'après flexion préalable de la seconde phalange sur la première ; et tandis qu'à cette main le pouce arrive à toucher (sans s'apposer réellement) l'annulaire, à droite il ne peut dépasser l'index.

Aux autres doigts, la flexion, qui est la position de repos, est forte ; l'extension est difficile. La première phalange ne peut être étendue sur le métacarpe. Si l'on soutient un peu la main, les deuxième et troisième phalanges peuvent être étendues sur la première. Les mouvements de latéralité sont en partie conservés.

Quelquefois après l'exécution de ces mouvements, on voit se produire des mouvements fibrillaires dans les muscles.

Le membre supérieur droit peut être utilisé directement : le malade arrive à porter ses aliments à sa bouche avec le bras droit; la fourchette est saisie entre le médius et l'index; la tête est fléchie en avant et rapprochée de la main. Le malade tient sa plume à écrire comme sa fourchette. Le membre supérieur gauche n'est utilisé qu'indirectement : pour arriver à déboutonner le col de sa chemise avec sa main gauche, il lui faut d'abord immobiliser le bras gauche avec la main droite.

Si l'on place une épingle sur son lit, il est incapable de la saisir avec les doigts. Il y arrive encore très bien lorsqu'elle est tenue en l'air.

Membres inférieurs. Au niveau de l'extrémité inférieure de la cuisse, les membres sont atrophiés. Le bord interne de la cuisse forme une ligne à concavité interne. A droite l'articulation du genou paraît subluxée.

Il existe un notable degré de pseudo-hypertrophie aux deux mollets. Le mollet gauche est notablement plus gros que le bas de la cuisse du même côté et l'un et l'autre atteignent le volume des mollets d'un homme de taille et de force moyennes. Les muscles sont extrêmement durs à ce niveau. Cette pseudo-hypertrophie s'est développée principalement dans ces derniers temps, en particulier pendant le séjour du malade dans le service.

Les deux articulations tibio-tarsiennes paraissent augmentées de volume. Le pied est tombant.

MENSURATIONS :

	Côté droit.	Côté gauche.
Cuisse (à 28 cent. de l'épine iliaque antéro-supérieure)	33 cent.	32 cent.
Mollet (partie la plus large) . . .	33 cent.	25 cent.

Mouvements. L'extension et la flexion de la cuisse sur le bassin sont assez limitées. L'abduction et l'adduction sont possibles. La jambe ne peut être étendue sur la cuisse. L'extension du pied est impossible, la flexion est faible (*impotence relative des muscles du mollet*).

A l'exploration électrique des muscles à l'aide du courant continu, on note la perte de l'excitabilité pour certains muscles (triceps de la cuisse, muscles de la région postérieure, extenseurs de la jambe), l'inversion de la formule (P F c > N F c) avec affaiblissement de la contractilité pour certains autres, en particulier les muscles du mollet (jumeaux et soléaires).

Réflexes patellaires abolis.

Tronc. Élargissement du diamètre biacromial. Pas de saillie des côtes. Abdomen volumineux (circonférence au niveau de l'ombilic=92 centimètres). *Pseudo-hypertrophie du grand droit antérieur de l'abdomen,* principalement à gauche, notable surtout dans certains mouvements.

Pas de troubles respiratoires imputables à la paralysie du diaphragme.

Pour marcher, le malade cambre son bassin et a l'aspect lordosique. Les mains reposent sur le rachis, par suite d'un mouvement d'adduction et de rotation du membre supérieur. Les jambes sont lancées en dehors, la pointe en avant et le talon soulevé. En même temps qu'il lance la jambe d'un côté, il exécute une sorte de dandinement du même côté du corps, de façon que le moignon de l'épaule de ce côté paraît être porté en haut et en avant. Lorsqu'il se sait regardé, la marche est plus difficile. Quelques tremblements, qui existent spontanément dans les membres, sont également accrus par la même cause.

Pour passer de la position assise à la position verticale, le malade est obligé de s'appuyer sur un objet voisin avec les mains.

Face. Hypertrophie généralisée des muscles, marquée surtout au temporal gauche et à l'orbiculaire des lèvres.

Les rides ne peuvent être produites au niveau du front. L'orbiculaire palpébral ferme bien les yeux; il n'y a pas d'épiphora. Pas de troubles de la motilité des yeux. Les plis naso-gésiens sont très marqués.

Les mâchoires sont plus employées que les lèvres dans la parole. Le malade ne peut former la circonférence labiale de la lettre O, ni avancer et contracter les lèvres pour la prononciation de la lettre U. Il ne peut ni souffler ni siffler.

La langue n'est ni hypertrophiée ni atrophiée et elle est bien mobile. La luette est un peu déviée à droite par sa pointe. Il n'y a pas de troubles de la déglutition. Le malade n'a pas remarqué que sa voix soit modifiée.

La sensibilité à la douleur, à la température et à l'électricité est conservée. Cette dernière est un peu moindre au bras gauche qu'au bras droit. Pas d'anesthésie pharyngée. Conservation parfaite du sens musculaire.

En octobre 1890, le malade a eu une hydarthrose des deux genoux, survenue pendant son séjour dans le service. Le mois suivant, il a accusé dans les bras et les cuisses, quelques sensations douloureuses qui ont cédé au salicylate de soude.

Avant d'en venir au point qui nous occupe spécialement ici, il est bon de signaler deux phénomènes constatés chez ce malade et qui sont un peu anormaux dans
la myopathie progressive. Ce sont les contractions fibrillaires qui existaient dans les muscles de la main et l'é-
tat des réactions électro-musculaires.

Bien que l'absence des contractions fibrillaires soit
un signe distinctif des amyotrophies myopathiques, il
n'y a cependant pas là de raison suffisante pour infir-
mer ce diagnostic, qui est imposé par tous les autres
signes : habitus du malade, envahissement de la face,
localisations spéciales de l'atrophie, évolution. D'ailleurs ces mouvements fibrillaires étaient loin d'être
aussi accentués qu'ils le sont en général dans les amyotrophies myélopathiques (atrophie musculaire progressive de Duchenne-Aran, sclérose latérale amyotrophique). Il n'y a là qu'une anomalie bonne à connaître
et c'est tout.

La présence de la réaction de dégénérescence, ou
plutôt de l'inversion de la formule d'électrisation dans
certains muscles, n'est pas non plus un fait qui doive
nous arrêter dans l'établissement du diagnostic. Il
semble que l'on doive désormais attacher moins d'importance aux signes tirés de l'examen électrique des
muscles dans ces cas. En effet, MM. Bédard et Rémond
ont montré l'existence de la réaction de dégénérescence
dans la paralysie pseudo-hypertrophique (1) dont la
nature purement musculaire n'est plus mise en doute
par personne. D'autre part, on sait qu'elle peut manquer complètement dans certaines amyotrophies d'origine spinale, et spécialement la polioencéphalomyé-
lite (2). La variabilité de ce phénomène paraît donc

_____

(1) Bédard et Rémond. — *Note sur un cas de paralysie
pseudo-hypertrophique avec réaction de dégénérescence. (Arch.
gén. de méd.*, juillet 1891).

(2) Voir à ce sujet : Charcot. *Clinique des maladies du système nerveux ; leçons du professeur, mémoires, notes et*

être très grande suivant les cas, d'où la nécessité de ne pas y attacher une importance décisive, en particulier chez le malade de M. Brissaud.

Mais le point le plus important chez cet homme c'est la présence de la pseudo-hypertrophie de certains muscles, associée avec l'amyotrophie myopathique du type facio-scapulo-huméral de Landouzy-Dejerine, absolument comme cela existe dans le type scapulo-huméral de Erb. Notons qu'il s'agit bien ici d'une véritable pseudo-hypertrophie et non pas de la conservation relative de quelques masses musculaires, et cela pour plusieurs raisons.

Tout d'abord on a vu cette pseudo-hypertrophie se développer dans le service. Donc, ce n'étaient pas des muscles conservés. D'autre part, ce n'étaient pas non plus des muscles régénérés, mais bien des muscles malades, chez lesquels l'évolution myo-sclérosique avait marché du côté de l'hypertrophie et non du côté de l'atrophie. En effet, ces muscles avaient perdu leur force, leurs fonctions avaient été loin de se récupérer en même temps que leur volume augmentait. C'est bien là la caractéristique de la paralysie pseudo-hypertrophique : à savoir des muscles gros et durs qui fonctionnent mal ou même point du tout.

Mais il y a plus, et ce n'est pas seulement par les caractères précédents que la réalité de cette pseudo-hypertrophie peut s'affirmer, mais encore par ses localisations spéciales chez ce malade. Je ne parle pas ici de la face, au niveau de laquelle l'appréciation de la pseudo-hypertrophie est peut-être plus facilement discutable (les lèvres des myopathiques paraissent, dans la plupart des cas, pseudo-hypertrophiées, grâce à leur

observations publiés par Georges Guinon. Paris, 1892, t. I, n° X. (Ophthalmoplégie externe et amyotrophie généralisée), page 203 et n° XI, page 237 (Extrait d'un mémoire de Georges Guinon et E. Parmentier, sur le même sujet).

aspect extérieur) (1). Mais, si l'on considère au niveau
des membres les muscles ou les groupes de muscles
pseudo-hypertrophiques, chez le malade de M. Brissaud, on constate précisément que la pseudo-hypertrophie s'est localisée en des points qui sont habituellement les plus atteints dans la paralysie pseudo-hypertrophique pure décrite par Duchenne, de Boulogne (2),
à savoir : tout d'abord les gastrocnémiens et ensuite
le deltoïde.

D'après ces considérations, rien ne s'oppose, il me
semble, à ce que l'on admette qu'il s'agissait là de véritable pseudo-hypertrophie musculaire.

L'observation ci-dessous pourrait, à la rigueur, aux
yeux d'un critique pointilleux, présenter un point
faible, à savoir que le *facies myopathique* n'était pas
absolument complet, et qu'il y manquait le signe de
Landouzy, l'inocclusion des paupières par paralysie de
l'orbiculaire. Mais est-ce là une raison suffisante pour
rejeter ce cas hors du type facio-scapulo-huméral de la
myopathie ? Tel n'était pas l'avis de M. Brissaud dans
la conférence qu'il fit à son sujet à la Salpêtrière.

En effet, le signe de l'orbiculaire des paupières ne
doit pas être considéré comme absolument indispensable pour pouvoir affirmer l'envahissement de la face.
Il présente, c'est certain, une immense importance, en
ce sens que, lorsqu'il existe, le doute n'est plus permis.
Mais, en son absence, l'aspect de la bouche, la paralysie de l'orbiculaire des lèvres, le rire en travers
« rire jaune, » l'immobilité du front, etc..., sont, lorsqu'ils existent, des signes suffisants pour diagnostiquer
la participation de la face. La preuve en est que Duchenne, de Boulogne, ne l'avait point, qu'il existât ou

---

(1) Voir à ce sujet : Landouzy et Dejerine, P. Marie et Georges
Guinon, *mémoires cités*.

(2) Duchenne (de Boulogne). — *De l'électrisation localisée*,
etc., 3e édition. Paris, 1872, p. 595 et suivantes.

non, constaté chez ses malades lorsqu'il décrivit la forme infantile héréditaire de l'atrophie musculaire progressive, qu'il rattachait à tort aux amyotrophies myélopathiques et que l'on sait aujourd'hui n'être autre chose que la forme facio-scapulo-humérale de la myopathie.

Donc, à notre avis, ce cas rentre légitimement dans la forme facio-scapulo-humérale.

Voici, d'ailleurs, la relation d'un autre cas que j'ai eu l'occasion d'observer à la Salpêtrière, dans le service de mon maître, M. le Pr Charcot, et dans lequel le diagnostic de myopathie du type Landouzy-Dejerine ne faisant aucun doute, j'ai pu constater la coexistence de la pseudo-hypertrophie en certains muscles.

OBSERVATION II (personnelle).

Myopathie progressive de la forme facio-scapulo-humérale. — Facies myopathique typique. — Pseudo-hypertrophie de certains muscles et surtout du deltoïde droit et du triceps de la cuisse gauche.

L'observation de ce malade a été publiée en 1890, dans la *Revue de médecine*, par MM. Le Noir et P. Bezançon (1). Pour plus de commodité, je suivrai la description de ces auteurs, en la résumant brièvement, me bornant à insister sur les modifications survenues depuis cette époque et les points particuliers qui nous intéressent ici.

Le nommé Bon... Henri, âgé de 25 ans, ayant exercé la profession de facteur rural, est à l'hospice de la Salpêtrière depuis l'année 1890. Toutes les modifications survenues dans son état depuis le travail de MM. Le Noir et Bezançon se sont donc produites sous mes yeux, puisqu'il a été suivi par eux jusqu'en novembre 1889.

En ce qui concerne les *antécédents héréditaires*, on ne trouve dans la famille, au point de vue névropathique, qu'une tante maternelle morte aliénée, et une sœur qui

---

(1) P. Le Noir et P. Bezançon. — *Observation de myopathie progressive primitive, type facio-scapulo-huméral de Landouzy-Dejerine* (Rev. de méd., 1890, p. 307).

a eu de l'incontinence nocturne d'urine jusqu'à douze ans
et de plus a, depuis son enfance, des attaques de nerfs
tous les mois. A d'autres points de vue, on rencontre un
grand-père paternel atteint de rhumatisme chronique et
un frère scrofuleux. Pas le moindre amyotrophique dans
la famille.

Antécédents personnels et histoire de la maladie. Né à
terme, il a eu dans l'enfance quelques accidents. A huit
ans, il fut atteint d'une *chorée* qui dura six mois. A cette
époque, il s'aperçut que ses lèvres étaient volumineuses
et qu'il était incapable de siffler et de souffler, ce qu'il ne
put d'ailleurs jamais faire depuis. Vers dix ans, l'occlusion
complète des paupières était déjà impossible et il s'amusait dans ses jeux avec ses camarades « à faire l'aveugle. »

Jusqu'à dix-sept ans bonne santé néanmoins. A ce moment la maladie s'accentue. Le bras droit s'affaiblit, ce
qui détermine le malade, qui était garçon d'hôtel, à changer de métier et à se faire facteur rural. On peut conclure
de là qu'à ce moment ses membres inférieurs étaient encore parfaitement sains, car il peut faire ainsi à pied,
pendant deux ans, 28 kilomètres par jour.

Mais bientôt ces jambes faiblissent. Il heurte les cailloux sur les grandes routes et plusieurs fois tombe. Enfin,
après quelque temps passé chez lui, son métier de facteur
abandonné, il vient se faire soigner à l'hôpital. Soumis
alors à l'observation de MM. Le Noir et Bezançon, il se
présentait dans l'état suivant qui ne s'est guère modifié
aujourd'hui, sauf pour certains points que je signalerai,
chemin faisant, en y insistant plus ou moins suivant leur
importance.

Front lisse, large, immobile, yeux larmoyants. Lèvres
volumineuses et renversées en « rebords de pot de chambre » laissant la bouche entr'ouverte. Occlusion complète
des paupières impossible; dans cet acte, *l'écart entre les
bords libres, qui était en décembre 1889 de 4 à 5 millimètres, est aujourd'hui d'un centimètre environ.*

Mouvements des lèvres impossibles. Méplat latéral en
arrière des lèvres très prononcé. Rire en travers. Atrophie
des muscles de la houppe du menton. Rien à la langue, ni
au voile du palais, ni au pharynx.

Muscles de la nuque conservés, saillants et assez forts.
Sterno-mastoïdiens faibles, réduits au quart de leur
volume.

Le thorax est le siège de cette déformation que j'ai étudiée chez les myopathiques avec M. Souques (1). C'est d'ailleurs ce malade même que nous avons présenté à la *Société anatomique* à l'appui de notre communication. *Scapulæ alatæ* très accentuées.

Atrophie considérable des pectoraux, du grand dorsal, du trapèze surtout dans la portion inférieure, du rhomboïde et du grand dentelé, dont les mouvements ne s'exécutent plus. Conservation relative des autres muscles.

En ce qui concerne les membres supérieurs, il est survenu depuis 1889 quelques changements qui méritent de nous arrêter. Leur aspect général est toujours à peu près le même : le bras, gros à sa racine, est mince et complètement atrophié jusqu'au coude; l'avant-bras est beaucoup plus volumineux. MM. Le Noir et Bezançon *ont noté l'état normal du deltoïde.* Il n'en est plus de même aujourd'hui. Le deltoïde gauche, bien qu'encore assez gros relativement au reste du bras, est cependant certainement atrophié et a perdu beaucoup de sa force. *Quant au droit, il présente un volume considérable et une consistance d'une fermeté hors de proportion avec la flaccidité des autres muscles.* Cependant sa force est loin d'être en rapport avec son volume et sa consistance apparents. Il est en effet très affaibli et le malade, pour porter son bras jusqu'à l'horizontale, transversalement, est obligé de le lancer en l'air par un mouvement du tronc, et une fois cette position atteinte, il est à peine capable de l'y maintenir. Ce sont bien là les caractères de la pseudo-hypertrophie musculaire : un muscle gros et dur, mais impuissant.

D'ailleurs la sclérose n'a pas seulement évolué au niveau des deltoïdes, mais encore au niveau des autres muscles du bras, ainsi qu'on peut s'en rendre compte en comparant les mensurations actuelles à celles de MM. Le Noir et Bezançon. En effet, au niveau de la partie supérieure du bras, la circonférence qui était autrefois à droite de 24 centimètres et à gauche de 21 c. 5 est aujourd'hui de 23 centimètres à droite et de 19 c. 5 à gauche. Les dimensions des autres portions du bras sont restées sensiblement les mêmes.

Le volume des avant-bras frappe tout d'abord, surtout du côté gauche, qui est cependant le côté le plus atrophié. En 1889, ce volume, que MM. Le Noir et Bezançon ont trouvé

(1) Georges Guinon et Souques. — *Sur une déformation particulière du thorax chez les myopathiques* (*Bull. de la Soc. Anat.* 1891). (Voir plus loin n° XXXV).

normal, représentait, pour la partie moyenne, une circonférence à droite de 19 centimètres, et à gauche de 16 centimètres. Aujourd'hui les mêmes mensurations donnent pour résultats : à droite, 22 centimètres et, à gauche, 24 centimètres. *Le côté droit a donc gagné* 3 *centimètres et le gauche* 8 *centimètres.* Et cependant la force des muscles n'a pas dû augmenter, tant s'en faut, si nous en jugeons d'après l'examen actuel et d'après les dires du malade. Ils ne sont pas, c'est certain, sans aucune action, mais ils ne sont pas bien forts, les extenseurs en particulier, qui sont cependant gros et durs principalement à gauche. A quoi donc attribuer alors cette consistance et ce volume des muscles, sinon à la pseudo-hypertrophie ?

Pas de modifications notables du côté des muscles des mains.

Muscles de la paroi abdominale. Impossibilité de relever le tronc, quand il est couché sur le dos.

En ce qui concerne les membres inférieurs, le mal a fait d'assez grands progrès, car, tandis qu'en 1889 le côté gauche était presque intact, aujourd'hui l'atrophie y est nettement prononcée. Mais il est survenu en outre une modification très importante au point de vue spécial qui nous occupe ici. En effet, au niveau de la cuisse gauche, précisément celle dans laquelle le mal était,

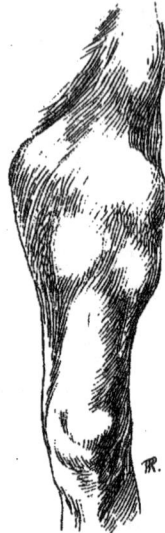

Fig. 20. — Pseudo-hypertrophie associée à l'atrophie myopathique.

depuis 1889, en pleine évolution, il s'est développé, *dans le muscle triceps, trois gros noyaux de pseudo-hypertro-*

phie, du volume d'une grosse mandarine et de deux pommes d'api, d'une consistance ferme, formant les trois sommets d'un triangle à la face externe de la cuisse, ainsi que cela se voit bien sur le dessin ci-contre, que je dois à l'obligeance de M. le Dr P. Richer. Ces noyaux contrastent vivement avec l'atrophie de tout le reste de la cuisse, dont presque tous les muscles sont considérablement atrophiés et affaiblis. Le triceps d'ailleurs n'est pas plus fort que les autres et ses fonctions sont notablement réduites. J'ajoute que j'ai pour ainsi dire vu se développer sous mes yeux ces noyaux de pseudo-hypertrophie, qui n'existaient pas à l'entrée du malade à la Salpêtrière.

Rien de semblable ne s'observe à la cuisse droite qui est proportionnellement à peu près dans le même état qu'en 1889.

Quant aux jambes, on serait fort tenté au premier abord de croire qu'il y existe aussi de la pseudo-hypertrophie. A vrai dire une pareille affirmation pourrait encore être soutenue, étant donné le volume relativement considérable des muscles du mollet et leur consistance dure. Mais il n'y a peut-être pas entre le volume de ces muscles et leur pouvoir fonctionnel une disproportion suffisante pour être aussi catégoriquement affirmatif. Il est bon de noter cependant que les gastrocnémiens, considérés comme normaux en 1889, sont aujourd'hui un peu affaiblis, bien que leur volume n'ait pas sensiblement diminué.

Je n'insiste pas sur l'habitus extérieur du malade, sur son ensellure, sur sa démarche. Ces phénomènes ne sont pas moins caractéristiques aujourd'hui qu'il y a trois ans.

Il n'a pas été pratiqué de nouvel examen électrique des muscles. En 1889, MM. Le Noir et Bezançon ont noté l'absence de la réaction de dégénérescence.

Les réflexes rotuliens ont disparu.

Pas de troubles de la sensibilité.

Il me semble réellement que dans ces deux cas l'existence de la pseudo-hypertrophie de certains muscles est tout à fait indiscutable. Ce caractère tout particulier, qui a été noté avec soin au cours des observations, à savoir la disproportion entre le volume et la consistance des muscles d'une part et leur pouvoir fonctionnel d'autre part, est le signe distinctif de cette sorte de lésion musculaire.

Quant à la conclusion qu'on en peut tirer, elle découle tout naturellement des quelques considérations que nous avons émises avant d'en venir à la description de nos deux cas. Bien que certains arguments, suffisants déjà à notre avis, plaidassent en faveur de l'identité des diverses formes de myopathie, il manquait cependant, pour que la démonstration fût complète et irréfutable, la constatation de la combinaison possible de la pseudo-hypertrophie avec la forme facio-scapulo-humérale, comme cela existe pour la forme scapulo-humérale ou juvénile de Erb, dont l'identité est admise sans conteste. Cette constatation est précisément faite d'une façon certaine, au point de vue clinique, dans le cas de M. Brissaud et dans le mien. On en peut donc conclure, conformément aux idées émises dès 1885 par M. le P' Charcot, M. P. Marie et moi, à l'identité des formes diverses de myopathie : paralysie pseudo-hypertrophique, forme juvénile de Erb, forme facio-scapulo-humérale de Landouzy-Dejerine. Et par là se trouve vérifiée encore avec plus de certitude cette proposition que M. P. Marie et moi émettions dans notre précédent travail sur ce sujet, à savoir que dans la maladie myopathique le volume du muscle n'est rien, son impotence fonctionnelle est tout. Le mal évolue soit du côté de l'hypertrophie, soit du côté de l'atrophie, lesquelles peuvent être tantôt isolées, comme dans la paralysie pseudo-hypertrophique et la majorité des cas du type facio-scapulo-huméral, tantôt associées comme dans la paralysie pseudo-hypertrophique, la forme scapulo-humérale de Erb et la forme facio-scapulo-humérale de Landouzy-Dejerine.

XXXV

Déformations thoraciques dans la myopathie progressive primitive (1).

Nous avons remarqué, chez un certain nombre de myopathiques, une déformation du thorax sur laquelle, à notre connaissance, l'attention n'a pas été appelée d'une façon particulière, bien qu'elle nous paraisse mériter une mention spéciale. On la constatera facilement sur ce thorax, appartenant à un jeune garçon de quinze ans, mort dans le service de notre maître, M. le P⁣r Charcot, où il était entré atteint de myopathie (forme de Erb), diagnostiquée pendant la vie et confirmée par l'autopsie, qui est restée absolument négative en ce qui concerne l'examen des centres nerveux.

Pendant la vie, l'atrophie prédominait au niveau du cou et présentait son développement habituel au niveau de la ceinture scapulaire, du tronc et des membres. En conséquence de cette atrophie et des rétractions tendineuses qui étaient très accentuées au niveau du genou et du tendon d'Achille, le malade était *confiné au lit depuis plusieurs années.* Il est mort le 4 mai 1891, de broncho-pneumonie. Dans l'autopsie qui fut faite nous signalerons simplement le poids notable de l'encéphale et surtout du cervelet ; l'un et l'autre pesaient ensemble 1,500 grammes et le cervelet seul atteignait le poids de 200 grammes. Rien de particulier à noter du côté des muscles atrophiés ; rien dans la moelle à l'œil

(1) Communication faite à la *Société anatomique*, séance du 19 juin 1891, par MM. Georges Guinon et Souques.

nu ; l'examen microscopique n'en est pas encore complètement terminé.

Pendant la vie, MM. P. Marie et Onanoff (1) avaient déjà constaté chez ce malade une déformation crânienne, dont ils ont donné la description. Quant à la déformation thoracique, qui fait l'objet de notre communication, elle est très manifeste sur la pièce que nous avons l'honneur de vous présenter.

Sans vouloir entrer dans une description minutieuse, on voit facilement qu'il s'agit, en somme, d'une double déformation portant sur les *dimensions respectives* et la *direction* des diamètres antéro-postérieur et transversal du thorax.

Le diamètre antéro-postérieur est notablement diminué de longueur. Le sternum est rapproché de la colonne vertébrale et, conséquemment, le thorax est élargi dans le sens transversal. De plus, le sternum, fortement aplati dans ses deux tiers supérieurs, présente un enfoncement très prononcé au niveau du tiers inférieur, qui constitue la partie la plus apparente de la déformation. Par suite de cet aplatissement général du thorax et de cette sorte de retrait du sternum en dedans, la situation respective des mamelons est légèrement modifiée. Ils sont rapprochés l'un de l'autre et leur axe, au lieu d'être dirigé en avant et en dehors, est dirigé directement en avant. Cette déformation est à rapprocher de celle connue sous le nom de thorax en entonnoir, bien qu'elle ne lui soit pas absolument identique. Il est à noter que, ni dans ce cas, ni dans aucun de ceux que nous avons pu observer, nous n'avons constaté de gêne notable des organes contenus dans l'intérieur du thorax.

Quant au second élément de ce vice de forme, il

---

(1) P. Marie et Onanoff. — *Sur la déformation du crâne constatée dans certains cas de myopathie progressive primitive.* (Soc. méd. des Hôp., 20 février 1891).

consiste en une sorte de déplacement en masse du thorax dans le sens latéral. Il s'effectue de telle sorte que, lorsqu'il existe, une perpendiculaire abaissée du milieu de la base de l'appendice xiphoïde sur le rachis, au lieu d'aboutir directement sur le milieu de celui-ci, tombe approximativement sur l'angle costal et que, par la même raison, la ligne médiane du sternum ne correspond plus à l'axe du corps.

Ce second élément semble être sous la dépendance du décubitus latéral prolongé. Le garçon à qui appartient ce thorax était resté, comme nous l'avons dit, confiné au lit pendant plusieurs années. Ses genoux, maintenus en flexion forcée par les rétractions des tendons postérieurs, l'empêchaient de se tenir couché sur le dos et il avait fini, ses articulations s'étant à la longue complètement immobilisées, par rester couché toujours sur le même côté, les membres inférieurs fléchis, posés à plat sur le lit et les cuisses en rotation, l'une en dedans, l'autre en dehors. C'est cette position prolongée qui avait, sans doute provoqué le déplacement latéral du thorax en masse.

En effet, nous n'avons, en aucun cas, constaté ce second élément de déformation chez les sujets qui n'étaient pas confinés au lit. Nous vous présentons à ce propos un malade, le nommé B..., qui, atteint de la forme facio-scapulo-humérale de la myopathie, offre au plus haut degré la déformation simple par aplatissement antéro-postérieur du thorax et enfoncement du sternum (1), sans trace de déplacement dans le sens latéral. La ligne médiane de son sternum correspond exactement à l'axe du corps et la colonne vertébrale,

---

(1) Nous n'entrerons dans aucun détail au sujet de l'histoire de cet homme, dont l'observation se trouve donnée plus haut avec assez de détails. C'est, en effet, un des deux malades cités dans le numéro précédent et qui, atteint de myopathie (forme Landouzy-Dejerine), présentait des muscles pseudo-hypertrophiques. Voir plus haut, n° XXXIV, observation II, le nommé B... (G. G.).

ainsi qu'on peut facilement le remarquer, n'offre pas le moindre vestige de scoliose.

La déformation que nous signalons ici ne semble pas avoir attiré jusqu'ici toute l'attention qu'elle nous paraît mériter. Cependant l'un de nous l'avait, dès 1885, signalée incidemment (1). On la trouve également mentionnée de la même manière dans quelques auteurs, en particulier dans le livre de M. Raymond (2), et l'an dernier MM. Le Noir et Bezançon l'ont constatée chez ce même malade que nous vous présentons aujourd'hui et dont ils ont publié l'observation dans la *Revue de médecine* (3). Elle nous paraît être assez fréquente puisque, sur cinq myopathiques *de toutes formes*, actuellement présents dans le service de clinique de notre maître, M. le Pr Charcot, nous l'avons observée quatre fois, et, chose particulière, mais à laquelle nous ne croyons pas jusqu'ici devoir attacher grande importance, il s'agissait de quatre hommes. La valeur diagnostique de cette déformation nous semble donc devoir être prise en considération, surtout dans les cas difficiles. Il est certain qu'à première vue, si le malade ne porte pas sur sa face le cachet typique de sa maladie, c'est-à-dire dans les formes scapulo-humérales, la constatation d'une semblable déformation, lorsqu'on le fait déshabiller, doit faire penser tout de suite à la maladie myopathique.

En ce qui concerne la pathogénie, nous pensons qu'il y a lieu de se rallier à l'hypothèse émise par

---

(1) P. Marie et Georges Guinon. — *Contribution à l'étude de quelques-unes des formes de la myopathie progressive primitive*, etc. (*Rev. de méd.*, 1885).

(2) F. Raymond. — *Maladies du système nerveux ; atrophies musculaires et maladies amyotrophiques*. 1 vol. in-8, Paris, 1889. Doin.

(3) Le Noir et Bezançon. — *Observation de myopathie progressive primitive (type facio-scapulo-huméral de Landouzy-Déjerine)*. (*Rev. de méd.*, avril 1890).

MM. P. Marie et Onanoff, à propos de la déformation crânienne qu'ils ont constatée chez les myopathiques. Bien que les recherches faites jusqu'aujourd'hui ne permettent pas de tirer des conclusions absolument positives, et en l'absence de recherches anatomo-pathologiques précises, on pourrait penser qu'il s'agit là, comme pour les déformations crâniennes, d'une lésion ostéo-trophique spéciale, parallèle aux troubles trophiques musculaires qui constituent la myopathie progressive.

XXXVI.

Etude clinique sur l'aura de l'accès épileptique (1).

On sait qu'il est de règle générale de dire, pour distinguer un épileptique d'un hystérique, en ce qui concerne l'attaque, abstraction faite des autres signes différentiels, que le premier tombe instantanément, sans être prévenu, pouvant quelquefois se tuer dans sa chute, qui laisse du reste souvent sur son visage des traces ou des cicatrices plus ou moins durables, tandis que le second, averti toujours par l'aura hystérique, a le temps, dans la majorité des cas, de choisir sa place pour tomber, ou, lorsqu'il est chez lui ou à l'hôpital, de gagner son lit pour y prendre ses ébats. En fait, cela est absolument vrai, et la preuve en est que l'on ne rencontre guère sur la face des hystériques les ecchymoses ou les plaies contuses, si fréquentes chez les épileptiques.

Mais strictement, la formule de diagnostic, telle que nous la donnions plus haut, si elle est l'expression d'un fait incontestable, n'est cependant pas absolument juste. En effet, nombre d'épileptiques ne tombent pas sans être prévenus ; seulement l'avertissement qui leur est donné est trop court, dans la généralité des cas, pour leur permettre de prendre leurs précautions, ou bien le malade, au moment où il est sous le coup de

---

(1) Travail de la clinique de M. le Pʳ CHARCOT, par Georges Guinon et Raichline. (Inédit.)

l'aura, se trouve déjà dans un état d'ahurissement tel
que cela lui est devenu impossible.

Il reste bien entendu cependant que, pendant cette
période prémonitoire qui a reçu le nom d'aura, le patient conserve la conscience. C'est une condition nécessaire. Dans le cas contraire, le phénomène quelconque,
moteur, sensitivo-sensoriel ou psychique qui intervient,
ne fait plus partie de l'aura, mais de l'accès lui-même,
à titre d'équivalent ou de phénomène surajouté.

Nous rejetons également du cadre de l'aura certains
phénomènes, qui, chez quelques malades, précèdent,
à échéance plus ou moins longue, l'accès épileptique,
lequel peut être lui-même, dans ces cas, précédé de
l'aura véritable. Ces phénomènes, que l'on peut désigner sous le nom d'*aura éloignée* ou mieux encore de
prodromes, sont éminemment variables, revêtent
toutes sortes de formes, quelquefois celle du délire. Ils
paraissent beaucoup moins fréquents que l'aura véritable. Les auteurs les distinguent en général de cette
dernière et, pour cette raison, nous les laisserons complètement de côté.

Dans l'hystérie l'absence de l'aura est un fait absolument exceptionnel. Parmi les centaines d'hystériques
qu'il a observés, alors qu'il avait l'honneur d'être chef
de clinique de M. le Pr Charcot, l'un de nous ne l'a vue
manquer qu'une seule fois, d'une façon indiscutable.
Si, au contraire, on interroge des épileptiques, au premier abord, c'est le contraire qui paraît la règle : l'aura
semble rare. Mais si l'on pousse un peu les malades, si
on aide leurs souvenirs en dirigeant leur mémoire et
en appelant leur attention sur les phénomènes les plus
habituels de l'aura comitiale, on s'aperçoit qu'il est loin
d'en être toujours ainsi en réalité. L'aura se montre
alors relativement fréquente, bien qu'à un degré notablement moindre que dans l'hystérie. Cependant il
existe des cas dans lesquels le malade ne signale aucune espèce d'aura précédant l'accès.

Parmi ces derniers, il faut tout d'abord en éliminer un certain nombre dans lesquels le résultat négatif
de l'interrogatoire doit être attribué non pas tant à
l'absence réelle de l'aura qu'à l'ignorance forcée du
malade. Ce sont les cas dans lesquels les accès sont
exclusivement nocturnes et complètement ignorés du
malade. Alors il ne les connait que le lendemain matin
soit par le récit des personnes de son entourage qu'il a
réveillées, soit par la constatation de certains signes
dont il a l'habitude, comme la morsure de la langue,
du sang sur l'oreiller, de l'urine dans les draps, le lit
bouleversé, etc., etc...

Dans cette catégorie d'accès nocturnes, la recherche
de l'aura présente moins d'importance ; nous n'avons
cependant pas voulu les éliminer entièrement de la petite statistique que nous avons dressée pour servir de
base à notre travail, et ils y figurent au nombre de
quatre (nᵒˢ 45, 49, 59 et 70 du tableau).

D'autres malades à accès nocturnes, au contraire,
sont réveillés avant la perte de connaissance qui marque le début de la crise elle-même et perçoivent alors,
s'ils existent, les phénomènes de l'aura. On en trouvera
quelques-uns parmi les cas que nous rapportons.

En examinant, sur le conseil de M. le Pʳ Charcot, les
nombreux épileptiques qui viennent se faire soigner à
la policlinique de la Salpêtrière (1), l'un de nous fut
frappé du nombre relativement grand des cas dans
lesquels l'aura est parfaitement nette et de la variabilité
des auras. Nous commençâmes alors à examiner systématiquement tous les épileptiques qui passaient à la
policlinique, ainsi que les femmes épileptiques admises
à la Salpêtrière, dans le service de M. Charcot.

Nos recherches ne portent pas indifféremment sur
toutes les catégories d'épileptiques, mais sur ceux-là

_____

(1) Voir plus loin, nᵒ XXXVII, la statistique de la policlinique
du mardi à la Salpêtrière, service de M. le Pʳ Charcot.

seulement chez qui il n'existe pas en apparence de lésions organiques manifestes. C'est ce qui explique le
relativement petit nombre des malades qui composent
notre statistique (soixante et onze). En effet, nous avons
éliminé tout d'abord les cas d'épilepsie partielle due à
une lésion cérébrale, tumeur, compression. Nous avons
également rejeté hors de notre cadre tous les malades
atteints de sclérose cérébrale infantile avec ou sans
paralysie. Leur témoignage, car c'est la plupart du
temps aux dires du malade qu'il faut se conformer,
ne nous paraissait pas assez digne de confiance, étant
donné l'état de débilité intellectuelle où ils se trouvent
pour un grand nombre. Nous n'avons pas voulu, dans
ces conditions, faire un choix parmi eux et nous les
avons tous éliminés en bloc. Nous avons agi de même
en ce qui concerne les épileptiques aliénés ou délirants.

En un mot nos recherches ont porté exclusivement
sur les épileptiques simples, sur les cas d'épilepsie-
névrose, sans lésions nerveuses manifestes.

Nous ne nous appesantirons pas ici sur la description
des diverses auras de l'accès comitial. On la trouve dans
tous les traités classiques et dans les ouvrages spéciaux.
Lorsque, dans le cours d'une observation, nous nous
trouverons en présence de phénomènes rares ou spécialement intéressants, nous y insisterons chemin
faisant.

Pour classer nos soixante et onze cas, nous avons
adopté la division usuelle en auras *motrice, sensitive,
sensorielle et psychique*. Nous avons rangé les hallucinations diverses dans le cadre des auras sensitives et
sensorielles, limitant le nom d'auras psychiques à certains phénomènes plus particulièrement mentaux (réminiscences, émotivité angoissante, etc...). Enfin,
parmi les auras complexes, nous plaçons les cas dans
lesquels l'aura est constituée par l'ensemble de manifestations variées, autrement dit par la combinaison de
phénomènes moteurs, sensitifs, sensoriels, etc...

Enfin, nous avons remarqué la fréquence relative d'une forme d'aura encore peu étudiée et que nous classons sous la rubrique d'aura *hystéroïde*. Dans cette catégorie, les phénomènes ressemblent, à s'y méprendre, à ceux de l'aura de l'attaque hystérique, soit aura céphalique, soit aura ovarienne, gastrique, cardiaque, etc..., soit combinaison de l'une et des autres. On conçoit que dans les cas de ce genre le diagnostic devient beaucoup plus difficile entre l'hystérie et le mal comitial. Mais chez tous les malades de cette catégorie, dont nous donnons l'histoire, il était rendu suffisamment évident par la présence d'autres signes (caractères de l'accès, morsure de la langue, miction involontaire, etc...) pour ne pas laisser de doute dans l'esprit.

Avant de venir à la description ou plutôt à la nomenclature de nos cas, car elle sera très brève, autant que possible, il nous semble nécessaire d'entrer dans quelques explications au sujet de notre méthode d'examen. En effet, dans nos observations, on ne trouvera guère que des constatations positives, pour éviter les longueurs. Mais chaque malade a été examiné entièrement à l'aide d'une sorte de plan, de questionnaire écrit que nous avions sous les yeux et qui, mentionnant les phénomènes connus de l'épilepsie, nous permettait de ne rien omettre dans l'interrogatoire. Nous pouvons donc dire que, *chaque fois qu'un phénomène un peu spécial n'est pas noté chez nos sujets, c'est qu'il n'existait pas*. Ces observations s'appliquent également à la recherche des antécédents héréditaires, que nous avons faite dans tous les cas.

En ce qui concerne la description de l'accès, nous n'entrerons non plus, à moins de nécessité, dans aucun détail. Qu'il nous suffise de redire que les interrogatoires ont été conduits avec la plus scrupuleuse méthode et que tous les cas simplement douteux ont été rejetés, ainsi que ceux dans lesquels il y avait combinaison

avec une autre affection pouvant amener une confusion, l'hystérie, par exemple.

Notre statistique porte sur soixante et onze cas pris,
avec la bienveillante autorisation de M. le Pr Charcot, ce
dont nous le remercions bien sincèrement, tant à sa
policlinique que dans son service de clinique, à la Salpêtrière. Sur ces soixante et onze cas, vingt-huit ont
été trouvés absolument sans aucune espèce d'aura.
Dans ce nombre figurent les quatre cas à accès exclusivement nocturnes dont nous parlions plus haut. Nous
ne donnerons pas les observations de ces malades ; on
en trouvera la nomenclature dans le tableau placé plus
loin et qui résume l'ensemble de notre petite statistique.

Restent donc quarante-trois cas dans lesquels on a pu
constater la présence de l'aura. Ils se décomposent de
la manière suivante :

1° AURAS MOTRICES.
(Sept cas.)

Sous ce nom on doit comprendre tous les phénomènes
moteurs précédant et annonçant l'accès et se produisant
immédiatement avant la perte de la connaissance. Ils
peuvent varier du simple au compliqué, depuis un
simple tremblement ou un mouvement involontaire
d'un membre ou d'un segment de membre, jusqu'à des
actes plus ou moins coordonnés très complexes. L'action de courir en avant, par exemple, constitue l'aura
procursive ; c'est une aura motrice.

Dans ce même cadre, nous avons rangé l'aura à
laquelle on pourrait donner le nom d'aura jacksonnienne, en ce qu'elle reproduit, en tout ou en partie,
les principaux phénomènes de l'attaque d'épilepsie partielle, bien que, dans l'espèce, ceux-ci ne représentent
pas l'accès lui-même, mais simplement l'aura. Les cas
de ce genre comptent pour deux dans le total des sept
cas d'auras motrices.

OBSERVATION I.

Aur... Charles, 19 ans, sans profession.

Pas d'antécédents héréditaires nerveux.

Début dans l'enfance par des accès de convulsions qui n'ont jamais cessé. De 11 à 17 ans, les accès ont revêtu la forme procursive.

Accès caractéristique : cri, pâleur, convulsions prédominant à droite, morsure de la langue. Durée : 2 ou 3 minutes. Se répète tous les mois.

Aura : Secousse brusque du bras droit, avec sensation d'un éclair qui monte du bras à la tête. Très courte.

L'accès est précédé de prodromes consistant en alternatives de dépression et de gaîté et en un strabisme dû au spasme de l'abducens droit, avec diplopie. Ces phénomènes augmentent graduellement pendant plusieurs jours et atteignent leur maximum le jour de l'accès. Pupilles, acuité visuelle et fond de l'œil normaux, ainsi que le champ visuel.

OBSERVATION II.

Huss... Jeanne, 28 ans, culottière.

Début à l'âge de 4 ans, un jour d'orage. Accès quotidiens pendant quinze jours, puis diminution graduelle de fréquence.

Accès caractéristique : miction involontaire, morsure de la langue. Deux à trois par semaine, le matin.

Aura de durée variable, consistant en secousses brusques des bras et des jambes et un frissonnement général.

Vertiges quotidiens et accès avortés fréquents.

OBSERVATION III.

Laf... Baptiste, 22 ans, tailleur.

Un frère a eu des convulsions dans l'enfance.

A uriné quelquefois au lit jusqu'à l'âge de quinze ans.

Début à 15 ans sans cause. Tout d'abord accès très éloignés (six mois), puis de plus en plus rapprochés (huit à quinze jours). Accès caractéristiques.

Aura : Il sent sa tête tourner à gauche, le corps restant immobile ; puis, entraîné en arrière, il tend involontairement les mains en avant et tombe en perdant connaissance.

OBSERVATION IV.

Lin... Gabrielle, 29 ans, blanchisseuse.

Convulsions dans l'enfance.

Début à l'âge de 13 ans, à la suite de l'annonce de la mort de sa mère.

Accès caractéristiques très fréquents au début (plusieurs fois par semaine), puis diminués de fréquence dans la suite (un tous les deux mois environ).

Aura : Paralysie brusque des mains, qui lui fait lâcher les objets qu'elle tient ; puis les bras exécutent une ou deux secousses. Cela est assez rapide ; cependant elle a le temps de se coucher par terre ou de s'asseoir.

La dernière crise est la seule qui n'ait pas été précédée d'aura, à sa connaissance. Le résultat a été que, non prévenue, elle est tombée comme une masse et s'est fortement blessé l'arcade orbitaire gauche.

Dans les intervalles des crises, quelquefois accès de tristesse, de méchanceté et même de violence.

OBSERVATION V.

Pott... Louise, 24 ans, couturière.

Convulsions dans l'enfance.

Début à l'âge de 8 ans par un accès nocturne, puis accès mensuels nocturnes ou matinaux, depuis un an hebdomadaires.

Accès caractéristiques, souvent en séries.

Aura : Mouvements involontaires de salutation, d'une violence telle qu'elle serait renversée par terre si elle ne se faisait attacher. Ces mouvements présentent quelquefois le caractère de véritable prodrome, débutant la veille de l'accès et durant toute la journée.

Vertiges depuis quelque temps seulement.

Autrefois certains accès ont été précédés d'une autre aura : boule remontant à la gorge, fourmillements et tortillements des bras et mouvements de la tête.

Accès de délire post-épileptique de date récente, n'ayant pas laissé de souvenir.

OBSERVATION VI.

Decol... Caroline, 34 ans, tailleuse.

Père mort d'une paralysie (?) ayant duré 20 ans.

Convulsions dans l'enfance. N'a marché et parlé que vers 3 ans. Strabisme interne de l'œil droit, congénital.

Début à 14 ans, au moment de l'apparition des premières règles.

Accès caractéristique, de fréquence variable, autrefois tous les deux mois environ, aujourd'hui tous les huit jours, quelquefois en séries.

Aura jacksonnienne faciale, à début lingual. La langue se tortille dans la bouche, puis suivent des mouvements de la face, des yeux et de la tête.

Quelquefois *prodromes* éloignés consistant, dès le matin du jour de l'accès, en picotements de la langue.

Vertiges pas très fréquents, quelquefois équivalents d'accès consistant en ces phénomènes de l'aura non suivis de l'accès convulsif.

Récemment, à la suite d'une mauvaise nouvelle, crise de délire hallucinatoire avec impulsions, ayant duré trois jours, et dont elle n'a conservé qu'un souvenir très vague.

OBSERVATION VII.

Gend... Berthe, 18 ans.

Un frère mort d'une méningite à 4 ans. Une sœur nerveuse et faible. Mère et une sœur mortes phthisiques.

Début à 7 ans. Jusqu'aux premières règles (13 ans) accès nocturnes, précédés de grands cris.

Aujourd'hui accès caractéristiques, diurnes, se répétant tous les huit ou quinze jours, quelquefois précédés de prodromes éloignés (congestion de la face) une heure avant l'accès. Délire post-épileptique à chaque accès. Récemment état de mal d'une nuit et un jour; 73 accès pendant la journée.

Aura jacksonnienne, tantôt à début crural, tantôt à début brachial, à droite; engourdissement douloureux partant du pied et remontant à la cuisse, puis contracture des orteils, secousse et raideur des jambes.; enfin, étouffement et accès. Plus rarement mêmes phénomènes avec début au niveau de la main et propagation au bras.

Outre les deux cas d'aura jacksonnienne, si caractéristiques dans leur précision, nous signalerons particulièrement, parmi ces auras motrices, celle qui consiste en mouvements de salutations involontaires, d'une violence telle que la malade serait renversée à terre si elle ne se faisait immédiatement attacher. C'est un phénomène qui n'est pas fréquent. Le même cas montre en outre l'aura pouvant se transformer en prodrome éloigné, les mêmes mouvements de sensation se produisant quelquefois la veille du jour de l'accès. Il en est à peu près de même dans l'observation VI ; seulement le phénomène constituant ce prodrome éloigné (picotement de la langue) n'est qu'un tout petit diminutif de la crise jacksonnienne typique à début lingual, qui forme l'aura vraie.

Au contraire les observations I et VII nous montrent des prodromes différents de l'aura proprement dite : phénomènes psychiques et secousses des bras, dans un cas ; congestion de la face et aura jacksonnienne dans l'autre.

2° AURAS SENSITIVES.
(Six cas.)

Afin de ne pas multiplier les subdivisions, nous avons placé sous ce titre, non seulement les auras consistant en manifestations ressortissant à la sensibilité générale, mais encore celles qui ont trait aux troubles de la sensibilité thermique subjective et aussi à certaines sensations internes, viscérales en particulier.

OBSERVATION VIII.

Bouss... Louise, 16 ans.

Mère épileptique, délirante, placée à Villejuif, sur certificat de l'un de nous.

Convulsions dans l'enfance.

Début à l'âge de 14 ans. Pendant un an il n'y a eu que des vertiges à peu près quotidiens. Depuis un an, accès caractéristiques. Au début fréquence considérable des accès (plusieurs accès presque tous les jours). Dans la suite, sous l'influence du traitement bromuré, ils se sont considérablement espacés (tous les mois environ).

Aura : N'existe qu'avant les vertiges ; les accès n'en ont jamais été précédés. Consiste en une sensation douloureuse de tiraillement dans la région stomacale.

La malade n'est pas encore réglée.

OBSERVATION IX.

Del... Charlotte, couturière.

Convulsions dans l'enfance, pendant la première dentition. Émotive, caractère difficile et violent.

Début, à l'âge de 11 ans, par une sorte d'état de mal vertigineux qui dura près d'un an et la maintint presque constamment au lit (?).

A 14 ans, avec les premières règles, débutèrent les premiers accès typiques.

Aura : Ne manque jamais, ni avant les vertiges, ni avant les accès. Elle se sent prise subitement d'une violente colique avec besoin impérieux d'aller à la garde-robe. Elle y court vite, mais, tantôt dans les cabinets, tantôt sur le chemin, elle est prise d'un éblouissement et fait son accès ou son vertige, lesquels sont toujours accompagnés de miction et de défécation involontaires. Cette aura bien caractéristique ne fait même pas défaut avant les accès nocturnes; la colique réveille la malade de son sommeil et l'accès se produit dans les mêmes conditions.

OBSERVATION X.

Lév... Georges, 16 ans.
Mère nerveuse.
Convulsions dans l'enfance. A l'âge de 10 ans, il reçut dans la nuque un coup de pied qui semble avoir été sans influence directe sur le développement des accidents actuels.
Début, à l'âge de 12 ans 1/2, sans cause connue.
Accès typiques; très fréquents, deux à trois par semaine et quelquefois en séries; plus souvent diurnes que nocturnes.
Aura : Très inconstante, ne précède que le plus petit nombre des accès. Consiste en une sensation de vapeur chaude qui monte du cou à la tête et fait place à une sensation de froid.

OBSERVATION XI.

Mal... Caroline, 25 ans.
Début dans la première enfance. La fréquence des accès est très variable; il y a eu un intervalle d'un an; surtout aux périodes menstruelles. Pas de petit mal.
Accès typiques, caractérisés, outre les phénomènes habituels, par une première phase procursive très violente.
Aura : Non constante, ne précédant que les accès de moyenne intensité; consistant en une sensation de malaise douloureux, qu'elle ne peut définir en termes bien clairs.
Prodromes éloignés, deux ou trois jours avant l'accès : tristesse, dépression, goût immodéré pour les friandises, lequel cesse le jour de l'accès.

OBSERVATION XII.

Pi... Berthe, 31 ans.
Enfant trouvée.
Début, à l'âge de 23 ans, par des accès toujours nocturnes, se répétant toutes les quatre ou cinq semaines. Aujourd'hui accès typiques, diurnes et nocturnes, avec délire postépileptique.

Aura : Précède tous les accès diurnes. Sensation de malaise, de froid avec frissonnement, d'autant plus courte que l'accès est plus violent ; les tout petits accès convulsifs sont précédés d'une aura assez longue pour lui permettre d'éviter la chute en s'asseyant.

Sommeil souvent troublé par des cauchemars terrifiants, surtout dans les nuits qui précèdent les accès..

OBSERVATION XIII.

Vry... Anatole, 19 ans, épicier.

Père alcoolique, mort de delirium tremens. Sœur atteinte de petit mal comitial.

Début, à l'âge de 5 ans, par des accès de petit mal, mensuels ou bimensuels, qui ont persisté seuls jusqu'à l'âge de 15 ans.

A 15 ans, accès convulsifs typiques, revenant tous les mois, plus souvent nocturnes.

Aura : Précède tous les accès. Fourmillements généralisés dans tout le corps. Assez longue pour permettre d'éviter la chute.

Hémianopsie homonyme droite, sans aucun autre signe. Il n'a pas été noté si l'examen du champ visuel avait été fait après un accès.

On voit, par ces quelques exemples, combien peuvent être variées les auras dans la sphère de la sensibilité. Fourmillements, sensations de chaud, de froid, etc., sont les plus fréquentes. Mais parmi les troubles viscéraux, il en est un sur lequel nous avons entendu plusieurs fois M. le Pr Charcot, dans ses leçons cliniques, attirer l'attention. C'est la sensation de colique intestinale avec besoin impérieux d'aller à la garde-robe, se terminant le plus souvent par un accès accomgagné de défécation involontaire. Ces phénomènes sont caractéristiques de l'épilepsie. « Quand vous entendrez parler, disait M. Charcot, de crises convulsives se passant dans les water-closets, c'est à l'épilepsie que vous devez songer. Bien rarement l'hystérique fait là son attaque. Il est averti à temps par l'aura, s'il s'y trouvait au moment où elle se produit, et il a le temps d'en sortir. L'épileptique, au contraire, y est entraîné souvent par une aura qui prend la forme de colique et, arrivé là, il tombe en crise. Si, en outre, la crise qui se produit en cet endroit est accompagnée de défécation involontaire, alors il n'y a plus de doute, c'est à l'épilepsie que l'on a affaire et jamais à l'hystérie. »

C'est exactement ce qui arrivait chez la malade de l'observation IX. La crise avait lieu au water-closet si elle avait le temps d'y arriver, sur le chemin, dans le cas contraire, et elle revenait à elle souillée de matières fécales.

3° AURAS VISUELLES.
(Deux cas.)

Les troubles qui constituent les auras visuelles peuvent être très divers. Les phénomènes hallucinatoires qui les caractérisent varient du plus simple au plus compliqué. On trouve dans les auteurs des exemples d'hallucinations visuelles extrêmement complexes. Les deux cas que nous avons observés sont assez simples. Mais l'un d'eux (Obs. XV) est particulièrement intéressant par la nature du trouble visuel qui caractérise l'aura.

OBSERVATION XIV.

Ab... Julia, 31 ans.

Début à l'âge de 5 ans et demi, par une série d'accès survenue dans la nuit, après une frayeur éprouvée dans la journée précédente ; jusqu'à l'apparition des règles, accès nocturnes, sans aura, tous les huit jours. Depuis la puberté, accès diurnes, caractéristiques, toujours précédés de l'aura.

Aura : Diplopie subite et de très courte durée, puis apparition dans le champ visuel d'une boule jaune, grosse comme une pomme, se déplaçant continuellement, scintillante, visible même les yeux fermés. Durée : un quart d'heure au maximum. Puis sensation rapide d'engourdissement remontant des bras à la tête, enfin perte de connaissance et accès. Quelquefois à à la sensation visuelle s'ajoute une sensation auditive : bruit de grands coups de marteau.

Prodromes éloignés pendant deux ou trois jours : agitation, violence, boulimie, apparitions passagères et courtes de la boule scintillante.

Depuis six mois les accès, exclusivement nocturnes, ne sont plus précédés d'aucune aura.

OBSERVATION XV.

Ren... Henriette, 16 ans, couturière.

Père original, aurait eu, à la suite d'une peur, une perte de connaissance, suivie d'une maladie nerveuse ayant duré un an.

Début à 12 ans, sans cause connue. Accès caractéristiques, de fréquence variable, onze en quatre ans, avec un intervalle d'un an.

Aura : Pendant les cinq minutes qui précèdent la crise, vision de carreaux lumineux (2 cent. de côté environ), d'abord blancs, puis colorés successivement en rouge, bleu, vert et violet. En même temps, la malade entend une voix d'homme qui rit. Se produit constamment avant chaque attaque.

De plus la malade présente depuis deux mois, dans l'intervalle des accès, tous les signes d'une migraine ophthalmique très violente et très intense. Elle souffre du mal de tête, souvent localisé au-dessus du sourcil gauche, presque constamment, et d'une façon permanente a devant les yeux le scotome scintillant parfaitement typique. La crise de migraine est quelquefois accompagnée de sensation d'engourdissement dans les doigts de la main droite, jamais dans les lèvres ou la face.

Aucun signe d'hystérie, sauf un double rétrécissement concentrique du champ visuel à 45° à gauche et 50° à droite.

Six mois de traitement bromuré à hautes doses ont tout fait disparaître : accès, migraine, rétrécissement du champ visuel. Nous n'avons plus revu la malade depuis cette époque.

Ce cas est rendu curieux par le fait de la coexistence de deux sortes de troubles visuels différents : l'un, constitué par la vision de carreaux lumineux et colorés, et formant l'aura de l'accès épileptique; l'autre, représenté par le scotome scintillant typique, et faisant partie de crises de migraine ophthalmique classique. Si ce dernier phénomène avait seul existé, concurremment avec les crises convulsives, on aurait pu penser qu'il s'agissait simplement de migraine ophthalmique accompagnée, les attaques épileptiformes faisant partie de la symptomologie de cette migraine. Mais le trouble visuel qui constituait l'aura était bien différent du scotome scintillant et la malade savait parfaitement les distinguer l'un de l'autre. Il est donc vraisemblable d'admettre qu'il s'agissait là de deux affections séparées :

mal comitial et migraine ophthalmique, à moins de supposer, ce qui est admissible à la rigueur, que les crises de migraine ophthalmique ne figuraient que comme équivalents de l'accès épileptique.

Reste le rétrécissement concentrique double du champ visuel, qui a été constaté dans cette jeune fille à deux reprises différentes. Ce phénomène ne peut relever de la migraine dans laquelle c'est généralement l'hémianopsie que l'on rencontre. Mais alors était-elle donc hystérique? Aucun autre symptôme, anesthésie, ovarie, etc., n'était là présent pour faire admettre une pareille hypothèse. D'autre part on sait que le rétrécissement concentrique ne s'observe jamais à l'état permanent dans l'épilepsie pure. Il peut, il est vrai, s'y rencontrer à l'état de phénomène transitoire, dans la période plus ou moins longue qui suit l'accès. Or il est bien certain que tout ce qui n'était pas migraine chez cette jeune fille était indubitablement épileptique. La description de l'accès avec morsure de la langue faite par une personne intelligente, qui l'avait souvent observé, ne laissait aucune hésitation à cet égard. Forée est donc de rester dans le doute au sujet de la nature de ce rétrécissement du champ visuel. S'agissait-il d'hystérie commençante? Peut être; en tous cas il n'est pas inutile de faire remarquer qu'il a disparu avec tout le reste : mal comitial et migraine.

Quant à la durée et au caractère définitif de cette guérison, nous ne saurions être affirmatifs à ce sujet, n'ayant plus revu la malade six mois après la disparition des symptômes.

4° AURAS AUDITIVES ET VERTIGINEUSES.
(Cinq cas.)

Sur les cinq cas dont l'exposé va suivre, un seul a trait à une aura consistant en une hallucination auditive pure. Un autre se rapporte à une malade chez laquelle l'aura revêtait la forme du syndrome : vertige de

Ménière, c'est-à-dire phénomènes auditifs et vertige. Enfin dans les trois autres c'est une simple sensation de vertige, d'étourdissement qui constitue l'aura de l'accès. Pour ne point faire de catégorie à part, nous les avons rangés à côté des auras auditives.

OBSERVATION XVI.

Rib... Aimée, 16 ans.

Mère hystérique. Cousin atteint de somnambulisme hystérique (1).

Début à l'âge de 5 ans; après le premier accès, intervalle de santé de quatre années. Puis retour des accès, qui sont devenus mensuels.

Aura consistant en un grand bruit qui retentit dans les oreilles et l'assourdit.

Depuis l'âge de 14 ans (apparition des règles) la malade est sujette à des attaques d'hystérie, précédées de l'aura hystérique et parfaitement distinctes des accès comitiaux. Rétrécissement concentrique double du champ visuel. Points hystérogènes.

Accès bimensuels de migraine.

OBSERVATION XVII.

Roll... Ernestine, 40 ans, couturière.

Père diabétique.

Convulsions dans l'enfance.

Début vers 18 ans, pendant les premiers temps de son mariage, à la suite de chagrins et de déboires conjugaux, par des vertiges. Huit ou dix mois après, apparition des accès. Ceux-ci, qui se produisent pendant les règles, sont le plus souvent nocturnes.

Aura : Dans les accès non nocturnes; très courte, consistant en un bourdonnement d'oreilles violent, accompagné de vertige, qui la fait tomber à terre.

OBSERVATION XVIII.

Ball... Catherine, 47 ans, cuisinière.

Début à 24 ans. Accès tous les trois ou quatre mois, le plus

---

(1) L'observation de ce cousin, le nommé Poign..., a été relatée plus haut, dans ce volume, avec de nombreux détails. Voir n° XXVIII, p. 117 et suivantes.

souvent nocturnes. Accès de petit mal de fréquence irrégulière, mais assez considérable.

Aura : Vertige subit, suivi rapidement de la perte de connaissance.

Dans cette observation nous ferons remarquer le caractère particulier des actes accomplis pendant les accès de petit mal. Quelquefois, mais rarement en proportion, la malade se livrait aux soins du ménage. Le plus souvent elle se déboutonnait, et quelquefois même se déshabillait complètement. Il est superflu d'assister sur l'importance de ces faits au point de vue médico-légal.

Observation XIX.

Legr... Marie, 21 ans.

Père nerveux, mère migraineuse. La malade est une enfant du siège de Paris, née d'une mère qui avait eu beaucoup à souffrir à ce moment pendant sa grossesse. Un frère mort dans l'enfance de convulsions

Début à l'âge de deux ans. Accès d'abord nocturnes, puis diurnes depuis l'apparition des règles (14 ans) ; par séries mensuelles de 7 à 8 accès.

Aura consistant en un vertige subit ou avec sensation de froid glacial qui envahit la tête, et transpiration abondante subite. Elle n'est pas toujours suivie de l'accès (accès avortés).

Légère faiblesse ou mieux maladresse du membre supérieur gauche. Mais pas de signe d'hémiplégie véritable.

Observation XX.

Lav... Louis, 15 ans, charretier.

Père alcoolique, sujet à des crises de nerfs.

Début à 14 ans, à la suite d'une violente émotion (mauvais traitements infligés par son père en état d'ivresse) suivie immédiatement du premier accès. Depuis lors, accès tous les mois ou tous les deux mois, toujours diurnes.

Aura : Vertige subit, avec douleur vive dans la région frontale. Il se couche par terre pour éviter la chute. Cela n'a manqué qu'une seule fois, et, ce jour-là, l'aura a consisté en mouvements de manège.

5º AURAS PSYCHIQUES.
(Trois cas.)

Comme nous le disions en commençant, nous avons éliminé de ce chapitre toutes les auras hallucinatoires, bien qu'à proprement parler on puisse à la rigueur les faire rentrer dans cette catégorie. Mais les hallucinations portant sur un sens quelconque, nous avons préféré les ranger dans le cadre des auras sensitives ou sensorielles, réservant le terme d'aura psychique aux phénomènes d'essence plus particulièrement cérébrale. Les réminiscences, par exemple, sont bien nettement de cet ordre. Nous y avons également compris certaines manifestations de nature difficile à déterminer. C'est ainsi que dans un des cas dont la relation suit, l'aura consistait en une sorte d'émotivité angoissante, phénomène d'ordre purement cérébral et qui ne saurait trouver place dans aucune des autres divisions que nous avons adoptées.

OBSERVATION XXI.

Bien... Louise, 26 ans, lingère.

Mère nerveuse, migraineuse. Grand'mère maternelle sujette à des « faiblesses de cœur » (syncopes, attaques de nerfs ??).

Convulsions dans l'enfance. Strabisme interne de l'œil droit.

Début, à l'âge de 7 ans, par des accès en séries très fréquents. Puis intervalle de 4 ans ; enfin aujourd'hui accès de fréquence irrégulière (plusieurs fois par semaine ou une ou deux fois par mois), diurnes et nocturnes. Accès de petit mal très fréquents.

Aura : Sentiment subit et irraisonné de frayeur ; elle a peur de tout ce qui l'entoure, tremblant de tous ses membres ; « des idées vagues, bizarres » lui passent par la tête. A ce moment elle se couche par terre pour éviter la chute.

Quelques prodromes, consistant en secousses involontaires des bras et précédant l'accès de vingt-quatre heures.

OBSERVATION XXII.

Bourg... Gustave, 33 ans, ancien marchand de vins.

Mère épileptique. Père faible d'esprit, buveur, suicidé par pendaison.

Excès de boisson considérables (marchand de vins), ayant cessé depuis cinq ans qu'il a quitté son métier.

Début à 26 ans, par des accès d'abord nocturnes, dans l'un desquels il s'est cassé la jambe, puis diurnes et nocturnes. Accès très fréquents, de un à dix par semaine. Quelques accès de petit mal.

Aura précédant régulièrement tous les accès diurnes. Il lui revient dans la tête l'air d'une vieille chanson qu'il a entendue au concert dans son enfance. Une fois les efforts mentaux qu'il fait pour chasser cette « pensée » obsédante ayant réussi, l'accès n'est pas venu.

Il s'agit bien dans ce cas d'une véritable réminiscence et non d'une hallucination auditive. En effet le malade n'entend pas dans l'oreille l'air de la vieille chanson, mais cet air lui revient dans la tête. Ainsi qu'il le dit lui-même, c'est une « pensée » obsédante à laquelle il est en proie et non pas une sensation auditive. Habituellement il fait tous ses efforts pour chasser cette idée, mais il n'y réussit point, et l'accès suit après un temps plus ou moins court. Une seule fois il a pu se débarrasser de son obsession et alors l'accès ne s'est pas produit. Ce petit fait est intéressant à noter.

OBSERVATION XXIII.

Burg... Henri, 25 ans, tapissier.

Père suicidé par pendaison. Deux frères névropathes.

Début à l'âge de 17 ans, une semaine après l'émotion ressentie en voyant un épileptique en accès. Accès matinaux de fréquence très variable, augmentant plutôt dans ces derniers temps.

Aura : Secousse brusque du tronc, vertige, tremblement. Puis « une idée, un souvenir » lui passent par la tête. Tantôt c'est la pensée du contremaître de son atelier et il se dit : « Tiens, le contremaître va arriver ; il faut se mettre au travail. » D'autres fois c'est le souvenir de son ancien marchand de vins qui lui revient à l'esprit. Ces phénomènes sont quelquefois isolés et l'accès ne les suit pas toujours.

Bégaiement intermittent.

On pourrait faire à propos de ce cas les mêmes remarques que pour le cas précédent. Ce n'est pas d'hallucinations véritables qu'il s'agit, mais de phénomènes purement psychiques, d'idées en un mot. Le patient ne voit pas son contremaître ni son marchand de vins, il y .pense seulement et cette idée obsédante, angoissante, qu'il connaît bien, concurremment avec les quelques autres phénomènes notés, précède toujours de peu de temps la perte de connaissance et l'accès convulsif. A vrai dire l'aura chez cet individu n'est pas à proprement parler exclusivement psychique, attendu qu'il s'y mêle quelques phé..omènes différents : secousses du tronc, vertige. Mais ici l'importance des manifestations psychiques est tellement prédominante que nous avons pensé plus naturel de la classer parmi les cas d'auras psychiques et non parmi ceux d'auras complexes.

6° AURAS HYSTÉROIDES.

(Dix cas.)

Cette espèce d'aura, à laquelle nous donnons le nom d'*hystéroïde*, n'a pas été signalée comme fréquente dans le mal comitial. On la trouve cependant citée par quelques. auteurs. La mention qui en est faite par Parry (1) ne mérite plus guère aujourd'hui d'attirer l'attention, car il parle de *globus hystericus* qui se manifestait, chez un individu atteint d'épilepsie, longtemps avant et |vingt-quatre heures après les accès. Plus tard on trouve dans le traité de Delasiauve (2) plusieurs exemples pouvant se rapporter plus ou moins nettement à l'aura gastrique hystéroïde. Il cite entre autres un cas de Herpin où il y avait constriction douloureuse de la gorge, et plusieurs, dont un de Maisonneuve, à propos desquels il emploie les mots de : boule dans le thorax ou dans l'abdomen. On ne trouve rien

---

(1) Parry. — *Collection of the unpublished medical writings* — Londres, 1825.
(2) Delasiauve. — *Traité de l'Epilepsie.* — Paris, 1854.

de plus dans les livres de Russell Reynolds (1) et de Sieveking (2), parus en 1861, ni guère davantage dans celui d'Echeverria (3), qui date de 1870. Ce dernier mentionne des sensations, des douleurs dans l'estomac, du spasme glottique, des sensations d'étranglement.

Gowers, beaucoup plus tard, a noté parfaitement l'analogie de certaines auras épileptiques avec l'aura hystérique. Dans les auras qu'il classe sous la rubrique d'auras pneumogastriques, se trouvent des phénomènes douloureux épigastriques, des sensations d'étouffement et dans un cas l'aura rappelle « la sensation bien connue dans l'hystérie, et dans bien des cas d'épilepsie pure la sensation perçue paraît exactement la même que le *globus hystericus* (4). » Au point de vue de la fréquence de l'aura hystéroïde, on ne peut tirer aucun renseignement de la grande statistique de Gowers, car toutes ses auras pneumogastriques sont rangées sans distinction spéciale sous la même rubrique.

Enfin, plus récemment encore, M. le Pr Charcot a plusieurs fois parlé dans ses leçons, à propos des auras épileptiques qu'il appelle abdominales, de l'analogie que certaines d'entre elles peuvent présenter avec l'aura hystérique. Selon lui, au degré le plus simple, le malade se plaint seulement d'avoir mal à l'estomac d'une façon soit intermittente, soit continue et exagérée au moment des accès. C'est de cette sensation toute simple que dérivent toutes les auras abdominales si diverses, parmi lesquelles les coliques avec besoin d'aller à la garde-robe tout aussi bien que les phénomènes complexes de l'aura hystéroïde.

Par le nombre des cas que nous avons pu réunir, il semble qu'elle soit loin d'être rare, puisqu'elle forme à elle seule presque le quart de la totalité de nos cas avec

(1) Russell Reynolds. — *Epilepsy*, etc... — Londres, 1861.
(2) Sieveking. — *On Epilepsy*, etc..: — Londres, 1861.
(3) Echeverria. — *On Epilepsy*. — New-York, 1870.
(4) Gowers. — *Epilepsy*, etc... — Londres, 1881.

aura. Le terme par lequel nous la désignons nous parait
la caractériser suffisamment. Elle ressemble à s'y méprendre à l'aura de l'attaque hystérique.

Mais tandis que celle-ci est assez longue, l'aura
hystéroïde de l'accès épileptique est en général très
courte. De plus, on y retrouve rarement au complet
tous les phénomènes prodromiques de l'attaque d'hystérie. Le plus souvent on constate l'existence de la
boule, partant du ventre ou de l'estomac et remontant
à la gorge, où elle produit une sensation d'étouffement.
Les manifestations de l'aura céphalique paraissent manquer beaucoup plus fréquemment. Nous les avons rencontrées cependant, mais jamais au complet.

Ainsi, rien que par les considérations portant exclusivement sur l'aura elle-même, on trouve déjà un certain nombre de caractères différentiels entre l'aura
hystéroïde comitiale et l'aura hystérique vraie : durée
moins longue, absence de quelques-uns des phénomènes de l'aura complète. Néanmoins en s'en tenant à
cela seulement, on aurait encore de grandes chances
d'erreur dans le diagnostic. C'est surtout sur les caractères de l'attaque elle-même, sur l'absence ou la présence des stigmates hystériques, anesthésie, rétrécissement du champ visuel, points hystérogènes, que se
basera le diagnostic positif entre l'hystérie et le mal
comitial, diagnostic quelquefois difficile néanmoins.
Mais dans les cas insolubles au premier examen il reste
toujours les preuves tirées de l'évolution ultérieure de
la maladie, de l'influence du traitement et en particulier du traitement bromuré qui est sans action efficace
sur les attaques hystériques.

OBSERVATION XXIV.

El... Amélie, 15 ans.

Début vers l'âge de 4 ou 5 ans. Accès typiques, présentant,
outre les phénomènes habituels, la défécation involontaire
pendant l'attaque. Ils se produisent, avec des intervalles d'un
an à dix-huit mois, par séries donnant lieu à de véritables

périodes d'état de mal d'une durée de douze à quinze heures.

La malade n'a pas le souvenir de l'aura, mais la mère affirme qu'avant de perdre connaissance, sa fille devient subitement très angoissée, étouffant et portant les mains à la région épigastrique et au cou. Elle paraît à ce moment souffrir de sensations de douleur et d'étouffement. La perte de connaissance et l'accès surviennent peu de temps après.

L'existence des phénomènes de l'aura hystéroïde paraît bien avérée dans ce cas, bien que la malade ne se souvienne pas de les avoir ressentis. Mais la mère est très affirmative sur la question de savoir si les symptômes d'étouffement précèdent la perte de connaissance. Il y aurait donc chez cette jeune fille une sorte d'amnésie rétrograde, lui enlevant le souvenir des quelques instants précédant l'accès et par conséquent de l'aura qui a lieu à ce moment.

OBSERVATION XXV.

H... Charles, 29 ans, employé de commerce.

Mère nerveuse. Grand'mère maternelle nerveuse et émotive. Grand-père du même côté alcoolique.

Sortes de crises délirantes à l'âge de 14 ans, qui ont duré quatre ans sous diverses formes et ont cessé depuis. De 20 à 22 ans, excès alcooliques et vénériens; à cette époque il vivait avec une jeune femme hystérique, sujette à des attaques de somnambulisme.

Début des accès à 24 ans. Le premier fut suivi d'une période d'excitation maniaque ayant nécessité le transport à Sainte-Anne. Accès relativement peu fréquents, vertiges très fréquents, souvent suivis de délire.

L'aura précède particulièrement les accès de petit mal, mais non d'une façon constante. C'est une sensation douloureuse, vague, remontant de l'estomac vers la gorge.

Chez les deux malades qui précèdent l'aura hystéroïde est tout à fait fruste. Mais il est loin d'en être toujours ainsi et nous allons la voir beaucoup mieux caractérisée dans les cas suivants.

OBSERVATION XXVI.

Ranch... Charlotte, 20 ans.

Début à l'âge de 14 ans, après l'apparition des premières

règles. Accès au début quotidiens, actuellement par séries
mensuelles de sept à huit.

L'*aura* ne s'est produite qu'une seule fois, consistant en une
sentation de boule remontant de l'estomac à la gorge et l'étouffant. Il est bon de noter que cet accès fut de tous points semblable à tous les autres non précédés d'aura.

OBSERVATION XXVII.

Jonch... Pauline, 32 ans.
Père alcoolique, atteint de crises convulsives.
Convulsions dans l'enfance.
Début à l'âge de 7 ans, par des accès de petit mal, précédés
de l'aura hystéroïde. Les grands accès convulsifs n'ont commencé à se montrer qu'à 18 ans avec les premières règles;
généralement suivis d'une période plus ou moins courte d'automatisme.

Aura précédant tous les vertiges, mais non tous les accès.
Elle sent une boule lui monter de l'estomac et lui serrer la
gorge; puis tout se brouille devant ses yeux; elle est saisie
d'une peur indéfinissable; enfin perd connaissance.

OBSERVATION XXVIII.

Lem... Marie, 39 ans, femme de ménage.
Père alcoolique, très violent, mort subitement d'une affection cardiaque. Deux frères et une sœur nerveux et violents.
Convulsions dans l'enfance.
Début à 13 ans par de simples absences. Les accès convulsifs
typiques n'ont commencé qu'à 29 ans. Ils se répètent à peu
près régulièrement tous les mois, aux périodes menstruelles,
sans compter les absences qui sont plus fréquentes.

Aura consistant en une sensation de boule qui monte de
l'estomac à la gorge et l'étouffe, d'une durée assez longue pour
l'avertir à temps et lui permettre d'éviter la chute.

OBSERVATION XXIX.

Mal... Maria, 45 ans, chapelière.
Début à l'âge de 4 ans, par des accès fréquents, dans l'un
desquels elle s'est fait une luxation de la hanche, qui n'a jamais
été réduite depuis. Puis, pendant dix ans, accès de petit mal
seulement. À 14 ans, avec les premières règles, retour des
grands accès qui se répètent par séries tous les quinze jours,
sauf un intervalle de quatre ans (1870-74).

Aura constante, consistant en une sensation très pénible de
tiraillements dans le ventre, laquelle s'irradie jusqu'au cœur,

causant des palpitations, et remonte jusqu'à la gorge en l'étouffant.

Les accès et les vertiges sont marqués par des mictions involontaires très abondantes.

OBSERVATION XXX.

Hell... Pauline, 25 ans, blanchisseuse.

Père alcoolique avéré.

Début à l'âge de 15 ans, à la suite d'une grande frayeur causée par l'incendie d'une maison voisine de la sienne. Tout d'abord petit mal, puis, au bout d'un an, grands accès, au début très fréquents, toutes les semaines, par séries de 3 à 6 ; puis moins fréquents dans la suite (toutes les trois ou quatre semaines) sous l'influence du traitement.

Aura constante, précède les vertiges et les grands accès. Elle consiste en une sensation douloureuse de vide dans l'estomac qui remonte de là à la gorge en l'étouffant.

Dans les sept cas qui précèdent, les phénomènes de l'aura se bornent à rappeler une partie, mais une partie seulement de l'aura de l'attaque hystérique. En un mot c'est *la boule*. Il est à peine besoin d'ajouter que, chez tous les épileptiques, il est impossible de les provoquer et même simplement de les produire à l'état naissant par la pression sur les régions ovariennes, gastrique, mammaires, etc..., ainsi que cela arrive le plus souvent dans l'hystérie.

En tous cas, dans cette première série, on ne rencontre aucun des autres phénomènes qui constituent l'aura céphalique de l'attaque hystérique et qui se combinent ordinairement avec les autres pour former l'aura hystérique complète. Dans les trois cas qui vont suivre, on remarque, au contraire, une ébauche plus ou moins nettement esquissée de l'aura céphalique associée à l'autre.

OBSERVATION XXXI.

Prop... Louise, 24 ans, couturière.

Début à 22 ans, à la suite d'une violente frayeur, causée par l'incendie d'une maison voisine de la sienne. Accès diurnes re-

lativement rares: quatre accès ou séries d'accès en deux ans.
Accès nocturnes un peu plus fréquents.

Aura constante en ce qui concerne les accès diurnes, mais de durée variable. Elle sent une boule voyager de l'estomac au cœur et l'étouffer; puis des bouffées de chaleur lui montent à la tête; elle éprouve de violents bourdonnements d'oreilles entremêlés de bruits indistincts (coups de tambour, voix confuses).

OBSERVATION XXXII.

Lam... Lucie, 30 ans, brunisseuse.
Convulsions dans l'enfance.

Début à 11 ans par des accès de petit mal accompagnés de quelques mouvements convulsifs et de miction involontaire. Les grands accès n'ont commencé qu'à 26 ans. Ils sont exclusivement nocturnes et se répètent deux fois par mois.

Aura très manifeste, précédant régulièrement chaque accès de petit mal. Sensation de boule qui remonte de l'estomac à la gorge et bourdonnements dans les oreilles.

OBSERVATION XXXIII.

Arr... Marie, 18 ans.

Début à l'âge de 13 ans, avec l'apparition des règles qui sont toujours restées très irrégulières. Les accès se répètent une ou deux fois par mois.

L'aura n'est pas constante. Lorsqu'elle existe, la malade a le temps de se garer d'une mauvaise chute, sinon elle ne peut le faire. Au milieu d'une sorte d'étourdissement, avec un brouillard devant les yeux, elle perçoit un bourdonnement violent dans les oreilles, en même temps qu'elle sent une boule lui monter à la gorge et l'étouffer.

Comme on le voit, chez ces trois dernières malades, les phénomènes ont acquis plus de développement et l'aura ressemble de bien près à celle de l'attaque hystérique. Mais les manifestations de l'aura hystérique céphalique ne sont cependant pas encore au complet, car on n'y note pas l'existence des battements dans les tempes, qui caractérisent cette dernière. De pareils cas peuvent cependant se rencontrer, mais à la vérité ils paraissent peu fréquents, car nous n'en avons observé qu'un seul bien caractéristique. Il ne peut trou-

ver place ici, à cause de l'adjonction, dans un des
accès, de phénomènes moteurs, qui faisaient de l'aura,
dans ce cas, une aura complexe et non une simple
aura hystéroïde. Nous en donnons plus loin la relation
(V. Observ. XLIII), dans laquelle on retrouvera dans leur
totalité tous les éléments de l'aura hystérique complète,
boule montant du ventre et de l'estomac à la gorge,
sensation d'étouffement, sifflements dans les oreilles et
battements dans les tempes.

Quoi qu'il en soit, d'ailleurs, il est un point qui nous
semble mériter d'attirer spécialement l'attention. C'est
la fréquence relative de cette forme un peu inattendue
de l'aura comitiale. Nous la trouvons en effet, en
comptant cinq cas que l'on trouvera plus loin, quinze
fois sur quarante-trois cas d'épilepsie avec aura, c'est-à-
dire dans plus du tiers ou presque 35 0/0 des cas de ce
genre. C'est un chiffre sans aucun doute fort élevé, que
la lecture des livres classiques et les connaissances
usuelles sur ce sujet n'auraient pas permis de prévoir.

Si la présence de cette aura peut, dans certains cas,
rendre singulièrement difficile le diagnostic, dans beaucoup d'autres, au contraire, il n'apportera dans son établissement qu'une hésitation de courte durée. Les autres
caractères tirés tant de l'aura elle-même (brièveté,
absence des éléments complets de l'aura hystérique)
que de l'attaque qui la suit et de l'examen du malade
au point de vue de l'hystérie, seront, dans la majorité
des cas, suffisants pour éviter une regrettable confusion. En tous cas, s'il y a hésitation, on aura encore
comme pierre de touche l'influence du traitement. L'hydrothérapie, les toniques sans les bromures sont à peu
près inactifs dans l'épilepsie. Les bromures, au contraire, sans effet notable sur l'évolution des accidents
hystériques, modifieront bien souvent d'une façon plus
ou moins accentuée les accès comitiaux, surtout si on
les a administrés à doses suffisantes.

7° AURAS COMPLEXES.
(Dix cas.)

Nous arrivons maintenant à une catégorie de cas que nous sommes obligés de ranger sous une rubrique spéciale, bien que, strictement, les phénomènes qui y constituent l'aura ne diffèrent point de ceux que nous avons étudiés précédemment. En effet, on retrouvera dans ceux-ci, comme dans ceux-là, des manifestations motrices, sensorielles, psychiques, etc..., mais non plus isolées. Dans les cas de cette catégorie, deux ou plusieurs d'entre elles se trouvent associées pour former l'aura. Il ne s'agit donc pas, à vrai dire, de phénomènes nouveaux, mais simplement de la coïncidence, de la combinaison de quelques-uns de ceux que nous avons déjà considérés.

Cette combinaison paraît d'ailleurs se faire indépendamment de toute espèce de règle. Tel phénomène ne paraît pas attirer spécialement tel autre. C'est ainsi que l'on voit le syndrome de Ménière s'associer à des phénomènes gustatifs et moteurs, l'aura hystéroïde s'accompagner d'hallucinations de la vue et du toucher, etc... La malade semble créer à son gré l'association de phénomènes qui constitue chez lui l'aura complexe. A ce point de vue, on ne saurait donc pour l'instant tracer de règle d'aucune sorte, et la lecture des observations et l'examen des divers cas en dira plus long que toute espèce de considérations théoriques.

OBSERVATION XXXIV.

Lir... Léonie, 25 ans.
Enfant assistée.
Début dans les premières années de l'enfance. Accès très fréquents (plusieurs fois par semaine) de grand mal et de petit mal.
Aura très courte, ne prévenant pas la malade assez à temps pour lui éviter des blessures dans sa chute. Elle consiste en une sensation de malaise, de faiblesse subite, accompagnée

d'une notable exagération des battements de cœur dont elle souffre d'une façon à peu r ʾs continue. Pas d'affection cardiaque.

OBSERVATION XXXV.

Ség... Céleste, 32 ans.

Début, vers l'âge de deux ans, par des accès convulsifs qui n'ont jamais cessé depuis et se reproduisent toutes les deux ou trois semaines.

Aura consistant en une crise de battements de cœur très violents, accompagnés d'une sensation de faiblesse générale. Durée variable, mais toujours suffisante pour permettre à la malade d'éviter la chute. Il existe quelques accès avortés, consistant seulement en une crise de battements de cœur. Pas d'affection cardiaque.

L'aura chez ces deux malades est absolument la même en ce qui concerne les phénomènes qui la constituent. Ce sont tout d'abord des manifestations d'ordre sensitif : sensations de faiblesse générale, de malaise, puis un trouble particulier plutôt du domaine de la motilité : les palpitations cardiaques. Comme combinaison c'est ce qu'on peut imaginer de plus simple et même, à la rigueur, on pourrait admettre qu'il ne s'agit que de phénomènes cardiaques, les palpitations pouvant produire ces sensations de malaise, de faiblesse générale qui les accompagnent. Mais nous nous contentons de mentionner les faits sans tenter de les subordonner les uns aux autres.

On voit en outre par ces observations combien ces deux auras, si semblables quant aux phénomènes qui les constituent, diffèrent en somme pratiquement chez chaque malade. Dans un cas, en effet, elle est courte, au point que la malade incapable d'éviter la chute se blesse souvent en tombant. Dans l'autre, au contraire, elle est assez longue pour lui permettre de gagner son lit ou de se coucher à terre et de laisser ainsi, sans crainte, venir l'accès.

OBSERVATION XXXVI.

Fr... Léonie, 40 ans, institutrice.

Père asthmatique. Deux sœurs, dont l'une est paralysée des deux jambes et l'autre est migraineuse.

Début à l'âge de 5 ans. Puis intervalle de six ans sans rien. Enfin retour des accès, qui ont lieu très fréquemment, deux à trois fois par semaine, avec une recrudescence avant et après ses périodes menstruelles.

Aura variable, pas toujours la même à toutes les attaques. Le plus souvent, c'est une sensation de vide dans l'estomac, « comme si elle n'avait pas mangé depuis un mois. » D'autres fois c'est d'abord une sensation douloureuse de constriction dans les tempes et le front ; puis elle voit une boule de feu de grosseur d'une pomme, qui se promène devant ses yeux. Plus l'accès doit être violent, plus l'aura est courte. Elle l'est quelquefois au point qu'elle n'a pas le temps de prévenir la chute. De cette façon, elle s'est souvent blessée et une fois elle est tombée dans le feu et elle porte encore, au niveau de la main gauche, des déformations cicatricielles considérables consécutives à la brûlure qu'elle se fit ainsi.

Nous retrouvons dans l'aura de cette malade le phénomène visuel du scotome scintillant que nous avions déjà rencontré, mais à l'état d'isolement (Obs. XV). Chez celle-ci, il est associé à des manifestations de l'ordre sensitif : constriction douloureuse de la tête et du front. A noter également ce fait que l'aura n'est pas toujours la même pour toutes les attaques et que plus celle-ci est violente et par suite dangereuse, plus courte est l'aura et par suite moins avertie est la malade.

Jusqu'ici nous n'avons examiné que des cas dans lesquels il y a, pour former l'aura, association seulement de deux éléments d'ordres différents. Dans les deux observations qui suivent, on en verra trois bien nettement caractérisés.

OBSERVATION XXXVII.

Char... Eugénie, 12 ans.

Début il y a quelques mois, sans cause connue. Un ou deux accès par mois, principalement nocturnes. Dans ce cas elle ne se souvient de rien.

Aura ayant précédé deux accès matinaux. Frissonnement, sifflements très violents et très aigus dans les oreilles ; puis la tête et les yeux se tournent à gauche, et elle se renverse sur son siège ; à ce moment, hallucinations terrifiantes (vision de bêtes féroces qui se jettent sur elle) ; enfin cris et convulsions des bras.

Les accès de petit mal sont précédés seulement d'une aura auditive : bourdonnements dans les oreilles.

On est donc en présence chez cette malade d'une association de phénomènes auditifs, visuels et moteurs, donnant une aura fort complexe, de durée assez longue, ne se manifestant qu'au début des grands accès diurnes, différente de celle qui précède les accès de petit mal. Dans le cas suivant, nous constaterons l'association du syndrome de Ménière et de phénomènes moteurs et sensoriels (hallucinations du goût).

Observation XXXVIII.

Del... Anna, 38 ans.

Père buveur ; mère suicidée en se jetant par la fenêtre.

Début tardif à l'âge de 23 ans, à la suite de l'émotion causée par le suicide de sa mère. Depuis, deux accès par mois, pendant la semaine de ses règles.

L'aura n'est pas la même pour les accès et les vertiges. Avant les accès, elle est très courte et consiste seulement en un étourdissement rapide avec bourdonnements dans les oreilles. Avant les vertiges, c'est d'abord le vertige avec bruits d'oreille, puis une sensation de goût amer « plus qu'amer » dans la bouche, enfin quelques paroles involontaires (« maman me l'a dit ») précédant immédiatement la perte de connaissance.

Dans les cinq observations qui vont suivre, nous allons trouver l'association des phénomènes plus ou moins complets de l'aura hystérique avec d'autres manifestations. Remarquons en passant que les cinq cas, ajoutés aux dix autres que nous avons mentionnés plus haut, donnent un total de quinze cas d'aura hystéroïde sur quarante-trois cas d'épilepsie avec aura précédant les accès, c'est-à-dire plus du tiers ou presque 35 0/0.

Est-ce à dire pour cela qu'il faille enlever à l'aura dans l'hystérie toute sa valeur diagnostique et séméiologique ? Non, certainement. En réalité, nous le répétons, si l'aura comitiale hystéroïde lui ressemble presque identiquement au point de vue des phénomènes qui la constituent, elle en diffère grandement en général par son allure, son évolution, sa durée.

Dans l'hystérie, elle attire l'attention des malades, qui l'ignorent rarement ou qui en rendent facilement compte au premier interrogatoire du médecin. Dans l'épilepsie, au contraire, elle reste presque toujours au second plan ; le malade parle de son attaque et spontanément beaucoup moins des phénomènes qui la précèdent. Souvent il nous a fallu pousser l'interrogatoire avec minutie, bien attirer l'attention des patients, pour leur remettre en mémoire des troubles dont l'importance, vu leur brièveté ou leur peu d'intensité, leur avait échappé.

Malgré tout, cependant, ce n'est pas une simple affaire de curiosité que de constater la fréquence de l'aura hystéroïde au début des accès comitiaux. Cela doit nous montrer qu'il ne faut pas classer d'emblée dans l'hystérie toute crise nerveuse, précédée de ces phénomènes, avant de les avoir bien étudiés eux-mêmes et sans avoir approfondi autant que possible les caractères de la crise proprement dite. Cela nous permet enfin de nous rendre compte que les troubles qui constituent l'aura hystérique ne sont pas, en eux-mêmes et pris à part, des phénomènes spécifiques. Leur association sous une certaine forme, leur allure générale, leur durée, en font dans certains cas une caractéristique de l'attaque hystérique. Dans certains autres cas, au contraire, où ils ne se présentent plus alors exactement avec les caractères que leur a dès longtemps assignés, dans l'hystérie, M. le Pr Charcot, ils se rapporteront à l'accès épileptique.

Cela dit, revenons aux cas complexes dans lesquels l'aura hystéroïde a été trouvée associée à des phénomènes d'un autre ordre.

OBSERVATION XXXIX.

Mer... Louise, 36 ans, couturière.

Enfance et adolescence très misérables. Mariée à un homme buveur et joueur qui la battait.

Début à l'âge de 20 ans. Premier accès développé à l'occasion d'une attaque à main armée, suivie de vol, de la part de son mari. Accès plus souvent diurnes, se reproduisant tous les mois environ.

Aura consistant en une sensation de boule montant du bas-ventre, serrant l'estomac et s'arrêtant à la gorge en l'étouffant ; puis en la vision terrifiante d'un homme qui se jetait sur elle. Depuis un an, l'aura n'est plus constante avant toutes les attaques. Elle manque quelquefois et souvent l'élément hallucinatoire visuel fait défaut.

OBSERVATION XL.

Réj... Anna, 11 ans 1/2.

Début à 9 ans 1/2. Accès d'abord très irréguliers (un mois à six mois), puis depuis quelque temps plus fréquents (deux crises pendant deux jours successifs, toutes les trois semaines).

Aura consistant en une sensation de constriction dans la région stomacale, remontant à la gorge sans l'étouffer ; puis la tête se tourne à droite par saccades.

OBSERVATION XLI.

Dr... Emile, 33 ans, fabricant de fleurs.

Père nerveux et violent. Mère très nerveuse, sujette à des accès d'étouffements. Une sœur également très nerveuse, atteinte de fureur utérine.

Incontinence nocturne d'urine pendant l'enfance. De 18 à 20 ans, à huit ou dix mois d'intervalle, trois accès de délire hallucinatoire.

Début tardif des accès, qui sont typiques, à l'âge de 32 ans, à la suite de pertes d'argent. Trois accès en un an et demi.

Aura constante. Il sent quelque chose qui lui monte de l'estomac à la gorge et l'étouffe. Il se lève alors machinalement et se met à pivoter trois ou quatre fois sur lui-même de gauche à droite, les mains en l'air comme pour chercher un point d'appui.

Jusqu'ici nous avons vu l'aura hystéroïde associée à des phénomènes d'un seul ordre : d'une part des hallucinations visuelles, d'autre part des manifestations motricos. Dans le cas suivant, on est en présence d'une aura encore plus complexe, car on y constate, outre les phénomènes de l'aura céphalique hystérique, des troubles visuels et moteurs et, enfin, le besoin d'aller à la garde-robe, dont nous avons déjà parlé plus haut.

OBSERVATION XLII.

Danj... Denise, 43 ans, lingère.

Pas d'autres antécédents héréditaires qu'un frère mort en bas âge à la suite de convulsions.

Début à 17 ans par un grand accès. Pendant les quelques semaines précédentes, elle avait été en proie à une sorte d'impulsion qui la poussait à aller passer ses journées à se faire électriser dans une baraque de foire, suivie d'une période de stupeur de plusieurs jours. Les premiers accès, pas très fréquents (deux ou trois mois), n'étaient précédés d'aucune aura. Il existe aussi des crises de petit mal et des accès avortés où la perte de conscience n'est pas complète.

Aura constante depuis quelques années. Elle ressent tout d'abord des battements dans les tempes et des bourdonnements dans les oreilles. Puis les globes oculaires sont agités de mouvements involontaires et elle voit, surtout de l'œil gauche, de petits globes de feu; les yeux et la tête se tournent à gauche, les bras s'élèvent en l'air ; enfin elle perd connaissance. Il arrive souvent qu'avant l'apparition de ces phénomènes la malade est pressée d'un besoin impérieux d'aller à la garde-robe. Elle satisfait son besoin et, en revenant du water-closet, elle est prise des autres symptômes de l'aura et fait son accès.

Nous avons réservé pour la fin le seul cas où nous ayons observé l'aura hystéroïde complète, avec les phénomènes de la boule et l'aura céphalique. On aurait pu le ranger parmi les observations d'aura hystéroïde pure, si dans un des accès celle-ci ne s'était accompagnée de symptômes procursifs.

OBSERVATION XLIII.

Lois... Céline, 38 ans, casquettière.

Père alcoolique. Mariée à 27 ans, elle a eu cinq enfants, dont un a eu la chorée.

Début tardif à 28 ans, pendant sa troisième grossesse, à la

suite de la peur d'un incendie. Accès par séries mensuelles principalement matinales, à l'époque des règles.

Aura constante avant les grands accès convulsifs. Sensation de constriction douloureuse du ventre et de l'estomac, battements de cœur, boule qui monte à la gorge et l'étouffe, battements dans les tempes et sifflements dans les oreilles. Un des accès a été précédé, outre les phénomènes ci-dessus, de symptômes procursifs. Elle s'est mise à courir follement dans la rue, sans savoir pourquoi, et s'est heurtée contre un cheval qui l'a renversée et piétinée.

A noter encore de petits accès de délire et de nombreuses crises de petit mal, revêtant quelquefois l'aspect de l'automatisme ambulatoire. Elle s'égare alors dans les rues et une fois on l'a arrêtée, place de la Bastille, en train de se déshabiller complètement.

A la suite de cette nomenclature des cas, nous avons cru bon de placer un tableau synoptique permettant de jeter un coup d'œil rapide sur l'ensemble de notre petite statistique. Il comprend non seulement les observations que nous avons décrites ci-dessus, mais encore celles où l'aura manque complètement. Les numéros d'ordre qui sont placés à la gauche de chaque nom renvoient aux numéros des observations, de 1 à 43. Les 28 autres cas, sans auras, dont les observations n'ont pas été fournies, sont numérotés de 44 à 71, en suivant l'ordre alphabétique.

NOM	SEXE	AGE	ANTÉCÉDENTS HÉRÉDITAIRES	CONVULSIONS dans l'enfance	CAUSE PROVOCATRICE	AGE DU DÉBUT	FRÉQUENCE DES ACCÈS	AURA	PAS D'AURA
14. Ab., Julia	F	31	»	»	Peur.	5 a. 1/2	1 mois.	1	1
44. Abr., Hélène	F	15	»	»	Peur.	11 ans	1 mois.	1	»
45. Ans., Estelle	F	69	»	»	Chagrins.	57 ans	1 semaine.	1	»
33. Ar., Marie	F	18	»	»	»	13 ans	15 jours.	1	1
1. Aur., Charles	H	19	»	»	»	1er enf.	1 mois.	»	1
66. Bal., Marie	F	43	»	Mère morte d'une peur.	Peur?	Enfant	1 semaine.	1	1
18. Bah., Catherine	F	47	»	Grand'mère épileptique.	»	2 ¼ ans	Variable.	1	»
47. Baut., Eugène	H	20	»	»	»	15 ans	8 ou 15 j.	»	1
48. Buf., Alfred	H	17	»	»	»	13 ans	1 semaine.	»	1
21. Bien., Louise	F	26	»	Mère nerveuse.	Émotion.	7 ans	Variable.	1	1
49. Bord., Mélanie	F	35	»	»	Vue de sa mère.	40 ans	Variable.	»	1
22. Bour., Gustave	H	33	»	Mère épileptique.	Première communion.	14 ans	1 mois.	1	»
8. Bouss., Louise	F	16	»	Père suicidé.	Vue d'un accès épilep.	12 ans	1 mois.	1	»
50. Buq., Alphonsine	F	42	»	Mère épileptique, aliénée.	»	17 ans	Variable	1	»
51. Bur., Henri	H	25	»	Mère nerveuse.	»	Enfant	1 à 2 jours.	»	1
23. Cai., Reine	F	44	»	Père suicidé.	»	11 ans	3 à 4 sem.	1	»
37. Char., Eugénie	F	12	»	»	»	11 ans	8 à 8 jours.	1	1
52. Coch., Eugénie	F	51	»	»	Contrariétés.	40 ans	5 jours.	1	»
53. Cott., Augustine	F	31	»	Cousine épileptique.	»	5 ans	15 jours.	»	1
54. Cres., Héloïse	F	18	»	Père buveur.	»	13 ans	1 mois.	1	1
42. Dani., Denise	F	43	»	Cousin épileptique.	Électrisation statique.	17 ans	2 mois.	»	1
6. Deco., Caroline	F	34	»	»	Émotion.	14 ans	Variable.	1	1
9. Del., Charlotte	F	20	»	Père paralytique.	Règles.	11 ans	1 mois.	1	»
38. Delor., Anna	F	28	»	»	»	23 ans	1 mois.	1	»
41. Dr., Emile	H	33	»	Mère suicidée.	Émotion.	18 ans	Variable.	»	1
55. Dub., Renée	F	42	»	Père buveur.	Chagrins.	11 ans	1 mois.	1	1
24. Elb., Amélie	F	15	»	Famille nerveuse.	»	4 ans	1 an.	»	1
56. Pet., Lug.	H	55	»	»	»	48 ans	2 mois.	1	1
57. Porm., Félicité	F	67	»	»	Ménopause.	17 ans	Variable.	»	1
36. Fr., Léonie	F	40	»	Convulsions chez un neveu.	Peur.	10 ans	Variable.	»	1
7. Gaud., Berthe	F	18	»	Sœur paraplégique.	»	7 ans	1 mois.	1	1
58. Go., Luis	F	17	»	Méningite chez un frère.	»	7 ans	Variable.	»	1
59. Gold., Samuel	H	61	»	»	»	69 ans	Variable.	1	1

No.	Nom	Sexe	Âge	Antécédents		Cause		Durée	
60.	Gran., Eugénie.	F	65	Enfant trouvée.	»	Frayeur.	»	11 jours.	»
61.	Grauv., Savine.	F	60	Père alcoolique.	»	Chagrin.	»	1 mois.	»
30.	Hel., Pauline.	F	25	»	»	Peur.	1	1 mois.	»
62.	Herb., Joseph.	H	57	»	»	Peur.	1	Variable.	»
25.	H., Charles.	H	29	Mère nerveuse.	»	Peur de l'orage.	1	14 ans. Variable.	»
2.	Hut., Jeanne.	F	28	Grand-père alcoolique.	»	Vue de son père.	1	4 ans. 3 à 4 jours.	1
27.	Jonch., Pauline.	F	22	Père alcool., attaques de nerfs.	1	»	1	7 ans. 1 mois.	1
3.	Laf., Baptiste.	H	15	Convulsions chez un frère.	1	Peur, traumatisme.	1	15 ans. 1 à 2 sem.	1
20.	Lav., Louis.	H	15	Père alcool., attaques de nerfs.	1		1	13 ans. 1 mois.	1
19.	Legr., Marie.	F	21	Père nerveux.	»	»	1	2 ans. 1 mois.	1
33.	Lam., Lucie.	F	30	Convulsions chez un frère.	1	Règles.	1	11 ans. 15 jours.	1
29.	Len., Marie.	F	39	Père alcoolique.	1	»	1	13 ans. 1 mois.	1
10.	Lev., Georges.	H	16	Mère nerveuse.	1	»	1	12 ans. 3 à 4 jours.	1
63.	Liég., Alex.	H	29	2 cousines épileptiques.	1	Émotion.	1	1 à 1 1/2 semaine.	1
4.	Lin., Gabrielle.	F	25	»	1	»	1	13 mo. 2 mois.	1
34.	Lir., Léonie.	F		»	1	»	1	3 ans. 4 jours.	1
43.	Lois., Céline.	F	38	Père alcoolique.	1	Grossesse, peur.	1	28 ans. 1 mois.	1
11.	Mai., Caroline.	F	29	Fils choréique.	»	»	1	1er âg. Variable.	1
29.	Mal., Maria.	F	45	»	»	»	1	4 ans. 1 semaine.	1
64.	Mass., Louise.	F	11	Convulsions chez la mère.	1	»	1	9 ans. Variable.	1
33.	Mer., Cécile.	F	55	»	1	»	1	35 ans. 1 semaine.	1
66.	Mor., Marie.	F	27	»	1	Émotion, traumatisme.	1	20 ans. 1 mois.	»
67.	Nois., Marie.	F	28	»	1	Émotion.	1	24 ans. 1 à 2 mois.	1
68.	Pet., Louise.	F	39	Grand-mère épileptique.	»	Règles.	1	14 ans. 1 à 2 sem.	1
62.	Pier., Berthe.	F	21	Parents nerveux.	1	Accouchement.	1	38 ans. 15 jours.	1
31.	Pot., Louise.	F	24	Enfant trouvée.	1	»	1	23 ans. 1 à 1 sem.	1
5.	Prop., Louise.	F	21	»	1	»	1	8 ans. 1 semaine.	1
26.	Rand., Charlotte.	F	24	»	1	Peur d'un incendie.	1	22 ans. 6 à 8 mois.	1
40.	Réj., Anna.	F	11	»	1	»	1	14 ans. Variable.	1
15.	Ren., Henriette.	F	16	»	1	»	1	9 ans. 1 mois.	1
16.	Rib., Aimée.	F	16	Père névropathe.	»	»	1	12 ans. Variable.	»
17.	Roll., Ernestine.	F	40	Mère hystérique.	1	Chagrin.	1	5 ans. 1 mois.	»
69.	Rot., Georgette.	F	14	Cousin hystérique.	1	»	1	19 ans. 1 mois.	1
70.	Sch., Max.	H	25	Père diabétique.	1	Misère.	1	1er âg. 1 à 2 jours.	1
35.	Ség., Céleste.	F	32	»	»	»	1	24 ans. Variable.	1
71.	Vil., Célestine.	F	60	Père alcoolique.	1	»	2	2 ans. 3 semaines.	»
13.	Vry., Anatole.	H	19	Sœur épileptique.	»	»	1	1er âg. 2 mois.	1
						»	»	5 ans. 1 mois.	1

Nos recherches ont donc porté en apparence sur 71 cas. Mais il nous paraît naturel de déduire de ce total 4 cas à accès exclusivement nocturnes, dans lesquels l'aura manquait forcément, pour ne retenir que le chiffre définitif de 67, comprenant ceux-là seulement où les phénomènes en question étaient perceptibles. Or, sur ce total de 67 malades, nous avons trouvé l'aura 43 fois, soit en moyenne dans 64,18 pour 100 des cas examinés.

Si l'on compare ces résultats à ceux qui ont été obtenus par quelques auteurs s'étant occupés, à diverses époques, de cette question, on voit que notre pourcentage est toujours supérieur à ceux qu'ils ont fournis. Nous ne mentionnons que pour mémoire ceux qui ont nié l'existence de l'aura au début de l'accès épileptique. Ce sont, d'après Delasiauve (1), Fleury et Monneret, Bouchet et Cazauvieilh. D'autres l'ont simplement considérée comme très rare (Brierre de Boismont, Georget). Delasiauve, en 1854, rétablit les choses dans une plus juste mesure. Mais on ne peut comparer sa statistique aux autres, attendu qu'il y confond les troubles prémonitoires ou prodromes se produisant à plus ou moins longue échéance avant la crise et l'aura elle-même. Néanmoins, c'est à lui que l'on doit la première étude à peu près complète de ces phénomènes.

Il en est à peu près de même en ce qui concerne les chiffres fournis en 1861 par Sieveking (2). En effet, cet auteur confond dans sa statistique les symptômes prémonitoires et l'aura vraie. Cependant il n'arrive qu'au chiffre de 43 pour cent. Russell Reynolds (3), au contraire, s'élève avec raison contre la confusion commise par la plupart des auteurs qui l'ont précédé et limite le

---

(1) Delasiauve, *loc. cit.*
(2) Sieveking, *loc. cit.*
(3) Russell Reynolds, *loc. cit.*

terme d'aura à la signification que nous lui attribuons ici. Or, d'après lui, sur 100 cas d'épilepsie avérée, 43,2 fois l'aura était présente, 40,7 fois elle manquait, enfin, dans 16 cas, elle était douteuse. Ce chiffre de 43,2 pour 100 n'est pas aussi éloigné du nôtre que ceux des auteurs précédents. Il lui est cependant encore notablement inférieur.

A côté de ces résultats, il faut placer ceux obtenus par M. Echeverria (1) quelques années plus tard (1870) et qui sont complètement différents. En effet, sur 100 cas d'épilepsie, il n'a constaté l'aura, en moyenne, que 10,76 fois : 10 fois chez l'homme, 11.53 chez la femme.

Les recherches de M. Gowers (2) aboutissent à un pourcentage qui se rapproche beaucoup plus du nôtre, bien qu'il soit encore au-dessous. Il est vrai que sa statistique porte sur le total considérable de 1,000 malades. Il a trouvé l'aura présente dans 505 cas, absente dans 495, ce qui donne le chiffre de 50,5 cas avec aura pour 100. Cela est bien inférieur à notre chiffre de 64,18 pour cent. Mais si notre statistique avait porté sur un nombre aussi considérable de sujets que celle de M. Gowers, peut-être la proportion eût-elle été abaissée dans une certaine mesure.

En ce qui concerne la fréquence relative des diverses catégories d'auras, il est beaucoup plus difficile d'établir une comparaison avec les résultats obtenus à ce point de vue par d'autres auteurs. En effet, les classifications adoptées par chacun diffèrent et ne sont point en réalité comparables, bien qu'elles se ressemblent à première vue. Nous nous contenterons donc de mentionner les résultats fournis par nos observations.

Sur nos 43 cas avec aura, nous avons trouvé :

---

(1) Echeverria, *loc. cit.*
(2) Gowers, *loc. cit.*

AURAS	NOMBRE ABSOLU	POUR 100 CAS AVEC AURA	POUR 100 CAS AVEC OU SANS AURA
Motrices	7	16.3 0/0	10 50 0/0
Sensitives	6	13.95 0/0	9.00 0/0
Visuelles.	2	4.65 0/0	3 00 0/0
Auditives.	5	11.63 0/0	7.50 0/0
Psychiques.	3	6.97 0/0	4.50 0/0
Hystéroïde pure	10	23.25 0/0	14.79 0/0
Complexes	10	23.25 0/0	14.79 0/0
Absente.	24	»	35.82 0/0
Totaux.	67	100	100 (1)

Ainsi sur 100 cas d'épilepsie en général, on trouve
10,5 fois une aura motrice, 9 fois une aura sensitive,
etc... Sur 100 cas d'accès comitial avec aura, on aura
16,3 fois une aura motrice, 13,95 fois une aura sensitive, etc... On pourrait faire la même opération pour
chacun des phénomènes des diverses auras, car les
auras complexes en contiennent qui, pris isolément,
rentreraient dans une des autres catégories. Mais, pour
une telle comparaison, le point de départ finirait par
être faussé.

Il est cependant une catégorie pour laquelle nous
croyons utile de faire ce relevé. C'est l'aura hystéroïde.
Elle existe 10 fois à l'état d'isolement et, nous l'ayons
indiqué chemin faisant, 5 fois en combinaison avec
d'autres phénomènes, en tout 15 fois. En ramenant au
chiffre total de 100, on trouve donc que sur 100 cas
d'épilepsie en général elle se rencontre 22,4 fois, et sur
100 cas d'accès comitial avec aura 35 fois. Il n'est point
besoin d'insister sur l'éloquence de ces chiffres. En ce
qui concerne la valeur du phénomène en lui-même,
nous y avons déjà insisté dans le cours de cet exposé.

_____

(1) En forçant légèrement le total, à cause des approximations
des nombres le composant.

Pour nous résumer en quelques mots, il ressort de cette étude que l'aura de l'accès épileptique paraît être encore un peu plus fréquente que ne l'ont dit même les auteurs qui donnent les chiffres les plus élevés, et que, parmi les diverses formes de l'aura, il en est une, l'aura hystéroïde, qui paraît particulièrement fréquente, bien qu'elle n'ait pas jusqu'aujourd'hui spécialement attiré l'attention.

XXXVII

La Policlinique de M. le Pʳ Charcot à la Salpêtrière (1).

Le service de policlinique, alimenté par la consultation du mardi, constitue l'une des parties les plus importantes de la clinique de M. le Pʳ Charcot à la Salpêtrière. Il comprend tous les malades non hospitalisés, venant pour consulter le professeur, tant de Paris que de la province et souvent même de l'étranger. Le nombre des individus qui le fréquentent est considérable et c'est parmi eux que se recrutent la plupart du temps les malades intéressants qui font le sujet des leçons cliniques de M. Charcot, une fois qu'il les a admis à l'hospice, afin de les étudier mieux et plus complètement. A ce point de vue, c'est donc un rouage presque indispensable du service. Mais c'est de plus un élément très important d'études pour tous les médecins et étudiants attachés à la clinique. En effet, on voit plus là en quelques semaines qu'on ne voit partout ailleurs en plusieurs mois, et l'examen répété du professeur, en particulier dans les cas difficiles, constitue un élément d'instruction précieux pour tous les élèves qui fréquentent le service (2).

Le service est d'ailleurs organisé d'une façon toute particulière, qui permet à tous de profiter de ces nom-

(1) Par Georges Guinon, chef de clinique (Inédit).
(2) Voir à ce sujet la préface de M. Babinski, qui précède le premier volume des *Leçons du Mardi* de M. le Pʳ Charcot.

breux éléments de travail. Le mardi matin, jour de la consultation, dès la première heure, aussitôt que les malades ont commencé à emplir la salle d'attente, MM. les internes de M. Charcot pratiquent un premier examen. Les malades sont triés d'avance en deux catégories, ceux qui, ayant déjà consulté, sont en cours de traitement et ceux qui viennent pour la première fois. Ces derniers sont examinés sur le champ par MM. les Internes, qui dressent avec le plus de précision possible une première liste de diagnostics.

A son arrivée à l'hospice, M. Charcot trouve cette liste prête et il choisit tout de suite, parmi les cas jugés à première vue les plus intéressants, un certain nombre de malades qui lui fourniront une partie des éléments de sa leçon du jour. Une fois la leçon finie, vient le tour du chef de clinique, qui, aidé de quelques externes du service, finit la consultation, c'est-à-dire pratique l'examen et institue ou change le traitement de tous les malades restants, nouveaux et anciens.

Leur nombre étant toujours considérable (il en reste toujours au moins 60 ou 70, quelquefois 90 et plus), on conçoit qu'il n'est possible de consacrer à chacun qu'un temps fort court. Lorsque le diagnostic est clair et facile à établir, cela est tout simple : le malade est immédiatement nanti de son ordonnance, dont il va suivre chez lui les diverses prescriptions.

Mais il est loin d'en être toujours ainsi. Dans nombre de cas il est impossible de poser ex *abrupto*, en quelques minutes, un diagnostic positif. On fait alors revenir à l'intérieur de l'hospice, les autres jours de la semaine, par petits groupes, les malades de cette catégorie et l'on peut consacrer à leur examen tout le temps nécessaire. Leur nombre est assez considérable pour que ce service d'examen, à l'intérieur, des malades difficiles de la policlinique, ait pu occuper exclusivement, en 1891, l'un des trois internes de M. Charcot.

Ce n'est pas tout. A la policlinique se rattachent intimement divers services annexes qui sont de première nécessité au point de vue clinique et thérapeutique. La plupart des cas de tabes, de sclérose en plaques, de paralysie générale, d'hystérie, d'épilepsie, de tumeurs cérébrales, de paralysies oculaires, etc., etc., passent au service d'ophthalmologie dirigé par M. Parinaud, qui fournit souvent sur eux, au point de vue du diagnostic, des renseignements de première importance. Les paralysies faciales, les surdités, les mutismes, les aphasies, les vertiges de Ménière, etc., sont examinés par M. Gellé, chargé du service d'otologie, de rhinologie et de laryngologie. Enfin, l'important service d'électrothérapie, dirigé par M. Vigouroux, est fréquenté par un nombre très considérable d'amyotrophiques, d'hystériques, de paralytiques de toutes sortes, qui y vont chercher une thérapeutique appropriée ou des renseignements d'électro-diagnostic d'un intérêt capital en clinique.

On ne saurait trop insister sur l'importance de ces branches annexes de la clinique et sur les services nombreux qu'elles rendent tous les jours aux malades et aux médecins. M. Gellé, qui est à la tête du service d'otologie et de laryngologie, a dressé à deux reprises la statistique de son département rien qu'au point de vue otologique, et les chiffres qu'il a publiés sont assez éloquents par eux-mêmes (1).

En 1890 il a donné 545 consultations et vu 227 malades nouveaux. Parmi ces derniers, 60 appartenaient au service de clinique de l'hospice; il restait donc 167 malades venant de la policlinique. En 1891-92 (année scolaire), le chiffre des consultations a été de 510; sur un nombre total de malades s'élevant à 334, 268 appartenaient à la policlinique. Il suffit de parcourir les statistiques de M. Gellé pour se rendre un

---

(1) Gellé. — *Clinique otologique annexe du service de M. le Pr Charcot; statistique de 1890.* (*Prog. méd.*, 1891, n°° 38, 40, 41, 47) et *Statistique de 1891-92* (*Arch. de Neurol.*, 1893, n° 74).

compte exact de l'importance de ces services annexes, auxquels on a recours à chaque instant.

L'organisation de la policlinique est enfin complétée par un service de médicaments fait gratuitement aux malades pauvres du dehors par la pharmacie de l'hôpital et enfin par l'établissement d'hydrothérapie où ils viennent prendre les douches, bains, etc., prescrits à la consultation.

Maintenant, étant ainsi connu, dans ses grandes lignes, le fonctionnement de la policlinique, on pourra se faire une idée exacte de son importance, lorsqu'on connaîtra le nombre des malades qui la fréquentent. Déjà, en 1885, M. P. Marie avait publié une statistique portant sur le premier semestre de l'année (1). Les chiffres qu'il fournit, 1.020 malades, dont 860 nerveux, sont inférieurs à ceux que nous avons relevés pendant l'année 1891. En effet, depuis 1885, le nombre des malades habitués de la policlinique a augmenté dans des proportions assez notables.

La statistique qui suit porte sur neuf mois de l'année 1891. Je l'ai commencée au mois de février, au moment du changement annuel de MM. les Internes du service (2). Elle comprend 37 consultations du mardi. Pendant cette période de neuf mois, le chiffre total des consultations s'élève à 3.168, parmi lesquelles 1.913 cas observés chez des malades venant consulter pour la première fois. Le dénombrement de ces derniers présente seul de l'importance. Les diverses affections rencontrées parmi eux peuvent se grouper de la façon suivante :

---

(1) P. Marie et Axoulay. — *Consultation externe de la clinique des maladies du système nerveux* ; 1er semestre 1885. (*Prog. méd.*, 1885, n° 49, p. 490).

(2) Une partie des listes de diagnostics qui m'ont servi à établir la statistique ci-contre a été dressée par MM. Souques, Hallion et J.-B. Charcot, internes du service.

Un point peut être relevé tout d'abord et dans cette statistique. C'est le petit nombre de cas ne se rapportent pas à la neuropathologie : 153 pour 1.913. En d'autres termes, d'une façon à peu près exacte, sur 100 malades venant consulter à la policlinique neuropathologique, il n'y en a que 8 ne présentent pas de maladie nerveuse vraie. Et parmi ceux-ci un grand nombre se plaignent de phénomènes touchant de très près aux affections nerveuses, et nécessitant un diagnostic précis. Ainsi dans les 153 sujets en question se trouvent de nombreux cas de vertiges dus à l'anémie, à des affections cardiaques, à l'athérome artériel. Leur présence à la policlinique neuropathologique est donc pleinement justifiée, du moins en ce qui les concerne eux-mêmes. Il semble en effet que les malades fassent spontanément là sélection entre eux, car elle n'est nullement faite d'avance et on examine indistinctement tous les malades qui se présentent à la consultation.

Le nombre des cas ne se rapportant pas à la neuropathologie serait, il est vrai, singulièrement augmenté, si on y comprenait les 115 cas de rhumatisme subaigu et chronique notés dans le tableau ci-dessus. Mais les malades de ce genre forment depuis longtemps une sorte de clientèle spéciale de la Salpêtrière. Ils y viennent de propos délibéré et bon nombre d'entre eux, les chroniques, en particulier, fréquentent assidûment le service électrothérapique de l'hospice, où ils trouvent un certain soulagement à leurs maux.

Le chiffre très élevé des névroses (806) est dû au nombre considérable des épileptiques (177), des neurasthéniques (214) et des hystériques (244). A propos de ces derniers, on voit par leur nombre combien de manifestations variées de l'hystérie il est possible de rencontrer dans un aussi vaste champ d'observation. Si l'on s'étonne dans certains milieux, tant en France qu'à l'étranger, des résultats obtenus à la Salpêtrière et si l'on cherche même à en contester l'exactitude, cela tient sans doute à ce que bien des phénomènes, qui nous paraissent ici pas très rares en raison du grand nombre de nos malades, passent pour des fables ou du moins semblent très exceptionnels ailleurs. C'est un joli chiffre en effet que celui de 325 nouveaux malades hystériques examinés par an, à la policlinique seulement (car telle est la moyenne annuelle fournie par les résultats portant sur neuf mois) en omettant encore tous ceux qui, dans la statistique, font double emploi (hystérie et chorée, hystérie et goître exophthalmique, névralgie faciale hystérique, tremblement mercuriel, etc...), et ceux qui se trouvent dans les salles de l'hospice. M. le Pr Charcot insiste souvent sur ces considérations dans ses leçons cliniques (1) et je suis heureux de pouvoir apporter ici quelques chiffres en rapport avec ses conclusions.

En ce qui concerne les maladies du cerveau, nous signalerons la proportion relativement grande des tumeurs cérébrales de nature tuberculeuse. En effet sur nos 10 cas, il y en a 3 qui sont très vraisemblablement des tubercules cérébraux. Cette prédominance des produits bacillaires parmi les tumeurs cérébrales a été signalée

---

(1) Voir en particulier sur ce sujet : Tome I de cet ouvrage, p. 285 et suivantes.

par plusieurs auteurs et M. Charcot y fait allusion dans la leçon publiée au début de ce volume (n° XXIV).

Parmi les trois cas de morphinomanie, qui se trouvent dans le tableau ci-dessus, il y en deux qui présentent quelque intérêt à un point de vue particulier. En effet il s'agissait dans ce cas *d'un ménage de morphinomanes*. Le premier, le mari s'était adonné à la morphine. Puis peu à peu il avait poussé sa femme à faire usage de ce médicament et celle-ci à son tour était devenue morphinomane. Après les avoir admis tous deux à l'hôpital, nous les avons séparés l'un de l'autre, plaçant le mari dans le service des hommes, la femme dans le service des femmes, et avons tenté de les démorphiniser. Mais ils ne tardèrent pas à communiquer malgré nous, tout d'abord ensemble, puis avec des personnes du dehors et nous fûmes obligé de leur laisser quitter l'hospice non guéris.

Sur nos 81 cas de tabes il est intéressant de signaler que nous n'avons vu qu'une seule fois les réflexes rotuliens conservés. Parmi ceux de sclérose latérale amyotrophique, il en existait un fort intéressant, mais d'une interprétation assez difficile. Il s'agissait d'un malade qui présentait tous les signes classiques de la maladie de Charcot et de plus avait des troubles oculaires tabétiques.

Les diverses classes d'amyotrophies sont largement représentées dans notre statistique. Le diagnostic est loin d'en être toujours facile et on a vu que nous avons été obligé d'en laisser un certain nombre (10), sans indication positive, sous la rubrique d'amyotrophies d'origine indéterminée. Signalons en passant le nombre relativement grand des cas d'amyotrophies d'origine articulaire et aharticulaire (Charcot), dont la connaissance a fait de grands progrès dans ces dernières années.

Parmi les 18 cas de névralgie faciale, il y en a deux qui relèvent manifestement de l'hystérie et appartien-

nent à cette catégorie de cas étudiés récemment par
M. Gilles de la Tourette (1) et M. Artières (2).

Nous avons cru devoir placer sous des rubriques spéciales quelques cas d'associations morbides bien caractérisés. Nous avons ainsi trouvé sept fois l'association
manifeste de la chorée de Sydenham avec l'hystérie,
sans comprendre les cas signalés par M. P. Marie, dans
lesquels on trouve seulement de l'ovarie chez les choréiques; quatre fois l'association de l'hystérie et de la
maladie de Basedow; une fois celle de cette dernière
avec le tabes; enfin une fois la combinaison du tabes
avec le diabète sucré. Ce dernier cas est à ajouter à ceux
du même genre que nous avons publiés dans ce volume
(Voir plus haut, n° XXXII).

Si nous revenons maintenant sur les chiffres généraux
résultant du tableau ci-dessus, nous trouvons dans une
période de neuf mois (février à novembre 1891), pour
37 jours de policlinique, un total de 3.168 consultations
données à la policlinique de M. Charcot. Sur ce total,
on compte 1.255 consultations données à des malades
en cours de traitement et 1.913 malades nouveaux vus
pour la première fois, ce qui fait en moyenne par jour
de consultation 86 malades, dont 52 nouveaux.

En multipliant ces derniers chiffres par 52 (nombre
de semaines de l'année), nous aurons pour un an un
nombre total de malades passés à la policlinique, se
montant à 4.472, sur lesquels 2.704 nouveaux. Ces chiffres montrent l'importance considérable qu'a acquise
aujourd'hui le service de policlinique dans la clinique
neuropathologique de M. le Pr Charcot à la Salpêtrière.

---

(1) Gilles de la Tourette.— *Notes sur quelques paroxysmes hystériques peu connus; attaques à forme de névralgie faciale, etc..*
(*Prog. méd.*, 1891. N° 31).
(2) Artières.— *Des névralgies hystériques, en particulier de la
névralgie faciale* (Th. Paris, 1891).

APPENDICE

APPENDICE [1]

_____

I.

**Toux et bruits laryngés chez les hystériques,
les choréiques, les tiqueux et dans quelques
autres maladies des centres nerveux** [2].

Messieurs,

Les hasards de la clinique ont réuni dans le service
un certain nombre de faits intéressants, cohérents entre
eux, qui me conduiront à appeler votre attention sur
quelques épisodes encore assez peu connus et assez
insuffisamment étudiés de l'hystérie ; je veux parler de
l'émission plus ou mois répétée de sons laryngés plus
ou moins bruyants, qui paraît quelquefois constituer à
elle seule toute la maladie.

I. — J'appelle ces bruits « laryngés » parce que le
larynx prend part nécessairement à leur production,
mais il va sans dire que les muscles d'expiration et

_____

(1) Cet appendice comprend deux leçons, délivrées en 1886, qui
ont été omises par erreur dans le troisième volume des _Maladies
du système nerveux_ de M. Charcot. L'une d'elles a paru récemment dans les _Archives de Neurologie_ (n° 67) _in extenso_, après
un extrait publié dans la _Semaine médicale_ du 15 septembre 1886.
L'autre a été publiée dans le _Bulletin médical_ (25 mai 1887).
(2) Leçon du 22 mars 1886.

d'inspiration entrent également en jeu, en même temps
parfois que les voies aériennes supérieures, voile du
palais, pharynx, etc. Au point de vue du mécanisme
qui préside à leur production, ces bruits ou sons peuvent
être ramenés à deux chefs. Les uns sont expiratoires
et faits sur le modèle de la toux. La toux consiste, vous
le savez, en une série d'expirations brusques produisant un bruit particulier par suite du passage violent
de l'air expiré à travers la glotte. La toux hystérique,
d'ailleurs, représente un type fondamental dans ce premier groupe. Les autres bruits sont, au contraire, ins-
piratoires et faits sur le modèle du hoquet, lequel
consiste essentiellement, vous le savez, en une contraction subite du diaphragme suivie d'un bruit laryngé
rauque.

Mais quel que soit le mécanisme, inspiratoire ou expiratoire, du bruit produit, celui-ci, toujours inarticulé,
peut, sans changer de caractère nosographique et de
signification clinique, se présenter sous des formes
très variées, très diverses, s'éloignant quelquefois beaucoup, en apparence du moins, du type toux (*tussis*) ou
du type hoquet (*singultus*). Ces formes sont désignées
communément d'après la ressemblance plus ou moins
exacte qu'elles présentent, avec les bruits, sons, cris
qui servent de moyens d'expression à divers animaux.
C'est ainsi que vous entendrez parler chez les hystériques : 1° des aboiements et des hurlements ; 2° des
miaulements ; 3° des grognements, des mugissements,
etc., etc., en souvenir des bruits correspondants qui se
produisent à l'état physiologique chez les chiens, chats,
porcs, bœufs ou vaches, etc., etc.

Ce rapprochement entre les bruits ou cris physiolo-
giques émis par divers animaux, et les bruits laryngés
pathologiques des hystériques, est, sans doute, le plus
souvent un peu forcé. Quelquefois cependant la ressemblance est vraiment frappante et il y a même quelques bonnes raisons de croire que les cris d'animaux

transportés chez l'homme sont, dans certains cas au moins, la conséquence d'une imitation involontaire, automatique, le fait, en un mot, de la contagion nerveuse, comme on l'appelle. C'est un point sur lequel, d'ailleurs, nous aurons l'occasion de revenir dans un instant.

Est-ce encore de cette façon, c'est-à-dire par un phénomène d'imitation inconscient, de suggestion, qu'il faut interpréter les faits analogues à celui rapporté par M. Blachez, dans son travail sur ce qu'il appelle la chorée du larynx, et où il s'agit d'un enfant âgé de six ans ? A la suite d'une bronchite légère, il avait été pris tout à coup d'un cri grave, éclatant, tout à fait analogue au bêlement d'une de ces chèvres mécaniques avec lesquelles les enfants aiment à jouer. Ici il s'agirait de l'imitation d'un objet inanimé, ou animé seulement par un ingénieux mécanisme (1).

II. — Quelle que soit la forme qu'affectent les bruits laryngés des hystériques, ils présentent un certain nombre de caractères communs sur lesquels, en manière de préambule, je veux appeler votre attention. Ces caractères les rattachent les uns aux autres et permettent de les considérer comme constituant un groupe naturel.

Les caractères suivants, empruntés pour la plupart à la très remarquable description que Lasègue a donnée en 1854 de la toux hystérique, peuvent être appliqués aux cas de bêlement, de mugissement, d'aboiement hystérique enfin, à peu près sans restriction (2).

1° La toux, comme les autres bruits laryngés hystériques, se présente souvent sous forme d'accès plus ou moins prolongés, se montrant en général à de certaines heures du jour, surtout le soir, toujours les mêmes ;

(1) Blachez. — *Chorée du larynx* (*Gazette hebdomadaire*, n° 42, p. 692, 1883).
(2) Lasègue. — *Arch. de méd.*, 1854 et *Etudes méd.*, t. II, p. 1.

mais le plus communé-
ment c'est un symptô-
me en quelque sorte
permanent, toujours
présent aux diverses
heures du jour et ne
cessant que la nuit pen-
dant le sommeil qui
n'en est habituellement
pas interrompu.

2° Les secousses de
toux, ou les bruits res-
tent isolés les uns des
autres, ou au contraire
ils se groupent en se
répétant successive-
ment au nombre de
trois ou quatre, par
exemple, c'est-à-dire
suivant un rhythme ter-
naire ou quaternaire.
Les secousses isolées
d'ailleurs, comme les
groupes de secousses,
sont séparées les unes
des autres, comme le
montre bien l'emploi
de la méthode graphi-
que, par des interval-
les sensiblement égaux
(Voir le tracé ci-contre
Fig. 21).

3° Malgré la fréquen-
te répétition de ces
bruits ou leur intensité,
le malade, chose re-
marquable, ne souffre

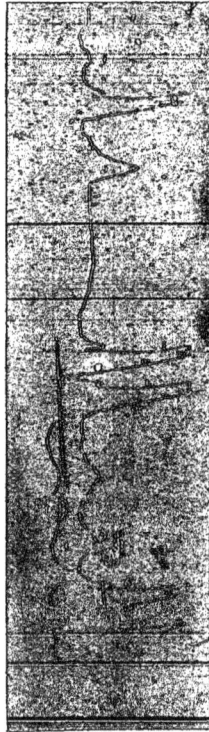

Fig. 21. — *Toux hystérique*. Tracé de M. le Dr G. Ballet.
A, accès de toux, — B, respiration normale (α, inspiration; β, expiration).

pas de dyspnée bien marquée, ni de suffocation : il en
est quitte pour un peu de fatigue. D'ailleurs, avec les
bruits, pas d'autres phénomènes laryngés concomitants;
pas de sécrétion laryngée ou bronchique ; pas de signes
particuliers à l'auscultation. Il ne faut pas oublier toutefois, à ce propos, que la toux ou les bruits hystériques se développent quelquefois pendant le cours ou
à la suite d'un rhume, qui se traduira de son côté par
des signes stéthoscopiques plus ou moins accentués.

4° Ce que dit Lasègue, à savoir que la toux, comme
les autres bruits laryngés hystériques, ne se développe
pas après vingt-cinq ans et qu'on la voit habituellement
chez les jeunes filles, est parfaitement exact. Mais il n'est
pas exact qu'on ne la voie pas chez les jeunes garçons ;
je vais, dans un instant, vous en fournir la preuve, par
la présentation d'un exemple approprié.

5° Un caractère fort remarquable et dont la connaissance est d'importance en pratique, c'est que la toux et
les autres bruits laryngés sont dans l'acception la plus
étroite du mot des phénomènes d'hystérie locale. Ils
ont, en d'autres termes, une tendance marquée à
subsister chez l'hystérique à l'état d'isolement, sans
accompagnement d'autre stigmate ; si bien que l'hystérie dans laquelle ces accidents existent représente en
quelque sorte une forme anormale, un groupe à part ;
ainsi les attaques convulsives en pareil cas sont vraiment rares ; rares aussi les autres accidents d'hystérie
locale tels que clou, contractures, paralysies, etc. Il
semble en somme qu'il y ait une sorte d'antagonisme
entre cette forme et les autres. Et c'est là une circonstance qui, incontestablement, est bien faite pour rendre
parfois le diagnostic difficile, en masquant la véritable
nature du mal. Je dois dire cependant que, d'après mon
expérience personnelle, dans un grand nombre de cas
de ce genre, la recherche des stigmates sensitivo-sen-
soriels permanents, anesthésie, rétrécissement du
champ visuel, lorsqu'elle est poursuivie très attentive-

ment, permet de recueillir des indices significatifs ne
laissant aucun doute sur la présence de la diathèse
hystérique.

6° Quoi qu'il en soit, comme des bruits laryngés plus
ou moins analogues à ceux qui se produisent dans
l'hystérie peuvent se manifester en dehors d'elle, dans
d'autres affections du système nerveux, sans lésions
organiques appréciables, en particulier dans la chorée
de Sydenham, le paramyoclonus multiplex, la maladie
des tics, etc., il y aura lieu d'insister sur les difficultés
que le diagnostic peut présenter.

7° Il nous reste à vous présenter encore quelques
considérations générales relatives à l'évolution, au pronostic des bruits laryngés hystériques. Ils se développent le plus souvent tout à coup, inopinément, et
peuvent cesser de même brusquement, soit spontanément, soit à la suite encore d'une attaque hystérique
qui aura pu, peut-être, être provoquée à dessein. Mais
c'est, en tous cas, une affection généralement très
tenace, très rebelle, qui peut durer des semaines, des
mois, des années même, et dont un des caractères, on
peut le dire, est de résister de la façon la plus obstinée
à l'emploi le plus énergiquement dirigé des moyens
en apparence les plus rationnels, opium, bromure de
potassium, extrait de belladone, etc., etc. C'est donc
en dehors de ces agents-là qu'il faudra chercher nos
moyens d'action. Un dernier caractère : les récidives
sont fréquentes.

III. — Tels sont, Messieurs, les grands traits communs au groupe tout entier des bruits laryngés hystériques. Je bornerai là ces préliminaires et actuellement
je vais passer à l'examen des divers cas que j'ai sous
la main et à propos desquels je vous présenterai, chemin faisant, quelques remarques complémentaires relatives à l'histoire de ces bruits laryngés.

1er *Cas.* — Voici d'abord une jeune fille nommée

S..., âgée de dix-huit ans et chez laquelle nous n'avons pu reconnaître ni antécédents personnels, ni antécédents héréditaires dignes d'être notés. Il y a environ six mois, elle eut, dans la maison qu'elle habite, avec quelques voisins mal élevés, mal embouchés, des désagréments qui se reproduisirent fréquemment pendant plusieurs semaines ; des querelles graves, des menaces s'en suivirent et à un moment donné les choses furent au pis. Alors survinrent de l'insomnie, de l'inappétence, des crises convulsives et délirantes dans lesquelles l'attitude en arc de cercle s'est, parait-il, plusieurs fois manifestée de la façon la plus classique. En ce temps-là, c'est-à-dire il y a quatre mois, elle commença à fréquenter le service électrothérapique de la Salpêtrière, où elle rencontrait fréquemment une jeune fille nommée Guel..., âgée de vingt et un ans, que je regrette de n'avoir pas sous la main aujourd'hui, et qui présente depuis longtemps un bruit laryngé tout à fait comparable, tant pour le timbre que pour le rhythme, à celui que nous observons aujourd'hui chez la jeune S... Y a-t-il eu là un phénomène de contagion ? Je suis fort disposé à le croire. Toujours est-il que bientôt survinrent une extinction de voix, suivie d'un mutisme qui dura seulement quelques heures, et fit place au bruit, au murmure spécial qui s'offre aujourd'hui à notre étude. Il est à noter que les crises convulsives et délirantes ne se sont pas reproduites depuis que le bruit laryngé s'est établi.

Ce bruit consiste, vous le constatez, en petites secousses respiratoires qui se groupent par séries de quatre (rhythme quaternaire). Les séries en question sont séparées les unes des autres par des intervalles sensiblement tous de même durée. Nous en avons compté environ 140 à la minute, soit 24,000 en douze heures. Cela constitue, vous le voyez, dans l'ensemble, comme un murmure saccadé rappelant assez bien le bavardage discret et presque incessant que font en-

tendre les oiseaux de basse-cour. Cela ne s'arrête que
la nuit quand la malade s'est endormie, ou encore durant le jour pendant que la malade est occupée à lire à
haute voix ; mais à peine a-t-elle fini que la série reprend comme de plus belle. Un effort de volonté paraît
n'avoir aucun effet inhibitoire.

Cependant la respiration est précipitée, peu profonde :
on compte environ 56 respirations par minute. Mais
cette précipitation n'entraîne aucune gêne sensible,
aucun malaise, à moins que la malade ne veuille
courir. Pas de douleur, pas de chatouillement à la
gorge.

Ici le fonds hystérique est représenté non seulement
par les attaques convulsives et délirantes aujourd'hui
disparues, mais qui ont inauguré la série morbide ; il
est représenté encore par la présence de stigmates permanents caractéristiques, à savoir : 1° hémianesthésie
gauche sensitive et sensorielle avec perte du sens musculaire ; 2° anesthésie pharyngée à droite. Il n'y a pas
de rétrécissement du champ visuel.

Dans ce cas, je l'ai fait remarquer, le bruit laryngé
se produit au moment de l'expiration et appartient par
conséquent au type « toux ». Il est inspiratoire, au
contraire, et, par ce côté, se rapproche du hoquet, chez
le jeune garçon que voici.

2° *Cas.* — Il est âgé de quinze ans, un peu adipeux,
joufflu et pas mal empâté pour le moment. On ne relève chez lui ni antécédents héréditaires, ni antécédents personnels relatifs à la catégorie nerveuse. Il vit
depuis quelques années dans un collège de frères religieux, où il prétend n'avoir eu à se plaindre ni de ses
maîtres, ni de ses camarades. Il y a dix semaines environ, sans cause connue, il a été pris de maux de tête, puis
d'inappétence et de divers accidents qui ont été caractérisés, paraît-il, par le médecin, sous le nom d'embarras gastrique, et c'est huit jours après qu'il a commencé

à ressentir les accidents nerveux qui ont persisté jusqu'aujourd'hui. Vous l'entendez, à des intervalles à peu près égaux, donner un bruit aigu qui rappelle assez bien le jappement, le glapissement d'un petit chien, avec cette différence toutefois, relative au mécanisme, qu'il s'agit ici d'un phénomène d'inspiration brusque. Vous pouvez, en effet, reconnaître qu'à chaque émission du bruit l'abdomen se soulève, et en même temps les épaules. Quelques petits mouvements concomitants de la tête et du tronc en arrière démontrent que certains muscles autres que ceux du larynx et de la respiration sont en jeu pendant la production du bruit.

Pas de chatouillement laryngé; aucun malaise; bon sommeil, bon appétit. Rien qui ressemble à des attaques, pas d'aura. Il s'agit donc bien là, si hystérie il y a, d'hystérie locale, au premier chef, d'après la définition que j'en donnais tantôt. Cependant la recherche des stigmates, tant s'en faut, n'est pas stérile. Il y a hémianalgésie gauche, et rétrécissement du champ visuel prononcé surtout à gauche. Aucune anomalie à signaler du côté des organes génitaux.

3° *Cas.* — Voici maintenant un cas comparable au précédent, mais plus accentué dans sa symptomatologie et à quelques égards plus complexe.

Il s'agit d'une jeune fille de vingt-trois ans, nommée B. M..., que je vous ai présentée déjà, dans le temps, comme offrant un exemple de mutisme hystérique, suivi de bégaiement. Le mutisme a disparu depuis plusieurs mois, mais le bégaiement persiste encore. Il n'y a pas à signaler, à proprement parler, chez cette jeune fille, d'antécédents nerveux héréditaires; mais elle appartient cependant à une famille de musiciens endiablés et pour la plupart sans doute un peu toqués. Son grand-père était violoncelliste à Valenciennes et exerçait en même temps la profession de marchand de chaussures; un de ses oncles, établi à Paris, cumule également ; il est à la fois violoncelliste et épicier ; son père, également musicien, avait monté un magasin d'instruments de musique ; mais il fit de mauvaises affaires et fut saisi. C'est à la suite de cet événement, au moment où les huissiers pénétraient dans la boutique, que B. M... fut prise de ce mutisme dont je parlais tout à l'heure et qui fit place au bégaiement que vous pouvez constater encore aujourd'hui.

La malade a dans son enfance été atteinte de rhumatisme articulaire, et elle a été choréique (chorée de Sydenham). Le bruit laryngé, l'aboiement, comme vous voudrez dire, que nous avons à étudier avec vous, date de dix-huit mois ; il est survenu sans cause connue six mois après l'apparition du mutisme.

Le bruit laryngé se répète chez elle, ainsi que vous pouvez le constater, deux ou trois fois de suite, et il se reproduit environ trente fois par minute, toutes les deux secondes. Il rappelle assez bien, par le timbre et la soudaineté de l'émission, l'aboiement d'un petit chien ; et d'ailleurs toutes les fois que dans la cour de l'hospice elle rencontre un chien, elle le met involontairement en émoi et le fait aboyer. Ici encore comme dans le cas précédent, malgré la ressemblance avec un aboiement, il s'agit d'un bruit inspiratoire et non expiratoire. Le bruit se répète à toute heure du jour, sans cesse et sans trêve ; il ne disparaît que la nuit au moment du sommeil. Remarquez au moment de chaque aboiement une légère grimace dans laquelle les commissures labiales s'abaissent en même temps que les paupières supérieures se ferment un instant.

La malade n'a jamais eu d'attaques convulsives ; mais la présence des stigmates permanents est très accentuée : hémianesthésie gauche sensitive et sensorielle avec perte du sens musculaire ; champ visuel très rétréci des deux côtés. Remarquez cette longue durée du bruit laryngé ; dix-huit mois, et rien ne fait prévoir qu'on en verra bientôt la fin.

— Ces exemples, les seuls que j'ai pour le moment sous la main, suffiront amplement, je pense, pour vous donner une idée de ce que l'on doit entendre sous cette dénomination de bruits laryngés hystériques, que je vous propose d'adopter. Maintenant, pour légitimer les généralités que je vous ai présentées au début de cette étude, je voudrais entrer dans quelques détails, à propos de la question du diagnostic. Il peut en réalité, je vous l'ai fait pressentir, présenter des difficultés; mais celles-ci seront presque toujours aplanies par la présence bien constatée des stigmates. Toutefois, ne l'oubliez pas, ceux-ci peuvent souvent faire complètement défaut.

Voici d'ailleurs l'indication des points qui, à cet égard, me paraissent surtout intéressants à signaler. On peut dire d'une façon générale qu'un bruit laryngé explosif, un éclat de voix, un cri, peuvent se produire dans les névroses convulsives les plus diverses, pour peu que les muscles du thorax et de l'abdomen soient intéressés dans l'action spasmodique. C'est ce qui arrive par exemple dans la chorée vulgaire, chorée de Sydenham, comme je l'appelle volontiers, — ce mot paraît avoir fait fortune, — et aussi dans le paramyoclonus multiplex, dont mon chef de clinique M. Marie vous présentait naguère un beau spécimen que j'ai fait replacer sous vos yeux. — Vous voyez que chez ce malade, le nommé Gaub...t, en frappant à l'aide du marteau de Skoda sur certaines apophyses épineuses de la région cervicale et lombaire mises à nu, je provoque non seulement dans les membres, mais encore un peu partout, de brusques secousses, qui, si elles sont très intenses et très généralisées, ne manquent pas d'être accompagnées d'une expiration sonore. C'est par un mécanisme analogue que se produisent les éclats de voix, les cris, les bruits divers que l'on entend quelquefois dans la chorée vulgaire intense. On a parfois désigné ces bruits-là sous le nom de chorée laryngée; c'est bien à tort, et il n'y a certainement aucun avantage à employer cette dénomination. Il importe de savoir en tout cas qu'il n'existe en réalité pas de chorée de Sydenham partielle, limitée au larynx, sans accompagnement de gesticulations choréiformes dans les membres, et tous les exemples publiés sous cette rubrique, il faut bien le savoir, y compris ceux de M. Blachez, quand on les examine d'un peu près, échappent à la caractéristique de la chorée vulgaire et rentrent au contraire très naturellement dans la catégorie des bruits laryngés hystériques (1).

Les difficultés sont plus grandes quand il s'agit de ne pas confondre les exclamations, cris, aboiements hystériques avec les phénomènes correspondants qui s'observent quelquefois dans la maladie des tics. Et ici, remarquez-le bien, le diagnostic est d'un grand intérêt pratique, car les accidents de la maladie des tics, bien qu'ils paraissent subir des amendements temporaires, ne sont que rarement susceptibles d'une guérison proprement dite, tandis que les bruits hystériques, quoique persistant parfois des semaines, des années, finissent toujours par guérir en fin de compte.

Je vous présente une jeune fille de vingt ans et demi, nommée Jul..., dans l'histoire de laquelle nous n'avons pas pu trouver la marque évidente d'antécédents héréditaires nerveux ou arthritiques; seulement elle a été élevée par un père brutal qui souvent la battait et la maltraitait au point qu'elle a dû être recueillie par des personnes charitables ; vous l'entendez donner de temps en temps, à des intervalles irréguliers, un bruit laryngé aspiratif, assez semblable à celui que donne, à la vérité d'une façon rhythmée, notre dernière malade de tout à l'heure (Bill...). Mais veuillez remarquer qu'au moment de l'émission de chaque bruit et un peu auparavant, il se

---

(1) Voir, à ce sujet, Sturges, *On Chorea*, p. 16, et *Ziemssen's Handbuch*, XXI, Bd. 2, p. 408.

fait une série de mouvements, toujours systématiquement
les mêmes, qui consistent en une brusque élévation des
membres du côté droit en même temps que la tête s'incline vivement sur la droite. Ajoutez que ces tics, comme
l'aboiement, datent de huit années et que jamais ils
n'ont changé de caractère; que dès l'âge de quatre ans,
c'est-à-dire à une époque de la vie où l'hystérie ne se
montre guère, existaient des clignements d'yeux, des
grimaces qui ont fait place aux tics spasmodiques d'aujourd'hui. D'ailleurs pas de stigmates sensitivo-senso-
riels, pas d'attaques. C'est de la maladie des tics qu'il
s'agit chez cette petite malade, tandis que Bill..., qui
lui ressemble à tant d'égards, est hystérique et guérira
très certainement; je n'oserais pas en dire autant de la
première.

Le diagnostic serait plus facile s'il s'agissait chez
Jul... d'exclamations d'un autre ordre, qu'on n'observe
jamais autant que je sache dans l'hystérie et qui, au contraire, se montrent assez fréquemment dans la maladie
des tics. Je veux parler des exclamations dites *échola-
liques*. Je vous rappelle en deux mots en quoi cela consiste. Le sujet, pourvu qu'il soit surpris, non préparé,
répète malgré lui, automatiquement, les exclamations
qu'il entend proférer près de lui. « Jette-le, » disait
Beard à un sujet atteint de cette maladie qui tenait un
couteau à la main. « Jette-le, » répond aussitôt le malade
et en même temps il jette le couteau, car les actes en
pareil cas suivent involontairement les paroles involontairement produites. Remarquez qu'il ne s'agit pas ici
de bruits simples, mais bien de sons articulés, de paroles; rien de tout cela, je le répète, n'appartient à
l'hystérie.

On peut en dire autant des phénomènes que M. Gilles
de la Tourette a ingénieusement groupés sous le nom
de « coprolalie ». Ici, sans provocation aucune, il y a
émission plus ou moins brusque et absolument involontaire, convulsive, automatique, de paroles souvent

grossières, obscènes, proférées à haute et intelligible voix, alors même qu'il s'agit de personnes éduquées, bien élevées. Le nommé Bout...che, que je vous présente, à ce propos, comme un coprolalique, n'a pas été peut-être bien élevé, mais c'est bien involontairement, je vous assure, qu'il profère devant vous des jurons, des paroles grossières qui offensent vos oreilles et qu'il voudrait retenir. Mais, je le répète à dessein, la coprolalie peut se voir dans la meilleure société. Témoin le cas produit par le professeur Pitres, d'une jeune fille de Bordeaux, âgée de quinze ans, ayant eu une tante aliénée, un père tiqueux, tiqueuse elle-même et qui dans les paroxysmes émettait les paroles les plus ordurières : n.. de D..., f..tre, et aussi le mot de Cambronne ; *dit venia verbis*. Témoin encore le cas de la marquise de D..., que j'ai entendue de mes propres oreilles prononcer hautement en public des paroles du même genre. La maladie chez elle a duré plus de soixante ans. Quelques auteurs, Briquet lui-même, ont mis la coprolalie sur le compte de l'hystérie. A mon avis, c'est là une erreur qu'il importe de relever. Nous devons nous efforcer de dégager l'hystérie d'une foule de matériaux étrangers qu'on voudrait y introduire et qui ne font qu'encombrer un domaine nosographique déjà si chargé. L'hystérie et la maladie des tics peuvent coexister, mais celle-ci ne dérive pas de celle-là ou inversement.

Avant d'en finir je voudrais insister encore sur un point relatif à l'étiologie des bruits laryngés hystériques. Il existe dans cette catégorie un bon nombre d'exemples qui démontrent que ces bruits peuvent se transmettre d'un sujet à un autre par une sorte de contagion nerveuse. On pourrait citer plusieurs épidémies d'aboiement, de miaulement produites par ce mécanisme, qui ont été observées dans des asiles, des couvents, des écoles et ont affecté non seulement des filles mais encore des garçons. Briquet cite plusieurs exemples de ce genre (1). Je vous disais en commençant que la première malade que je vous ai montrée aujourd'hui avait très vraisemblablement contracté ce syndrome hystérique au contact d'une autre hystérique affectée de la même façon. Je sais, par expérience, que dans les services ou de nombreux névropathes se trouvent en promiscuité, les bruits laryngés, soit hystériques, soit appartenant à la maladie des tics, figurent au premier rang parmi ceux qui le plus facilement se transmettent par voie de contagion. Je puis citer un cas de ma pratique où l'origine contagieuse d'un bruit laryngé hystérique n'est pas douteuse. Il s'agit d'un jeune garçon russe, âgé d'une douzaine d'années, qui, présent au moment où sa mère, s'étant pris un doigt dans une porte, poussa un cri de surprise et de douleur, se mit immédiatement à proférer ce même cri ; et à partir de cette époque il a continué à le proférer involontairement, presque incessamment, pendant le jour, à des intervalles à peu près égaux, s'arrêtant seulement la nuit, pendant le sommeil ; cela a duré plusieurs mois.

Je suis en mesure, Messieurs, de vous montrer expérimentalement l'une au moins des circonstances où cette contagion nerveuse peut s'opérer dans des conditions particulièrement favorables à l'analyse. Voici une jeune fille hystérique qui, artificiellement endormie, présente les phénomènes du grand hypnotisme avec trois états classiques. Elle vient d'être placée dans l'état somnambulique, je la fais asseoir face à face devant la nommée Bill..., qui pousse son cri rhythmé comme de plus belle : à l'état de veille, remarquez-le bien, Gr...ard a entendu maintes et maintes fois Bill..., qui vit dans la même salle qu'elle, proférer son bruit du matin au soir, sans en être particulièrement impressionnée ; mais dans l'état somnambulique cela sera, vous allez le constater, tout autre chose.

(1) *Traité de l'hystérie*, p. 317.

La représentation mentale d'un acte, a dit H. Spencer, c'est déjà l'acte en puissance, l'acte sous une forme affaiblie, l'acte en germe. La pensée, a dit Bain, est une parole ou un acte contenus. Cela est vrai surtout dans les cas particuliers où cette collection d'idées associées qu'on appelle le moi est obnubilée. Or justement ce cas se présente à un haut degré dans l'état somnambulique hypnotique où le jugement est affaibli, la volonté à peu près impuissante. Les idées suggérées en pareille circonstance et en particulier les représentations mentales d'un acte se développent à l'abri de l'influence de la volonté, de la critique du moi et par ce fait même elles acquièrent, on le comprend, une intensité énorme, avec une tendance pour ainsi dire invincible à s'extérioriser, à se réaliser par l'acte même. Notre sujet Gr...ard, placée justement dans les conditions mentales que nous venons d'indiquer, entend les bruits laryngés proférés par Bill... et, en même temps, elle se remet en mémoire par association d'idées, bien qu'elle ne la regarde pas en ce moment, les grimaces que fait cette malade chaque fois qu'elle pousse son cri. Ces représentations auditives et visuelles acquièrent en ces conditions une puissance de réalisation en quelque sorte invincible. Elles se réalisent, en effet, après une légère résistance, bientôt vaincue, du sujet, et l'imitation, vous le voyez, est à peu près parfaite. Il en serait de même, ne l'oubliez pas, si notre somnambule se fût trouvée en présence, non plus d'une hystérique, mais bien d'une tiqueuse, d'une coprolalique. Et ce cas-là est bien intéressant à considérer car la coprolalie, le tic spasmodique, ainsi acquis par imitation hystérique, n'auront évidemment pas le même caractère, le même pronostic que ceux qui se développent spontanément, en dehors de l'hystérie. Ces dernières résisteront, hélas! le plus souvent aux traitements les mieux dirigés, tandis qu'on peut affirmer que les tics imités, les tics de simulation hystérique, comme on pourrait les appeler, guériront facilement

par la mise en jeu des moyens appropriés. Il y a donc
à établir ici une importante distinction nosographique
et clinique sur laquelle j'appelle toute votre attention.

La démonstration dont je viens de vous rendre témoins
peut se passer de longs commentaires. Il est facile d'i-
maginer que, sans intervention d'hypnotisme, il puisse
se produire dans une institution, dans un couvent, sous
une influence de certaines préoccupations religieuses,
ou du récit d'un événement propre à frapper fortement
de jeunes esprits, un état psychique analogue à celui
qui s'observe, sous une forme typique, dans le somnambulisme artificiel. Et dans ces conditions-là, on le comprend aisément, l'apparition, chez un des membres du
groupe, d'une affection reproduisant un aboiement, un
miaulement, pourra être l'occasion d'une épidémie
d'imitations menaçant d'envahir le groupe tout entier.
Il est clair que la dispersion, la dissémination du groupe
est le plus sûr moyen qui, en pareil cas, devra être opposé à la propagation du mal ; c'est d'ailleurs là un
point sur lequel tous les médecins s'entendent depuis
longtemps d'un commun accord, et l'intervention récente du mot, de « suggestion », auquel on semble aujourd'hui conférer un pouvoir explicatif, magique, à
l'interprétation des phénomènes de ce genre, ne me
semble pas avoir changé grand'chose à ce qu'on savait
déjà.

II.

Hémianesthésie hystérique et hémianesthésies toxiques (1).

Messieurs,

Je voudrais profiter de la présence de deux malades pour agiter un instant devant vous les deux questions suivantes : existe-t-il une hémianesthésie saturnine, c'est-à-dire relevant directement de l'intoxication saturnine chronique? Existe-t-il une hémianesthésie alcoolique, c'est-à-dire appartenant en propre à la série des accidents nerveux de l'alcoolisme chronique?

Vous savez, sans doute, que pour quelques médecins ces questions semblent résolues par l'affirmative. Il existerait, suivant eux, dans le saturnisme comme dans l'alcoolisme, une hémianesthésie sensorielle et sensitive, comparable cliniquement à celle qui constitue un des grands caractères de l'hystérie, et ces hémianesthésies seraient bien et dûment des anesthésies toxiques.

Eh bien, Messieurs, un grand nombre d'exemples du genre de ceux qui vont vous être présentés, ainsi que la critique des faits allégués par les auteurs, nous conduisent à penser, au contraire, que rien n'est moins solidement établi que l'existence de ces hémianesthésies. Ce n'est pas, certes, que les anesthésies uni-latérales ne puissent se présenter combinées avec le saturnisme et l'alcoolisme, — je dirai même qu'elles s'y présentent

---

(1) Leçon recueillie par le Dr J. BABINSKI.

assez fréquemment, — mais la question est celle-ci, je
le répète : les hémianesthésies en question font-elles
réellement partie de la nosographie de ces intoxications
chroniques ? Voilà ce dont je doute fortement, pour ne
pas dire plus. Mais je ne veux rien préjuger et je passe à
l'étude analytique des faits.

Le premier de nos malades est un homme de 27 ans,
peintre en bâtiments, du nom de Kauff..., entré dans
service le 15 juin 1886.

Sa mère, âgée de 65 ans, aurait, par périodes de quatre
à cinq jours, des crampes, des douleurs violentes dans
les membres inférieurs, la nuit surtout; sa vue se serait
très affaiblie; peut-être s'agit-il là d'un tabes ?

Une des sœurs de notre malade, actuellement âgée de
38 ans, aurait eu, depuis l'âge de 18 ans, des attaques
convulsives vraisemblablement hystériques, pendant lesquelles elle criait et se débattait sans jamais ni se mordre la langue, ni avoir d'incontinence d'urine. Ces crises
disparurent après qu'elle se fut mariée, à l'âge de
29 ans.

Kauff... lui-même paraît bien constitué; il n'est ni syphilitique ni alcoolique; comme affections antérieures
il n'accuse (à part une maladie assez grave qu'il aurait
eue vers l'âge de 7 ans et au sujet de laquelle il nous
donne peu de renseignements) qu'une fièvre typhoïde
il y a 10 ans. C'est à l'âge de 15 ans 1/2 qu'il a commencé à exercer son métier de peintre en bâtiments, et
il n'a jamais fait autre chose depuis. Il n'a jamais eu
ni coliques de plomb, ni douleurs articulaires, ni paralysie des extenseurs, mais il présente à un haut degré
la décoloration saturnine du tégument externe avec le
liseré caractéristique, et, de plus, il est anémique.

Il y a dix-huit mois, sans aucun motif, un matin en se
mettant au travail, il sentit tout à coup sa jambe gauche
« se plier », se contracturer, et quelque chose lui remonter vers l'abdomen et la poitrine ; il avait une sen-

sation de serrement du ventre, de constriction du cou,
et des bourdonnements d'oreilles, mais pas de battements dans les tempes. Puis, au bout de quelques secondes, il poussa un cri et perdit connaissance; il
serait tombé si on ne l'avait soutenu. Il resta près d'une
demi-heure immobile, comme endormi, et, au sortir de
cet état, il eut la jambe gauche parésiée.

. A partir de cette époque et pendant un mois environ,
les attaques revinrent à peu près tous les jours, constituées de la même façon que la première : aura, partant de la jambe gauche; perte de connaissance quelques instants après; pas de mouvements violents;
cependant, parfois, le malade ne portant sur le lit que
par les pieds et par la nuque prenait l'attitude dite en
arc de cercle.

Mais il lui arrivait aussi d'avoir des attaques incomplètes, ressemblant à de l'épilepsie partielle : la jambe
gauche se raidissait, était agitée de secousses convulsives, et c'était tout. Généralement, en pareil cas, l'attaque complète survenait quelques heures après.

Un traitement bromuré et ioduré et des bains sulfu-
reux amenèrent au bout de peu de temps une diminution considérable du nombre de ces attaques; elles ne
surviennent plus guère que tous les quinze jours.

Le malade se plaint, en outre, d'avoir souvent des
contractures dans le membre supérieur gauche; sa
main se fléchit quand il travaille et garde cette attitude
pendant plusieurs minutes, parfois pendant quelques
heures.

Depuis un an ou un an et demi il y aurait aussi un peu
de tremblement des mains, surtout à gauche.

Le côté gauche, et particulièrement le membre inférieur, est un peu plus faible à gauche qu'à droite.

L'examen de la sensibilité révèle l'existence d'une
hémianesthésie gauche totale au froid ou à la piqûre;
la sensibilité profonde et le sens musculaire sont atteints
aussi. La force musculaire est diminuée de ce côté.

À l'examen campimétrique, on constate un rétrécissement du champ visuel des deux côtés, mais surtout à droite; le malade, de ce côté-là, ne voit que le rouge.

L'ouïe est affaiblie des deux côtés, mais davantage à droite.

L'odorat et le goût sont abolis du côté droit et la sensibilité pharyngienne un peu diminuée du même côté.

On a constaté, de plus, que l'application de la bande d'Esmarch au membre supérieur gauche déterminait l'apparition de la contracture spasmodique.

L'examen des organes viscéraux n'a permis de découvrir aucune lésion; rien dans les urines. Les réflexes sont normaux.

En entendant cette description d'attaques avec chute et perte de connaissance, la première idée qui viendra peut-être à l'esprit sera de chercher à rattacher ces accidents et l'hémianesthésie constatée sur le malade au saturnisme. En effet, l'anémie, la coloration spéciale de la peau, le liseré gingival caractéristique, établissent nettement que le malade est saturnin, malgré l'absence des manifestations vulgaires du saturnisme, telles que coliques, paralysie des extenseurs, arthralgies, etc. On sait, d'ailleurs, que les accidents cérébraux encéphalopathiques du saturnisme peuvent survenir d'emblée, sans être précédés d'autres affections que l'anémie saturnine.

Les accidents convulsifs que présente notre malade appartiennent-ils donc au saturnisme?

Eh bien, Messieurs, la connaissance un peu profonde de la nosographie saturnine ne permet pas, je pense, de s'arrêter à cette vue.

Puisons, en effet, la description de l'encéphalopathie saturnine aux sources les plus pures, dans Grisolle (*Journal Hebdomadaire*, 1836, t. IV). C'est là que la pathologie de ces accidents a été tracée pour la première fois, et de main de maître, car on n'y a rien ajouté de bien important depuis, ce me semble.

Cet auteur décrit trois formes d'encéphalopathie saturnine; ce sont les formes délirante, comateuse et convulsive. La forme convulsive, ou épilepsie saturnine, est la plus fréquente de toutes. Les attaques de K... ne rentrent-elles pas dans cette catégorie? Je n'hésite pas à répondre négativement, pour les raisons que voici. Les caractères des attaques de K... ne sont pas ceux de l'épilepsie saturnine. Jamais les malades, dans ce cas, ne décrivent d'arc de cercle dans leurs mouvements, comme cela se présente parfois chez K... L'épilepsie saturnine peut être, il est vrai, constituée par des convulsions partielles affectant la face et un côté du corps, et chez K..., il y a aussi, parfois, des attaques à forme d'épilepsie partielle; mais, dans l'épilepsie saturnine, il n'y a jamais, ce semble, d'aura ni de conservation initiale de la connaissance, comme dans les attaques de K...

Contrairement à ce qu'on observe généralement dans l'épilepsie saturnine, il semble bien que chez K... la face n'a jamais participé aux convulsions. Enfin, voici un dernier argument que je crois puissant contre l'hypothèse d'épilepsie saturnine : cette dernière affection est très grave; lorsque la terminaison fatale doit survenir, elle ne se fait pas attendre plus de 5 à 6 jours; sinon, au bout d'un mois au plus, le malade est guéri, et s'il est soustrait à l'influence du plomb, l'épilepsie ne récidive pas. Or, notre malade qui a commencé à avoir des convulsions, il y a de cela 18 mois, vit encore, et son état général est satisfaisant.

D'autre part, quoiqu'il ait suspendu depuis longtemps ses occupations habituelles, il est encore sujet aux attaques convulsives. Si on voulait à toute force mettre ces attaques sur le compte du saturnisme, il faudrait créer une forme nouvelle d'épilepsie saturnine, différente, à tous les points de vue, de l'épilepsie saturnine classique, d'une durée beaucoup plus longue et aussi d'une gravité beaucoup moins grande ; ce qui, dans l'espèce, ne paraîtra certes pas motivé.

Quelle est donc la nature de ces attaques? Sont-elles sous la dépendance d'une lésion cérébrale?

On ne peut guère incriminer la syphilis, puisque le malade paraît n'avoir jamais présenté aucune manifestation syphilitique.

Il ne pourrait être question en tout cas que d'une lésion corticale qui devrait siéger dans ou vers le lobule paracentral, puisque les mouvements convulsifs prédominent dans le membre inférieur, qui est même un peu parésié en dehors des attaques.

Mais avant de discuter cette question, occupons-nous des troubles de la sensibilité que présente le malade.

Il existe, comme nous l'avons vu plus haut, une hémianesthésie sensitivo-sensorielle offrant cette particularité, déjà plusieurs fois observée dans l'hystérie, que l'anesthésie sensitive occupe le côté gauche, tandis que l'anesthésie sensorielle prédomine du côté droit. Quelle est la nature de cette anesthésie? Est-elle due à une lésion organique du cerveau? Cela n'est guère admissible si l'on considère le croisement des deux espèces d'anesthésie que nous venons d'indiquer. Mais supposons qu'il s'agisse ici d'une anesthésie sensitivo-sensorielle régulière. Si l'on veut la faire dépendre d'une lésion encéphalique, il faut localiser celle-ci dans la partie postérieure de la capsule interne, dans le carrefour sensitif. Or, on sait que les lésions qui provoquent l'épilepsie partielle résident dans l'écorce, tandis que les lésions de la capsule interne, d'après les recherches de MM. G. Ballet et Pitres, ne produisent pas ce genre d'épilepsie.

Il résulte de ce rapprochement que si l'on veut mettre les accidents convulsifs et l'hémianesthésie de notre malade sur le compte d'une seule et même affection —

.hypothèse la plus simple — on ne peut attribuer ces phénomènes à une altération organique du cerveau, à moins d'admettre deux lésions distinctes, l'une dans la capsule interne, l'autre dans l'écorce, ce qui serait bien peu vraisemblable.

Quelle est donc la nature de ces convulsions, si elles ne sont imputables ni au saturnisme, ni à une lésion organique de l'encéphale ?

Ceux d'entre vous qui sont familiarisés avec nos études actuelles l'ont déjà établi dans leur esprit; c'est de l'hystérie qu'il s'agit. Ces attaques-là sont hystériques. Ce sont des attaques anomales, sans doute, simulant l'épilepsie partielle jusqu'à un certain point, mais c'est une anomalie prévue, classée, décrite par MM. Ballet et Crespin, dans leur travail sur les attaques d'hystérie à forme d'épilepsie partielle.

L'an dernier j'ai montré encore un cas de ce genre (*Progr. méd.*, 1885, t. II, p. 88), où la nature hystérique de l'affection ne peut faire l'ombre d'un doute.

D'ailleurs, si le fait de l'épilepsie partielle au début est anomal, nous retrouvons l'aura hystérique, la sensation de serrement du cou, les bourdonnements d'oreilles, et, à un moment donné, cette attitude si spéciale, si caractéristique, que l'on appelle l'arc de cercle. Et si, maintenant, nous considérons les choses dans l'ensemble, voyez comme l'hystérie serait simple et facile à légitimer, sans faire intervenir aucun artifice. Le malade présente des phénomènes qui constituent les stigmates de l'hystérie. En effet, on peut provoquer chez lui la contracture artificielle; de plus, il a, comme nous l'avons fait ressortir déjà plusieurs fois, une hémianesthésie sensitivo-sensorielle avec abolition de la sensibilité profonde, ce qui n'existe peut-être jamais à ce degré dans les lésions du carrefour sensitif. Je crois inutile de répondre à ceux qui m'objecteraient qu'il s'agit ici d'un homme et que l'hystérie est exceptionnelle dans le sexe masculin. On sait, en effet,

actuellement, d'une façon péremptoire, que l'hystérie
est chez l'homme beaucoup plus fréquente qu'on ne
l'avait supposé.

Mais il y a encore une hypothèse que l'on pourrait
émettre. On pourrait dire que les convulsions dépendent de l'hystérie et que l'anesthésie doit être mise
sur le compte du saturnisme ; car, outre les troubles de
la sensibilité décrits par Beau et Manouvrier, et consistant en plaques d'anesthésie disséminées, il existerait
quelquefois dans le saturnisme une hémianesthésie sensitivo-sensorielle, en tout semblable à l'hémianesthésie
hystérique. M. Raymond, en 1874, signala cette variété
d'anesthésie chez les saturnins et chercha à établir
entre elle et le saturnisme une relation de cause à effet.
Des observations analogues à celles de Raymond furent
publiées depuis par Anassieff, élève de Lasègue, en
1878, par Hanot, Hément et quelques autres. Cette hémianesthésie présentant, d'après les descriptions de ces
auteurs, exactement les mêmes caractères que l'hémianesthésie hystérique, la nature de l'hémianesthésie,
dans un cas donné, ne peut, en général, être établie
que par la considération des symptômes concomitants.
Or, dans le cas présent, le malade étant en même
temps hystérique et saturnin, il me semble beaucoup
plus logique de rattacher l'anesthésie à l'hystérie qu'au
saturnisme ; car l'existence de l'hémianesthésie hystérique est établie sur des milliers d'observations, tandis
que l'hémianesthésie saturnine, si tant est qu'elle existe,
est, relativement à la précédente, vraiment exceptionnelle.

Le saturnisme a-t-il pourtant joué un rôle dans la
production des troubles nerveux que présente notre
malade ? Cela me paraît vraisemblable.

Je pense que, chez un sujet prédisposé, l'hystérie
peut être mise en jeu par le développement de l'intoxication saturnine.

Ne savons-nous pas, en effet, qu'il en est ainsi pour

d'autres affections vis-à-vis du saturnisme, pour la goutte par exemple ? La goutte, en réalité, dans ces cas, n'est pas une affection saturnine au même titre que la paralysie et les coliques, mais le saturnisme détermine un trouble de nutrition qui, chez tels sujets prédisposés héréditairement ou par constitution, fait éclater la goutte ; ajoutons que la goutte, affection arthritique par excellence, et l'hystérie, membre important de la grande famille neuropathologique, sont deux affections qui coïncident assez souvent chez un même sujet.

Donc, dans notre cas particulier, c'est de l'hystérie qu'il s'agit. L'appellerons-nous saturnine ? Oui, si vous voulez seulement rappeler l'influence de la cause occasionnelle ; ce sera alors une expression prise dans un sens analogue à celle d'ataxie syphilitique, de chorée rhumatismale.

J'aimerais mieux dire hystérie chez un saturnin, ataxie chez un syphilitique, chorée chez un rhumatisant.

Cela étant bien établi, si nous jetons un coup d'œil sur les observations d'hémiplégie avec anesthésie saturnine publiées dans ces dernières années et sur lesquelles repose l'existence, en nosographie, de l'hémianesthésie cérébrale saturnine, j'en viens à me demander si la plupart de ces observations, pour ne pas dire plus, ne se prêtent pas à l'interprétation que j'ai donnée de mon cas ?

Ne s'agirait-il pas, alors, je le répète, le plus souvent d'hystérie ?

Eh bien, je vois, en examinant ces observations, des hémiplégies affectant le même côté que les hémianesthésies et dans lesquelles il n'y a pas participation de la face (caractère, vous le savez, que l'on retrouve dans les hémiplégies hystériques) ; je vois encore des attaques convulsives ou comateuses, parfois accompagnées de perte des urines (ce qui n'est pas absolument contraire à l'idée d'hystéro-épilepsie), mais n'étant jamais mor-

telles et s'établissant parfois, en quelque sorte, à titre
de maladie habituelle. Je relève enfin des hémianesthésies ne différant en rien de l'hémianesthésie hystérique,
modifiées parfois par l'application de l'aimant, avec
transfert; en un mot, tellement semblables à celles de
l'hystérie que, lorsqu'elles existent isolées, le seul
argument sérieux, en apparence, des auteurs qui
plaident pour leur origine saturnine est qu'il s'agit de
l'homme! Eh bien, aujourd'hui, ce n'est pas là un argument ; et nous savons qu'il y a des hommes de trente,
quarante, cinquante ans, qui sont hystériques, même
dans la classe ouvrière.

La conclusion que je tire de tout ce qui précède, la
voici. A la question : existe-t-il une hémianesthésie saturnine? je répondrai : un certain nombre de cas d'hémianesthésies qui ont reçu ce nom relèvent de l'hystérie (1) ; la chose est certaine pour plusieurs cas et il est
probable qu'il en est de même pour tous les autres,
bien que ce ne soit pas absolument démontré.

C'est donc une question à reprendre en se plaçant au
point de vue que je viens d'indiquer.

Un autre fait important paraît se dégager de notre
étude, c'est que, en raison du nombre des cas où il
existe de l'hémianesthésie dans le saturnisme, il semble
établi que l'intoxication saturnine provoque le développement de l'hystérie, au même titre que celui de la
goutte ; le rapprochement n'est pas sans intérêt quand
on songe, je le répète, que la famille névropathique à
laquelle appartient l'hystérie, et la famille arthritique
dont fait partie la goutte, ont entre elles d'étroites
relations.

Avant de terminer, je crois qu'il ne sera pas sans

_____

(1) M. Debove a plusieurs fois reconnu la nature hystérique de
l'hémianesthésie observée chez des sujets saturnins. Tout récemment, un élève de M. Debove, M. Achard, a signalé le même
fait dans son mémoire sur l'apoplexie hystérique (*Archives de
Médecine*, 1887).

intérêt de rapporter ici une observation que j'ai recueillie, il y a plus de trente ans, et qui m'avait alors beaucoup préoccupé.

Il s'agit d'un saturnin qui avait des attaques convulsives et de l'hémianesthésie. J'avoue qu'à cette époque
je ne savais guère comment interpréter ces phénomènes.
Aujourd'hui, je suis convaincu qu'il s'agit là, comme
aujourd'hui, de l'hystérie chez un saturnin. Cette observation a d'étroites relations avec celle de Kauf... La
voici à peu très telle qu'elle a été recueillie :

« J'ai observé, le 4 août 1854, service de M. Cru-
veilhier, à la Charité, un homme d'une quarantaine
d'années, peintre en bâtiments depuis son enfance. Cet
homme a déjà eu la colique de plomb, il y a un an environ, mais il en a été complètement guéri. Cette première attaque ne s'est d'ailleurs accompagnée d'aucun
autre phénomène saturnin.

Il y a 5 semaines, ce malade a été pris de nouveau
d'un accès de colique. Il était alors employé au grat-
tage des maisons de Paris. Pendant un mois, à partir
du début de l'attaque, il n'a pas discontinué son travail ; il combattait sa maladie par des purgatifs qu'il
s'administrait de son chef. Cependant le mal ne fit
qu'empirer, et il lui fallut se rendre à l'hôpital où il
entra il y a 15 jours. A cette époque l'affection saturnine ne se traduisait que par une colique bien dessinée
qui fut combattue avec succès par des purgatifs et qui
cessa complètement au bout de 10 jours.

Il y a 6 jours, le malade se croyait complètement
guéri, il mangeait et se promenait dans les salles,
lorsque, sans cause connue, il éprouva un matin un
sentiment de fatigue et d'abattement extraordinaire ; ce
jour-là, il garda le lit, son sommeil fut interrompu et
agité. Le lendemain matin, c'est-à-dire il y a 5 jours, il
se trouvait mieux et se leva ; il se promenait dans les
salles lorsqu'il se sentit tout à coup frappé d'hémiplégie
du côté droit ; on fut obligé de le porter dans son lit.

L'attaque a été subite, cependant le malade assure qu'il n'a éprouvé ni étourdissement, ni vertige, ni surtout de perte de connaissance ; seulement, dès cette époque, le bras et la jambe droits devinrent insensibles, presque complètement incapables de mouvements.

L'œil droit fut frappé d'*amaurose incomplète* (amaurose hystérique). Le côté droit de la face devint insensible (sans déviation de la bouche). La parole s'embarrassa quelque peu et le malade remarqua lui-même qu'il bégayait en parlant (mutisme hystérique). Tout se borna là, et, le lendemain, le malade put se lever ; il put même marcher un peu, malgré la faiblesse du côté droit du corps, et malgré une sorte de tremblement chronique, de danse, comme dit le malade, occupant le côté droit du corps (tremblement hystérique). Il y a à noter que les fonctions intellectuelles ont été bien peu altérées pendant tout ce temps-là. Le trouble de ces fonctions s'est borné à un sentiment de vague assez léger qui a précédé et suivi l'attaque hémiplégique. Il y a deux jours, de nouveaux accidents se sont manifestés, au moins aussi singuliers et aussi exceptionnels que les premiers. Le malade était, le matin, assis près de son lit, lorsqu'il fut pris tout à coup de *convulsions générales*, mais manifestes surtout du côté droit du corps, c'est-à-dire du côté paralysé (attaque hystérique à forme d'épilepsie partielle). Le malade fut renversé, et il fallut le replacer dans son lit, où les convulsions persistèrent encore pendant quelque temps. Il fallut même *l'aide de plusieurs infirmiers* pour maintenir au lit le malade qui assure que, pendant tout ce temps, *il ne perdit pas connaissance*. Le malade nous a assuré qu'il n'a pas eu d'écume à la bouche, que les membres étaient dans l'extension plutôt que dans la flexion, que le côté droit du corps était principalement le siège des convulsions. Cette attaque convulsive ne s'est pas reproduite depuis, et, lorsqu'elle eut cessé, tout rentra dans l'ordre et le malade se trouva dans l'état où il était un instant auparavant et où il se trouve encore aujourd'hui : cachexie saturnine bien prononcée, couleur jaunâtre spéciale des téguments, mais pas d'ictère ; hémiplégie incomplète du côté droit, sans *trace d'atrophie*. Il y a faiblesse de tout le côté et diminution de la sensibilité aux membres comme à la face ; pas de douleurs dans le trajet des membres ; *amaurose incomplète* de l'œil droit (probablement on eût trouvé là un rétrécissement concentrique très prononcé du champ visuel) ; intelligence très nette ; un peu de bégaiement ; il ne parait pas y avoir le moindre embarras dans les idées. Liseré bleu des gencives extrêmement prononcé. Le malade peut fermer la main avec un certain degré d'énergie, mais il ne peut pas l'étendre. »

Voici donc l'existence de l'hémianesthésie saturnine mise en doute. J'avoue, Messieurs, avoir une grande propension à en faire autant, d'après ce que j'ai vu, de l'hémianesthésie alcoolique. C'est depuis une dizaine d'années, à la suite du travail d'un excellent observateur, M. Magnan, que l'on parle d'une hémianesthésie alcoolique présentant tous les caractères de l'hémianesthésie cérébrale par lésion du carrefour sensitif, et de l'hémianesthésie hystérique.

Eh bien, je me demande aussi, Messieurs, si cette hémianesthésie prétendue alcoolique ne serait pas tout simplement une anesthésie hystérique combinée avec l'alcoolisme ?

La plupart des faits que j'ai lus me paraissent se prêter à cette interprétation, et je puis aujourd'hui vous présenter un cas qui me semble plaider fortement en faveur de l'opinion que j'avance.

Che..., 33 ans, en traitement dans le service depuis un an.

Antécédents héréditaires. — Père violent, joueur ;

la mère aurait eu des attaques convulsives avec crises de suffocation. « Elle cassait tout dans ses attaques. »

Un oncle paternel vraisemblablement ataxique. (Il avait des accès de douleurs vives, lançait ses jambes en marchant.)

Antécédents personnels. — Le malade lui-même aurait eu des convulsions dans son enfance.

A 17 ans, pendant la guerre, il s'est engagé et a été fait prisonnier. Il a passé quelques mois dans les ambulances allemandes, et c'est là qu'il s'est mis à boire de l'eau-de-vie. Infirmier ensuite au Val-de-Grâce et au Gros-Caillou, il a continué à s'adonner aux boissons alcooliques. Depuis quatre à cinq ans, il a été garçon d'amphithéâtre à Rouen et aux Quatre-Mares, et il est arrivé à prendre par semaine cinq litres d'eau-de-vie ou d'alcool. En conséquence, des accidents d'alcoolisme se sont montrés, consistant en tremblement des mains, cauchemars où le malade revoit des épisodes de la campagne, frayeurs, crampes douloureuses, etc.

Il y a deux ans environ, quinze jours après un incendie dont il avait été témoin, il eut une première attaque convulsive pendant laquelle il tomba de son lit, et qui fut suivie d'hémiplégie droite. Bientôt après, nouvelle attaque : l'hémiplégie disparaît, mais il survient du *mutisme.* Le malade dit ne pas avoir de souvenir de ces premières attaques, mais depuis il a eu fréquemment des attaques régulières, avec aura partant de l'aine droite, céphalalgie, constriction du cou, convulsions toniques, puis mouvements de salutation, arc de cercle, enfin attitudes passionnelles avec délire et hallucinations (toujours relatives à divers épisodes de la guerre).

Ces attaques durent à peu près une heure et demie. Le malade en a eu par mois jusqu'à 19, et maintenant il en a de 8 à 10. Le malade présente de plus du tremblement prédominant du côté droit et ayant les caractères du tremblement hystérique; il présente les caractères de la diathèse de contracture (contracture provoquée). Enfin il existe chez lui une hémianesthésie droite sensitivo-sensorielle avec rétrécissement très prononcé du champ visuel. Cette hémianesthésie est complète et très profonde; il y a abolition de la sensibilité superficielle et de la sensibilité profonde, et il y a perte absolue du sens musculaire.

Voilà donc un bel exemple d'hystérie chez un alcoolique. La prédisposition nerveuse existe à un haut degré : père violent, oncle vraisemblablement ataxique, mère hystérique ; le malade lui-même atteint de convulsions dans l'enfance. Le rôle de l'alcoolisme a été de provoquer le développement de l'affection, et encore a-t-il fallu l'intervention d'une autre cause occasionnelle — l'incendie — pour que les accidents apparussent.

Si l'on a dans l'esprit l'idée, comme c'était le cas il y a dix ans, que l'hystérie n'existe pour ainsi dire pas chez l'homme, on attribuera à peu près invinciblement tous ces phénomènes à l'alcoolisme. L'hémianesthésie sera alcoolique, et quant aux crises, on les rapportera probablement à l'épilepsie alcoolique. Il est inutile de faire ressortir combien, dans le cas présent, une semblable interprétation serait erronée.

En résumé, Messieurs, je crois qu'un bon nombre des observations d'hémianesthésie alcoolique avec ou sans hémichorée (car il y a parfois tremblement unilatéral) citées par les auteurs, sont des observations d'hystérie chez des alcooliques. Nous sommes ainsi conduits à poser la question que voici : « Existe-t-il une hémianesthésie alcoolique? » et à y répondre ainsi qu'il suit : « Cela n'est pas encore démontré. »

FIN

La Fête des morts

Le soleil de novembre erre parmi les herbes
Ses rayons sans chaleur éclairent faiblement
Et le vent hivernal d'un long frémissement
Agite le front chauve et pensif des vieux arbres.

Des feuilles sur le sol le tourbillon s'abat.
La fête s'orne enfin par une étrange ronde
Sous l'archet du vent noir qui tantôt siffle et gronde
Un air de Walpurgis invitant au sabbat.

Et moi foulant aux pieds les débris funéraires
Les mensonges inscrits les urnes cinéraires,
Je marche du sépulcre interrogeant le fond

Dans l'île flotte un parfum fond, appelant le fier
Du fond de leurs tombeaux les trépassés me font
Des étreintes sans bras et de baisers sans lèvres.

La Fête des Morts.

Le soleil de novembre erre parmi les marbres
Ses rayons sans chaleur éclairent faiblement
Et le vent hivernal d'un long frémissement
Agite le front chauve et pensif des vieux arbres.

Des feuilles sur le sol le tourbillon s'abat
La fête s'ouvre enfin par une étrange ronde
Sous l'archet du vent noir qui tantôt siffle et gronde
Un air du Walpurgis invitant au sabbat.

Et moi foulant aux pieds les débris funéraires,
Les mensonges inscrits, les vases cinéraires,
Je marche – du sépulcre interrogeant le fond

Quand l'air flotte un parfum lourd – expérience plein,
Du sein de leurs tombeaux les Trépassés me font
Des étreintes sans bras et des baisers sans lèvres

TABLE DES MATIÈRES

—

APPENDICE.

TABLE ANALYTIQUE

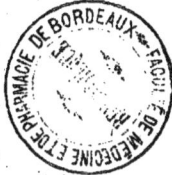

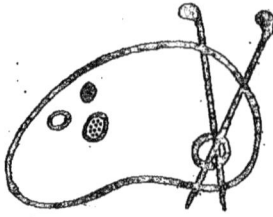

Original en couleur
NF Z 43-120-8

www.ingramcontent.com/pod-product-compliance
Lightning Source LLC
Chambersburg PA
CBHW031615210326
41599CB00021B/3194